La psychothérapie des obsessionnels compulsifs

Tome 1. Un modèle intégratif, un guide pluriel, avec l'hypnose au centre

Claude Michel

La psychothérapie des obsessionnels compulsifs

Tome 1. Un modèle intégratif, un guide pluriel, avec l'hypnose au centre

Préface d'Olivier Perrot

L'Harmattan

5-7, rue de l'Ecole-Polytechnique, 75005 Paris

http://www.editions-harmattan.fr

ISBN : 978-2-343-09453-3
EAN : 9782343094533

Claude Michel

La psychothérapie des obsessionnels compulsifs

Tome 1. Un modèle intégratif, un guide pluriel, avec l'hypnose au centre

Préface d'Olivier Perrot

L'Harmattan

5-7, rue de l'Ecole-Polytechnique, 75005 Paris

http://www.editions-harmattan.fr

ISBN : 978-2-343-09453-3
EAN : 9782343094533

Sed libera nos a malo…

« Mais délivre-nous du mal… »

Matthieu, VI, 13

À mes patients

qui m'ont beaucoup appris.

PREFACE

Claude Michel est psychologue-psychothérapeute. Je lui ai confié depuis quelques années l'animation des formations sur le thème « Hypnose et TOC » au sein de l'Association Française de Nouvelle Hypnose. Je l'ai rencontré à un congrès que nous avions organisé en 2008 à la faculté de médecine Paris-Diderot. Il a capté l'attention de tout l'auditoire en présentant ses trouvailles et en particulier son système audio-phonatoire pour accompagner une de ses techniques : les vocalisations projetées.

Claude est un professionnel minutieux et inventif qui me fait penser quelquefois au Professeur Tournesol… Il a commencé ce livre il y une dizaine d'années. Depuis quatre ans, il me dit tous les ans : *« Je finis mon livre cette année... »* Et il l'enrichit sans cesse… et repousse l'échéance ! Je soupçonne l'auteur de présenter lui-même quelques traits obsessionnels perfectionnistes… Bref, il est celui qui devait et qui pouvait produire cette somme de 600 pages sur le sujet. Nous tenons enfin ce livre entre les mains. Cela valait la peine d'attendre.

J'ai l'habitude de dire que la condition humaine est anxiogène. Nous avons conscience de notre fragilité, et de notre fin annoncée… La mort, la vieillesse, la maladie, les fous, les guerres sont autant de raisons de contacter l'angoisse. Les phobies et les TOC sont des mécanismes de défense par rapport à l'angoisse.

Dans la phobie, mon inconscient choisit un objet phobique qui va devenir le support sur lequel je vais agglutiner toutes mes angoisses flottantes. Ainsi, je suis mieux au quotidien, mais, lorsque je croise l'objet phobique, l'araignée par exemple, je suis pris d'une peur irrationnelle et incontrôlable. Car l'araignée concentre toutes les angoisses dont j'ai pu faire l'économie en devenant phobique. Les phobies complexes comme l'agoraphobie deviennent des cercles vicieux. La phobie contamine de plus en plus de situations mais elle me permet de retrouver contrôle, fuite, évitement.

Les TOC sont à l'évidence des tentatives de contrôle et, comme les phobies, créent des cercles vicieux. Plus je suis anxieux, plus je suis dans le contrôle. Les TOC sont une maladie du contrôle. Mais que contrôle le patient ? Claude met en évidence ce refus de l'agressivité qu'il nomme « isolation ». Le TOC est une maladie de la possibilité, de la possibilité de faire mal. C'est le fameux « on ne sait jamais, ça pourrait arriver… ». C'est la contamination du réel par la pensée dont il est question dans le remarquable ouvrage *Créer le réel* du regretté Thierry Melchior.

Les TOC ont pour fonction de diminuer l'angoisse liée à la crainte des malheurs qui pourraient arriver aux autres. Mais que cache donc cette crainte irrationnelle que des malheurs n'arrivent ? Un problème d'affirmation de soi, un problème de confrontation aux autres, selon l'auteur. Il s'appuie sur 13 cas cliniques, extrêmement documentés, pour présenter sa technique : le TREC ou Training pour la REstauration de la Confrontation. Ce training utilise principalement l'hypnose sous différentes formes (comportementale, cognitive, corporelle et dynamique). L'auteur a réalisé de nombreuses synthèses personnelles, à l'image de l'hypnose d'éveil, paradoxe qui intègre la méditation et la pleine conscience. Il propose près d'une quinzaine de méthodes hypnotiques pratiques pour suspendre la pensée obsessionnelle permettant de se reconnecter : scan corporel, respiration cardiaque, respiration décomptée, vocalisations projetées, transe physique, 5-4-3-2-1, observation du champ mental, mantra, amnésie par la méthode de la métaphore de la ventouse, submodalités, protocole Rossi, ancrage, double de soi, thérapie des parties de soi… Tous les hypnothérapeutes trouveront utile de revisiter, avec Claude, ces protocoles hypnotiques…

L'hypnose est à l'évidence l'outil indiqué, car l'obsessionnel, comme le phobique, est déjà champion du monde de l'auto-hypnose… Sauf qu'il vit en permanence sous une forme d'hypnose négative. Par exemple, la pensée permanente décrite dans l'hypnothérapie cognitive nous montre à quel point le TOC est une forme d'hypnose permanente. Cette façon de penser a un effet suggestif très puissant. On y trouve réunies les trois conditions de la puissance suggestive hypnotique, à savoir : la focalisation, l'intensification de la représentation et la répétition…

Ajoutons que les outils développés par Claude seront utiles pour d'autres, les boulimiques par exemple. En effet, si le TOC vérifie 50 fois la fermeture de la serrure, c'est que les 49 premières fois il était absent, dissocié… Si la boulimique ingurgite 50 bouchées, c'est que les 49 premières elle était absente à elle-même… Les outils développés par l'auteur, au service de la thérapie, permettront aux patients de se réassocier lorsque c'est nécessaire.

Nous notons avec plaisir que, sous notre influence, Claude a fait évoluer ses inductions puisqu'il est passé des inductions souples, style « nouvelle hypnose », à des inductions plus directives, inspirées de l'hypnose du spectacle… Paradoxalement, cette hypnose ferme et autoritaire permet aux obsessionnels de mieux lâcher prise, ce qui est leur grande difficulté. L'hypnose permet de vivre un changement, de l'expérimenter dans l'immédiateté. C'est parce que le patient constate des phénomènes étonnants dans l'hypnose qu'il peut commencer à croire en d'autres changements tout aussi étonnants, ceux nécessaires à sa guérison.

Il n'y a pas de raison de se priver de faire évoluer les inductions pour les rendre plus efficaces. Je suis un fervent défenseur des hypnoses plus profondes que la majorité des hypnoses enseignées aujourd'hui et que j'appelle avec humour « calinothérapie ». La calinothérapie, c'est une simple relaxation comme induction, sur laquelle on plaque un protocole PNL ou une métaphore, une sorte d'hypnose légère que nous avons parfois du mal à différencier de la sophrologie. Or l'hypnose peut aller infiniment plus loin et être infiniment plus subtile. Erickson lui-même a pu faire des séances de plusieurs heures pour approfondir l'hypnose et obtenir certaines réponses. Aujourd'hui nous savons aller plus vite et plus profond.

L'ouvrage de Claude est un travail complet, copieux, quasi obsessionnel… Il fait l'étude exhaustive de concepts ardus tels que l'agressivité ou la conscience, étude qui sera utile aux cliniciens.

Claude propose une théorie solide, riche, argumentée, et conclut avec François Roustang : il est important que le thérapeute lâche prise par rapport à la théorie. Le seul protocole qui vaille serait de ne plus en avoir… Claude est l'auteur des paradoxes, un auteur hypnotique, qui nous fait oublier en nous emportant dans une transe les 600 pages de l'ouvrage…

A la fin d'un livre comme celui-ci, nous avons l'agréable impression d'être devenus plus intelligents…

Olivier PERROT, psychologue clinicien

Président de l'Association Française de Nouvelle Hypnose
www.hypnoses.org

PREAMBULE

La psychothérapie des TOC est un exemple remarquable de ce que peuvent être, dans le champ clinique, une approche théorique intégrative et une démarche pratique plurielle. Il ne s'agit pas là d'une option facultative. Le choix s'impose, compte tenu de la complexité de ce trouble de la personnalité.

Tout au long de cet essai, je montrerai que le TOC ne peut s'aborder ni se traiter par une méthode unique. La problématisation que je vais développer suppose, en fonction des niveaux et des temps de l'intervention, que l'on accepte de recourir, avec souplesse, à des approches aussi variées que la thérapie comportementale, la thérapie cognitive, les thérapies psychocorporelles, la psychothérapie dynamique, l'ethnopsychiatrie, l'art-thérapie, le psychodrame analytique, la thérapie systémique, les thérapies spiritualistes, la neurothérapie, la PNL, l'hypnothérapie… Chacun de ces recours, pertinent à certains temps de la thérapie, vise à traiter les diverses facettes d'un trouble protéiforme [1]. J'admets cependant que, dans ma pratique, les thérapies brèves – et l'hypnose en particulier – occupent une place de choix, place que je tenterai de justifier dans les développements qui vont suivre.

Je sais que dans les cercles d'hypnothérapeutes, en particulier depuis les travaux de François Roustang, il n'est pas de très bon ton de parler de « types cliniques », de problématique, de méthodes… Tout devrait pouvoir se faire sans théorie psychologique, sans modèle d'intervention. Parler d'obsessionnels ou de compulsifs serait déjà une faute impardonnable ; parler de stratégie d'intervention, une faute de goût… Dont acte ! L'être souffrant que le thérapeute rencontre, écoute et aide à mieux vivre est certes, à chaque fois, un patient unique, insondable dans la profondeur de son mystère, indicible, situé bien au-delà de ce que le discours peine à raconter. Mais il faut bien recourir aux mots pour communiquer un minimum avec le

[1] Dans les années 1970, mon approche aurait été considérée comme « schizophrénique ». Aujourd'hui, la prise en compte de la complexité ne peut plus s'accommoder d'une approche unique. Reste à préciser la méthodologie du traitement de la complexité. Cf. le chapitre « Epistémologie pour la théorisation des TOC » dans le second tome de cet essai.

patient sur ce qu'il vit et pour rendre compte à la communauté scientifique du travail clinique que l'on tente d'effectuer. C'est une exigence de vérité et d'éthique. Cela n'exclut pas qu'à certains moments il faille faire taire les mots car l'ordre du changement n'est pas celui de la compréhension. Une citation de Perls illustre le propos : « La découverte de l'origine dans le passé ne correspond pas au traitement dans le présent[2]. » Le moment-clef de la thérapie sera précisément celui où le patient lâchera ses idées et le thérapeute ses théories pour vivre une expérience hypnotique existentielle tout à fait nouvelle ouvrant un espace de liberté et de créativité, et ce d'autant plus que la solution thérapeutique à la souffrance obsessionnelle est d'arrêter de penser.

Mais, préalablement, rien n'interdit de chercher à modéliser le trouble. Il n'est pas indécent pour un thérapeute de disposer d'une carte qui lui permette de s'orienter dans le dédale du vécu obsessionnel compulsif en repérant les processus récurrents en jeu. Il me semble important d'avoir quelques idées sur la façon dont les patients s'égarent pour ne pas se laisser égarer par eux. Lorsque l'on observe ce type de patients (c'est le conseil princeps de Milton Erickson), on discerne qu'ils se perdent dans des cercles infernaux répétitifs, à l'instar des Dupond et Dupont dans le désert d'Arabie. Il n'est pas impossible de cartographier ces errances. C'est à partir de ces répétitions à différents niveaux qu'il est possible de composer un modèle théorique intégratif. Ce faisant, je ne confonds jamais la carte et le territoire. Il est important que les thérapeutes gardent la boussole à la main et « tiennent le cap » s'ils veulent éviter de s'égarer avec leurs patients. Il est intéressant de remarquer que les patients tournent très souvent en boucle en suivant les mêmes schémas. Au fond, ils sont assez peu créatifs dans leur façon de fabriquer leurs symptômes.

Est-ce qu'il suffit d'accueillir positivement un patient obsessionnel, de le laisser filer librement ses associations libres, de lui offrir une hypnose non spécifique pour qu'il évolue ? Peut-être, si l'on a un grand charisme. J'ai la modestie de penser qu'il est utile que le thérapeute ait quelques points de repère concernant la problématique obsessionnelle pour pouvoir la faire évoluer. J'observe les réactions favorables de mes auditeurs lors des congrès, forums, journées d'études ou formations quand je leur propose de schématiser le trouble. Ils font vite fi des contraintes du « bien-penser » et

---

[2] PERLS (1978), p. 130.

apprécient de pouvoir disposer d'un modèle d'intervention précis pour parvenir à s'orienter efficacement dans le travail thérapeutique.

Mon travail peut tomber aussi sous le coup d'une autre critique. N'est-ce pas dangereux de recourir à des protocoles qui présentent toujours le risque d'enfermer les thérapeutes dans une pratique sclérosée ? Que les choses soient claires : les protocoles que je propose n'ont aucun caractère définitif. Ils correspondent à l'état actuel de ma créativité. D'ailleurs, le lecteur percevra en parcourant ces lignes que mes méthodes ou techniques ont évolué dans le temps, constituent des strates et continuent de se perfectionner. Je souhaite que les thérapeutes – s'ils le jugent utile – puissent s'inspirer de mes recherches et créent leur propre répertoire. Par rapport à la complexité clinique, il n'est pas inutile de disposer d'une large palette d'expériences possibles.

Dans une première partie, je proposerai un modèle intégratif renouvelant la compréhension du TOC. Il en découle un nouveau modèle de psychothérapie que j'ai nommé le TREC (Training pour la REstauration de la Confrontation).Je le présenterai dans une seconde partie. Je décrirai quatre niveaux d'intervention pour le travail des rituels, des évitements, des cogitations, et symptômes corporels. Pour ces quatre niveaux, je proposerai des techniques spécifiques. Dans le second tome, je rassemblerai quelques articles, publiés ou non, détaillant ou élargissant théorie et pratique.

Avertissement au lecteur

Cet essai qui suit une logique d'exposition didactique peut être lu en continu et d'une seule traite. Le lecteur remarquera des répétitions liées au fait que la problématique obsessionnelle compulsive est complexe : tous les éléments se tiennent et renvoient l'un à l'autre, ce qui implique des redits. Une autre lecture, séquentielle et discontinue, est possible : le lecteur choisira alors certains chapitres en fonction de ses curiosités théoriques ou pratiques, en suivant le fil de ses intérêts et en construisant son propre itinéraire. Dans ce cas, les répétitions apparaîtront comme une aide et non comme un handicap.

Première partie

REPENSER LA PROBLEMATIQUE ET LA THERAPIE DES TOC

Essai de psychothérapie intégrative

Section 1

MODELISATION THEORIQUE DES TOC

Chapitre 1

NOUVELLE MODELISATION DE LA PROBLEMATIQUE DES TOC

« Tout ce qui est intéressant se passe dans l'ombre… on ne sait rien de la véritable histoire des hommes… »

Louis Ferdinand Céline, *Voyage au bout de la nuit*

« La multiplicité des manifestations de la névrose de contrainte est si prodigieuse qu'aucun effort n'a encore réussi à donner une synthèse cohérente de toutes ses variations. »

Sigmund Freud, *Inhibition, symptôme et angoisse,* 1926

NOSOGRAPHIE

Effectuons d'abord quelques brefs rappels nosographiques. Je vais prendre provisoirement une posture très « diagnostique », inspirée du DSM IV[3].

Le TOC est une maladie psychiatrique fréquente qui touche environ 2 à 3 % de la population adulte[4] et également de nombreux enfants ou adolescents. C'est le quatrième motif de consultation après les phobies, les dépendances toxiques et les dépressions. Ce motif concerne 17 % des consultations

[3] DSM IV (1996). A la date où j'écris ces lignes, le DSM V est en cours de traduction française.

[4] Selon les études disponibles, la prévalence (prenant en compte la vie entière) varie entre 1,9 et 2,5 % (BOUVARD, 2003, pp. 1-2). CASTEL (2012, pp. 365 et suiv.) parle d'une prévalence plus élevée de 1,9 à 3,3 % et note que la prévalence a fait un bond considérable au cours des 50 dernières années, passant d'un pourcentage de quelques dixièmes à celui de près de 3 %. Il explique ce changement par divers facteurs, un meilleur recensement et surtout une pression à la surdétection des troubles.

françaises libérales[5]. Ce pourcentage est proche de celui que je constate dans mes consultations (12 %).

Le début du trouble se situe, généralement, vers la grande adolescence et peut durer de longues années. Mais un tiers des TOC s'annoncent durant l'enfance.

Le TOC appartient à la catégorie des troubles de l'anxiété[6]. C'est un trouble très invalidant car les sujets passent un temps considérable, jusqu'à 80 % de leur temps, à développer pensées obsessionnelles et rituels.

> Marie-France, secrétaire, 50 ans, au moment où elle vient me voir pour des TOC de vérification, passe 70 % de son temps à vérifier la présence, dans sa maison, de « petites bêtes » et, au travail, de papiers inopportuns dans les dossiers bancaires traités.

Les sujets vivent une souffrance intolérable liée à une rigidité mentale et comportementale aussi stérile qu'épuisante, souffrance qui les fait souvent sombrer dans la déprime.

Le TOC, comme l'acronyme l'indique, comporte deux versants : un versant obsessionnel et un versant compulsif.

Le DSM IV[7] définit l'obsession par quatre propositions :

1) Les pensées, les impulsions ou les représentations récurrentes et persistantes qui, à certains moments de l'affection, sont ressenties comme intrusives et inappropriées entraînent une anxiété ou une détresse importante.

2) Les pensées, impulsions ou représentations ne sont pas simplement des préoccupations excessives concernant les problèmes de la vie réelle.

---

[5] BOUVARD, *ibid.*

[6] Ce point est contesté par CLAIR & TRYBOU (2013). Pour ces auteurs qui donnent à ce trouble une origine strictement neurobiologique, l'anxiété n'est qu'une conséquence secondaire du problème. Bien que je ne souscrive d'aucune manière au côté unilatéral de la thèse défendue par les auteurs, j'ai lu avec intérêt les descriptions minutieuses des cas cliniques. Certaines des techniques préconisées, quoique d'inspiration radicalement différente, ne sont pas très éloignées des miennes.

[7] Mini DSM IV (1996), pp. 207-208. Il faudra étudier avec soin des inflexions apportées par le DSM V (une tendance à l'extension et à la banalisation du trouble serait annoncée ?).

3) Le sujet fait des efforts pour ignorer ou réprimer ces pensées, impulsions ou représentations ou pour neutraliser celles-ci par d'autres pensées ou actions.

4) Le sujet reconnaît que les pensées, impulsions ou représentations obsédantes proviennent de sa propre activité mentale (elles ne sont pas imposées de l'extérieur comme dans le cas des pensées imposées).

Chacun de ces symptômes suscite des peurs. C'est pourquoi on pourra les nommer par « peurs de... ». Ce sont des pensées qui suscitent la peur.

Ce même DSM IV définit la compulsion par deux propositions :

1) Comportements répétitifs (lavage des mains, ordonnancement, vérifications...) ou actes mentaux (par exemple prier, compter, répéter des mots silencieusement) que le sujet se sent poussé à accomplir en réponse à une obsession ou selon certaines règles qui doivent être appliquées de manière inflexible.

2) Les comportements ou les actes mentaux sont destinés à neutraliser ou à diminuer le sentiment de détresse ou à empêcher un évènement ou une situation redoutée ; cependant, ces comportements ou ces actes mentaux sont soit sans relation réaliste avec ce qu'ils proposent de neutraliser ou de prévenir, soit manifestement excessifs.

Les obsessions les plus fréquentes touchent à des thèmes aussi variés que la contamination, l'ordre/la symétrie/l'exactitude, l'agression, la sexualité, la possession d'objets, la croyance religieuse, la perfection, la maladie... Les compulsions les plus fréquentes sont des actes physiques ou mentaux visant à laver, vérifier, répéter, compter, ordonner/ranger, collectionner/accumuler. Les deux premières, à savoir les compulsions de lavage et de vérification, sont de loin les plus fréquentes.

Dans 80 % des cas, obsessions et compulsions sont associées : les secondes visent, dans la théorie classique, à réduire l'anxiété liée aux premières. Dans 20 % des cas, les obsessions sont présentes seules : elles font l'objet d'une lutte anxieuse, sans recours aux compulsions comportementales ou mentales[8].

---

[8] Ce point est difficile à établir avec certitude dans les échanges avec les patients. Très souvent, ils cachent des rituels mentaux.

Le mini DSM IV omet de mentionner une autre catégorie de comportements liés à la fois aux obsessions et aux compulsions : les évitements.

Document 1 : Sémiologie des troubles obsessionnels / compulsifs

Catégories de patients	Types d'obsession	Types de compulsion	Types d'évitement
1. les laveurs	Peur de la saleté, des microbes, de la souillure, de la maladie, de la mort.	Rituels de lavage pour éviter les risques de contamination et de maladie.	Evitement des situations présentant des risques de salissure ou de contamination.
2a. les vérificateurs **2b. les lents**	Peur de l'erreur, du désordre, du dégât matériel, de la blessure d'autrui.	Rituels de vérification, aprèscoup ou sur le champ, qu'aucun dommage physique ou moral n'a été occasionné.	Evitement des situations présentant des dommages physiques ou moraux.
3. les ordonnateurs	Peur qu'un désordre ou un trouble se produise.	Rituels d'ordre dans l'espace (rangement, symétrie) ou d'ordonnancement dans le temps (programmation) pour prévenir magiquement des malheurs.	Evitement des situations présentant des risques de désordre, de dérangement.
4. les répétiteurs	Peur qu'un malheur arrive.	Rituels de répétition d'actions ou de paroles pour exorciser les malheurs possibles.	Evitement des situations pouvant évoquer un possible malheur.
5. les perfectionnistes	Peur d'encourir un blâme ou un reproche de la part d'autrui	Rituels de perfection, d'achèvement, de complétude évitant tout reproche.	Evitement des situations pouvant entraîner l'erreur ou le reproche.
6. les accumulateurs	Peur de rencontrer le manque matériel ou le vide affectif.	Rituels d'accumulation d'objets pour éviter de ressentir le vide ou manque.	Evitement de jeter les objets.
7. les collectionneurs	Peur de perdre une relation primitive importante.	Rituels de collecte d'objets semblables.	
8. les cogitateurs		(avec ou sans rituels)	Avec ou sans évitement de tout ce qui peut éveiller la cogitation.
les ruminateurs	Peur de se tromper, de commettre une erreur, de déplaire, de perdre le contrôle de soi, finalement, de faire mal ou d'avoir fait mal d'une façon ou d'une autre.	ruminations	
les douteurs		doutes	
les hésitants (procrastinateurs)		procrastination	
les questionneurs		questionnement	
les scrupuleux		scrupules	
les phobiques d'impulsion		phobies d'impulsion	
les neutralisateurs		annulation	

Ce tableau apparie les compulsions, les obsessions et les évitements. Le langage courant désigne diverses catégories d'obsessionnels compulsifs. La dénomination pointe le symptôme dominant.

Voici quelques commentaires à ce tableau de synthèse qui se trouvera pleinement illustré et validé dans les chapitres qui suivent :

1) Dans le langage courant, les types de patients portent en général un nom se rapportant au rituel compulsif (les laveurs, les vérificateurs...), à la pensée obsessive (les ruminateurs, les scrupuleux, plus rarement à l'évitement dominant (les perfectionnistes...).

2) Un même rituel peut être utilisé pour réduire l'angoisse d'une grande variété de pensées obsessionnelles.

3) Une obsession peut ou non être accompagnée de rituels ou d'évitements.

4) Il n'y a pas de rituel ou d'évitement sans obsessions sous-jacentes, conscientisées ou non. Même si les rituels s'auto-entretiennent, on ne peut faire l'économie de rechercher les pensées sous-jacentes qui les ont suscitées[9].

5) Chaque rituel, chaque évitement, est la manifestation d'un ou de plusieurs mécanismes de défense repérés par les psychanalystes.

6) Je développerai la thèse selon laquelle toutes les obsessions sont des pensées dérivées, de près ou de loin, d'une peur fondamentale : la peur de faire mal. C'est une peur de ce type qui a fait l'objet d'une isolation fondamentale.

PROTOCOLE PSYCHOTHERAPIQUE POUR LE TRAITEMENT DES TOC : LE TREC

Après avoir décrit classiquement le trouble obsessionnel compulsif, je présente maintenant mon travail de recherche.

---

[9] L'idée est contestée par CLAIR & TRYBOU (2013) mais je ne souscris pas à leur point de vue : ils font du rituel la conséquence du problème de fond (le manque de sérotonine), l'obsession n'étant qu'un dérivé aléatoire très secondaire. Ma théorie au contraire donne à l'obsession une place essentielle.

Dans les lignes qui suivent, je renouvelle la problématisation des troubles obsessionnels compulsifs (TOC) en m'appuyant sur l'observation de 70 cas cliniques. Il s'agit de patients de tous âges (de 10 ans à 60 ans) et des deux sexes (en proportion identique) ayant, sous ma conduite, suivi une psychothérapie sur une période s'étalant de 1996 (date de la fin de ma formation d'hypnothérapeute à l'Institut Milton Erikson de Paris) à novembre 2015, date de l'achèvement du manuscrit.

Toutes mes observations tendent à valider les hypothèses émises dès 2004 dans une communication effectuée lors du XIIe Congrès de l'Institut Milton Erickson de Paris et dont j'ai laissé quelques traces sur mon site internet[10]. A cette époque, cet institut très actif était une ressource importante pour moi. Je me suis autorisé, en prenant appui sur une importante expérience clinique, à construire une nouvelle modélisation des TOC et à bâtir un programme que j'ai nommé « Training pour la REstauration de la Confrontation (TREC) ». Il m'est agréable de remarquer que cet acronyme évoque phonétiquement – comme un heureux présage – l'aventure du Trek… la liberté retrouvée…

Je regrette de n'avoir jamais disposé ni du cadre, ni des moyens, ni du temps pour conduire une enquête scientifique validant mes hypothèses. Le travail que j'expose n'a donc qu'une valeur d'essai. Je serais très intéressé que des chercheurs en psychopathologie acceptent de la valider (ou de l'infirmer !) en suivant un protocole scientifique. Par exemple en mettant en place trois groupes de patients : l'un serait soumis au training TREC, le second à la TCC (seule méthode reconnue efficace aujourd'hui pour le traitement des TOC), le troisième à une simple écoute bienveillante (qui est l'attitude la plus courante des thérapeutes non spécialisés). Il s'agirait alors de comparer les résultats et de discerner si la méthode TREC apporte un plus en matière d'efficacité (en termes de réduction des troubles mais aussi de rapidité de traitement). A défaut de cette validation scientifique, j'attends donc de mes collègues praticiens qu'ils testent la pertinence de la modélisation et l'efficacité de la méthode.

Les praticiens sont le plus souvent embarrassés, encombrés[11] par l'arrivée dans leur cabinet de patients obsessionnels. Ce sont des patients qui

---

[10] Document inédit mais disponible sur mon site : claude-michel-psy.com.

[11] Notons au passage que les hystériques, à la différence des obsessionnels, intéressent bien souvent davantage les thérapeutes !

déconcertent et épuisent les thérapeutes : ils disent souvent que ces patients *« leur prennent la tête »*. Ils ont l'art et la manière de transmettre leur « énervement » à leur entourage et à leurs soignants. Récemment, un collègue m'avouait en privé qu' *« il ne courait guère après ce genre de patients ! »*. Sauf s'ils sont formés à la TCC, les thérapeutes ne savent pas quoi faire avec eux ou bien alors ils s'engagent dans très longues et incertaines analyses. La plupart du temps, les psychothérapeutes non spécialisés ne les retiennent pas vraiment quand ils quittent leur cabinet. Ils les réorientent vers des thérapeutes comportementalistes ou vers des psychiatres. Souvent les patients errent d'un cabinet à l'autre, font du « zapping thérapeutique », désespérément, et continuent à souffrir. S'ils ont la chance d'avoir une antenne AFTOC proche (association de patients et de familles touchés par les TOC), ils peuvent exprimer leur mal-être dans des groupes de parole et bénéficier de « bonnes adresses ». Parfois, s'ils ont la chance, la motivation et l'argent, ils s'adressent pour un traitement long à des cliniques spécialisées (la clinique Lyon Lumière en France, la clinique Berus en Allemagne) qui allient rigueur méthodologique et diversité des techniques, avec toutefois comme référence principale la TCC.

Cet ouvrage se veut modestement un guide à l'usage des psychothérapeutes : il a pour vocation de leur permettre de s'orienter plus efficacement dans la thérapie des TOC, quels que soient l'état d'avancement de la maladie des patients et la nature de leurs symptômes. Toutefois, je me suis heurté, comme tous les thérapeutes, à ces fameux ROC qui sont des TOCS résistants. Je constate que pour eux ma méthode n'est que modérément efficiente. Je dois donc reconnaître cette limite.

Il existe, certes, d'excellents guides pour le traitement des TOC[12]. Mais tous sont d'inspiration comportementale et cognitive. Le guide que je propose tout en décrivant une démarche cohérente – le TREC – est résolument ouvert à diverses thérapies même si l'hypothèse de fond est psychodynamique, centrée sur la pulsion agressive. On verra que je m'inspire beaucoup de Freud mais en renouvelant complètement l'hypothèse de base. Pour moi, le TOC a un sens profond et il me paraît grave de priver un patient du sens de

12 Je pense en particulier au manuel du thérapeute de SAUTERAUD (2002). Plus récemment, Clair & Trybou, prenant une posture résolument neurobiologique, proposent aussi une méthode systématique de traitement des rituels.

ses symptômes, même si ceux-ci se manifestent évidemment par des fonctionnements neuropsychologiques sous-jacents identifiables.

Dans la tradition psychanalytique, l'hystérie et le trouble obsessionnel compulsif sont deux névroses pulsionnelles rapportées à une libido problématique. Selon moi, si la première est bien une névrose de la sexualité, comme Freud l'a démontré, je pose l'hypothèse que la seconde est une névrose de l'agressivité. Sur ce point, je me démarque donc de Freud qui, d'un côté, à parfaitement vu l'importance de l'agressivité dans la névrose obsessionnelle mais, d'un autre côté, est resté accroché à la sexualité et à l'œdipe en considérant que l'agressivité en cause était de la sexualité régressée au stade sadique anal. Mais je le rejoins complètement sur la question des mécanismes de défense. Dans l'hystérie, le refoulement de la sexualité est le mécanisme primordial à partir duquel tout l'édifice de la névrose se construit. Mais, dans la névrose obsessionnelle, c'est l'isolation de l'agressivité qui joue le rôle défensif primordial. « L'effet de cette isolation est identique à celui du refoulement avec amnésie[13]. »

Selon mon hypothèse, le TOC (Freud parlait de névrose obsessionnelle) traduit un problème de gestion de l'agressivité. Comme je le montrerai, l'obsessionnel vit dans le refus ou l'esquive de la confrontation à autrui. La problématique de l'obsessionnel est foncièrement une problématique de contact, aspect d'ailleurs bien perçu par Freud. C'est la raison pour laquelle j'ai placé la question de la confrontation à autrui au cœur de la méthode TREC.

Il est important de bien préciser le sens des mots. Par « agressivité », j'entends la force intérieure par laquelle tout sujet humain affirme son existence (à l'instar du conatus spinoziste[14]) et la défend. L'agressivité est une force de vie, une force d'affirmation de soi et de lutte. Elle traduit et soutient l'adaptation du sujet à son environnement et sous-tend le déploiement de son histoire de vie.

Elle présente un double aspect : expansif et défensif, actif et réactif à la fois. Elle affirme la force de vie mais aussi la défend. Ces deux aspects sont indissociables. C'est parce que le sujet déploie sa vie qu'il est amené à la défendre.

---

13 FREUD (1951), p. 43.

14 SPINOZA (1954), *L'Ethique*.

Le terme d'agressivité n'a pas bonne presse, il est souvent identifié à la violence. Peut-être que le terme « combativité » conviendrait mieux à mon propos. Je l'utilise avec les patients pour bien faire comprendre que l'agressivité, force positive, se distingue de la violence, force destructrice. L'agressivité est la lutte pour la vie.

Par rapport à l'agressivité, je me positionne exactement comme le fait Antony Storr dans son remarquable essai intitulé *L'agressivité nécessaire*[15]. Pour cet auteur, l'agressivité est une force de vie essentiellement positive. Certes, l'agressivité peut prendre le visage de la violence et viser la destructivité, mais la violence et la destructivité n'en sont que des avatars possibles. L'agressivité n'est pas en soi violente mais peut le devenir.

C'est bien cela qui inquiète l'obsessionnel. Il arrive que la force de vie des autres devienne menaçante pour lui-même et risque d'entraîner sa propre destruction. Il devient alors légitime, urgent et nécessaire, qu'il sache en certaines occasions se défendre par l'agressivité et il est naturel qu'il ait de tels désirs. Mais la mobilisation de l'agressivité offensive et défensive fait peur à l'obsessionnel. La pensée d'un risque majeur le hante et le perturbe : c'est le risque de faire mal ou de faire du mal à autrui, avec le sentiment d'entrer dans un domaine où il ne contrôle plus rien.

C'est dans ce contexte très particulier dans lequel le sujet redoute d'avoir à mobiliser une agressivité réellement ou imaginairement destructrice que le TOC se forme. Quand le sujet vit toute riposte comme un risque de faire mal et de détruire l'autre, quand il refuse de mobiliser ce qu'il vit comme une insupportable force mortifère, il choisit l'esquive de la confrontation. Le processus névrotique obsessionnel se met alors en route. Deux conditions sont requises pour que se forme la névrose : l'agressivité comporte pour le sujet un risque perçu comme majeur et, faute de pouvoir la contrôler, il refuse et il évite catégoriquement son usage. Le TOC est le résultat de l'esquive de l'agressivité.

L'agressivité est un thème qui soulève de nombreuses et intéressantes questions. Le lecteur pourra se reporter au chapitre du second tome intitulé « Qu'est-ce que l'agressivité ? ». Pour l'heure, je rappelle brièvement quelques-unes de ces questions :

---

[15] STORR (1969). Cet ouvrage est la source principale de mon inspiration. Il a été pour moi une révélation.

- Question de définition : l'agressivité est à la fois énergie et force orientée vers des buts ; elle s'accompagne d'affects et de représentations. Tous ces termes se fondent dans le concept commode de pulsion, le concept s'appliquant aussi à la libido.
- Question de distinction : si la libido est une force qui pousse à l'union et à la réunion des êtres, l'agressivité, quant à elle, pousse à la distinction et à leur séparation. Pour maintenir son intégrité, assurer son indépendance et se développer, le sujet doit se démarquer de l'environnement, se différencier des autres par une lutte pouvant aller jusqu'à la destruction de l'autre.
- Question des origines : la question du caractère inné ou acquis de l'agressivité fait débat chez les chercheurs. Je n'entrerai pas ici dans les polémiques qui les opposent. Il me semble plus fécond de chercher dans l'histoire de vie du sujet, histoire vécue ou fantasmée, ce qui a bien pu allumer son agressivité destructrice et l'entretenir, plutôt que de recourir à un hypothétique instinct de mort (par exemple comme chez Freud tourné contre soi puis dévié vers l'extérieur) qui aurait vocation, tel un *deus ex machina*, à tout expliquer.

Quand j'observe les 70 patients suivis en cure, j'ai toujours retrouvé dans leur histoire proche ou lointaine des circonstances qui ont fait naître une agressivité destructrice et simultanément le refus de cette agressivité.

Il en résulte que le patient s'épuise dans une lutte déplacée dans le mental, dont les rituels et les évitements sont les tristes rejetons. Le problème est en effet que l'obsessionnel ne lutte pas au bon endroit. Une citation d'Adler résume magnifiquement le côté déplacé et dérisoire de la lutte : « L'obsédé se trouve sur un champ de bataille secondaire : c'est là qu'il déploie tous ses efforts et non pas là où nous l'espérons le rencontrer. Nous obtenons ainsi l'impression d'une lutte contre des moulins à vent[16]. » On ne saurait mieux dire.

LES QUATRE NIVEAUX DES TOC

Il me paraît judicieux de décrire les troubles obsessionnels compulsifs (TOC) en distinguant quatre niveaux.

---

[16] ADLER (1957), p. 12.

Précisons d'abord que le concept de « problématique » est essentiel en psychologie clinique. Il permet, dans une perspective intégrative, de faire appel à diverses théories pour construire le fonctionnement d'une personnalité ou d'un système groupal. C'est un concept fonctionnel. Il permet la représentation d'un fonctionnement, c'est-à-dire de processus qui se répètent[17].

L'intérêt du concept est également de préciser le champ conceptuel auquel on réfère une question ou un problème pour leur apporter réponse ou solution. Ceux-ci n'ont de sens que par rapport à ce qu'on nomme le référentiel.

document 2 : le cône obsessionnel et ses quatre niveaux de fonctionnement

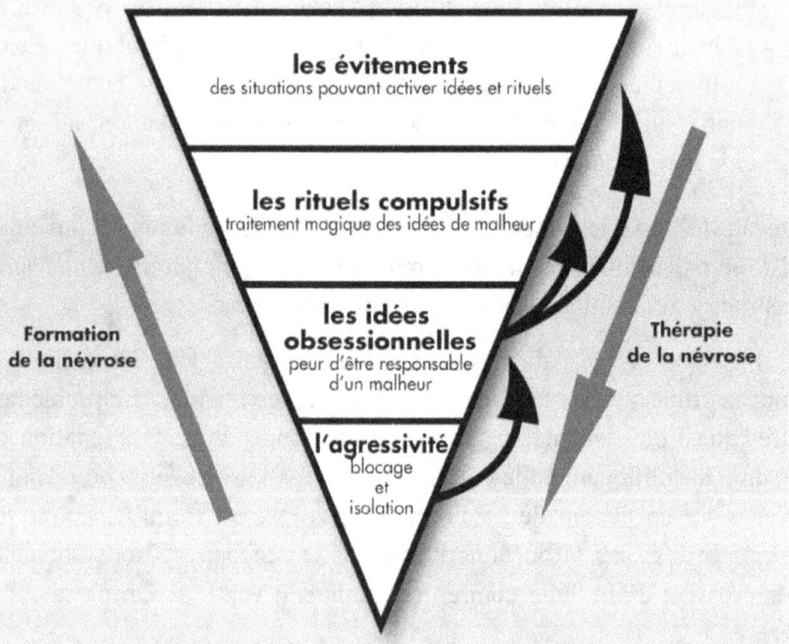

On appelle « problématique de personnalité » les difficultés existentielles auxquelles un sujet se trouve confronté et qui structurent sa vie et marquent

[17] On pourra se référer au premier chapitre de la troisième partie précisant l'épistémologie de référence de cet essai.

son l'histoire ; mais le terme renvoie aussi à la façon dont il les gère. Les problèmes se manifestent à travers des symptômes. On peut dire, plus techniquement, qu'une problématique de personnalité, c'est ce qui relie des symptômes visibles (source de souffrance personnelle et cause de problèmes à autrui) à des logiques de fonctionnement personnelles et interpersonnelles (affectives, cognitives, relationnelles) sous-jacentes. C'est l'articulation entre des symptômes et des fonctionnements[18].

Le trouble obsessionnel compulsif produit des symptômes, à savoir des obsessions, des compulsions et des évitements. Il s'agit de découvrir la problématique sous-jacente, c'est-à-dire l'articulation des symptômes du patient à ses fonctionnements personnels et interpersonnels. A quel(s) problème(s) le sujet se trouve-t-il confronté pour produire de pareilles étrangetés et incongruités ? Posant cette question, je postule évidemment que les TOC ont un sens qu'il est possible de décoder. Même si les corrélats entre le biologique et le psychologique sont une réalité scientifique incontestable, je refuse de considérer que les TOC ne sont qu'une affaire de carence en sérotonine[19]. Les TOC ne se traitent pas comme une tendinite.

La problématique OC (obsessionnelle/compulsive) relie des processus se déroulant à quatre niveaux :

- niveau 4 : les évitements ;
- niveau 3 : les rituels compulsifs ;
- niveau 2 : les pensées obsessives ;
- niveau 1 : le niveau pulsionnel (l'esquive de la confrontation par peur de faire mal à autrui).

La plupart du temps, c'est le niveau 3, celui des rituels, qui est le plus visible. C'est celui dont se plaignent les patients. Mais les rituels sont un peu comme l'arbre qui cache la forêt, c'est-à-dire les niveaux 2, 4 et surtout 1.

Les idées obsessives (niveau 2) ne peuvent être comprises que si on les relie à une peur fondamentale (niveau 1), celle de faire mal à autrui. Ce ne sont que des produits dérivés. A un moment de son existence, le sujet a craint la

---

[18] L'ensemble des fonctionnements constitue un système de vie. On pourra se référer au chapitre du second tome intitulé « Epistémologie de référence… » pour éclairer ces notions.

[19] J'ai déjà dit que je ne souscrivais pas à la thèse de CLAIR & TRYBOU (2013), dont le réductionnisme neurologique me paraît radical.

confrontation avec autrui. Il a craint les conséquences d'une riposte, de perdre le contrôle de son comportement et de devenir destructeur. Alors il a isolé son agressivité. Mais l'isolation n'a pas réglé définitivement le problème. Faisant écho au risque du niveau 1, la possibilité de faire mal dans la vie quotidienne actuelle demeure un risque permanent. C'est la hantise de l'obsessionnel. Elle se traduit par des idées obsessives (niveau 2). Elles sont une transposition et une dérivation au plan mental de la peur fondamentale du niveau 1. La possibilité de faire mal suscite une angoisse intense. Un déclencheur n'est autre qu'un évènement ou une pensée offrant ou évoquant la possibilité de faire mal[20]. Les idées obsessives sont alors exorcisées magiquement par les rituels compulsifs (niveau 3) ; le sujet se protège aussi des risques de confrontation pouvant entraîner la possibilité de faire mal par une barrière d'évitements (niveau 4). Les évitements sont des protections vis-à-vis des déclencheurs de pensées angoissantes.

Telle me paraît être la logique obsessionnelle compulsive. C'est la thèse fondamentale que je développerai dans cet essai. Toutes les idées obsessives sont traversées par la crainte de faire mal. Toutes les idées obsessionnelles actuelles et conjoncturelles ne sont que des dérivées, selon des liens de similitude ou de contiguïté, de cette crainte fondamentale.

On pourra remarquer que cette conception donne une pleine importance aux pensées obsessionnelles, les rituels n'étant qu'une conséquence des pensées. Les pensées ne sont pas que des épiphénomènes.

Il convient désormais d'effectuer une présentation détaillée des niveaux. Pour ce faire, je suivrai la progression selon laquelle, le plus souvent, le thérapeute découvre la problématique du sujet, c'est-à-dire les niveaux 3, 2, 4 et 1.

Le niveau 3 : les rituels compulsifs

Les symptômes du niveau 3 sont clairement mis en avant par le patient. C'est le domaine des rituels ou des compulsions. C'est ce dont le patient se plaint au thérapeute ou à son entourage. C'est le niveau le plus visible et le plus spectaculaire, du moins quand le rituel est comportemental.

---

[20] On verra qu'un déclencheur est d'abord enflammé par les pensées, puis les rappelle sans cesse.

Une première remarque s'impose. Tous les sujets ayant une problématique obsessionnelle souffrent, c'est une « lapalissade », de pensées obsessionnelles ; je veux dire que je n'ai jamais rencontré de patients souffrant de rituels sans obsessions sous-jacentes. Inversement, 20 % des sujets obsessionnels ne présentent que des obsessions et ne recourent à aucun rituel. C'est dire combien l'usage des rituels est fréquent.

Une seconde remarque. Il est rare qu'un sujet ne présente qu'un seul rituel. La plupart du temps, on en trouve de plusieurs sortes. Les rituels de lavage et de vérification sont fréquemment associés.

> Victor, 18 ans, lycéen, à son arrivée en thérapie, présentait simultanément des rituels de lavage, de vérification et d'ordonnancement. Il se lave systématiquement les mains après avoir touché les couverts du restaurant, fait demi-tour pour vérifier qu'il n'a pas renversé un piéton et range minutieusement les linges de toilette dans la salle de bains.

Un rituel est un comportement répétitif, irrationnel, contraignant, visant à réduire magiquement une tension liée à des peurs engendrées par des pensées de malheurs, malheurs dont le patient tend à se rendre responsable par action ou par omission.

Les rituels sont de deux sortes : comportementaux ou mentaux. Le lecteur pourra se référer à l'abondante littérature qui s'attache à décrire ces étranges, mystérieux ou spectaculaires symptômes que sont les compulsions. Cette variété de symptômes, dont Freud, dans l'exergue du chapitre, se gausse à demi-mot, est éminemment suspecte. Ne ferait-elle pas écran à un principe unitaire qui traverserait tous les symptômes ? Ne pourrait-on pas passer de la variété à l'unité ? On verra qu'il est totalement stérile de s'attacher au contenu des rituels.

Les rituels les plus fréquemment pratiqués sont les rituels de lavage et de vérification ; dans ma pratique, 80 % des rituels traités sont de cette nature ; viennent ensuite ceux d'ordonnancement (dans le temps ou dans l'espace), de répétition, de perfectionnisme ; les rituels de collection et d'accumulation sont beaucoup moins fréquents.

Gabriel, 35 ans, technicien, se lave 20 fois les mains par jour, toutes les fois qu'il touche un nouvel objet dans son entreprise ou à la maison (cas n° 13)[21].

Yannick, 30 ans, technicien dans une entreprise de fabrication d'aliments pour animaux, passe beaucoup de temps à vérifier, d'une part, dans sa maison la bonne position de la commande électrique de fermeture des volets, le parfait ordonnancement des meubles, d'autre part, dans son entreprise, la bonne transcription manuelle sur un registre des chiffres affichant régulièrement les paramètres de l'état de la pâte (cas n° 2).

Victor fait demi-tour sur la route pour vérifier qu'il n'a pas renversé par inadvertance un passant et conduit sa voiture le regard figé sur le rétroviseur.

Tim, 32 ans, menuisier, organise sa vie de telle sorte que chaque jour chaque chose soit faite à l'identique et à la même heure (cas n° 10).

Bernard, 34 ans, technicien en phase de reconversion, recommence systématiquement toutes ses actions jusqu'à ce qu'il juge qu'elles ont été faites à la perfection.

Alan, 17 ans, lycéen, repasse systématiquement au stylo sur les mots et les lettres qu'il juge avoir mal écrits, ce qui lui prend un temps infini et le déconcentre sans cesse.

Si le florilège des rituels est abondant et protéiforme, le vécu compulsif est assez simple à identifier : le sujet cherche avant tout à se débarrasser au plus vite d'une tension interne angoissante en ritualisant, soit comportementalement (faire demi-tour en voiture à chaque rencontre d'un passant pour vérifier si celui-ci n'a pas été renversé…), soit mentalement (réciter des suites de nombres pour accompagner les actions…).

Vincent, 41 ans, animateur sportif, répète intérieurement le chiffre 7 qui, pour lui, a des vertus magiques (cas n° 8).

On ne saurait trop insister sur le vécu intérieur du sujet compulsif : il perçoit que le contrôle de son comportement lui échappe, qu'il est soumis à une force interne contraignante, qu'il se sent obligé d'agir, alors même que son comportement lui paraît irrationnel et stupide. Il se sent privé de liberté. Tout

21 Lorsque l'exemple porte un numéro, cela signifie que l'on a affaire à une étude de cas développée dans l'un ou l'autre des chapitres suivants.

cela caractérise la compulsion. Pour reprendre la terminologie de Pierre-Henri Castel, le patient vit « l'embarras de l'agir »[22]. Alors il se regarde faire, stupéfait de cette part de lui-même qui lui échappe.

Les comportements compulsifs sont très invalidants car ils ont tendance à proliférer et à occuper jusqu'à 80 % du temps quotidien. Le sujet consomme une énergie mentale et physique considérable qui peut conduire jusqu'à l'épuisement et la dépression.

> Bernard me dit qu'il lui arrive de s'écrouler en pleurs après une journée d'efforts car il lui est impossible de faire les choses « suffisamment ». Tout doit être fait parfaitement, repris avec effort, persévérance et minutie, exécuté dans une souffrance qui signe la perfection. En fin de journée, il est complètement épuisé, vidé, désespéré de ne pas savoir s'il a atteint vraiment cette perfection.

Le niveau 2 : les idées obsessionnelles

Forme A : L'idée obsessive est à l'arrière-plan du rituel (dans 80 % des cas).

Forme B : L'idée obsessive se présente seule, sans rituel (dans 20 % des cas).

Forme A

Après un travail sur le rituel (travail que je décrirai dans la seconde partie), le thérapeute accède ensuite au niveau de l'idée obsessionnelle. L'idée obsessive est « le pourquoi » de la compulsion, elle en donne la clef. Derrière toute compulsion se cache une obsession. Ce niveau est identifié quand le patient livre la fonction et le sens de ses rituels.

Les idées obsessionnelles sont des pensées de malheurs. La possibilité que ces malheurs arrivent fait très peur au patient. Elles ont un contenu et sont très chargées émotionnellement. Elles prennent la forme d'une pensée verbale *(« Mon ménage est sale »)*, d'une image visuelle *(« J'ai la vision horrifiante des petites bêtes cachées dans mes vêtements »)* ou d'une représentation kinesthésique *(« Je m'imagine jetant mon bébé par la fenêtre »)*. On retrouve à des degrés divers ces trois ingrédients dans l'idée obsessionnelle : un aspect verbal, un aspect visuel et un aspect kinesthésique.

---

22 CASTEL (2012 et 2013).

On ne saurait trop insister sur le fait que l'obsession est de l'ordre du mental : c'est une représentation verbale/visuelle-auditive/et kinesthésique, source d'angoisse.

> Pour Marguerite, 32 ans, éducatrice de jeunes enfants en institut médico-éducatif, la peur de renverser un piéton prend la forme d'une image précise : un piéton étendu sur le sol (cas n° 1).
>
> Chez Vincent, l'idée obsessionnelle prend ponctuellement la forme du mot « enfant » (cas n° 8).
>
> Pour Thibault, 35 ans, technicien, vivant en couple marital, la peur de jeter son bébé par la fenêtre se matérialise dans trois images : dans la formule verbale « jeter le bébé » qui tourne comme un mantra négatif dans sa tête ; dans l'image visuelle du bébé portant un vêtement jaune qui « clignote » ; dans l'image kinesthésique de jeter le bébé avec les bras.

Quelquefois, les motifs du rituel affleurent clairement à la conscience du patient et celui-ci en parle spontanément. D'autres fois, et c'est le cas le plus fréquent, ils sont subconscients et donnent lieu à un effort de prise de conscience. Le thérapeute doit le plus souvent interroger les patients pour découvrir la présence et déchiffrer le contenu de ces idées. En première approche, les patients disent souvent qu'ils ne savent pas pourquoi ils ritualisent. Simplement, ils disent éprouver un profond malaise s'ils n'exécutent pas le rituel décrit comme simple habitude de vie. Si on insiste, ils disent qu'ils n'aiment pas la saleté, le désordre, l'imperfection, le manque, le conflit… On retrouve tous les thèmes classiques obsessionnels que les manuels psychiatriques s'appliquent à énumérer et à distinguer.

Forme B

Il existe 20 % des idées obsessionnelles qui « flambent » sans rituel. Ici, l'idée ou plus exactement l'idée angoissante est donnée immédiatement. Le symptôme remplit à lui seul le tableau clinique. Le sujet vit une lutte anxieuse, ressasse, rumine inlassablement ses craintes, les recherchant et les refusant tout à la fois. Celles-ci prolifèrent, s'amplifient, activées par des pensées automatiques dramatisantes et des doutes. On verra que le sujet qui présente ces idées sans rituels s'enferme dans une mauvaise hypnose : cette forme étrange de traitement de l'idée augmente le problème sans jamais le résoudre (tout comme les rituels, de leur côté, amplifiaient le problème).

En début de thérapie, Vincent était avant tout en proie à la peur de la fin du monde.

Sonia, médecin, 36 ans, quant à elle, ruminait en permanence la crainte d'être folle (cas n° 11).

Quel regard peut-on porter sur ces idées obsessionnelles, quelle qu'en soit la forme, A ou B ?

Le point commun des idées obsessionnelles est la crainte du malheur

C'est suivre une fausse piste que de vouloir établir un catalogue de toutes ces bonnes/fausses raisons. Il me semble plus fécond de chercher le fil qui les traverse toutes. En effet, il existe un dénominateur qui apparaît invariablement si on procède à une investigation plus approfondie et qui réunit toutes ces variétés de désordres : le contenu d'une idée obsessionnelle est toujours la crainte qu'un malheur n'arrive, de près ou de loin.

Bien sûr, le répertoire des malheurs possibles dans la vie d'un patient est grand : crainte d'être la cause qu'un accident arrive à un tiers, que la maison de son voisin flambe, d'agresser un enfant (physiquement ou sexuellement), de se pendre avec une corde, de se jeter par la fenêtre… En fait, la variété des craintes est trompeuse, elle cache un invariant : la crainte qu'arrive une situation perçue comme malheureuse et dommageable, le plus souvent pour autrui ou par retournement pour soi-même. La peur de la saleté, du désordre, de l'imperfection traduit la peur de devenir un agent dérangeant, un fauteur de troubles pour autrui. Le rituel de perfectionnisme traduit la crainte d'encourir des reproches et de devoir rétorquer. Le rituel d'accumulation lui-même[23] est une façon de figer le temps pour que rien de grave ni de dommageable n'arrive. A chaque fois, on peut découvrir un procédé d'esquive d'une situation à risque, présentant une dimension conflictuelle ou une menace destructive. C'est dans les craintes d'impulsions agressives que la nature fondamentale de la crainte apparaît le plus distinctement, avec un travestissement minimum, un peu comme ces couches géologiques qui affleurent à la surface et révèlent immédiatement les secrets de la terre.

L'idée obsessionnelle est foncièrement la crainte qu'un malheur n'arrive à autrui et le patient craint de s'en sentir responsable. L'obsessionnel veut à

[23] Le plus souvent, les rituels d'accumulation sont des ROC très difficiles à traiter.

tout prix éviter de faire vivre un désagrément à autrui : saleté, incident, désordre, imperfection… bref tout ce qui peut apporter du trouble. Paradoxalement, si le risque objectif invoqué par l'obsessionnel de léser autrui est quasiment nul, le trouble redouté subjectivement, lui, n'est pas bénin et est vécu comme une catastrophe. On peut remarquer qu'il a toujours un risque vital fantasmé qui plane à l'arrière-plan.

Quelles formes prend la crainte du malheur ?

Le sujet se sent responsable qu'un malheur arrive à autrui (ou, par retournement, contre soi-même) selon quatre modalités :

– Le sujet s'effraie d'avoir une pensée de malheur, comme si le fait d'avoir cette pensée signifiait qu'il y avait risque réel ;

> Marguerite me dit : « Si je pense qu'un accident peut se produire, alors, l'accident va arriver » (cas n° 1).

– Tout en réalisant qu'au niveau conscient, il n'a pas ce type de souhait, le patient craint un jour d'avoir ce souhait ;

> Ludivine, 34 ans, aide-soignante, très appréciée par les résidents d'une maison de retraite, s'imagine avoir un jour la pulsion de les frapper.

– Le patient redoute de faire l'objet d'une agression qui le conduise à répondre agressivement ;

> Yannick me dit qu'il évite systématiquement toutes les situations de conflit (cas n° 2).

– Le patient craint de devenir la cause indirecte qu'un malheur arrive à autrui, soit par inattention, par négligence ou par inadvertance, soit… en ne faisant pas rituellement ce qui pourrait empêcher que le malheur n'arrive !

> Alan continue de faire ses TOC (écrire 10 petites croix en bas de page) car il ne veut pas prendre le risque, en les arrêtant, d'entraîner un malheur pour ses parents (cas n° 4).

Fondamentalement, le sujet craint d'être placé dans des situations où il risquerait de perdre le contrôle de son comportement, il redoute que le pilotage de son agressivité lui échappe dans l'ensemble des situations qu'offre la vie quotidienne mais en se fixant toutefois sur quelques risques privilégiés. Le rituel sert alors à conjurer tous ces risques. L'obsessionnel ne cesse de répéter comme un leitmotiv : *« Je ne veux pas faire de mal à autrui, je ne veux pas être la cause qu'un malheur arrive directement ou par inadvertance, par ma faute, à autrui... »* Un peu comme s'il avait la conviction qu'entraîné dans le registre de l'agressivité il ne maîtriserait rien, ne gèrerait rien, et que son comportement pourrait devenir dramatique pour lui et pour les autres. C'est un peu comme si, dans certaines situations, l'obsessionnel avait perdu la télécommande de son comportement, comme ces objets attirés irrésistiblement dans les trous noirs qui ne maîtrisent plus rien. Comme ces militaires qui tiennent désespérément dans leur main une grenade dont la goupille a cédé et qui à tout moment, au moindre relâchement de la main, risque d'exploser. Il faut écouter attentivement le patient car elle est bien là, sa terreur fondamentale. Le rituel, d'une texture irrationnelle, exorcise magiquement le risque du mal. En conséquence, il est un réducteur d'incertitude et de risque. Il a vocation à apaiser l'angoisse. Le moyen d'éteindre l'idée est de produire des rituels en actes ou en pensée qui, magiquement, vont conjurer le danger.

Si le patient n'utilise pas de rituel, en revanche il utilise une lutte anxieuse, quasi magique, sorte de prévention et d'élimination des risques : tout penser pour conjurer les risques ou penser autrement pour réduire l'impact de la pensée. On trouve là les cogitations qui accompagnent immanquablement la production des peurs obsessionnelles.

Ma première contribution consiste donc à rassembler tous les symptômes et à les relier par un fil conducteur unique : l'obsessionnel craint qu'un malheur n'arrive à autrui et, de près ou de loin, directement ou indirectement, d'en porter la responsabilité. Les rituels ou les cogitations servent à exorciser ce risque ou à le réduire, parallèlement aux évitements.

Deux sujets d'étonnement

– Il est curieux de constater que, sur d'autres sujets, le patient n'a aucune crainte, il gère sa vie, il maîtrise. La peur est donc bien ciblée. C'est le domaine de l'agressivité et le problème de sa gestion qui sont touchés, comme si le cerveau du patient n'était pas équipé pour gérer les situations agressives, comme un voyageur égaré qui se retrouve dans une peuplade à la langue et aux mœurs inconnues, qui ne contrôle plus rien et en est réduit à faire des vœux pieux pour que tout se passe bien, comme un navigateur qui, dans les zones de turbulences, ne gouverne plus rien et n'a plus qu'à s'agenouiller et à invoquer la clémence des cieux...

– Autre sujet d'étonnement : le patient est capable de cliver sa vie et de se monter offensif et combatif dans certaines sections de sa vie et complètement inhibé dans d'autres. En dehors des TOC, dans le reste de sa vie, tout va bien, il « gère », il contrôle... Pour expliquer le TOC, l'hypothèse d'un manque de sérotonine privant le sujet d'une possibilité de contrôle et déclenchant une excitation, un emballement du cerveau, est évidemment intéressante, mais elle n'explique pas pourquoi c'est un certain type de contrôle – le contrôle de l'agressivité – qui est ciblé. L'obsessionnel n'éprouve aucune crainte à contrôler sa vie dans de nombreux domaines.

> Philippe, 35 ans, représentant, se montre très offensif dans son milieu de travail mais davantage retenu et hésitant dans son milieu familial (cas n° 12).

Des objections à la thèse

– Une première objection peut surgir : les craintes, dans 10 % des cas environ, portent sur un mal qui pourrait arriver au patient lui-même et non pas à autrui. J'ai déjà fait l'hypothèse qu'on a alors affaire à un retournement de l'agressivité contre soi. Ce mécanisme est particulièrement présent dans les obsessions hypocondriaques.

> Thibault craint, lorsqu'il passe dans la rue, devant un magasin de corderie ou dans son usine sous une machine en forme de potence, de se donner la mort en se pendant.

– Une seconde objection vient du fait que le patient, dans un certain nombre de cas, paraît craindre l'agressivité d'autrui plutôt qu'il ne craint sa propre agressivité. On serait tenté de penser à une phobie. Je continue de penser que la crainte du sujet est d'abord par rapport à soi et non par rapport à autrui. Si le sujet redoute avant tout qu'on lui fasse mal, c'est dans l'exacte mesure où cela entraînerait qu'il devrait alors se défendre et à son tour faire mal à autrui, mobiliser de l'agressivité contre lui. Il craint d'être entraîné dans une voie où il ne maîtriserait rien.

> Gabriel est effrayé à l'idée de rencontrer sur la route un automobiliste malveillant et agressif : *« Je crains de ne pouvoir me contrôler et de lui faire un mauvais sort ! »* Il redoute qu'un conducteur imprudent lui fasse

une « crasse » sur la route car il n'est pas sûr de pouvoir contrôler son comportement : *« Je me sens capable de lui faire une tête au carré... »* (cas n° 13).

Marguerite s'esclaffe : *« Mais ce n'est pas des autres que j'ai peur, c'est de moi ! »* (cas n° 1).

– Une dernière objection : il semble exister des rituels qui tournent mécaniquement, qui ont comme perdu le souvenir de leurs origines. Derrière toute compulsion se cache ou s'est cachée une idée obsessionnelle. Mais il peut exister des persistances neurologiques qui n'ont plus de fonction psychologique. Le sujet a dépassé sa problématique d'agressivité mais il continue par habitude à ritualiser. Ce sont les rituels les plus faciles à éteindre[24].

Le lien entre le rituel et l'idée obsessionnelle

Revenons un peu en arrière pour préciser la façon dont le rituel compulsif opère pour lutter contre l'idée obsessionnelle. On observe là les mécanismes de défense que Freud a bien repérés et qui sont toujours à l'œuvre dans les rituels comportementaux et les rituels mentaux :

– Le retournement en son contraire (formation réactionnelle) : si je crains la saleté, je fais un rituel qui proclame la propreté ; si je crains le désordre, je veux pratiquer l'ordre absolu…

Bernard, qui se sent impulsif et capable de faire n'importe quoi, mène toutes ses actions jusqu'à la perfection.

Marie-Jo, 34 ans, technicienne d'entretien, lutte contre la peur de souiller les autres en procédant aux lavage et relavage incessants de ses sous-vêtements (cas n° 3).

– L'annulation rétroactive : je fais une chose puis, dans la foulée, je fais son contraire…

Victor fait demi-tour sur la route pour vérifier qu'il n'a écrasé personne ; il se reproche d'avoir été inattentif et ainsi d'avoir pris des risques inconsidérés ; sa vérification est une forme d'annulation rétroactive.

---

[24] On observe le même phénomène en thérapie : lorsque la problématique a été élucidée et retravaillée, le symptôme peut encore persister. Un travail subséquent sur le symptôme qui a perdu sa fonction doit être effectué.

Alain, 31 ans, ouvrier, pris de rage face à une pochette de CD écornée, la détruit et se précipite en ville pour racheter le même produit.

– L'isolation secondaire (que je distingue bien de l'isolation primaire) à l'origine de la névrose. Cette forme d'isolation, qui porte sur des idées dérivées, consiste à intercaler du plein ou du vide entre des éléments ou des séquences reliés causalement.

Christine, lycéenne, 16 ans, intercale des séries de 10 croix en bas de chaque page ; elle sépare ainsi des pensées agressives en direction de ses parents.

Pierre-Yves, 17 ans, lycéen, se fixe sur des lettres mal écrites ou sur des mots difficiles à comprendre et fait le vide mental à partir de cette fixation pour ne plus avoir à penser à son frère qui l'agace au plus haut point.

Jonathan, 40 ans, opérateur en usine, accumule des objets qui font obstruction au désir de détruire.

Catherine, institutrice, 34 ans, compile des fatras de pensées qui l'empêchent de penser à son contentieux avec ses collègues. Elle pratique une sorte de « bourrage » de la pensée.

Le doute opère d'une certaine manière par isolation. Le sujet lutte contre la peur de faire mal en s'interrogeant sur le fait d'avoir ou non cette pensée. Il fabrique et maintient du flou dans la perception et le jugement, dans le désir et le non-désir. C'est un mécanisme très présent dans le cas des pensées sans rituels. A partir du moment où rien n'est sûr, le sujet flotte sur une sorte de matelas d'incertitude qui gonfle et enfle au fil du temps et l'isole du vrai problème. C'est le point de départ des très nombreux doutes proliférant dans toutes les directions et constituant une sorte de mur de protection ou un écran de fumée par rapport à de l'essentiel occulté.

Ludivine surcogite dans le doute et ne sait plus si elle a ou non le désir de faire mal à ses pensionnaires de maison de retraite.

Concernant l'origine du doute, j'ai un autre point de vue que l'hypothèse formulée par Clair & Trybou[25]. Pour eux, « le doute est construit sur des suppositions volontairement utilisées par le cerveau pour justifier les rituels afin de vidanger son hyperactivité et non sur des arguments réels ». Le sujet

25 CLAIR & TRYBOU (2013), pp. 135-137.

serait écartelé en quelque sorte entre des fantasmagories et la prise en compte du réel. Mon point de vue est tout autre. Je vois le doute beaucoup plus comme un mécanisme de fabrication d'ambivalence ou d'« enfumage » pour maintenir le sujet à distance de la crainte fondamentale de faire mal.

C'est aussi ce qui se passe dans les procrastinations, quand le sujet s'empêtre dans des considérations oiseuses générant de l'indécision.

> Philippe repasse dans sa tête toutes les raisons d'acheter ou de ne pas acheter certains biens de consommation (cas n° 12).

Le rituel a quatre fonctions principales par rapport aux pensées dérivées qui toutes représentent un danger : j'annule, je fais le contraire, j'écarte, j'exorcise[26].

Le niveau 4 : les évitements

C'est le niveau le plus superficiel, le plus périphérique, le moins visible. Il n'est pas facile à repérer car il est intégré à la vie des gens.

Il faut bien réaliser que rituels et idées surgissent à la suite de déclencheurs externes (un stimulus perceptif) ou internes (une pensée ou une image qui passent dans l'esprit) qui fonctionnement comme des allumettes d'angoisse à partir d'une pensée de malheur.

Une première question se pose : doit-on considérer l'évitement comme un processus compulsif ? Généralement, les auteurs distinguent rituels et évitements. Je pense qu'il est préférable de continuer de réserver le mot compulsion aux rituels mentaux et comportementaux, l'évitement n'étant qu'une conséquence mécanique des rituels.

L'isolation coupe le sujet de la confrontation problématique, il en résulte une dérivation de l'énergie libérée vers les idées obsessionnelles désagréables ; celles-ci font l'objet d'une exorcisation par des rituels qui sont des compulsions ; obsessions et compulsions donnent naissance à des évitements. On a ainsi une cascade d'effets que j'appelle effluents, c'est-à-dire innervés ou enflammés par l'énergie libérée par l'isolation. Je considère que l'évitement fait partie de ces « effluences ».

---

[26] Le patient craint le risque évoqué par les idées dérivées, même si elles ne représentent pas le vrai problème, problème qu'on découvrira au niveau 1.

Deux situations : si le sujet ne parvient pas à éviter ces déclencheurs, alors il se lance dans la folle agitation des idées anxiogènes et des rituels. D'autres fois, le sujet parvient à vivre de telle sorte qu'il ne soit pas confronté à ces déclencheurs. Dans ce cas, il s'agit d'évitements, évitements de toutes les situations, conduisant à produire une ritualisation mais aussi à générer l'idée obsessionnelle. Le but pour le patient est toujours de s'éloigner le plus loin possible de la zone de confrontation.

> Thérèse, laborantine, 36 ans, évite de sortir de chez elle : chaque fois qu'elle conduit sa voiture, la peur de renverser un cycliste dans la rue flambe dans son esprit.

> Victor évite de fréquenter le réfectoire car il risque d'être en contact avec des couverts qui ont été mal lavés et qui pourraient selon lui être porteurs du virus du sida.

Je distingue deux sortes d'évitements principaux : les évitements « réussis » et les évitements « échoués ». J'ai ajouté une troisième catégorie : les évitements par délégation.

a) Les évitements « réussis »

Ce sont des évitements que le sujet est en mesure d'effectuer efficacement : ils empêchent la montée de l'angoisse et le mal-être. Parmi eux, trois sous-catégories :

– Les évitements relatifs aux rituels : le sujet évite toutes les situations géographiques qui ont un lien avec les rituels : lieux de saleté, lieux de désordre possibles… qui, par association, relancent la nécessité de lutter contre l'idée.

> Noé, 24 ans, étudiant en histoire, évite de sortir de sa résidence universitaire afin de ne pas être confronté à la vérification de la fermeture des portes.

– Les évitements relatifs aux thèmes ayant des liens conceptuels avec les idées. Le sujet évite tout ce qui donne à penser, comme des films, des romans, ou évite simplement de penser…

> Gustave, qui a des TOC de vérification, évite de lire des romans qui le troublent.

– Les évitements relatifs aux situations qui mettraient le sujet en contact avec la peur sensori-motrice primitive.

Pour Baptiste, 28 ans, ouvrier agricole, faire du bricolage, planter un clou, crée une insécurité par rapport au geste de frapper.

Cécile, 35 ans, psychologue, s'est longtemps retenue de faire un enfant pour éviter d'avoir à le « disputer ».

Vincent évite de voir des films dans lesquels on maltraite des enfants (cas n° 8).

b) Il existe une autre sorte d'évitements que j'appelle les « évitements échoués » : il s'agit de stimuli venant de l'extérieur, incontrôlables, impossibles à maîtriser, qui s'imposent à l'attention du sujet et le ramènent sans cesse à un vécu d'énervement qu'il ne peut éviter. Ces stimuli activent alors une agressivité insupportable, ingérable pour le sujet. Les évitements de ce type sont tout à fait intéressants à remarquer, car ils nous conduisent au cœur de la problématique : ce sont des brèches qui mettent le sujet en contact direct avec la zone d'isolation située dans l'inconscient.

Joël, 68 ans, retraité, est énervé par les aboiements de chiens ou les fuites d'eau dans les robinets. Ces bruits répétitifs le mettent dans tous ses états. Il se sent devenir hyper-agressif.

Alain ne supporte pas de découvrir que ses pochettes de CD sont écornées ; la situation le met en rage car il la vit comme une agression du vendeur ou du fabricant. Il finit, dans un état second, par détruire l'objet abîmé. Il fait tout pour racheter le même CD afin d'annuler le problème.

Assam, 29 ans, animateur en informatique, vit dans un perpétuel évitement échoué : la société aliénante dans laquelle il considère vivre lui rappelle sa soumission à sa famille. Il consacre toute son énergie à s'indigner du contexte social qui tend à refaire surgir son agressivité isolée.

c) J'ai distingué une autre catégorie d'évitement que j'appelle « rituels par délégation » : un membre de la famille du patient se donne ou reçoit la mission de les exécuter, ce qui dispense le patient de le faire.

Vanessa, 22 ans, opératrice en usine, exige de sa mère qu'elle vérifie l'exactitude des rituels de lavage des mains, ce qui la dispense de le faire elle-même une énième fois.

document 3 : la logique obsessionnelle

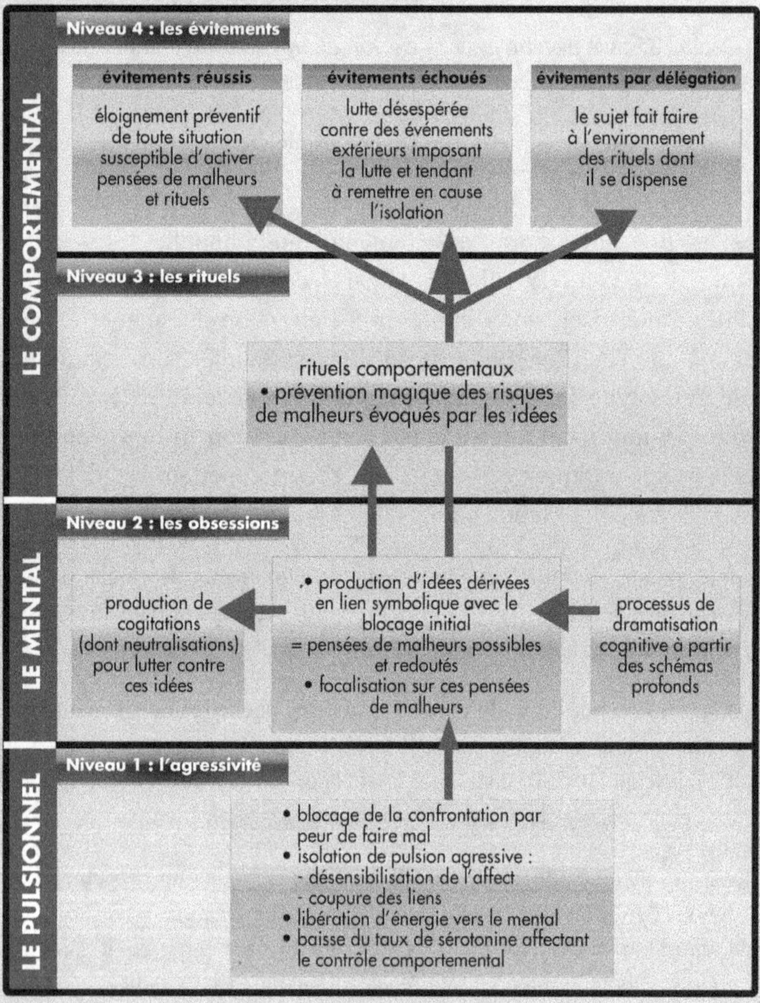

Le niveau 1 : la zone primaire de l'isolation de l'agressivité

On arrive maintenant au niveau fondamental. Ce niveau profond, bien repéré par la psychanalyse [27], n'est pas pris en compte par les thérapies comportementales et cognitives. Il peut l'être marginalement ou implicitement dans la préconisation d'exercices d'affirmation de soi. Pour Freud, il s'agit du niveau inconscient de la pulsion sexuelle régressée. Pour moi, la pulsion concernée est la pulsion agressive. C'est le niveau où, chez le patient, l'esquive de la confrontation s'est formée par peur de faire mal.

Dans le niveau précédent, la peur de faire mal est déjà bien présente. Mais, dans la majorité des cas, les peurs du niveau 2 ne sont que des peurs dérivées d'une peur plus fondamentale. L'agressivité a fait l'objet d'un mécanisme très particulier, l'isolation, qui va fournir l'énergie aux idées dérivées et leur donner leur orientation.

Le lien entre les idées obsessionnelles dérivées et la peur fondamentale

Quelquefois, l'idée obsessionnelle mise en avant est très proche de ou quasi identique à la peur fondamentale.

> Catherine développe de nombreuses ruminations : elle craint de s'emporter à l'égard de son père ; elle lui reproche d'avoir moins d'attention pour elle que pour son frère. Dès les premières séances, elle fait état de ce reproche mais d'une façon distanciée. Si elle a la perception intellectuelle du problème, elle ne ressent pas le désir d'attaquer son père et banalise cette motion. C'est l'effet de l'isolation.

C'est une situation que l'on rencontre dans les névroses naissantes ou dans les phobies d'impulsions agressives.

> J'ai eu l'occasion d'intervenir au tout début de la formation d'un TOC chez une jeune fille, Séverine, lycéenne de 17 ans ; elle commençait à isoler le besoin de riposter à des attaques venant de certaines camarades de classe.

La plupart du temps, les craintes du niveau 2 sont des craintes dérivées d'une crainte primitive qu'il faut rechercher dans le présent proche, quand la

---

[27] J'ai déjà dit que je ne souscrivais pas au pansexualisme de Freud. Mais « L'homme aux rats » (1909) contient une mine d'informations précieuses et incontournables pour la compréhension de la métabolisation pathologique de l'agressivité.

névrose est arrivée brutalement, ou dans un passé plus lointain, quand la névrose s'est formée insidieusement.

Marguerite manifeste des TOC de vérification : elle craint des fuites de gaz qui pourraient faire exploser sa maison (idée dérivée) ; en fait, derrière cette crainte, c'est la crainte d'affronter son père le propriétaire de cette maison ; elle finira par ressentir qu'elle assume mal une violente colère à son égard (cas n° 1).

Thibault craint de jeter son fils par la fenêtre (idée dérivée) : au terme de l'analyse, il mettra au jour des désirs de mort à l'égard de son père, malade mental, qui un jour l'avait braqué avec son fusil, et à l'égard de sa mère, qui l'avait éduqué à coups de gifles.

Le thérapeute a besoin de conduire un travail d'analyse pour remonter à la crainte première dont les craintes du niveau 2 ne sont que les avatars déformés. On retrouve là les mécanismes de défense que Freud a bien décrits. Sur ce point, là encore, sa contribution a été décisive :

a) La déformation porte sur la personne visée

– par déplacement

Chez Charles, 50 ans, cultivateur, la crainte de faire mal à son voisin cache la crainte de faire mal à son père (métonymie).

– par symbolisme

Chez Ludivine, la crainte de faire mal à son chien cache la crainte de faire mal à son enfant (métaphore).

– par retournement contre soi

Chez Thibault, la crainte de se faire du mal (qui s'ajoute à la peur de nuire à son fils) cache la crainte de faire mal à un ancien agresseur, en l'occurrence son père.

b) La déformation porte sur la façon de faire mal

Chez Victor, la peur de renverser un objet remplace la peur de blesser.

Chez Jean-Claude, 50 ans, entrepreneur en travaux publics, la peur d'écraser quelqu'un remplace la peur de « s'écraser moralement ».

c) La déformation porte sur la transformation de l'affect de peur qui devient honte, auto-reproche, remords, culpabilité. La déformation vient de ce que la conséquence se substitue à la cause : la peur d'agresser devient la peur de ressentir de la culpabilité, d'avoir de la honte, de subir des reproches…

> Chez Jacques, 18 ans, lycéen, la peur d'agresser est remplacée par la honte d'avoir pu avoir le désir de le faire. L'idée dérivée a toujours un contenu de honte[28].

d) Il existe un autre type de déformation, plus rarement constatée, s'effectuant de la façon suivante : le sujet intercale des maillons intermédiaires dans une chaîne fictive de causes susceptibles d'induire un conflit avec les personnes impliquées par le problème originel ; ensuite le sujet va tout faire pour embrouiller la situation imaginée pour éviter la confrontation supposée ! En tout état de cause, le sujet recourt à son imagination pour un lien possible avec le problème fondamental. La déformation vient de ce que le sujet craint de faire quelque chose qui aurait pour conséquence d'être amené, *in fine*, à faire mal à la personne originellement visée :

> Pour Jonathan, l'acte de débarrasser des papiers usagés pourrait avoir comme conséquence des ennuis avec l'administration, ce qui entraînerait pour lui l'obligation de se fâcher avec les préposés et au bout du compte de se confronter avec sa mère qui gère toutes ses affaires.

Ces déformations se combinent entre elles. Ce qui se donne à voir dans les idées dérivées ne sont que des peurs déformées de la peur fondamentale. Le sujet, à la différence de ce qui se passe dans le refoulement, garde le souvenir de scènes problématiques, mais elles sont dénuées d'affect et la perception de la chaîne des causes qui relient les symptômes actuels et le problème fondamental est aveuglée. Ce sont les deux formes de l'isolation répertoriées par les psychanalystes[29]. Le thérapeute ne saurait trop être vigilant sur ce que dit le patient lors des premières séances : souvent, une scène cruciale est évoquée mais banalement, froidement. Elle est dite comme

---

[28] CASTEL (2012) voit dans la honte l'affect principal de son patient Paramord et suggère que la honte puisse devenir, dans les temps modernes, l'affect princeps de la névrose obsessionnelle.

[29] Le terme isolation recouvre deux significations que je précise dans les pages suivantes.

ça, en passant… La cure est souvent une longue reconquête émotionnelle et affective des évènements mentionnés lors des premières séances.

> Dès la première séance, Gabriel m'avait parlé d'une histoire familiale certes souvent compliquée mais finalement assez ordinaire, comme on en rencontre dans de nombreuses familles. J'étais loin de me douter qu'il nourrissait à l'égard de sa mère une puissante récrimination qui n'apparaîtra qu'après plusieurs séances (cas n° 13).

L'identification de la peur fondamentale

Les idées obsessionnelles dérivées ont des liens subtils avec la peur fondamentale. Dans chaque idée, on retrouve toujours, de près ou de loin, un lien avec la peur de mobiliser ou d'avoir à mobiliser de l'agressivité perçue comme dangereuse contre une personne proche affectivement.

Plusieurs questions se posent :

Trouve-t-on toujours un problème d'agressivité à l'origine des TOC et à quelle époque doit-on remonter ?

Dans la presque totalité des cures que je peux considérer comme réussies, le sujet a exprimé la peur de la confrontation concernant un ou plusieurs évènement(s) historiquement situé(s). La plupart du temps, ils remontent à l'enfance ou à l'adolescence, parfois seulement à l'âge adulte. Souvent l'évènement présente une résonance fantasmatique qui structure et amplifie la peur[30].

Est-il exact de dire que c'est un traumatisme qui est toujours à l'origine des TOC ?

Non, ce n'est pas exact. La théorie des TOC ne se réduit pas à une théorie traumatique. Le traumatisme est à l'origine d'une partie seulement des TOC. Je montrerai par la suite que le trauma crée une isolation particulière. Je préfère, des lors, parler d'évènements ou circonstances problématiques à l'origine des TOC.

---

[30] Un fantasme est une structure représentative hyper-symbolique, archétypale, archaïque ou transpersonnelle, produisant ou amplifiant une crainte ou un désir et se manifestant à travers des mises en scène ou des figurations concrètes. Par exemple, la peur d'être dévoré se manifeste par la peur du loup.

Y a-t-il un ou plusieurs évènements problématiques ?

Il serait trop facile de croire qu'il existe un évènement originaire unique à l'origine de la névrose. En fait, on le verra par la suite, les situations vécues, responsables du déclenchement de l'isolation, sont multiples et conjuguent leurs effets. Dans le travail psychothérapique, on remonte parfois à un évènement unique, intense, originel, dont l'effet va être déterminant ; mais, la plupart du temps, on met au jour soit plusieurs évènements qui par accumulation successive provoquent l'isolation, soit un évènement qui sans être un évènement fondateur présente une dimension représentative marquée. En fait, il est difficile de discerner les évènements cruciaux, précisément parce que l'isolation à opéré un clivage historique et émoussé l'importance des évènements.

Peut-on dire que « l'évènementiel » suffit à expliquer le déclenchement de la névrose ?

J'ai déjà parlé de l'influence fantasmatique et d'une sensibilité archétypale. Mais on peut faire d'autres hypothèses. Si un sujet dramatise certains évènements ou certaines ambiances familiales, alors qu'un autre sujet, plus résilient, ne le fait pas, cela peut être dû à des particularités constitutionnelles, pré- ou néonatales[31]. Je me suis souvent demandé s'il ne faudrait pas créer un niveau plus profond, un cinquième niveau, qui exprimerait ces particularités organiques du sujet. Je pense en particulier à la puissance de l'agressivité. Je cite Bergeret : « Les hommes ne naissent pas égaux en puissance du ça, donc en violence fondamentale à l'intérieur du ça[32]. » Sans doute pourrait-on aussi parler de capacité variable dans le contrôle des comportements.

L'isolation est-elle totale ou partielle ?

L'agressivité qui va faire l'objet de l'isolation ne concerne que la zone de confrontation et donc certaines cibles privilégiées. L'isolation n'affecte que l'agressivité destinée aux cibles concernées par la confrontation. Il est rare que l'isolation porte sur la totalité de l'agressivité.

---

31 BERGERET (2000), p. 232.

32 *Ibid.*, p. 232.

Par la suite, le patient redoutera de faire mal dans les seuls domaines ayant un lien avec la confrontation (esquivée) initiale.

Je représente le processus par un schéma :

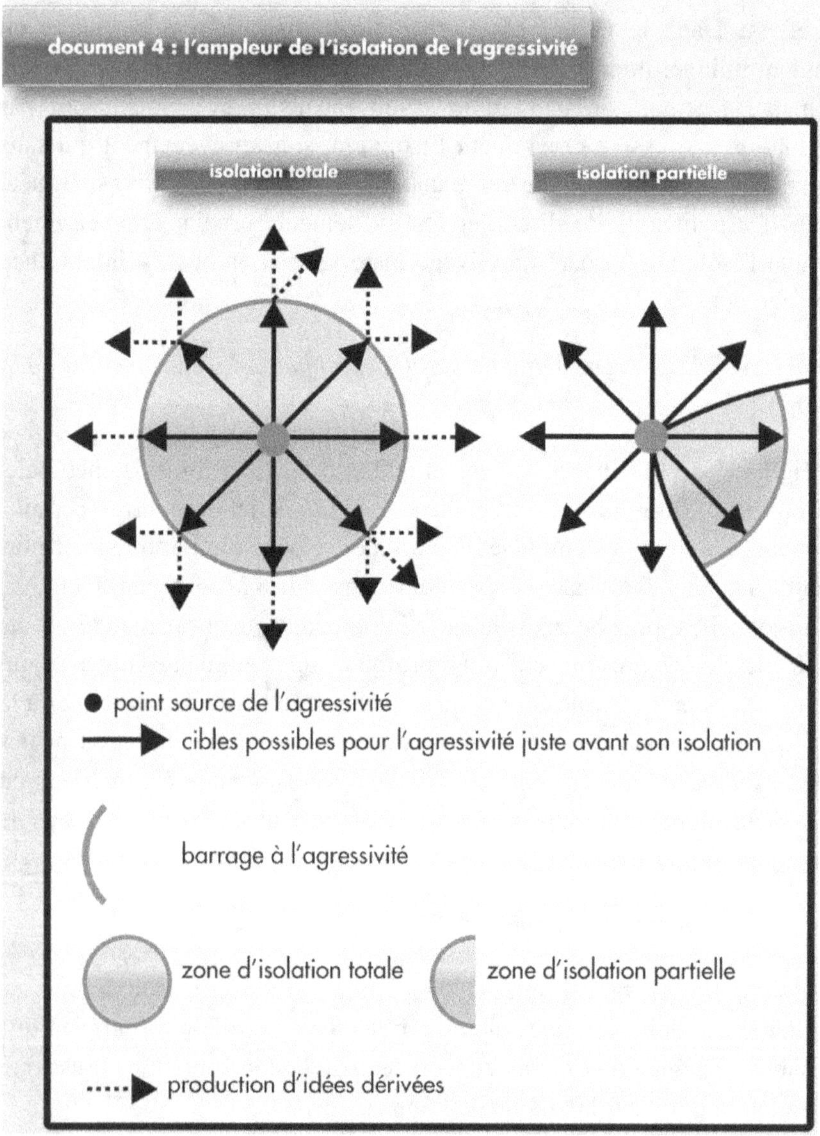

L'isolation est-elle un acte unique ?

Non. J'ai distingué l'isolation primitive et les isolations secondaires. En fait, je distingue deux processus :

– Au début, le patient a isolé l'agressivité concernant les protagonistes de la confrontation. Ensuite l'énergie investit des pensées de malheur. Ce sont ces pensées qui vont contaminer certaines cibles en soi anodines et qui deviennent des leurres. C'est là que se produisent des isolations secondaires car le sujet fait tout pour les éviter.

– En même temps, le patient doit faire face actuellement à des possibilités de confrontation avec les mêmes protagonistes présents au départ ou avec d'autres. Chaque confrontation doit donner lieu à une réédition de l'isolation primitive à chaque nouvelle circonstance qui elle-même alimente le courant attisant les pensées de malheurs. Tout continue d'être orienté vers le mental. Chaque fois que se trouve activée l'affirmation de soi ou la défense ayant un lien avec le problème de fond, elle est dérivée vers le mental.

Peut-il y avoir levée ponctuelle de l'isolation ?

Tout le travail de la thérapie vise à abolir l'isolation. Il existe cependant d'étranges processus de levée spontanée :

– D'abord, à la faveur d'un changement de lieu et de circonstance, il peut y avoir suspension des isolations secondaires. Est-ce lié au fait que l'isolation primaire serait elle-même abolie, comme si un remaniement de la problématique générale s'était opéré ?

– Il peut y avoir levée de l'isolation primaire lorsque la pression des évènements pousse le sujet à se défendre ou riposter. Dans ce cas, l'obsessionnel habituellement calme et contrôlé décompense (on dit vulgairement *« qu'il pète les plombs »*) et s'en prend violemment à des cibles non concernées par le problème d'origine. Généralement, cette levée n'arrange rien car c'est une irruption de la violence dans un moment de crise non intégrée, plutôt sauvage, toujours regrettée ensuite. L'explosion se produit soit sur un tiers anonyme (par exemple, Jacques agresse un collègue de travail et non ses parents), soit sur un protagoniste de la scène de confrontation si celui-ci est toujours dans les parages (par exemple, Alain s'en prend à sa mère après s'en être pris à une pochette de CD écornée). Après l'explosion qui, elle-même, donne lieu à isolation, tout rentre dans l'ordre.

A partir de quel moment l'affirmation de soi dans des situations de confrontation non concernées par l'isolation primitive peut-elle devenir un problème ?

J'ai remarqué qu'à un certain degré d'affirmation de soi, le sujet entrait dans une zone rouge et redoutait le risque de violence. Par exemple, Jean-Claude me dit : *« Si le curseur de l'affirmation de soi monte trop haut, ça ne va plus... »*

L'isolation primitive

D'après mon hypothèse, la névrose se déclenche à partir du moment où le sujet se trouve amené à effectuer un mouvement agressif conduisant à faire mal en direction d'un tiers affectivement proche, mouvement qu'il se sent incapable d'assumer. A la source de l'isolation, on a donc une situation relationnelle difficile. Compte tenu des enjeux affectifs, le recours à l'agressivité perçue comme destructive est inenvisageable. Les TOC sont générés par l'esquive de la confrontation. Le problème de la maîtrise et du contrôle de l'agressivité sur des voies dérivées prendra pitoyablement la suite.

Tentons de reconstituer le processus :

D'abord, il y a un processus d'isolation de l'agressivité. L'isolation est le mécanisme fondateur des TOC.

Partons d'une observation d'Ionescu : « Le terme isolation recouvre deux sens : il peut désigner :

– une élimination de l'affect lié à une représentation (souvenir, pensée, idée conflictuelle, alors que la représentation en question reste consciente ;

– une séparation artificielle entre deux pensées ou deux comportements qui en réalité sont liés, leur relation ne pouvant être reconnue sans angoisse par la personne[33]. »

L'isolation fondamentale du niveau 1 présente les deux aspects classiques : l'anesthésie du ressenti agressif (banalisation) et la césure dans le souvenir des tenants et des aboutissants ; la chaîne causale est cassée : *« Je n'ai pas*

---

[33] IONESCU (2003), pp. 216 et suiv.

été agressif... il ne s'est rien passé de grave... il n'y a aucune conséquence. » Tel est le discours que l'obsessionnel se tient à lui-même. L'évènement est neutralisé. A partir de là, le patient se donne pour maxime : *« Ne rien sentir, ne rien toucher, ne rien associer qui puisse abolir l'isolation. »*

Tout se passe comme si le « courant agressif » en direction de sa cible initiale avait été coupé. Je propose souvent à mes patients la métaphore du débranchement du cordon électrique alimentant un appareil ménager quand il y a un risque. De la même façon qu'un usager face à un appareil ménager en court-circuit qui s'enflamme le débranche brutalement, le sujet obsessionnel, en face d'une situation perçue comme dangereuse, coupe son agressivité. A partir de là, le sujet ne perçoit plus son agressivité à l'égard de l'agresseur, ni le lien entre les tenants et les aboutissants. Celui-ci n'est plus identifié comme agresseur et l'agressivité laisse la place à une relation neutre. Il faut insister sur le fait qu'à ce niveau, avant l'isolation, le patient était dans un contact relationnel sensori-moteur, il n'était pas « dans l'idée ». Il était dans le concret.

L'isolation, une fois réalisée, a des conséquences aux plans sensori-moteur, énergétique, cognitif, émotionnel, relationnel sur lesquelles on aura l'occasion de revenir.

J'insisterai sur une conséquence importante du processus d'isolation : l'énergie agressive sensori-motrice isolée monte dans le mental. C'est ce que je nomme la mentalisation[34]. Pour reprendre une expression appartenant au vocabulaire des toxicomanes, le patient reste « perché » dans le mental. Au niveau 2, on ne trouve plus que des idées dérivées dont le contenu a été déformé par rapport à la situation initiale. Ces idées, toujours inquiétantes, tournent dans la tête, « moulinent » indéfiniment. Le combat initialement situé au niveau sensori-moteur où la confrontation a été esquivée se transpose dans le mental. La lutte initiale se poursuit sur des voies détournées et déformées. La mentalisation, c'est le fait que l'énergie dégagée

[34] Ce processus de mentalisation est à distinguer de celui de l'intellectualisation, le second découlant du premier. C'est le fait que le sujet utilise des idées générales, des concepts abstraits pour se tenir à distance des réalités concrètes. Freud a beaucoup insisté sur ce processus de mentalisation propre à la névrose obsessionnelle.

par l'isolation s'engouffre dans le mental. Ce processus est le résultat de la dissociation entre l'affect et la représentation, découverte géniale de Freud[35].

Pour illustrer le processus du blocage de l'agressivité, j'utilise deux métaphores auxquelles les patients sont généralement très sensibles. Celle de l'écluse (schéma n° 5) : l'énergie monte dans le mental, comme l'eau du canal dont le cours est barré monte dans l'écluse. Ou celle du tourniquet qui arrose les champs de maïs : la poussée de l'eau fait tourner indéfiniment le tourniquet qui répand l'eau sur-le-champ.

> Chez Marguerite, la peur que sa maison d'habitation brûle est l'idée obsessionnelle déformée de la peur (isolée) d'avoir à affronter la réprobation du père (à qui appartient la maison) si la maison venait à brûler (cas n° 1).
>
> Chez Marie-Jo, la peur de souiller le linge vient directement de la peur de mobiliser une agressivité (isolée) contre ses parents, le lien se faisant par les remarques désagréables que ceux-ci peuvent lui faire lorsqu'elle est occupée à laver le linge (cas n° 3).
>
> Chez Thibault, la peur de jeter son bébé par la fenêtre ou la peur de se pendre est reliée à des pensées agressives (isolées) contre son père jadis malade mental et violent.

L'isolation primitive traduit le refus d'un contact vécu ou perçu comme agressif avec un agresseur potentiel, souvent un proche. Le problème n'est pas la peur de cet agresseur (on serait dans le champ de la phobie) mais la peur de devoir activer une agressivité interne susceptible de faire mal à l'autre, perçue comme incontrôlable et dévastatrice.

La peur obsessionnelle est foncièrement la peur de soi-même[36]

C'est l'esquive de la confrontation agressive qui est à la source des TOC, telle est l'hypothèse théorique commandant tout le travail thérapeutique. Le problème est en effet que l'isolation va produire une arborescence d'effluences que le TREC se donnera la mission de décoder et surtout de faire régresser vers la source.

---

[35] Cf. CASTEL (2011), p. 412.

[36] Une des conséquences notoires est que le sujet va confondre agressivité et destructivité (violence).

L'évolution de la névrose : l'effluence

Ainsi donc, pour rendre compte du mécanisme de l'isolation, Je développe un modèle énergétique, dynamique. Je postule qu'avec l'isolation, l'énergie est certes débranchée mais qu'elle n'est pas annihilée. Que devient alors cette énergie ?

Tout d'abord, l'énergie monte dans le mental et investit des pensées de malheurs, c'est-à-dire des pensées comportant le risque de faire mal à autrui. C'est le processus de mentalisation. La mentalisation éloigne le sujet de la confrontation psychomotrice. Ecoutons Freud : « Deviennent compulsionnels les processus représentatifs qui s'effectuent avec une énergie, laquelle, tant du point de vue qualitatif que quantitatif (…), n'est d'ordinaire destinée qu'à l'action, c'est-à-dire des pensées qui régressivement doivent remplacer des actes[37]. » Le propos est lumineux.

Ensuite, elle investit les rituels et alimente les évitements, les uns et les autres servant à la prévention des malheurs redoutés.

---

[37] FREUD, « L'homme aux rats », in *Cinq psychanalyses* (1954), p. 259.

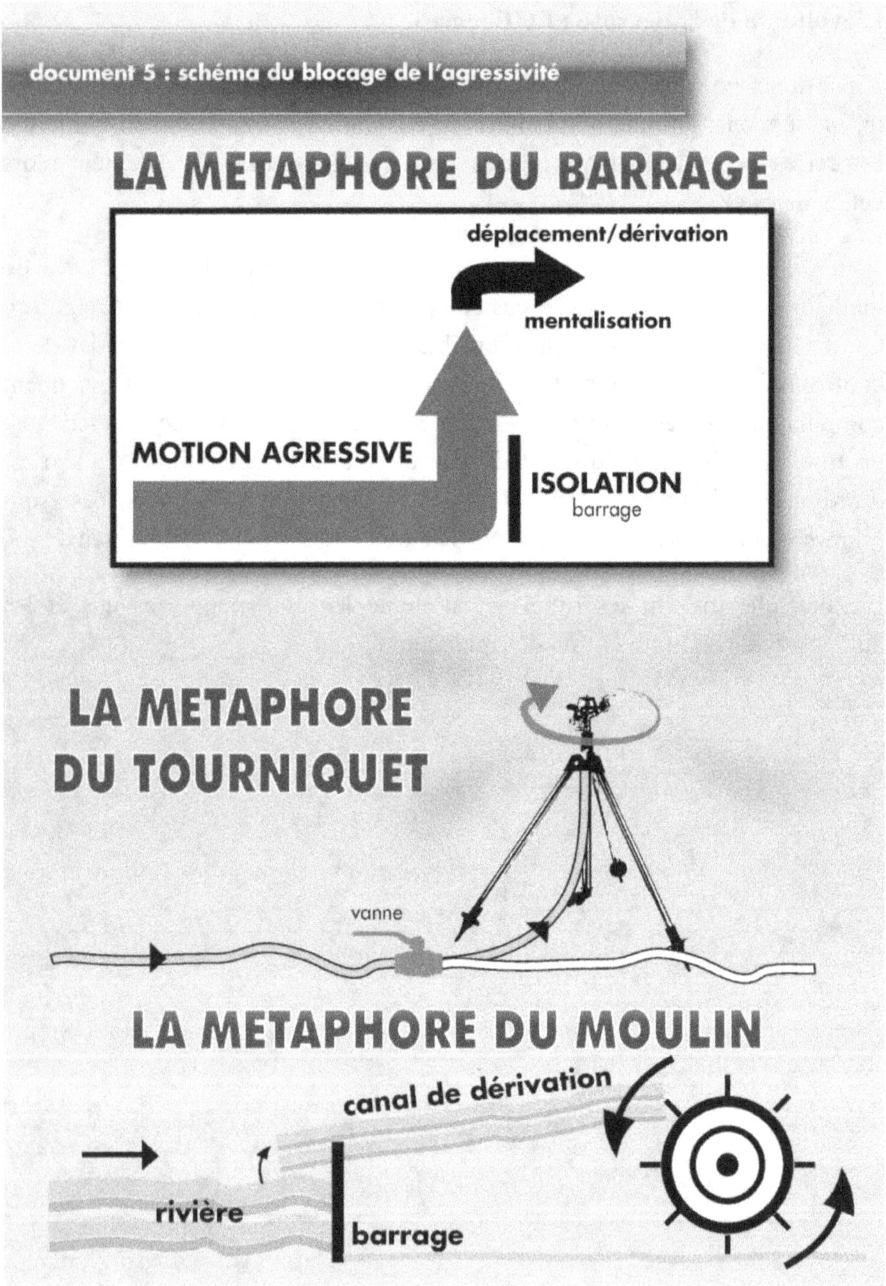

Je propose d'appeler « effluence » l'investissement du mental (pensées obsessionnelles) puis du comportemental (rituels et évitements). Du latin *effluere*, l'adjectif effluent signifie « qui s'écoule d'une source ». Généralement, les effluences ont une connotation négative (déjections, déchets nucléaires...). L'énergie « libérée » par l'isolation est orientée vers le haut (le mental) puis, pour assurer la lutte contre ces idées, vers des rituels comportementaux ou mentaux. Les effluences sont les investissements de la pensée ou de l'action par une énergie libérée par l'isolation fondamentale. Je qualifie les effluences d' « émanations à effet négatif ».

Idées et rituels prolifèrent en fonction de la culture du sujet, d'une logique évènementielle ou d'une logique symbolique. A partir du moment où l'énergie monte dans le mental, le sujet fait flèche de tout bois pour investir pensées et rituels.

Le sujet dispose dans son répertoire mental de souvenirs ou de pensées liées à son histoire et à son contexte socio-culturel qui le prédisposent à être sensible à certains malheurs. L'expérience de vie fournit des souvenirs qui vont se trouver investis d'une charge émotionnelle nouvelle.

> Chez Pascale, 38 ans, agricultrice, c'est toute la thématique agricole qui se trouve dramatisée. L'obsession de perdre des animaux et de mal les soigner recouvre et cache ses récriminations à l'égard son mari qui ne l'a pas assistée dans des moments difficiles ni défendue à l'égard de sa belle-famille.
>
> Pour François, 36 ans, comptable, une éducation rigide a exacerbé le sens de la responsabilité.

Les évènements eux-mêmes, fortuits, fournissent des issues pour l'énergie dérivée.

> Thibault, qui nourrissait un gros contentieux à l'égard de ses parents, a trouvé dans une circonstance imprévue une voie pour l'expression de son agressivité isolée. Le spectacle du suicide d'un ami auquel il a assisté a offert un modèle d'exutoire à l'énergie libre sous la forme d'un retournement contre soi, et la peur du suicide est devenue une de ses obsessions récurrentes « préférée ».

L'énergie qui conduit à la formation des rituels est de la même provenance et leur formation obéit à la même logique. Souvent, ils s'installent de façon fortuite. Le plus souvent, les patients retiennent un procédé qui ponctuellement a fait baisser l'angoisse. La plupart du temps, il applique un mécanisme de défense auquel le patient est particulièrement sensible.

> Alan a installé l'habitude d'inscrire des petites croix en fin de page depuis le jour où il a eu l'impression que ce geste détendait son poignet et le soulageait de son stress anorexique.

C'est ainsi que se fixent et prolifèrent obsessions et rituels. Mais ceux-ci gardent toujours, peu ou prou, la trace du problème d'origine. Freud résume cela dans une phrase éloquente à propos des obsessions : « Ce qu'on appelle officiellement "idées obsessionnelles" contient ainsi, dans sa déformation par rapport à la teneur primitive, des traces de la lutte de défense primaire[38]. »

Ces effluences permettent l'utilisation de l'énergie, en maintenant le sujet sur des voies le mettant à l'écart des risques. C'est un effet positif, certes, mais qui est contrebalancé par d'autres effets dévastateurs.

L'isolation primitive a bloqué la confrontation. La charge agressive est détachée de ses cibles originelles ; le lien entre les symptômes et le problème originel est perdu, l'énergie désormais libérée trouve de nouvelles cibles : les pensées de malheurs. Elle se répand en effluences dans le mental, puis dans les rituels et les évitements ; elle initie une force centrifuge par rapport au problème initial, à l'image de l'expansion de l'univers qui s'éloigne du Big Bang ! La contrainte des idées vient donc du forçage du mental par l'énergie libérée par l'isolation.

La question du contrôle du mental et du comportemental

Suite à l'isolation, un autre phénomène se produit. Non seulement le sujet se trouve contraint de penser dramatiquement par ce forçage du mental (mentalisation) mais, en même temps, il éprouve un sentiment d'impuissance à contrôler ses idées. Le contrôle lui échappe. J'aborderai cette question plus tard. Le manque de contrôle pourrait venir du manque de sérotonine. Je formule l'hypothèse que l'isolation produit le manque de sérotonine. D'où la formation d'un cercle vicieux. Le sujet, par peur de la confrontation agressive et de commettre le mal, se retire du champ de bataille. Il ne veut plus rien savoir de la lutte. Le problème est que ce retrait n'est pas neutre

---

38 *Ibid.*, p. 245.

neurologiquement. La baisse du niveau de sérotonine pourrait bien le priver de la possibilité de contrôler ses idées. D'où l'effervescence et l'emballement du cerveau que rien ne peut arrêter.

Chapitre 2

LES PROBLEMATISATIONS CLASSIQUES DES TOC

L'ORIGINE DE LA CONTRAINTE

Une réflexion autour de l'origine de la contrainte me paraît un bon fil conducteur pour aborder les diverses théorisations des TOC. Dans son très beau livre, Castel[39] parle des « embarras de l'action ». Comment les divers théoriciens, à partir du XIXe siècle, ont-ils abordé cette question et tenté d'y répondre ? Jamais trouble psychopathologique n'a inspiré autant de théories. Ma thèse prend en compte les théories les plus référencées, en adopte certains chapitres et articule des processus significatifs autour de mon hypothèse. Ma démarche est résolument intégrative.

On se pose souvent la question de savoir quels sont les mécanismes qui propulsent puissamment les idées obsessionnelles dans l'esprit du patient en le privant de toute possibilité de contrôle volontaire, et, à l'inverse, contraignent sa volonté à exécuter inlassablement des rituels comportementaux ou mentaux. Dans la production de l'idée obsessionnelle, la contrainte faite au sujet vient de ce que l'idée, véritable électron libre, hyper-chargée émotionnellement, échappe à la volonté et au pilotage : c'est une intrusion forcée et subie. Il y a hypocontrôle. Dans le rituel, la contrainte vient de ce que l'activité est volontaire mais suractivée et renforcée. Le rituel

---

[39] C'est avec enthousiasme j'ai pris connaissance du magistral ouvrage en deux tomes de Pierre-Henri CASTEL (2011 et 2012). Son fil conducteur est anthropologique : il se demande quelles sont les conditions culturelles ayant rendu possible l'apparition de la névrose. Pour l'auteur, les formes qu'a prises la névrose au fil des siècles illustrent la montée de l'individualisme dans la société. Le point de vue est en même temps épistémologique et critique. L'auteur scrute avec finesse, minutie et érudition la pertinence des théorisations successives. Cet ouvrage fera date dans l'histoire de la névrose obsessionnelle. Considérant qu'on ne peut plus être obsessionnel comme au temps de Freud, l'auteur pense que la névrose se cherche des formes et des fondements nouveaux. J'essaie d'apporter de ce point de vue un élément de réponse (centrée sur l'agressivité), différente de celle qu'il expose dans le cas Paramord qui place la honte au cœur de la névrose. Dans même temps, je suis en total accord avec cet auteur quand il place le mal au cœur de la problématique de l'obsessionnel.

s'impose à la volonté. Il y a hypercontrôle. Dans les deux cas, le contrôle volontaire et libre paraît échapper au sujet.

Tout se passe comme si le sujet avait perdu la télécommande de ses pensées et de ses comportements, contrôlant insuffisamment les unes et excessivement les autres. Habituellement un sujet reste, dans une certaine mesure, le maître de ses pensées et de ses comportements. Un patient me disait récemment : *« Je voudrais pouvoir piloter mes pensées et mes comportements et en changer à mon gré... »* L'obsessionnel est contraint car il a perdu le contrôle de sa pensée et de son action. Les pensées s'imposent à lui et il n'arrive pas à s'en débarrasser. Il se focalise ensuite sur des rituels insensés qu'il s'échine à s'imposer...

La métaphore de la conduite automobile illustre le problème : le sujet est installé dans la voiture devant le tableau de bord ; il constate que le bolide est lancé à 200 à l'heure ; une force incontrôlable appuie sur un accélérateur (obsessions) auquel son pied droit n'a pas accès tandis que son pied gauche est impitoyablement contraint d'appuyer sur le frein (rituels). Tous les patients se plaignent d'avoir perdu cette maîtrise, cette souplesse, cette fluidité qui permet de glisser d'un sujet à un autre en toute liberté, d'agir à leur guise quand et comme ils le veulent. *« La pensée m'a suivi... je ne peux pas faire autrement »*, déplore l'obsessionnel quand il parle et de ses pensées et de ses rituels.

Etre guéri des TOC, c'est retrouver la liberté de penser et d'agir, c'est sortir de la contrainte. La solution aux obsessions, c'est de pouvoir penser qu'un incendie pourrait se déclarer, qu'on peut faire tomber un enfant, qu'il y a des malades du sida dans la société, sans que ces pensées accrochent l'esprit et persistent indéfiniment à l'instar de ces météorites lancés à grande vitesse dans l'espace et que rien n'arrête ; c'est de ne plus y penser ou de pouvoir penser à autre chose. La solution aux rituels, c'est de pouvoir vérifier son travail une fois sans avoir besoin d'y revenir, sans subir le forçage et la contrainte.

D'où vient la force qui impose au sujet les idées intrusives et le contraint aux rituels et aux évitements ? Il existe cinq théories classiques prétendant expliquer l'origine des TOC. Prenons-les par ordre d'apparition historique en gardant à l'esprit le fil conducteur de la question : d'où vient la contrainte ?

PIERRE JANET ET LA PSYCHASTHENIE (1903)[40]

Les auteurs[41] font la plupart du temps l'impasse sur la théorie de Pierre Janet sous le prétexte - s'ils sont analystes - qu'elle a été balayée par l'approche freudienne, qui pose l'origine psychosexuelle et conflictuelle de la névrose, et, - s'ils sont cognitivo-comportementalistes, que la théorisation complexe janétienne fondée sur une caractéristique de la personnalité serait datée et dépassée. Ils ont tort, car l'idée de faiblesse psychique mise en avant par Janet est essentielle. Elle est parfaitement intégrable à la problématique que je défends. L'explication de la contrainte chez Janet est structurelle : elle réside dans la faiblesse de la personnalité.

Son ouvrage est le résultat de travaux commencés dans les années 1890. Janet isole les obsessions du cadre de la folie, des délires et de la dégénérescence mentale et en fait une entité séparée. Il les rapporte à un état de faible tension psychologique qu'il nomme « psychasthénie ». Cet état d'affaiblissement, inné ou acquis, est aussi à l'origine des phobies et des états anxieux. Il entraîne la perte de contrôle de la pensée consciente volontaire, la libération de structures mentales et d'actes de qualité inférieure[42].

La théorie des obsessions chez Janet s'articule donc autour du concept-clef de psychasthénie. Ce trouble correspond à un déficit d'énergie mentale acquis ou inné dont souffre une partie de la population. Cette faiblesse entraîne la faiblesse psychique, la libération incontrôlée de structures psychiques archaïques en particulier agressives, et l'incapacité du sujet à contrôler ses idées.

Ceci dit, Janet décrit une montée en puissance du trouble en partant d'un état d'incomplétude et d'imperfection amenant des processus obsédants et des agitations forcées pour aboutir finalement aux obsessions et aux compulsions proprement dites.

---

40 JANET (1903), tomes 1 et 2.

41 BOUVARD (2003), pp. 8-10, y accorde une certaine attention ; mais CASTEL y consacre 60 pages !

42 BOUVARD (2003), pp. 8-11.

Dans cette théorie, la contrainte vient de la faiblesse du moi incapable de contrôler des processus archaïques puissants et irrationnels.

Castel[43] consacre à Janet d'intéressants développements. Il pose tout d'abord la thèse anthropologique selon laquelle la psychasthénie n'est « que l'expression psychique du mal-être républicain » (321) et il explique ce trouble « par la difficulté à accomplir à fond les tâches nécessaires à l'individuation nouvelle » (322). « La psychasthénie, c'est la pathologie de la force morale » (328). C'est le résultat de la dégénérescence et le résultat des mauvaises habitudes de l'enfance (330). Pour Janet, la psychasthénie signe « l'échec de l'individu à se confronter avec le réel social » (333), d'où sa fuite dans le rêve, l'abstraction, le doute, l'angoisse, la fatigue… Elle signe « la faiblesse de la volonté » (334). La problématique de Janet n'est pas conflictuelle, à la différence de celle de Freud. Le psychasthénique est seulement un être faible, incapable d'adaptation sociale. « Il n'a pas été éduqué à la lutte pour la vie » (338). Tous les symptômes, en particulier les scrupules, résultent des « déficits du cerveau » (339). Ce qui caractérise au plus haut point ces malades, c'est l'aboulie (365) et l'incomplétude (340). Non seulement les actes sont incomplets, mais même les pensées n'ont pas l'énergie requise pour s'élaborer et s'imposer (342). Castel conclut le propos en parlant d'une « névrose de relation » (366).

Selon Castel, Janet articule bien obsession et compulsions : « Si l'obsessionnel souffre bien d'un trouble de l'agir, c'est qu'il répète un acte qui rate à chaque fois, d'une part, mais, d'autre part aussi, il s'agit d'un acte destiné à prévenir un état de choses qu'il réprouve » (359).

Plus qu'un traitement médical, c'est un traitement de la force morale (329), « une rééducation de la fonction du réel » (368) que Janet va préconiser. Celui-ci ne recourt ni à l'hypnose ni à la suggestion. Le thérapeute doit s'engager dans la relation avec le patient pour le soutenir, l'étayer, voire le protéger des obstacles préjudiciables à sa faiblesse (372). « La relation thérapeutique est la clé » (374). Castel pointe la tentative de Janet, dans une perspective très pragmatique, de « court-circuiter son mentisme » (380) en offrant au malade un appui psycho-éducatif lui permettant de récupérer une part de son autonomie et de sa force.

---

[43] CASTEL (2011), pp. 319-380. Les chiffres mentionnés entre parenthèses correspondent aux pages citées.

Je mets en lien direct cette faiblesse janétienne du moi avec ce que j'appellerai, dans la section « hypnothérapie dynamique », le manque d'affirmation de soi.

LA THERAPIE PSYCHODYNAMIQUE OU PSYCHANALYTIQUE (1909)

La théorie a été développée par Freud dans de nombreux articles ou ouvrages[44] mais principalement dans *L'homme aux rats,* ouvrage princeps paru en 1909. L'explication de la contrainte chez Freud est d'ordre pulsionnel. Pour Freud, la difficulté à dépasser le complexe d'Œdipe est à l'origine des trois psychonévroses de défense. Plus précisément, c'est la crainte de la castration qui fait redouter au jeune enfant d'avoir des désirs libidinaux pour le parent de sexe opposé et lui fait craindre le châtiment du parent de même sexe. L'enfant refoule ou plutôt tente de refouler désirs, craintes et percepts associés[45]. Mais cette tentative échoue. Le procédé est primitif et inefficace. Comme le dit Nasio, le refoulement rend le refoulé encore plus virulent[46]. La névrose est finalement l'histoire de l'échec du refoulement. Le refoulé fait retour. C'est là qu'entre en scène la névrose obsessionnelle.

La solution obsessionnelle, favorisée d'une part par des particularités constitutionnelles (probablement une hypersensibilité anale ?), d'autre part par une éducation rigide entraînant une fixation au stade sadique anal, transforme la lutte. La pulsion sexuelle phallique barrée régresse au stade sadique anal et devient pulsion agressive. Le sujet doit gérer une double haine : la haine pour le parent de même sexe et l'amour pour le parent de sexe opposé devenu désormais par régression désir de mort. Une citation de Fenichel éclaire le double processus : « Le sadisme se combine avec l'hostilité œdipienne ressentie contre le parent du même sexe et impose de nouvelles tâches défensives au moi[47]. » A ce stade, le sujet est en proie à de puissantes pulsions hostiles condamnées et refusées par le Surmoi : « La défense a été en premier dirigée contre le complexe d'Œdipe phallique et l'a

---

44 Dans le second tome, je consacrerai un chapitre à cette question.

45 FENICHEL (1953), *La théorie psychanalytique des névroses*, p. 183.

46 NASIO (2005), *L'hystérie,* p. 39.

47 *Ibid.*, p. 337.

supplanté par le sadisme anal ; puis la défense a continué contre les impulsions anales[48]. »

La solution obsessionnelle consiste à recourir à d'autres mécanismes de défense que le refoulement, tout particulièrement à l'isolation[49]. « Le malade n'a pas oublié ses traumatismes pathogènes mais a perdu la trace de leurs connexions et de leur signification émotionnelle[50]. » C'est cela le mécanisme de l'isolation.

D'autres mécanismes de défense vont opérer.

D'abord, l'intellectualisation. L'obsédé fuit les affects et se réfugie dans le monde de la pensée abstraite : « La pensée obsessionnelle est théorique au lieu d'être réelle. Les patients s'intéressent aux cartes géographiques, aux illustrations, plutôt qu'aux pays et aux choses[51]. » Mais n'oublions pas que, pour la psychanalyse, la pensée du patient « remplace sa sexualité incontrôlée[52] ». L'agressivité est un avatar de l'amour et du désir. Ensuite, le déplacement, qui explique l'énigme du contenu de la pensée obsessionnelle. Enfin, l'annulation rétroactive, la formation réactionnelle et certaines formes d'isolation qui expliquent la fabrication des rituels.

Résumons :

Pour Freud, la névrose obsessionnelle est une névrose pulsionnelle d'origine sexuelle. Il met en place une explication complexe mettant en évidence plusieurs temps :

Premier temps : à la phase œdipienne, la libido visant le parent de sexe opposé subit un refoulement lié à un conflit intrapsychique. Mais le refoulement, sous la force du réel, est mis en échec.

Deuxième temps : la libido, attirée par des points de fixation, subit une régression. La libido devient sadique anale, mélange d'agressivité et d'érotisme.

---

48 *Ibid.*, p. 335.
49 *Ibid.*, p. 355.
50 *Ibid.*, p. 192.
51 *Ibid.*, p. 361.
52 *Ibid.*, p. 360.

Troisième temps : ce courant qui mêle ses eaux à la haine œdipienne pour le parent de même sexe subit une répression par le jeu de différents mécanismes, isolation, formation réactionnelle, annulation rétroactive, déplacement ; ces mécanismes produisent une transformation de la libido qui se trouve déviée de sa cible.

Le génie de Freud est d'avoir perçu la dimension agressive de la névrose obsessionnelle et identifié les mécanismes fondamentaux qui la fabriquent, en particulier l'isolation. Mais il faut aussitôt remarquer que, dans cette théorie psychanalytique, il n'est question que de sexualité. Pour Freud, la névrose obsessionnelle, c'est une affaire d'œdipe. La peur fantasmatique de la castration est devenue le concept majeur du la théorie et a supplanté la théorie du traumatisme réel. L'agressivité dérive de l'œdipe et n'est présente que sous forme de sexualité régressée.

Après 1920, la nouvelle théorie de Freud qui présuppose une pulsion de mort voit le jour. Etonnamment, elle ne va pas modifier la théorie obsessionnelle.

La théorie était brillante mais la cure s'est souvent avérée, et cela dès les origines, assez inefficace. Fenichel[53], dans sa théorie des névroses, avec le recul dont il dispose désormais en 1945, élabore une liste d'objections dont la plus forte sans doute est que le sujet ne s'investit pas suffisamment dans les associations libres et détourne la cure en l'isolant. « Il y a toujours un danger que la cure ne soit vécue qu'intellectuellement par le patient[54]. » C'est bien là une des-clefs de l'échec de la cure. Une autre raison de l'échec – mais là Fenichel ne pouvait évidemment pas l'invoquer puisqu'il restait fidèle à la doxa freudienne – tient au recours à une grille inadéquate qui oriente systématiquement l'analyse en direction de la sexualité.

Pour toutes ces raisons, la psychanalyse en tant que cure de la névrose obsessionnelle est tombée en désuétude et a été supplantée par d'autres approches qui ont pris le pas sur elle en parvenant à dénouer le cercle infernal de la reproduction des symptômes. Le problème est que ces nouvelles théories ont fait de la névrose une névrose émotionnelle ou cognitive et ont complètement évacué le côté pulsionnel. Je considère pour ma part qu'« on a jeté le bébé avec l'eau du bain » et qu'on ne peut pas traiter les TOC sans prendre en compte le côté pulsionnel.

---

53 FENICHEL (1987), pp. 375-377.
54 *Ibid.*, p. 376.

Pour Freud, prisonnier de son pansexualisme, la névrose reste de nature sexuelle, puisque l'agressivité incriminée n'est que de la sexualité régressée, à laquelle se joint un courant d'hostilité du niveau œdipien. Pour moi, suivant en cela Freud, la névrose obsessionnelle demeure fondamentalement une névrose pulsionnelle. Mais attention ! Non pas une névrose de la sexualité mais une névrose de l'agressivité. Le cas d'agressivité sadique anale en tant que libido régressée n'est qu'un cas particulier de la névrose, probablement de plus en plus rare, compte tenu dans nos sociétés de l'érosion du Surmoi et de la grande libéralisation sexuelle. On aurait intérêt à réserver le terme de névrose obsessionnelle à ce cas particulier des TOC.

En revanche, il me semble que c'est rendre justice à Freud que de reconnaître qu'il a magnifiquement analysé le mode de lutte contre l'agressivité.

Parmi les 70 cas que j'ai étudiés, le cas de figure freudien a été plus l'exception que la règle. J'ai suspecté une problématique œdipienne avec la nécessité d'un travail spécifique sur la sexualité dans deux cas seulement :

> La problématique d'Elise (cas n° 7) présente une dimension sexuelle qui aurait mérité d'être exploré. Mais l'arrêt de la thérapie ne m'a pas permis de poursuivre le travail.
>
> Victor, en plus du fait qu'il souffrait d'un contentieux agressif avec sa sœur, me semble avoir refoulé un attachement œdipien à sa mère qui, par régression sadique anale, est devenu motion agressive pour une part à l'origine de ses TOC. Suite à un échec de la thérapie, j'ai dû tenir compte du refoulement sexuel. Actuellement – la thérapie étant toujours en cours – j'opère un virage dans ce sens.

Ceci dit, Freud explique bien la contrainte par la dérivation de l'énergie (sexuelle). Je souscris complètement à cette idée, mais pour moi l'énergie dérivée est avant tout celle d'une agressivité isolée.

Castel consacre de très longs développements à la théorie freudienne. J'adhère complètement à ses analyses. Je pointe très sommairement trois-clefs :

– Selon lui, contrairement aux idées reçues, la découverte de la psychanalyse doit plus à l'étude sur la névrose obsessionnelle qu'à celle de l'hystérie.

– La découverte géniale de Freud n'est pas de donner une origine sexuelle aux psychonévroses, en particulier à la névrose obsessionnelle – cette idée était dans l'air du temps –, mais d'avoir découvert le mécanisme de dissociation entre l'affect et son objet.

– Tout en reconnaissant que la psychanalyse ne peut plus fonctionner sur les mêmes prérequis qu'au temps de Freud, Castel décrit un exemple de psychanalyse, le cas Paramord, qui garde de larges pans de la théorie psychanalytique classique tout en donnant à la honte une fonction explicative centrale. Il suggère que le psychanalyste s'engage plus résolument dans la cure, avec une attention plus soutenue en direction du contre-transfert (le psychanalyste paye de sa personne).

O. H. MOWRER ET V. MEYER (1960-1966) : L'APPROCHE COMPORTEMENTALE

Dans les années 1960-1970, des théories ont vu le jour tentant d'expliquer la névrose obsessionnelle par la thérapie comportementale, c'est-à-dire par les théories de l'apprentissage. Ces théories placent l'anxiété à l'origine de la névrose. Ce sont des théories émotionnelles qui expliquent la contrainte.

C'est à O.H. Mowrer (1960) qu'on doit la théorie des deux facteurs et à Victor Meyer (1966) la mise au point du traitement par l'ESPR (Exposition au Stimulus et Prévention de la Réponse). L'idée-clef est d'apprendre au patient à « éviter l'évitement » et à s'habituer à l'idée ou aux stimuli déclenchant l'idée.

a) La théorie de Mowrer est la plus célèbre car elle est à l'origine d'une thérapie jugée efficace et toujours pratiquée. En 1960, Mowrer[55], s'appuyant sur les nouvelles théories de l'apprentissage, élabore « la théorie des deux facteurs » ou « théorie de l'évitement ».

Le TOC est un comportement appris qui s'entretient grâce à la puissance de ses renforcements. On se situe dans une problématique émotionnelle. C'est un trouble de l'anxiété qui s'entretient par l'efficacité même de son traitement.

---

55 MOWRER (1960).

Mowrer décrit un premier facteur expliquant le déclenchement du trouble par un phénomène de conditionnement classique : « Le sujet associe fortuitement un stimulus neutre (par exemple la saleté, le désordre) à un stimulus inconditionnel aversif, douloureux et générateur d'émotions négatives, en particulier l'anxiété[56]. » Le stimulus neutre engendre la même réponse d'anxiété que le stimulus aversif.

L'autre facteur explique le maintien du trouble par le conditionnement opérant, en l'occurrence par recours à des rituels. Le rituel, en soulageant efficacement l'anxiété, crée un appel à sa reproduction dès que réapparaît l'anxiété. Il y a processus de relance et de renforcement.

Les rituels et les évitements se maintiennent par leur réelle efficacité à réduire l'anxiété générée par l'idée obsédante. « Les compulsions réduisent l'inconfort, préviennent subjectivement la survenue d'un évènement malheureux (…) elles restaurent un sentiment de sécurité[57]. » Nous avons là une explication entièrement fiable sur laquelle le protocole de traitement des TOC par « exposition au stimulus et prévention de la réponse (ESPR) » a été élaboré.

Le maintien des évitements s'explique de la même façon, par leur efficacité à éviter l'angoisse.

La thérapie comportementale, très bien indiquée quand le patient lutte contre une idée obsessionnelle par des rituels, explique donc la force de la compulsion par le processus de renforcement. C'est paradoxalement grâce à son efficacité à réduire (momentanément) l'angoisse que le rituel relance le rituel.

b) Le traitement par exposition au stimulus (déclencheur) et prévention de la réponse (ESPR), mis au point en 1966 par Victor Meyer[58], permet d'obtenir une réduction, voire l'extinction de la ritualisation. A l'inverse, en se privant de la possibilité d'éteindre l'angoisse liée à une pensée par un rituel, le patient, guidé par le thérapeute, opère peu à peu des changements dans ses fonctionnements : l'angoisse devient moins forte, dure moins longtemps, et le besoin de ritualiser s'estompe.

---

56 Cité par BOUVARD (2003), p. 13.
57 *Ibid.*, p. 61.
58 MEYER (1966).

Quelques réflexions critiques s'imposent :

Le premier facteur paraît d'un pouvoir explicatif faible. Il est difficile en effet d'expliquer le côté anxiogène des idées obsédantes par leur seule association avec des stimuli aversifs. Il y rarement de lien entre l'apparition des idées obsédantes d'une part et des rituels d'autre part avec des évènements anxiogènes. Et, si on trouve un lien, celui-ci n'explique pas toujours pourquoi s'est formée telle obsession plutôt qu'une autre. Le conditionnement peut expliquer la formation de phobies, mais assez peu la formation des idées et des rituels. Le déconditionnement (la désensibilisation) au stimulus est soit inaccessible, soit peu efficace.

> Dans le cas de Thibault, j'ai pu identifier un stimulus pouvant être à l'origine de l'obsession de se suicider : ce patient avait découvert le corps de son ami pendu par une corde. J'ai effectué une tentative de désensibilisation de la corde mais sans résultat. La corde était reliée à bien d'autres stimuli que la corde du suicide !

En fait, le processus de formation de l'obsession dépend marginalement des circonstances extérieures mais surtout de l'état intérieur du sujet, de son vécu intime, de sa problématique de fond, en particulier de son rapport à l'agressivité. Cet état intime enflamme les déclencheurs.

Assurément, certaines situations peuvent être facteurs de stress pour l'obsédé : elles sont source d'anxiété en ce qu'elles représentent une possible menace d'abolition de l'isolation, si centrale dans l'obsession. Dans ce cas, on parlera de déclencheurs plutôt que de causes de l'obsession[59].

En revanche, le second facteur reste très probant pour expliquer le maintien des compulsions. Il est à la base de la méthode d'exposition avec prévention de la réponse.

En résumé, l'approche comportementale a un pouvoir explicatif de la formation des TOC assez faible : elle n'explique pas comment se forment les TOC et pourquoi une idée somme toute banale devient anxiogène. Mais elle explique le mécanisme de maintien des rituels et décrit comment les TOC

[59] C'est l'idée qui contamine le déclencheur et non pas l'inverse.

s'entretiennent, se développent et prolifèrent[60]. C'est donc plus une théorie des compulsions qu'une théorie des obsessions qui, elles, ne sont pas expliquées.

Si je me réfère à mon expérience, j'ai constaté qu'en recourant à cette méthode (mais je l'ai adaptée dans le protocole que je nomme PSG ou protocole de la suspension du geste) la tendance à ritualiser pour soulager l'angoisse se réduit considérablement. Mais cette efficacité pourrait s'expliquer par des facteurs différents de ceux qui sont invoqués par les pionniers. En tout cas, le cercle vicieux qui entretient et amplifie l'angoisse est cassé. Ce travail sur les rituels a aussi pour une part un impact certain sur la pensée anxieuse qu'un malheur peut arriver.

> Yannick, suite à un travail par le protocole PSG, a réduit considérablement ses vérifications de la fermeture des fenêtres mais n'a guère modifié les peurs à l'arrière-plan (cas n° 2).
>
> Cécile, après un travail sur les vérifications en voiture (crainte de renverser un piéton), en a réduit le nombre et fait régresser la crainte sous-jacente de faire du mal.

Le plus souvent, persiste chez le patient une vague crainte d'être cause d'un malheur, crainte qui dérive de l'esquive de la confrontation initiale ; cette vague crainte peut donner lieu à de nouvelles ritualisations. Si un travail n'est pas fait au niveau 1, cette crainte a tendance à se déplacer de thème en thème.

La thérapie comportementale construit une problématisation émotionnelle du TOC. Elle explique l'installation et la persistance du cycle infernal pensée-ritualisation, elle propose un traitement efficace pour le casser mais ne fournit aucune explication fiable quant à l'origine et à la force de la pensée. Pour Mowrer, c'est l'association à un stimulus qui est la cause de la force. Pour moi, le stimulus n'est que l'occasion offerte à l'agressivité isolée de resurgir mais sur des voies dérivées.

En fait, l'usage de l'ESPR, même s'il s'avère efficace, fait aujourd'hui l'objet de remises en cause. J'en citerai deux :

---

[60] Mais là encore manque l'explication du choix des rituels qui s'effectue par la conjonction de circonstances fortuites avec l'usage de mécanismes de défense précis en lien avec la problématique fondamentale.

– Lors du dernier congrès de l'AFTOC (de tendance résolument comportementaliste) organisé à l'hôpital de la Salpêtrière à Paris le 13 octobre 2012, j'ai entendu deux conférenciers neuropsychologues remettre en cause l'ESPR. Les intervenants, Clair & Trybou, ont par la suite (en 2013) publié un ouvrage pour exposer leur thèse. Ils reprochent à l'ESPR d'être trop centrée sur la réduction de l'angoisse. Comme je l'ai déjà dit, pour eux, le besoin thérapeutique n'est pas là : il est dans l'extinction de l'excitation provoquée par l'emballement du cerveau en manque de sérotonine. Il s'agit non pas d'éteindre l'anxiété mais de casser l'habitude du patient à décharger une vaine excitation dans les rituels.

– Castel, de son côté, sans remettre en cause l'efficacité de la méthode, critique les justifications qui sont données par leurs promoteurs.

Dans le TREC, je reprends la méthode de l'ESPR mais avec une visée nouvelle : j'intercale un blanc, une bulle (isolation thérapeutique) entre le stimulus et sa réponse et ce, dans un contexte hypnotique qui modifie complètement l'esprit de la méthode.

La thérapie cognitive que je vais maintenant présenter cherche à expliquer la force et le maintien des idées obsessionnelles. Ce n'est pas qu'une affaire d'habitude. Elle invoque et décrit le processus de dramatisation à la clef des pensées obsessives, ce qui permet un travail différent sur les rituels.

P. M. SALKOVSKIS ET S. RACHMAN (1970-2000) : L'APPROCHE COGNITIVISTE

Cette approche se centre sur un point particulier de la problématique des TOC. Le modèle a vocation à expliquer l'origine de l'idée obsessionnelle (la crainte qu'un malheur n'arrive) et le projet thérapeutique vise à la restructurer. Le modèle d'explication de la contrainte est cognitif.

A partir des années 1985, c'est une explication de type cognitiviste que les auteurs s'attachent à donner. Les travaux de Beck sur la dépression et les troubles anxieux (1985) servent de référence pour expliquer et traiter les TOC. Les modèles les plus utilisés ont été développés parallèlement par Salkovskis (1985-2000) et Rachman (1978-1998)[61].

---

[61] Cité par BOUVARD (2003), pp. 14-15, 86-87 et 101.

Le modèle distingue trois niveaux :

1. Les pensées intrusives ou obsessions. Ce sont des pensées dramatiques qui évoquent le risque d'un malheur. Elles envisagent que « quelque chose de grave pourrait arriver par négligence ou par faute personnelle et qu'il faut éviter absolument[62] ».

2. Les pensées automatiques négatives. Elles sont une interprétation négative de la pensée intrusive, somme toute banale ; elles sont reliées à des schémas cognitifs et des croyances particulières. Des raisonnements négativisent et dramatisent l'idée.

3. Les pensées ou comportements neutralisants ou compulsions mentales ou comportementales qui visent à soulager l'angoisse.

La théorie cognitive se centre sur l'activité mentale. Elle cherche à expliquer la fréquence et la force des obsessions.

Une citation de Bouvard (2003) résume très bien la démarche : « L'objet de la thérapie cognitive sera d'identifier les pensées automatiques et les pensées neutralisantes ainsi que les schémas afin de permettre au sujet d'affronter les situations anxiogènes sans ritualiser. En effet les pensées intrusives entraînent des pensées automatiques et des pensées neutralisantes (rituels internes) ou des rituels externes qui réduisent temporairement l'angoisse mais maintiennent le trouble. Les pensées automatiques sont générées par des schémas situés dans la mémoire à long terme et fonctionnant de manière automatique[63]. »

Le modèle explique le forçage de la pensée de deux façons. D'une part, elle décrit comment se forme un cercle vicieux : la lutte contre la pensée contribue à la renforcer (loi de Rachman). C'est la focalisation sur les idées qui favorise leur survenue dans un contexte d'hypervigilance. Ici, ce n'est pas l'efficacité (renforcement) qui crée le retour mais l'opposition, la lutte : c'est leur refus qui provoque paradoxalement leur rebond. D'autre part, et plus fondamentalement, la force de l'idée provient du travail des idées automatiques qui dramatisent à l'excès des pensées somme toutes banales chez le commun des mortels, les idées automatiques étant elles-mêmes

[62] *Ibid.*, p. 11.
[63] *Ibid.*, p. 87.

alimentées par des schémas de pensée archaïques (par exemple la toute-puissance de la pensée, la responsabilité par rapport à ses pensées…). C'est la dramatisation qui impose l'idée par un effet de focalisation.

Ces schémas (croyances) à l'arrière-plan des pensées négatives automatiques créent la dramatisation d'idées banales et furtives chez la plupart des sujets. On trouve principalement : un sentiment excessif de responsabilité ; une importance exagérée accordée à la pensée au détriment de l'émotion, du sentiment, de la sensitivité ; le besoin de contrôler absolument les pensées ; une surestimation des menaces anticipées ; une intolérance à l'incertitude ; la croyance dans la possibilité d'agir parfaitement[64]…

> Sonia pense que, si l'idée de folie est dans sa tête, c'est que la folie doit bien être présente dans sa personne (cas n° 11).
>
> Alain pense qu'on est responsable de ses pensées et qu'une pensée immorale crée l'immoralité.

Par ailleurs, la dramatisation s'accompagne d'une série d'erreurs logiques : l'abstraction élective (focalisation sur un détail, la globalité du contexte n'étant plus perçue), la maximalisation du drame (exagération des conséquences), l'inférence arbitraire (raisonnements sans preuves) et le causalisme personnel (la tendance à s'attribuer la responsabilité de toutes sortes d'évènements extérieurs).

Tout se passe comme si le sujet poussait en avant, « boostait » continuellement une idée à l'origine banale. Ainsi assisterait-on à un véritable « bogage » de la pensée autour d'une idée fixe dramatisée à l'excès.

Ensuite, on retombe dans le schéma comportemental classique : le sujet cherche à se défaire de l'idée fixe ou plutôt cherche à exorciser le danger évoqué par l'idée en recourant à des rituels tantôt physiques, tantôt, de façon moins visible, mentaux. La thérapie cognitive nomme ces derniers « pensées neutralisantes ». Ce mode de fonctionnement est la spécialité de ceux que j'appelle « les cogitateurs ».

A partir de ce modèle, la thérapie cognitive met en place deux démarches :

---

64 *Ibid.*, p. 96.

– Une technique dénommée « restructuration cognitive ». On peut la résumer ainsi : on apprend d'abord au sujet à ne plus lutter contre l'idée ce qui contribue à faire baisser sa virulence ; ensuite on apprend au sujet à repérer et distinguer les pensées intrusives, les pensées automatiques et les croyances profondes puis, par une démarche quasi socratique, à les évaluer, à repérer les raisonnements faux ou paralogiques et à les dédramatiser.

– La thérapie utilise aussi la technique du flooding : « Le flooding consiste à exposer le sujet à l'idée obsédante en saturant le thème obsédant par une exposition en imagination[65]. » C'est une technique d'immersion permettant au sujet de s'habituer au thème obsédant.

Que penser de cette approche et que dire de son efficacité ?

D'un point de vue théorique

Cette théorie qui donne une origine strictement idéique au TOC est séduisante. Mais elle n'explique pas vraiment la dynamique de la formation de l'idée. Elle explique le « comment » (le processus de dramatisation) mais pas le « pourquoi » (origine et finalité). Bien des sujets présentent les croyances incriminées et ont tendance à dramatiser mais sans forcément développer des TOC. D'autre part, l'irrationalité des idées offre une telle résistance qu'elle paraît trouver sa force dans autre chose que dans le cognitif. Enfin, la théorie n'explique pas cette particularité du TOC sur laquelle j'insiste constamment : l'obsessionnel ne se sent pas seulement responsable d'être la cause d'un malheur pour autrui, mais il ne s'en trouve affecté que dans la mesure où ce malheur mobiliserait son agressivité. La référence aux schémas anciens n'explique pas pourquoi c'est un certain type d'idées qui, exclusivement, ont tendance à être renforcées : celles qui touchent à l'agressivité.

D'un point de vue pratique

D'abord, que disent les auteurs à ce sujet ?

Beaucoup d'auteurs admettent que la restructuration cognitive est une entreprise difficile, d'autant plus difficile à évaluer qu'elle est utilisée conjointement avec d'autres techniques.

---

65 SAUTERAUD (2002), pp. 218 et suiv.

Il y a plus. En proposant de restructurer les pensées, le thérapeute ne tombe-t-il pas en quelque sorte dans le panneau de l'intellectualisation que Fenichel avait bien dénoncée à propos de la psychanalyse ? En restructurant, on reste toujours dans le domaine de la pensée dont à mon avis il s'agit à tout prix de se sortir. D'autre part, le travail de restructuration cognitive présente un côté systématique aussi rigide que la pensée obsessionnelle.

Quant à la technique du flooding qui expose le sujet directement à ses craintes (la pensée de jeter son bébé par la fenêtre, la peur de violer un enfant, la peur que les parents aient un accident, la peur d'être contaminé par de la saleté…), elle est souvent jugée fastidieuse, fatigante, pour le patient et… pour le thérapeute. Elle peut aussi donner des états d'âme au thérapeute qui voit son patient exposé à des faits immoraux douloureux, à de pénibles souffrances, pour des résultats aléatoires.

Quelles sont mes observations à ce sujet ? J'ai la profonde conviction que l'origine du TOC n'est pas cognitive, même si le TOC se donne à voir comme un processus cognitif. La force de l'idée ne vient pas de la dramatisation mais d'autre chose. J'inverse le schéma. Le sujet va chercher dans son histoire de quoi cogiter et surcogiter, puisque c'est là le champ sur lequel il se situe désormais : il fuit le contact avec le problème, il le recouvre d'un voile, il place un écran protecteur. Plus le sujet dispose de schémas profonds, plus il aura le moyen de dramatiser et ainsi de nourrir le feu de sa cogitation.

Voici comment je me situe par rapport à ce modèle :

a) D'après mon expérience, le travail de restructuration de la pensée peut atténuer à coup sûr la force les idées obsessionnelles. Il apporte de la réassurance provisoire mais superficiellement et momentanément. La thérapie cognitive rate sa cible quand elle pose le problème en termes de vérité. Le problème n'est pas un problème d'appréciation de la vérité mais un problème d'hypersensibilité cognitive.

b) Je conserve de la thérapie cognitive l'idée bien mise en évidence par Rachman : il ne sert à rien de lutter contre l'idée, on ne fait que la renforcer, il ne sert à rien de surcogiter, cogiter ne sert qu'à cogiter davantage. On connaît l'expérience de la pensée des ours blancs qu'on cherche à chasser de sa pensée et qui s'imposent inexorablement : le refus provoque le rebond.

c) Il me semble également judicieux de montrer au patient que l'hypercogitation crée une hypersensibilité à certains thèmes. Deux métaphores illustrent le processus. Celle de l'ornière : quand une ornière est creusée, le véhicule retombe inexorablement dans la trace. Celle du curling : plus on frotte devant le galet, plus il poursuit sa route sur la glace. Lors d'un stage récent, un participant me faisait remarquer que les pensées fonctionnent comme des allergènes alors qu'ils ne sont que des leurres !

La focalisation et la surcogitation dramatisante sont les mécanismes par lesquels un sujet construit une hypersensibilité par exposition continue à certaines idées. Il est impressionnant de voir comment certains patients passent des centaines d'heures à penser la même chose. Le sujet construit son malheur. La conséquence est dramatique.

d) Par ailleurs, je n'utilise pas le flooding avec lequel je suis mal à l'aise. Certes, de cette exposition, on attend une habituation ou des effets paradoxaux. On peut être sans états d'âme pour faire imaginer à son patient des scènes futiles (imaginer que le père du patient a la grippe, que son fils fait une chute à vélo…). Je trouve déontologiquement plus contestable d'exposer le sujet à des scènes immorales (viol, accident, maladie, violence physique). Mais ce qui me gêne dans le flooding, c'est qu'il va dans le sens d'une surexposition. On insiste sur une voie de garage ou une impasse. Je préfère chercher une alternative à la pensée plutôt qu'insister sur elle.

Tout mon travail, on va le voir, consistera à permettre au patient de vivre autre chose que de la cogitation et d'accéder à un ressenti sensori-moteur. Par exemple, quand j'utilise le « protocole des vocalisations » en alternative à la surcogitation, apparaissent des phénomènes très intéressants propices à un travail d'une autre nature que cognitive. J'essaie de « couper l'herbe sous le pied à la cogitation » ! L'illusion est de vouloir traiter le problème au seul niveau cognitif. C'est un peu comme si on voulait apprendre à un automobiliste irascible à ne pas se quereller avec les autres automobilistes des aires d'autoroute, alors que son problème de fond est de fuir au plus vite un traumatisme familial en empruntant la voie la plus rapide…

Reprenons la question initiale : d'où vient la force de la contrainte ? Pour les cognitivistes, elle vient de la dramatisation faisant commerce de croyances particulières. Selon cette théorie, le TOC est d'essence cognitive. J'ai montré que ce postulat était sujet à critique. En revanche, la théorie montre bien comment la force de l'idée est accrue par la lutte et par un processus d'hypersensibilisation crée un cercle vicieux, ce qui complique et entretient un problème qui vient d'ailleurs.

LES THEORIES BIOLOGIQUES (1970-1990)

Les théories biologiques sont très centrées sur la question du contrôle du comportement et de la pensée. Ces théories expliquent la contrainte par la neurochimie organique. Comme je l'ai déjà fait remarquer, l'obsessionnel ne contrôle en effet ni ses impulsions ni ses compulsions. Les études de Flor-Henry (1979)[66] suggèrent que l'obsessionnel est un désinhibé mental : il laisse passer les idées sans pouvoir les contrôler : « L'aspect fondamental des obsessions [c'est] l'incapacité à inhiber des représentations mentales verbales et leurs conséquences motrices[67]. » L'obsession est du côté de l'impulsivité. L'impulsivité, c'est « l'incapacité à différer quelles que soient les conséquences un comportement dont on attend une expérience immédiate de plaisir [68] » – et j'ajouterai – ou de suppression d'un déplaisir. L'impulsivité est de l'involontaire inaccessible à la volonté. A l'inverse, le rituel qui est du côté de la compulsivité est du volontaire contraint. Une métaphore illustre le double processus : le patient est comme un prisonnier qui voit foncer sur lui des bourreaux hostiles qu'il ne peut contrôler, et qui se voit enrôlé pour des tâches qu'il n'a pas choisies.

Les théories biologiques apportent-elles des réponses théoriques à l'origine des TOC et à leur prise en charge ?

La question des zones cérébrales et des circuits neuronaux impliqués

Que révèle la physiologie du cerveau ? Toutes les études sur les TOC confirment l'implication de certaines zones neurologiques précises[69]. Les sources proviennent des observations par imagerie mentale. Ont été observés d'une part des sujets obsessionnels compulsifs en crise ou hors crise, et d'autre part des sujets souffrant d'affections ou de lésions neurologiques. Dans tous les cas, les zones impliquées dans les TOC sont le cortex orbito-frontal (y compris le cortex préfrontal et le cortex cingulaire) et, de façon

---

66 BOUVARD (2003), p. 22.
67 *Ibid.*, p. 22.
68 COTTRAUX (1998), p. 143.

moins évidente, les ganglions de la base (et en particulier le noyau caudé), le thalamus et le putamen.

Les lobes frontaux sont directement impliqués dans les comportements de contrôle, que celui-ci concerne l'inhibition ou la désinhibition ; ils ont une importance capitale dans les fonctions exécutives. « Les obsessions comme les compulsions constitueraient les symptômes d'un déficit du contrôle comportemental, cognitif et émotionnel normalement effectué par les structures cérébrales frontales et plus largement avec les connexions cortico-sous-corticales[70]. »

Flor-Henry[71], en particulier, émet l'hypothèse que chez l'obsessionnel compulsif les lobes frontaux seraient incapables de maîtriser les représentations mentales qui surgissent et de les inhiber. L'obsessionnel serait un désinhibé mental : il laisserait passer des idées sans pouvoir les contrôler. Est-ce par manque de sérotonine, ce manque ne permettant pas l'opération d'inhibition ?

Il est intéressant de rapprocher ces hypothèses de la théorie de Janet, qui parle bien d'un manque de contrôle des représentations et des comportements chez l'obsessionnel compulsif.

Mais, comme l'a noté Bouvard[72], aucune étude ne parvient à décider si les dysfonctionnements cérébraux sont cause ou conséquence des TOC. « Aucun élément ne permet actuellement d'affirmer avec certitude que les manifestations obsessionnelles et compulsives sont causées par un dysfonctionnement cérébral ou si elles ne sont pas plutôt à l'origine de cette perturbation des processus de traitement de l'information conduisant à une modification dans les mécanismes et métabolismes cérébraux. » La chimie du cerveau détermine ou affecte le comportement et celui-ci modifie la chimie du cerveau.

Il faudrait pouvoir distinguer des perturbations liées à des dysfonctionnements et des troubles structurels liés à des lésions.

---

69 Je me dispenserai de faire une revue de questions sur le sujet. Je propose que l'on se réfère soit au livre de BOUVARD (2003), soit au livre récent de CLAIR & TRYBOU (2013).

70 BOUVARD (2003), p. 12.

71 *Ibid.*, p. 22.

72 *Ibid.*, p. 20.

De toute façon, cette théorie a peu d'incidence au plan thérapeutique. Certes, on a effectué des opérations chirurgicales chez certains sujets gravement invalidés[73]. On évoque aussi des stimulations électriques très ciblées sur ces zones[74]. Ce sont pour l'instant des expériences rarissimes et extrêmes et qui posent un double problème d'indication et de déontologie.

De cette approche découle une explication de la contrainte pesant sur le sujet souffrant de TOC : il n'aurait pas l'outil cérébral adéquat lui permettant de contrôler ses idées. Remarquons en passant que la théorie explique davantage le non-contrôle de l'idée que la contrainte de la compulsion. Les comportements compulsifs sont expliqués comme une « conséquence[75] » de l'impulsivité obsessionnelle. Mais encore une fois l'explication ne vaut que si le dysfonctionnement organique est premier, ce qui est certes une possibilité, mais qui est loin de valoir pour tous les cas.

Evidemment, les observations des TOC chez les jumeaux pourraient apporter un élément de preuve sur l'organicité du trouble (il y a 60 % de chances qu'un jumeau vrai présentant un TOC ait son double avec un TOC ; des parents ayant un TOC ont 10 % de chances d'avoir un membre de la famille du premier degré avec un TOC). Mais la probabilité n'est pas une certitude. Il n'y a pas de détermination unilatérale.

Les traitements médicamenteux

Il est très intéressant pour notre propos de constater que l'usage d'une certaine catégorie d'antidépresseurs est efficace dans le traitement des TOC : les inhibiteurs de la recapture de la sérotonine, plus connus par leur acronyme IRCS. La neuropsychologie propose une explication simple et séduisante : c'est un déficit de sérotonine qui serait incriminé dans les TOC : « Tout se passe comme si le circuit de neurones utilisant la sérotonine pour

73 SAUTERAUD (2002), p. 87.

74 Cf. les opérations chirurgicales effectuées à la Salpêtrière par le professeur Luc Mallet, chercheur–praticien à l'Institut du cerveau et de la moelle épinière. Ces opérations sont destinées à poser des stimulateurs électriques agissant en zone profonde du cerveau. Elles ne concernent que les sujets souffrant des TOC les plus résistants (les ROC). On pourra se référer à CLAIR & TRYBOU (2013), chap. 23.

75 BOUVARD (2003), p. 23.

transmettre l'information était ralenti dans le TOC[76]. » C'est ce déficit qui serait à l'origine de ce manque de maîtrise dans les pensées et les comportements et qui générerait l'angoisse subséquente.

L'obsédé ne contrôle plus ses pensées ni ses actes. Il est un « handicapé du contrôle ». Or la sérotonine a un rôle connu dans l'inhibition ou le contrôle du comportement. Si le sujet manque de sérotonine (qui agit comme un frein), il va manquer de capacités de contrôle.

Il est précisément observé que les médicaments qui agissent sur le neuromédiateur de la sérotonine sont efficaces. Le principe est d'utiliser un médicament qui empêche que ne se produise une capture de la sérotonine contribuant à la baisse de son niveau (moins par moins égale plus !). Les médicaments qui inhibent la recapture de la sérotonine augmentent le taux de sérotonine dans la synapse et donc les capacités de contrôle du sujet et sur ses idées et sur ses rituels.

Les médicaments inhibiteurs sélectifs de la recapture de la sérotonine appartiennent à la famille des antidépresseurs. Ils ont véritablement révolutionné le traitement des TOC. Selon les auteurs, en fonction des molécules prescrites, entre 30 % et 60 % des patients se trouvent ainsi améliorés. Ces molécules agissent à la fois sur l'impulsivité de l'obsession et sur la contrainte de la compulsion. Elles redonnent du contrôle et calment la souffrance de la contrainte[77].

---

76 SAUTERAUD (2002), p. 108 ; CLAIR & TRYBOU (2013, p. 131), utilisent les mêmes termes : « L'information se perd entre deux neurones, car le message n'a pas été propulsé avec assez de force. »

77 Lors de la journée d'études déjà mentionnée et organisée par l'AFTOC, le docteur Elie Hantouche du CTAH de Paris a rappelé un certain nombre de données. Les cibles neurochimiques des médicaments ayant un effet sur les TOC sont la sérotonine, qui agit comme un frein (inversement, le manque de sérotonine enlève le contrôle), la dopamine, qui agit comme un accélérateur (trop de dopamine favorise les stéréotypes), et les GABA, qui ont un effet calmant (le manque de GABA affecte l'équilibre de l'humeur) ; pour lui, il est indispensable d'effectuer un test clinique préalable approfondi pour pouvoir administrer ensuite le ou les médicaments appropriés car chaque médicament a ses vertus ; il préconise de bien établir la comorbidité et de savoir distinguer les TOC se développant sur un fond bipolaire ou schizophrénique ; il recommande l'usage de combinaison de médicaments ciblés (antidépresseurs, thymorégulateurs, neuroleptiques…). Toutes ces données sont reprises dans le livre de CLAIR & TRYBOU (2013).

On distingue deux catégories d'ISRS :

– *Les tricycliques* : ils agissent aussi sur la noradrénaline, en particulier la clomipranine administrée sous le nom Anafranil. La découverte de son efficacité par Fernandez-Cordoba et Lopez-Ibor date de 1967. Le problème de ce médicament réside dans ses effets secondaires, effets qu'on ne trouve pas dans la seconde catégorie.

– *Les non tricycliques* : la paroxétine administrée sous le nom de Deroxat, la fluvoxamine ou Floxyfral, la fluoxétine ou Prozac, la sertraline ou Zoloft, dont l'usage s'est développé dans les années 1980[78].

On doit aussi parler d'une autre catégorie de médicaments, ceux qui sont composés à base de plantes et auxquels recourent les naturopathes. J'ai effectué une recherche pour déterminer quelle plante, en phytothérapie, pouvait avoir un impact sur les TOC. J'ai trouvé que le griffonia était utilisé, souvent en lien avec le rhadiola et le magnésium, pour traiter les TOC. Le griffonia a une action particulière sur l'agressivité[79]. C'est une plante qui a la vertu de reconstituer le taux de sérotonine.

---

[78] Aux patients que j'ai suivis et qui prenaient des médicaments, c'est la plupart du temps le Deroxat ou le Zoloft qui est administré par les médecins généralistes ou psychiatres.

[79] On pourra se référer à deux sites internet dont la valeur scientifique me semble assurée :
– vulgaris-medical.com/phytotherapie/encyclopedie-phyto/griffonia-239
– poupety.com/sante/medecine/medicaments/la-plante-medicinale-griffonia.
Du second site, je retire les informations suivantes : « Le *Griffonia implicifolia*, dit “griffonia”, est une plante d'origine africaine qui pousse essentiellement au Ghana et en Côte d'Ivoire. Il a particulièrement intéressé les chercheurs scientifiques en raison de ses graines qui sont exceptionnellement riches en 5-HTP. En effet, une seule graine de griffonia renferme 3 à 7 % de 5-HTP… Le 5-HTP, cette substance présente dans le griffonia, est un acide aminé, qui est normalement fabriqué par l'organisme humain. Grâce à la consommation d'aliments riches en protéines tels que les viandes ou les produits laitiers, notre corps produit le tryptophane, qui à son tour va générer le 5-HTP. Cette dernière substance est primordiale pour engendrer la sérotonine… »
Le griffonia a une action sur la dépression, la fibromyalgie, les migraines. Les naturopathes l'utilisent aussi pour le traitement des TOC, et nombreux sont les internautes qui disent l'avoir utilisé efficacement en auto-prescription. Elle a l'avantage d'être sans effet secondaire et de ne pas entraîner de dépendance comme c'est le cas pour la plupart des antidépresseurs classiques. Le laboratoire Pilège propose des produits de qualité.
Le produit a été mis en vente en 1994. L'efficacité thérapeutique du griffonia sur les TOC mériterait d'être validée scientifiquement. Je n'ai eu qu'une patiente (Martine, 42 ans, secrétaire) qui a pris du griffonia. Durant la période d'automédication, les progrès ont été importants, mais qu'en conclure ? J'ai orienté plusieurs patients ne prenant pas de médicaments classiques vers un naturopathe, mais ils n'ont pas donné suite. Se pose un problème de coût.

Qu'en est-il de l'effet d'autres médicaments sur les TOC ? Les anxiolytiques n'ont pas d'effet sur les obsessions proprement dites, même s'ils permettent la réduction du trouble anxieux concomitant. Les médecins administrent des neuroleptiques dans les cas les plus résistants, résistants sans doute parce que le trouble est aux confins de la psychose (paranoïa, schizophrénie, troubles bipolaires). L'Orap, neuroleptique de la première génération, est souvent prescrit pour les TOC résistants. Parmi mes patients, seuls trois ont eu une prescription de neuroleptiques.

L'efficacité des antidépresseurs

De nombreuses études scientifiques établissent sans conteste l'influence des ISRS[80] et leur efficacité. L'effet de ces médicaments serait, en particulier, de restituer un taux convenable de sérotonine. Si l'on fait le lien entre la question des zones et celle des neurotransmetteurs, peut-on dire que c'est le manque de sérotonine dans les zones orbito-frontales qui provoquerait les TOC ?

Seulement, ces médicaments sont loin de tout pouvoir résoudre.

Certes, environ 60 % des sujets sont sensibles au traitement ISRS, mais cela veut dire aussi que 40 % ne le sont pas [81] ! L'administration d'antidépresseurs ISRS est loin de résoudre tous les problèmes. J'ai pu remarquer moi-même combien le médicament réduisait la contrainte chez certains patients mais n'avait aucune influence chez d'autres. Si une dizaine de fois j'ai orienté des sujets trop en souffrance vers des médecins pour une prescription d'antidépresseurs, d'un autre côté, 40 patients m'ont été adressés par des médecins en panne de traitement efficace…

– Les TOC sont certes marqués par un déficit de sérotonine, mais, on l'a vu, s'agit-il de la cause ou de la conséquence ? On peut très bien imaginer que des troubles psychogènes génèrent des effets physiologiques, comme la baisse du niveau de sérotonine. Qu'est-ce qui est premier ? L'explication neurologique unilatérale n'est donc pas suffisante.

---

[80] Cité par BOUVARD, pp. 112 et suiv.

[81] *Ibid.*, p. 117.

– D’autre part, on remarquera que le manque de sérotonine n’est pas spécifique aux TOC. Il affecte aussi les troubles anxieux, la dépression, les troubles alimentaires, les migraines…

– Un autre problème : la théorie n’explique pas pourquoi seul un certain type de pensée est soumis à l’impulsivité : les pensées de malheurs. Pourquoi ce manque de contrôle lié au manque de sérotonine n’affecterait-il pas d’autres pensées ? L’obsessionnel semble tout à fait capable de contrôler ses autres pensées. Pourquoi donc est-ce toujours un certain type de pensées et de comportements (respectivement celles qui ont un lien avec le malheur et ceux qui impliquent le risque de faire mal à autrui) qui se trouvent affectés par la contrainte, et non pas toutes les pensées et tous les comportements ?

– Une autre objection réduit la portée d’une hypothèse strictement organique : pourquoi certains patients vivent-ils des périodes d’étonnantes accalmies, par exemple en dehors de leurs contextes habituels de vie (domicile et lieux de travail) et très souvent sur des lieux et lors de temps de vacances ?

> Bernard, occupé à 80 % par ses obsessions et rituels dans sa vie quotidienne, constate qu’il est totalement délivré de ses problèmes quand il séjourne dans les Pyrénées ou à la Martinique.

– Je voudrais faire une dernière remarque : le fait que le même type de médicament agisse à la fois sur la dépression et sur le TOC donne à penser que les deux troubles sont en lien et cela est très intéressant. Le lien, je le fais par la pulsion agressive. Dans la dépression, il y a retournement contre soi de l’agressivité. Dans le TOC, il y a isolation, c’est-à-dire déconnexion de la pulsion et de la représentation. Dans les deux cas, le sujet contrôle inadéquatement l’agressivité[82]. On peut penser que la sérotonine redonne au sujet la possibilité d’effectuer un contrôle adéquat de l’agressivité, contrôle qui jusqu’ici lui échappait. Mais, cette capacité neurologique étant restituée, il n’est pas sûr que le sujet parvienne spontanément, et avec ses seules forces, à élaborer les processus psychologiques et comportementaux à l’origine de son problème. C’est là qu’intervient la psychothérapie.

Je terminerai ce chapitre par un résumé synthétique de la thèse de Clair & Trybou (2013), thèse à laquelle j’ai déjà fait plusieurs fois allusion.

82 FENICHEL (1953), p. 358.

L'approche neuropsychologique de Clair & Trybou

Leur thèse est radicale. Les auteurs, qui s'inspirent de Baxter et Schwarz, partent du principe que les TOC sont la stricte résultante d'un manque de sérotonine dans les zones cérébrales précitées. Les modèles de référence sont biologiques : « Ces modèles reposent sur le mauvais fonctionnement des boucles qui relient le cortex cérébral aux ganglions de la base » (71) ; « Nous pensons que les rituels sont le noyau de la maladie » (125) ; « Nous posons l'hypothèse que le dysfonctionnement des zones du cerveau entraîne un phénomène d'excitation, d'hyperactivité mentale » (124) ; « Quand il n'y a pas assez de sérotonine, l'information se perd entre deux neurones, car le message n'a pas été projeté avec assez de force. Quand on manque de sérotonine, le préfrontal devient hyperactif et provoque un besoin chimique biologique, mécanique de contrôle, c'est-à-dire qu'il sent le besoin de contrôler, de vérifier (…) alors qu'il ne se passe rien » (131) ; « Tout est sérotonine » (165).

Par conséquent, dans la problématique des TOC, seuls comptent les rituels : « Nous proposons un modèle selon lequel le dysfonctionnement de zones cérébrales entraînerait une contrainte biologique, c'est-à-dire un besoin de ritualiser, mécanique, chimique, sans raison extérieure particulière » (124). Le rituel n'aurait d'autre fonction qu'une fonction de vidange de l'excitation d'un cerveau qui s'emballe, faute de sérotonine requise pour le freinage. Pour les auteurs, un rituel, c'est un emballement appris et qu'il s'agit de désapprendre par une approche neuropsychologique. Dans cette affaire, les obsessions ne sont rien qu'un épiphénomène (tout comme le doute et autres avatars) : l'excitation attrape toutes sortes de pensées : « L'obsession serait alors une conséquence de l'excitation et du dysfonctionnement cérébral qui la sous-tend, et non la chose dangereuse qui provoque l'excitation du cerveau » (125).

Les conséquences thérapeutiques sont claires : « Il faut la plupart du temps des médicaments pour calmer l'excitation du préfrontal et une thérapie pour modifier les habitudes automatiques » (133) ; « Le but de la psycho-éducation (…) est de ramener sans cesse le patient à son diagnostic » (134).

On le voit, la thèse est radicale. Mais comment distinguer la cause et la conséquence ? Les auteurs n'expliquent pas l'origine du manque de sérotonine ; les circonstances de la vie n'auraient rien à voir. D'autre part, eux non plus n'expliquent pas pourquoi ce sont toujours sur le même type d'idées (peur de faire mal) que se focalisent les obsessionnels. Cette approche ôte au TOC toute signification psychique. Le TOC est traité comme une tendinite (sic). Il n'a pas de sens, encore moins de sens existentiel.

Je retiens pourtant de ces auteurs la théorie de l'emballement du cerveau suite au manque de sérotonine. Je l'explique par le mécanisme de l'isolation qui fait chuter le taux de sérotonine et je considère qu'il affecte d'abord les idées. Il devient alors logique que le patient redoute les seules pensées ayant un lien avec les causes de l'isolation : la peur de commettre le mal. Pour moi, les rituels restent la conséquence des idées. Ils ne sont pas un épiphénomène.

En définitive, la lecture de cet ouvrage est très stimulante et interpelle le thérapeute. C'est sa thèse qui m'a poussé à faire une hypothèse : je suggère que le geste psychique de l'isolation, pour des motifs en rapport avec l'environnement, a une incidence sur le taux de sérotonine (sur sa capture ?) et qu'effectivement le manque de contrôle peut faire l'objet d'une lecture circulaire. Inversement, l'affirmation de soi pourrait reconstituer un taux délabré par l'isolation. D'un côté, selon une stricte lecture biologique, le manque de sérotonine prive le sujet du contrôle de certaines zones du cerveau (circuit de l'agressivité). D'un autre côté, la lecture psychologique établit que l'isolation est un acte de débranchement de l'agressivité, ou plus exactement un acte de retrait du champ de bataille créé par la confrontation. Le sujet ne veut plus entendre parler de confrontation. Il se retire du combat. Mais persisterait alors une menace majeure et permanente : toute circonstance offrant la possibilité de faire mal serait un danger. Le risque serait d'autant grand que l'isolation ne serait pas totale et laisserait persister l'envie de faire mal ; il viendrait surtout du fait que le manque de sérotonine enlèverait au sujet la possibilité du contrôle. On aurait là un cercle vicieux inextricable : plus le sujet se retire du combat, plus il devient vulnérable.

Une expérience scientifique vérifierait mon hypothèse. Il faudrait pouvoir constater par imagerie mentale que, suite à un acte psychique d'isolation (on peut très bien, par exemple en hypnose, représenter mentalement un geste d'isolation de l'agressivité), le taux de sérotonine baisse significativement.

Chapitre 3

POUR UNE APPROCHE THEORIQUE INTEGRATIVE

ESSAI DE PROBLEMATISATION SYNTHETIQUE

L'hypothèse de base : l'isolation de l'agressivité

Tout au long de cette revue historique, j'ai recherché l'origine de la contrainte obsessionnelle.

Mon hypothèse est que les troubles obsessionnels compulsifs se forment lorsque le patient ne parvient pas (pour des raisons que je vais bientôt préciser) à assumer son agressivité offensive/défensive dans la confrontation à autrui. Il recourt alors à l'isolation, déconnecte l'agressivité de sa cible, transpose le conflit dans le mental, produit des idées obsessionnelles qui sont une dérivation et une déformation de la confrontation initiale esquivée, et développe rituels magiques et évitements comme mécanismes de lutte contre ces idées. La contrainte n'est pas primaire. Elle est un effet de la dérivation de l'énergie libérée par l'isolation de l'agressivité.

La vie offre constamment pour chacun d'entre nous de multiples occasions de mobiliser son agressivité. Plusieurs cas de figure se présentent. Le sujet peut gérer adéquatement son agressivité selon des formes socialement adaptées. Mais il se peut qu'il ait quelque difficulté à l'assumer. Dans ce cas, il la gère en recourant à des mécanismes de défense bien connus : par formation réactionnelle (névrose de caractère), par retournement contre soi (dépression réactionnelle, hypocondrie), par projection (paranoïa), par morcellement (schizophrénie), par isolation (TOC). Enfin, il existe des sujets, heureusement rares, qui exercent leur agressivité sans frein ni états d'âme : c'est le cas des pervers qui éprouvent une froide jouissance à faire mal.

Pour moi, c'est le recours à l'isolation qui inaugure et signe le fonctionnement défensif fondamental de la névrose obsessionnelle. C'est elle qui crée la contrainte de l'obsession et, par voie de conséquence, celle de la compulsion. En effet, l'énergie initiale quitte la scène sensori-motrice où s'effectuait la confrontation et se trouve « dérivée », « forcée » vers le haut, vers le mental, et sert à alimenter une activité mentale impulsive, incessante, irrationnelle, autonome, échappant au contrôle volontaire. Les pensées obsessionnelles sont comme des électrons libres fonçant à vive allure dans l'espace mental. Il y a un défaut dans la capacité du sujet à inhiber ces bolides. L'image de la conduite forcée qui dérive l'eau du barrage est également une bonne illustration du processus de contrainte. Que fait alors le sujet envahi par l'idée ? Il mobilise toutes ses forces volontaires pour lutter contre elle, et se sent en fait contraint à le faire. Ainsi, une part de l'énergie libérée par l'isolation sert à produire (impulsivement) les représentations mentales, une autre partie est utilisée pour contraindre (compulsivement) la volonté à lutter contre les idées obsessionnelles et prévenir les risques. On peut penser aussi que le manque de contrôle affecte la production d'idées puis celle de rituels. Cottraux [83] parle d'un processus compensatoire : l'impulsion est compensée par la compulsion.

Mon modèle clinique est clairement pulsionnel et énergétique : l'énergie libérée par l'isolation investit le champ mental, propulse des idées dérivées qui tournent de façon d'autant plus effrénée que le manque de sérotonine limite le contrôle, puis investit désespérément des comportements magiques (les rituels) chargés de lutter contre ces idées, faute d'y parvenir autrement.

L'isolation comme mécanisme de défense

L'isolation est un mécanisme particulièrement adapté pour traiter l'agressivité car c'est un mécanisme d'urgence et par ailleurs radical.

L'isolation intervient brutalement dans une confrontation impossible ou au terme d'une longue impuissance. Le sujet se retire du combat et en nie l'importance. Dans une phase primitive historiquement identifiable, le sujet engagé dans une confrontation « débranche » l'agressivité de sa cible, évite l'impact, la neutralise en quelque sorte. Dans la phase ultérieure, les souvenirs de la confrontation esquivée se trouvent non pas effacés mais

[83] COTTRAUX (1997), p. 148.

désaffectés et la chaîne des conséquences de cette désaffectation est perdue de vue. Le meilleur mot, d'inspiration informatique, pour expliquer l'isolation est le terme « désactivation » : l'agressivité est désactivée.

L'isolation correspond à une forme de démission et de déresponsabilisation : *« Rien de grave... tout va bien... no problem... »* La confrontation impliquait un engagement sensori-moteur. Après isolation, le patient ne sent plus qu'il a été agressif et, de ce fait, il n'a plus aucune conséquence à tirer de la situation ainsi banalisée.

Mais cette désactivation de la sensibilité et de l'expression agressive entraîne des effets de dérivation énergétique et s'accompagne d'un mécanisme de dissociation. L'isolation, en débranchant l'agressivité, opère une dissociation entre le ressenti agressif en direction d'une cible dangereuse et l'énergie mobilisée à cette occasion. Ce mécanisme de dissociation entre la représentation et l'affect est la découverte princeps de Freud[84] : « Les psychonévroses (...) correspondent aux effets du mécanisme spécifique de la séparation de la représentation et de l'affect. » L'énergie pulsionnelle est détournée de sa cible (qui, du coup, devient inoffensive, insignifiante) mais cette énergie, inemployée, monte dans le mental et va servir à faire tourner les idées obsessionnelles.

Le mécanisme d'isolation, au moment où il se produit, affecte donc plusieurs plans :

– Le plan représentatif : le sujet perçoit la scène, la banalise, en dénie l'enjeu dramatique *(« Je fais comme si de rien n'était »).* C'est ce qui va lui permettre de n'en garder qu'un souvenir terne, froid, banal.

– Le plan sensible : le sujet anesthésie ses sensations *(« Ça ne me fait rien »).*

– Le plan physique : le mouvement agressif endigué s'accompagne d'une tension musculaire qui verrouille l'action. Quand on interroge l'obsessionnel sur l'état de son corps, il parle d'énervement (l'obsessionnel est un énervé qui énerve !) affectant tout le corps ou localisé dans certaines zones privilégiées : au premier rang, le front, où s'exprime la tension psychique de la pensée contenue *(« Ça me prend la tête ») ;* en second lieu, le ventre (zone

[84] CASTEL (2011), pp. 410-411.

de l'affirmation de soi), les épaules et la nuque (zone de la colère), les bras (qui servent à frapper), la mâchoire (qui sert à crier, à hurler), les pieds (qui servent à donner des coups ou à trépigner). Ce sont les lieux du corps, les zones de tension où l'agressivité physique se forme et se trouve plus ou moins efficacement réprimée, selon le procédé de la cuirasse musculaire décrite par Reich[85].

– Le plan relationnel : le sujet se met à distance d'autrui et du monde en évitant tout contact *(« Pas touche ! »).*

L'isolation est un double mouvement sensoriel et moteur : d'une part, le sujet dénie la portée agressive de la scène et anesthésie tout ressenti ; d'autre part, il bloque tout mouvement agressif du corps. L'énergie passe alors dans le mental, où se transpose la lutte originelle. Le sujet ne lutte plus contre des cibles extérieures mais contre lui-même, c'est-à-dire contre ses propres idées. Je reprends le modèle explicatif de Freud (mais désexualisé…) qui garde aujourd'hui, me semble-t-il, toute sa pertinence.

Quelques questions

Pourquoi le traitement de l'agressivité se fait-il par l'isolation et non pas par d'autres mécanismes ?

Fenichel tente de répondre à la question en invoquant l'influence des éducateurs : « Peut-être le fait que les pulsions sexuelles sont très souvent refoulées, tandis que les pulsions agressives sont plus souvent l'objet d'autres mécanismes de défense, est-il dû à ce que l'éducation traite le sujet du sexe tout simplement en n'en parlant pas, tandis que l'existence de l'agressivité est reconnue quoique considérée comme une mauvaise chose[86]. » L'argument me semble faible aujourd'hui. Je pense plutôt que c'est un mécanisme d'urgence commode pour éteindre le feu de l'agressivité. Il a aussi l'avantage d'être durable.

L'isolation est-elle de l'ordre du tout ou du rien ? Autrement dit, est-ce que l'isolation affecte la totalité de l'agressivité ?

Je pense que l'isolation peut être partielle et laisser s'exprimer un courant d'agressivité directe. On le voit bien dans certains TOC où une part

85 REICH (1971).
86 FENICHEL (1953), p. 185.

d'impulsivité[87] est présente : une partie de l'agressivité est retenue (isolée), un autre est susceptible d'être activée. Mais, dans ce cas, l'agressivité impulsive n'est pas du tout intégrée. Elle est pur jaillissement d'une sorte de violence fondamentale (au sens de Bergeret). D'autre part, il faut distinguer les contextes spatiaux où s'exerce l'isolation. Certains clivages se produisent. L'isolation peut être opérante dans le domaine familial et en revanche ne pas s'exercer dans le domaine de la vie professionnelle. Enfin, elle affecte de façon nuancée les temps de vie : j'ai souvent observé une relâche durant les temps de vacances.

> Arthur, 30 ans, agriculteur, a des poussées d'irritation se manifestant en paroles blessantes et en gestes d'énervement coexistant avec les phases de totale inhibition dans la riposte.

> Bernard, rongé par le perfectionnisme, vit de façon naturelle et spontanée, sans se poser de questions, durant les temps de vacances.

En résumé, l'isolation est un mécanisme d'urgence, radical, partiel et durable.

Un processus magique

L'état d'esprit qui préside à l'isolation est de texture archaïque : l'isolation est un geste magique.

Centrons-nous quelques instants sur la subjectivité de l'obsessionnel, glissons-nous dans son état d'esprit. Il se parle à lui-même : *« Je vis une situation dramatique impliquant la riposte mais je ne veux pas combattre, je ne veux pas aller dans la confrontation avec mon adversaire ; alors, je fais comme si de rien n'était, je n'éprouve plus aucune agressivité contre mon agresseur ; il n'y a plus de problème, pas de problème ! ».* Ces phrases sont des expressions chères aux patients ! Certes, l'obsessionnel n'oublie pas les scènes agressives (dans le refoulement hystérique, en revanche, les scènes sexuelles sont « oubliées »), il se souvient de scènes de confrontation mais n'en garde aucune impression forte ; il en parle sur un ton badin, anodin ou banal. Il ne fait aucun lien entre des TOC et les scènes du passé. Il n'a aucune conscience de la façon dont il a réduit ses contacts visuels, auditifs, tactiles et a mis son corps en rétention musculaire.

---

87 Je ne parle pas des obsessions qui sont des peurs d'agresser (phobies d'impulsion). Dans ce cas, il n'y a aucun risque de passage à l'acte.

Qu'est-ce que la magie ? « La pensée magique est une forme, une application parmi d'autres, dans un cadre spécifique, de la pratique magique consistant à produire un univers ou des faits par son seul pouvoir[88]. » « La magie est l'art de produire, par des procédés occultes, des phénomènes inexplicables ou qui semblent tels[89]. » La pensée magique croit dans le pouvoir direct des mots et des intentions pour obtenir des changements acausaux, aspatiaux. La magie est une pratique visant à obtenir des changements directs sur les choses par la seule puissance des mots. C'est un mode opératoire étrange : la parole se fait acte, immédiatement, sans les médiations causales spatio-temporelles. C'est le pouvoir immédiat de la volonté ou de l'intentionnalité d'obtenir un effet sans délai ni médiation. On distinguera la pensée magique, qui est un état d'esprit où se mêlent croyance, conviction, résolution, et le rituel magique, qui est le mode opératoire utilisé.

La pensée magique est un procédé d'urgence pour gérer l'incompréhensible (la mort), l'insupportable (la douleur, la maladie, une épidémie), l'incontrôlable (les fléaux, tous les malheurs de la vie n'offrant pas de prise rationnelle).

On remarquera dans le rituel magique l'importance des mots et du langage. Dans toutes les cosmogonies, le monde est créé par une parole magique. « Au début était le verbe », dit l'apôtre Jean.

La magie est utilisée dans les sociétés dites primitives mais n'a pas disparu de nos sociétés modernes.

Que vit l'obsessionnel juste avant l'isolation ? Il est dans l'urgence – je vais le préciser plus loin – de couper court à l'agressivité montante. Dans l'urgence et l'insupportable, il n'y a pas d'autres solutions que d'imiter Harry Potter : on claque des doigts : *« Abracadabra, il n'y a plus de problème, faisons comme si de rien n'était ! »* L'opération est immédiate. On débranche le fil menant à l'appareil qui va « griller », on désamorce la bombe qui va exploser. On quitte le lieu du combat. J'ai pu observer chez certains sujets ce moment rare où se produit l'isolation, un moment où le sujet se parle à lui-même magiquement et qui s'accompagne d'une sorte de crispation de tout l'être. Parole de proférence, raidissement musculaire, déni

88 COLLOT (dir.) (2008), p. 190.

89 *Ibid.*, p. 204.

perceptif : l'isolation se réalise et l'énergie agressive est réorientée vers le mental.

> Pour Bernard, un jour, à 14 ans, toute sa vie va basculer : il lui est insupportable de réaliser qu'il éprouve de la haine destructrice pour son père, père qui persiste à le dévaloriser scolairement et à ne pas le reconnaître, ce qui représente le pire malheur de sa vie. Alors, il fait comme si de rien n'était. Il banalise tout. Puis il déplace la lutte contre les idées dérivées représentant des malheurs plus modestes, en lien de contiguïté (déplacement) ou de ressemblance (symbolisation), et qui ne concerne plus la réussite scolaire ou professionnelle mais la réussite et la perfection dans l'action quotidienne.

À partir de là, l'énergie qui a envahi le mental investit les idées qui expriment les risques et les malheurs de la vie, en lien plus ou moins direct ou symbolique avec les scènes de confrontation. Le contenu des idées obsessionnelles a toujours un rapport avec la peur de faire du mal. Il me paraît naturel que le sujet craigne avant tout les situations qui réintroduiraient le mal que l'isolation a voulu éviter, d'autant plus qu'il sent sa capacité de contrôle affaiblie.

Le patient, comme je l'ai déjà dit, fait en quelque sorte flèche de tout bois. Les pensées importantes sont désaffectées mais des pensées banales prennent une importance considérable, elles se fixent, elles « accrochent », tout en étant insupportables. La lutte s'engage dans le mental. Les cibles et les enjeux se sont transformés. C'est l'enfer qui commence. J'ai rassemblé cet envahissement, ces contaminations, ces émanations toxiques sous le concept générique d' « effluence ». Le plus étrange est que le sujet prétend se soigner à travers ces mesures. Ce qu'il croit thérapeutique est pathogène, on pourrait dire « iatrogène » en poussant le sens du mot.

Au fond, et paradoxalement, le trouble obsessionnel compulsif marque l'échec relatif de l'isolation. Si l'isolation parvenait à dissoudre l'énergie initialement dédiée à la confrontation, si le courant d'agressivité pouvait s'assécher en totalité, tout serait plus simple. Il n'y aurait pas de forçage du mental. Le retrait de la scène de la confrontation engendre une baisse du taux de sérotonine qui prive le sujet de la possibilité de contrôler ce qu'il redoute. Il n'y aura pas d'autre issue thérapeutique que de retrouver l'agressivité et de la gérer.

La seconde clef importante pour comprendre les TOC (la première étant l'isolation) réside donc dans l'existence de la pensée magique : « La pensée prélogique de l'obsessionnel le conduit à une confusion constante de la pensée et de l'action, et le ramène au stade de la pensée magique[90]. »

On ne peut oublier de faire référence aux études de psychologie génétique de Piaget sur la pensée de l'enfant de la période symbolique. Entre 3 et 6 ans, l'enfant met en œuvre une pensée magique pré-logique, pré-causale qui exprime à la fois une vision du monde et un mode opératoire particuliers[91].

On se référera aussi à l'ethnopsychiatrie. Cette discipline étudie la pensée primitive, qui est profondément magique[92]. Il y a une parenté évidente entre le fonctionnement du jeune enfant et celui de l'homme primitif (ancien ou moderne)[93]. Ces croyances magiques sont présentes non seulement dans les sociétés primitives, mais aussi dans les sociétés modernes, rurales[94] ou urbaines.

Sur la question de la magie, Fenichel, prolongeant les observations de Freud, apporte d'intéressantes remarques : « Craignant le monde, il [l'obsédé] essaie de reproduire le procédé par lequel, enfant, il avait appris à maîtriser les aspects effrayants du monde[95] » ; « Celui qui connaît le mot pour une chose maîtrise cette chose[96] » ; « Les fantasmes des obsédés... ressuscitent les attitudes archaïques accompagnant l'usage des premiers mots[97] ».

Quand le sujet a baigné longuement dans l'expérience infantile de la pensée magique, quand il a eu confirmation par des évènements fortuits de cette croyance que la pensée pouvait en toute-puissance commander aux choses et aux êtres, ce peut être pour lui un dernier recours de faire appel au pouvoir de la pensée pour éviter le mal.

---

90 COTTRAUX (1998), p. 223.

91 Cf. PIAGET (1964), *Six études de psychologie* ; (1972), *La représentation du monde chez l'enfant* ; MAUCO (1970), *L'inconscient et la psychologie de l'enfant* ; COLLOT (2008), article de Stephano Colombo, p. 327.

92 On se référera à DE MARTINO (1971), *Le monde magique* ; NATHAN (1995), *Manifeste pour une psychopathologie scientifique* ; FAVRET-SAADA (1977), *Les mots, la mort et les sorts* ; (2009), *Désorceler.*

93 Cf. les travaux des ethnologues Frazer et Levy-Brühl.

94 Jeanne Favret-Saada étudie les rituels de croyance relayés par les « désencraudeurs ».

95 FENICHEL (1953), p. 359.

96 *Ibid.*

97 *Ibid.*

Il est important de remarquer que le développement de la névrose (avec son cortège de symptômes : idées, rituels, évitements) va être marqué par son origine magique. Dans les TOC, on retrouve le processus magique à tous les niveaux : la pensée obsessionnelle a un côté magique, comme si la pensée auto-entretenue devait exorciser le danger ; le rituel est éminemment magique quand il cherche à prévenir irrationnellement les dangers ; les évitements eux-mêmes sont magiques dans les excès de précaution. La logique obsessionnelle, c'est de ne plus rien ressentir du problème, de l'évacuer dans le mental : c'est la pensée magique qui opère ce tour de passe-passe.

Je vais plus loin : c'est le processus de recours à la magie des mots par l'obsessionnel qui explique aussi que l'énergie monte dans le mental. En utilisant dans l'urgence le pouvoir des mots, le sujet s'installe d'emblée dans le mental. Le sujet reste jusqu'au bout perché dans les mots. Toute son énergie passe ensuite dans le mental : « Les malades obsédés fuient les expériences terrifiantes des pulsions émotionnelles, dans le monde isolé des mots et des idées[98]. » De A jusqu'à Z, la névrose utilise le pouvoir des mots : pour dire stop au mal et pour l'exorciser.

La thérapie aussi devra tenir compte de cette particularité. On verra plus loin que l'hypnose, en recourant à la force de la suggestion, présente un côté magique : elle pourrait bien s'avérer être un outil très utile, voire essentiel, dans la thérapie des TOC[99] : « L'hypnose accroît l'effet opérant de la pensée magique[100]. » TOC et hypnose sont en phase dans leur rapport à la pensée magique. C'est précisément parce que le sujet obsessionnel est familier avec la magie, le pouvoir des mots, que l'hypnose par la puissance suggestive peut devenir la thérapie privilégiée des TOC. Je suis persuadé qu'il ne peut y avoir de névrose obsessionnelle sans sensibilité magique.

On trouve ici une première application de ce principe thérapeutique : ce que le patient sait faire dans sa pathologie, on va l'utiliser dans un but thérapeutique. Puisqu'il pratique l'isolation, nous utiliserons l'isolation comme outil thérapeutique. Puisqu'il utilise la magie, nous utiliserons la magie de façon paradoxale ; puisqu'il vit dans une mauvaise hypnose, nous

98 *Ibid.*, p. 193.

99 L'ouvrage *L'hypnose et la pensée magique* (COLLOT dir.) tente de rapprocher pensée magique et hypnose.

100 *Ibid.*

le plongerons dans une bonne hypnose ; puisqu'il sait se dissocier, nous utiliserons la dissociation pour le guérir... Le plus sûr chemin du changement en thérapie passe par l'utilisation des compétences des patients.

LES ORIGINES DE L'ISOLATION

Nous abordons maintenant une question centrale : pourquoi le sujet ne supporte-t-il pas son agressivité et ne parvient-il pas à la gérer ? Où se situe l'insupportable ? L'impuissance ? L'urgence ? La réponse à la question est décisive : elle va orienter tout le travail psychothérapique.

Chez mes 70 patients souffrant de TOC, j'ai suivi le chemin de la refluence. Elle permet de descendre, de façon régressive, à la source de l'isolation. Cette quête m'a invariablement mené à la crainte fondamentale de faire mal à autrui.

> Il arrive quelquefois que l'expression de cette peur surgisse dès la première séance. Je pense à un patient âgé de 75 ans, ancien agriculteur, que je n'ai vu qu'une seule fois : la démarche psychothérapique que je lui proposais était culturellement incompréhensible et inassimilable pour lui. Après l'exposé détaillé de ses pensées obsessionnelles prenant la forme de scrupules par rapport à ses proches, il me dit, après une brève expérience de centration sur la respiration : *« De toute façon j'ai toujours peur de faire mal aux autres, j'ai horreur du conflit ! »* La plupart du temps, il faut beaucoup plus de temps pour parvenir à une conscience aussi précise du problème !

C'est le risque d'un vécu de violence et de destructivité qui est à l'origine de l'isolation. La hantise du patient est de se trouver placé ou replacé dans des situations qui l'obligeraient à activer l'agressivité qui chez lui a été isolée. Toutes les peurs obsessionnelles mises en avant par le patient ne sont que des avatars de ce drame intérieur. Pour chaque patient, on aboutit à des situations impossibles à admettre et à vivre. Que le risque soit réel ou imaginé, comme Cottraux le souligne très justement avec sa théorie de l'impulsivité perçue[101], le résultat est le même.

Certes, toute agressivité ne charrie pas forcément de la violence destructrice. J'ai dit que je concevais l'agressivité comme une force positive

[101] COTTRAUX (1998), pp. 143 et suiv.

d'affirmation de soi face aux autres et au monde. Ce qui est redouté par l'obsessionnel, c'est de devoir faire mal ou du mal à autrui, à quelqu'un qui a de l'importance pour lui affectivement. Du coup, il réprime tout mouvement de colère, de lutte ou d'opposition – même non violent – car il l'interprète comme quelque chose de mal, ou bien il craint que cela ne l'amène à mobiliser une agressivité destructrice, pouvant aller jusqu'au désir de mort, lourde de conséquences. L'obsessionnel jette le bébé (l'affirmation de soi) avec l'eau du bain (la violence).

Pourquoi et comment l'agressivité se trouve-t-elle isolée ? Plusieurs cas doivent être examinés. Je regroupe les multiples variantes rencontrées chez 70 patients sous deux chefs principaux, l'une et l'autre présentant des sous-rubriques.

Le patient esquive la confrontation et isole son agressivité…

A. par peur de la destructivité ;
B. ou suite à une situation traumatique.

Le lecteur doit bien garder à l'esprit que je m'intéresse ici aux causes (historiques)[102] de l'isolation fondamentale. Viendront ensuite toute une série de conséquences dans l'histoire du sujet (idées, rituels et évitements : « l'usine à gaz »), conséquences qui ici ne font pas partie de mon propos.

A. La peur de la destructivité

Autour de la peur de la destructivité attribuée à l'agressivité, existe tout un nuancier. Chaque patient accentue l'un ou l'autre de ces aspects. Je distingue quatre situations principales : la peur des conséquences de la confrontation elle-même ; la peur du vécu destructif ; le refus d'une agressivité importée de l'extérieur ; le refus d'une agressivité d'origine organique projetée à l'extérieur.

---

102 Evidemment, je pose l'hypothèse que les TOC ont une origine psychologique ; je me démarque du courant strictement organogène de Clair & Trybou, sans exclure toutefois la possibilité d'une prédisposition génétique.

1. Peur des conséquences de la confrontation

a) Crainte d'être détruit par autrui

Le patient craint que son agressivité n'entraîne de la part d'un autrui hostile ou maltraitant une riposte dangereuse pour son intégrité et sa survie : *« Si je vais à l'affrontement, je serai détruit. »* Il craint que son agressivité par un effet de rebond ne le détruise lui-même. Il a peur pour lui-même. Le sujet perçoit que, s'il riposte, les conséquences pourraient être dommageables pour son intégrité physique et morale. Sentant que le danger peut être extrême, qu'il ne fait pas le poids, il préfère prendre de la distance, anesthésier son réflexe de survie et renoncer à une riposte légitime. Alors le sujet débranche son agressivité et éteint préventivement toute velléité de confrontation.

> Sonia savait bien, dans la période de l'enfance et surtout de l'adolescence, qu'elle prendrait des risques considérables pour sa survie si elle s'opposait à sa belle-mère, secrètement mais très efficacement maltraitante (cas n° 11).
>
> Thibault savait que, s'il s'opposait à son père, il pouvait subir une riposte gravissime (braquage par une arme à feu) ; et que, s'il résistait à ses camarades de collège, il serait roué de coups.

b) Crainte de détruire autrui

Le patient craint que son agressivité ne détruise autrui. Le patient insiste là encore sur la crainte des conséquences. Mais la crainte vise moins les conséquences de la riposte à un agresseur maltraitant ou frustrant que celles de son propre comportement sur l'agresseur : *« Si j'affronte autrui, je vais le détruire. »* La situation est l'inverse de la précédente. C'est la situation rencontrée quand la haine de l'autre est extrême et peut entraîner des conséquences irréparables. C'est également la situation de « violence fondamentale » décrite par Bergeret [103], où là, il n'y a ni relation ni reconnaissance de l'autre mais pure réactivité. Le sujet est prêt à tout, à tuer, à détruire pour assurer sa survie. Il redoute de se trouver mis dans une

103 BERGERET (1994 et 2000).

situation délicate entraînant le réflexe de survie[104]. C'est une violence qui fait très peur au sujet.

> Gabriel répète qu'il ne veut surtout pas se mettre dans des situations dangereuses car alors il ne sait pas ce qu'il serait capable de faire. Il l'a d'ailleurs prouvé en montrant des réactions excessives à l'égard de son bébé qui présentait des troubles du sommeil (cas n° 13).

c) Peur de perdre l'amour dans un conflit aux enjeux affectifs

Une autre variante est la crainte qui naît dans un contexte de conflit affectif. Le sujet craint, en s'opposant à un être qu'il aime, de perdre son amour. L'agressivité se trouve bloquée pour des motifs affectifs/relationnels : *« Si j'affronte la personne que j'aime, je vais perdre son amour. »* Le sujet est dans l'ambivalence. La situation peut se compliquer si une problématique œdipienne se greffe là-dessus, engendrant une régression sadique anale. Mais je l'ai déjà dit, ce cas bien étudié par Freud me paraît aujourd'hui rarissime.

> Marguerite craint de perdre l'amour de sa mère en la critiquant (cas n° 1).

> Ludivine redoute de perdre l'amour de ses parents en s'opposant à eux.

d) Peur d'être trop faible pour faire face et gérer la lutte

On retrouve ici les observations de Janet. L'obsessionnel dit souvent se sentir faible et dépourvu. Sa personnalité ne dispose pas des ressources physiques, intellectuelles pour s'opposer à autrui. Il vit l'impuissance de réagir : *« Je n'ai pas la force de réagir. »*

> Yannick a souvent évoqué son sentiment de faiblesse face aux autres élèves à l'origine de son blocage de l'agressivité durant l'adolescence (cas n° 2).

2. Crainte du vécu lui-même de la destructivité

a) Crainte éthique

On remarque souvent une coloration éthique dans la peur de perdre l'amour de l'être aimé, ou la peur de riposter à autrui. Le patient a peur de s'opposer

---

[104] Dans la conception de Bergeret, il y a haine lorsqu'il y a reconnaissance de l'autre comme sujet, alors que, dans la violence fondamentale, autrui n'est perçu que comme danger impersonnel.

pour des raisons morales. La riposte est toujours perçue comme quelque chose de mal, même en situation de légitime défense. On trouve souvent à l'arrière-plan une éducation hyper-rigide ou une influence religieuse traditionnelle. On est dans le domaine de la scrupulosité[105] : *« C'est mal d'attaquer et de se défendre. »*

> Pour Gustave, 14 ans, collégien, adolescent souffrant de troubles de la vérification, il est impensable, inconvenant, de s'opposer à ses parents : *« On ne critique pas ses parents ! Les parents, c'est sacré ! »*
>
> Victor affiche clairement la couleur : *« On n'entre pas en conflit avec ses parents, ça ne se fait pas, on les respecte. »*

Alors, pour ne pas avoir à entrer en conflit, le sujet éteint son agressivité. La crainte éthique est renforcée par la fascination qu'exercent le pouvoir et la jouissance de faire mal.

b) Peur de perdre le contrôle

La peur de perdre le contrôle du comportement peut inspirer la crainte de la confrontation. Je la distingue nettement du sentiment de non-contrôle lié au manque de sérotonine et dont l'isolation va être responsable. Cette peur de non-contrôle s'appuie sur des facteurs objectifs, par exemple une constitution impétueuse et déjà en déficit de sérotonine, et sur des facteurs subjectifs (dont je parlerai plus loin), par exemple le manque d'intégration de l'interdit ou l'impact de l'imaginaire fantasmatique.

c) Peur de reconnaître et d'assumer une part mauvaise de soi

Cette autre crainte est également très présente chez l'obsessionnel. C'est moins la peur des conséquences ou de l'enjeu des conflits, c'est moins la peur de perdre le contrôle que la peur de devoir reconnaître en soi une partie « mauvaise », « méchante », capable de faire du mal. Cette part de soi, souvent nommé « ombre », « volcan », « monstre », « loup », « diable », n'est pas assumée. Le sujet ne veut pas reconnaître cette part négative de lui-même : *« Je sens que je suis quelqu'un de mauvais. »*

---

[105] Cet aspect, très présent au XVIIe siècle, lors de la période puritaine ou janséniste a été bien étudié par CASTEL (2011). Il souligne que cet état, loin d'être un problème à cette époque, pouvait être considéré comme le nec plus ultra de la religiosité de l'époque.

Eveline, 55 ans, professionnelle de la santé, qui souffre de perfectionnisme dit : *« Je sens bien que je porte en moi un volcan, toujours prêt à éclater : ce côté mauvais de moi, je ne peux l'assumer. Ça me terrorise. »*

Assam entre dans une terreur qui déforme son visage lorsqu'il entre dans la conscience de sa violence interne.

Jean-Claude est dans la crainte incessante de faire du mal aux autres, sans s'en apercevoir, sans rien pouvoir maîtriser. Il appelle cette part de lui-même son « diable » !

De ce point de vue, l'obsessionnel est la figure opposée du pervers. Ce dernier assume parfaitement, froidement, sans états d'âme, avec jouissance, cette part mauvaise de lui-même. Il la cultive et la promeut. On en a un magnifique exemple dans le film de Scorsese *Le loup de Wall Street,* sorti en janvier 2014.

La thérapie explorera cette soi-disant part mauvaise de soi et permettra de découvrir derrière une façade de méchanceté une part de soi exilée et qui souffre.

C'est pour toutes ces raisons traduisant la peur de faire mal qu'à des degrés divers l'obsessionnel isole son agressivité. Le travail de la thérapie vise à retrouver les conditions contextuelles initiales de cette isolation. Sans doute est-il artificiel de distinguer tous ces aspects qui s'entremêlent. Fondamentalement, l'obsessionnel craint de ne pas maîtriser l'agressivité sous sa forme offensive ou défensive, et redoute que son usage ne mène au mal. C'est le noyau dur de la constellation obsessionnelle. Il faut bien reconnaître que la peur de la destructivité est une peur très subjective. Elle procède autant de l'appréhension du réel que de sa représentation. Quelquefois, le risque de destructivité au moment où se produit l'isolation est bien réel. D'autres fois, il est seulement imaginé. Il faut alors tenir compte de l'influence des fantasmes de violence et des expériences antérieures (points de fixation) qui peuvent contaminer le présent. Je pense à des actes réels de violence qui ont échappé au sujet.

Jean-Claude, à l'âge de 6 ans, a effectivement mis le feu à un hangar.

Je pense aussi à la violence fondamentale des premières années qui peut marquer profondément le sujet.

> Thibault, dans la prime enfance, a vécu des situations de survie en face d'un père dangereusement maniaque, situations qui l'ont obligé à réagir vivement pour sauver sa peau.

Après isolation, les situations qui vont maintenant l'effrayer sont celles-là mêmes qui offrent la possibilité de faire mal. Mais en fait, on le verra, c'est la pensée qui contamine, charge ces situations. Ces situations se donnent à voir comme des déclencheurs, mais c'est initialement la pensée qui leur a communiqué leur charge anxiogène, alors qu'ils ne sont que des leurres ! La peur de perdre le contrôle, déjà présente au moment de l'isolation, va être décuplée par le manque de sérotonine. Le sujet va vivre maintenant dans la hantise de commettre des actes mauvais à son insu, par inattention, dans l'inconscience, par inadvertance, comme si une part de soi était en embuscade, prête à bondir, pour commettre le mal.

3. Le refus de l'intrusion ou de l'instigation

Il y a un cas qu'il me paraît judicieux de distinguer des précédents, celui où le sujet rejette une agressivité (violente et destructrice) qu'il ne reconnaît pas comme sienne. Il a le sentiment que cette agressivité – qu'il sent intérieurement – lui a été imposée de l'extérieur. Il ne veut pas pratiquer une violence qu'il ne reconnaît ni ne revendique comme sienne. Quatre cas sont possibles :

a) Le refus de la pression extérieure

Le sujet est instigué par autrui à développer une violence destructrice. Elle lui est transmise par instigation, par emprise, par instrumentalisation.

> En aucun cas Marie-Jo ne veut être cette « méchante fille » que sa mère persiste à vouloir qu'elle soit en lui disant : *« Tu ne peux faire que de mauvaises choses »* (cas n° 3).

b) Le refus identificatoire

Le sujet refuse une riposte qui à ses yeux l'identifierait à un personnage auquel il ne veut pas ressembler. Le sujet se dit que, pour rien au monde, il ne ressemblera à ce parent ou à ce proche agressif dont il veut absolument se démarquer. Alors le sujet fait tout pour se déconnecter de l'agressivité qu'il sent monter en lui et dont l'usage l'identifiera à une figure honnie.

François-Xavier, 45 ans, commercial, craint sans cesse en s'opposant à ses collègues de ressembler à ce père qu'il rejette.

c) Le refus de défausse

Il y a le cas où un proche du sujet, sans volonté d'instigation particulière, décharge commodément sa tension agressive chez le patient, qui se sent alors « chargé » de cette agressivité déversée.

Anna, 38 ans, enseignante, à chaque passage de sa mère se sent chargée d'un paquet d'agressivité qu'elle ne reconnaît pas pour sienne.

d) Le refus d'être ensorcelé

Enfin, il y a le cas de certains patients qui se sentent « envoûtés » et qui craignent d'être « sorciers » malgré eux, « possédés » par une force du mal[106].

Christian, 22 ans étudiant en médecine, est persuadé d'avoir été envoûté par un cousin qui lui aurait transmis plein de mauvaises choses à l'intérieur de lui.

Là encore, le patient pratique une isolation qui prend le sens suivant : *« Non, je ne me reconnais pas agressif ; je débranche toute forme de riposte qui me transformerait en personnage agressif. »*

4. Par contamination du réel par le fantasme

En proie à un fantasme endogène[107] de violence, le sujet pourrait être amené à renoncer à une agressivité qui, boostée par la puissance (inconsciente ou archétypale) du fantasme, apparaît dangereuse. On peut placer ce type de problème dans cette rubrique.

En conséquence, le sujet bloque toute manifestation agressive pouvant être légitime. Car ce serait réveiller une agressivité isolée et aller dans une voie réprouvée.

5. Projection à l'extérieur d'une attaque organique intérieure

---

106 Cf. FAVRET-SAADA (1977 et 2009) ; CASTEL (2012) étudie la naissance de la névrose obsessionnelle du Moyen Age au XIXe siècle aussi sous cet angle.

107 Je fais allusion à la théorie de l'archétype de Jung. Il faudrait aussi citer les travaux de Gilbert Durand sur l'imaginaire.

Il y a une cinquième situation que j'ai rencontrée deux fois : le TOC peut apparaître comme une façon de réagir à une attaque interne non identifiée. Lorsque le sujet sent que son organisme est attaqué par une maladie, il a tendance à projeter l'agression sur l'extérieur. C'est le processus inverse de l'hypocondrie. Mais en même temps, sentant que l'agresseur n'est pas à l'extérieur et qu'il y a erreur de cible, il peut débrancher son agressivité pour éviter la méprise et réorienter son énergie agressive vers des TOC[108].

> Josiane, lycéenne de 17 ans, étrangement, a été guérie rapidement de ses TOC de vérification en deux séances, et a déclaré dans les jours qui ont suivi des crises d'épilepsie.

Conclusion

Je ne saurais trop répéter que ce qui motive l'isolation est la peur de faire mal. Les circonstances contraignent le patient à s'affirmer ou à se défendre mais, dans la mesure où il imagine que ses actes vont entraîner le mal, il y renonce. Il bat en retraite et ce, d'autant plus que, montant dans le bateau de l'agressivité, il a l'impression de ne plus avoir accès ni au gouvernail et ni aux manettes[109]. Les conséquences vont être importantes car, du coup, avec l'effet de l'isolation et ses conséquences organiques, il va de moins en moins être capable de se contrôler.

Facteurs subjectifs amplifiant l'appréciation des risques de destructivité

Quel vécu subjectif, à un moment donné, a fait apparaître l'agressivité au patient comme destructrice, a provoqué l'esquive de la confrontation et a fini par déclencher l'isolation ? J'ai récapitulé les facteurs contribuant à faire percevoir l'agressivité comme potentiellement destructrice et à en amplifier le risque. La destructivité est une affaire profondément subjective. C'est une affaire d'appréciation. Il y a des facteurs de dangerosité objectifs. Mais il y a des facteurs qui tiennent à l'état d'esprit et à l'histoire du sujet. J'ai récapitulé dans un schéma les facteurs subjectifs tendant à faire apprécier la situation de confrontation subjectivement appréciable. On retrouve ici la théorie déjà mentionnée de l'impulsivité perçue de la théorie de Cottraux.

---

[108] Lors d'une discussion récente, une collègue travaillant dans un centre pour épileptiques remarquait l'importance des TOC chez ces sujets. Le processus projectif est ici évidemment différent de celui qui active la paranoïa.

[109] Les biologistes rappellent que c'est le manque de sérotonine dans la synapse qui crée la difficulté de contrôle...

Document 6 : Facteurs subjectifs amplifiant les risques de destructivité

Influence du passé	Résonance avec l'impulsivité de la toute première enfance *(Winnicott)* Résonance de la confrontation avec la destructivité de la période de la violence fondamentale *(Bergeret)* Souvenir d'un précédent : un acte volontaire ou involontaire ayant entraîné de la destructivité
Vécu dans le présent	Manque de limite ou d'interdit permettant de contenir et de réguler la violence Fascination vis à vis de la possibilité perverse de faire mal Vertige à découvrir la possibilité de tout avoir par la force (agressivité de dominance de *Laborit*) Sensation de ne pas pouvoir maitriser l'agressivité Impression d'être poussé par des forces extérieures à commettre le mal
Vécu intemporel	Fantasme de violence dramatisant et radicalisant l'exercice de l'agressivité *(Freud / Jung)*
Influence du futur	Anticipation négative du futur par marque de confiance en soi ou par confusion entre le possibilité et la réalité de faire mal

B. Le blocage traumatique

Il existe une deuxième grande occurrence qu'il faut bien distinguer des situations précédentes. Ce sont celles dans lesquelles le sujet ayant fait l'objet d'une agression (bien réelle) et unique de la part d'autrui a vécu des traumatismes[110]. Il s'agit de ce qu'on appelle les traumatismes de type I.

> Depuis un viol à la sortie d'un bal, Fany, adolescente de 16 ans, a développé d'importants TOC de vérification.

Dans les cas précédents, le sujet se dissocie lui-même pour échapper à une agressivité ingérable (c'est une isolation-recours). Dans le cas du traumatisme, c'est le choc qui impose la dissociation (c'est une isolation subie).

Dans un bon tiers des 70 cas suivis, j'ai mis au jour des situations traumatiques préexistantes. Peut-on parler d'un lien de cause à effet entre

110 Je distingue évidemment les situations de stress et les situations traumatiques de type 2 : les mécanismes en jeu ne sont pas du tout les mêmes. Dans le stress, il y a débordement excitatif ; dans le trauma, il y a effraction du psychisme.

traumatisme et TOC ? Si oui, comment établir le lien ? Je suggère un schéma explicatif à ne prendre que comme une hypothèse.

Le traumatisme instaure une forme d'isolation particulière que l'on nomme habituellement « dissociation ». Il s'agit là d'une dissociation contrainte. Le sujet se trouve dans l'impossibilité de réagir adéquatement à une double agression : une agression initiale et une agression continuée.

Agressivité initiale : le blocage de l'agressivité

A l'instant initial, le traumatisme entraîne une dissociation forcée. Le sujet est agressé par la situation traumatique. Le problème peut provenir soit d'éléments physiques (un accident de circulation), soit de personnes (un parent alcoolique violent). Le sujet subit un choc, une effraction, et se trouve privé de la possibilité de réagir en mobilisant une agressivité défensive légitime. L'évènement traumatique est pour lui une totale surprise, n'a jamais été pensé, met la vie en danger, déclenche une émotion intense. Le problème vient de ce qu'il n'existe aucune possibilité de lutte ou de dégagement. Alors, le sujet se dissocie de ses affects, de ses représentations, il se déconnecte de l'action tandis que le souvenir va s'inscrire non pas dans les zones cérébrales mais directement dans une zone profonde du cerveau, l'hippocampe. Plus précisément, « l'état de stress post-traumatique se produit lorsque le noyau amygdalien reçoit des données émotionnellement très chargées, panique et ne peut envoyer les informations à l'hippocampe. Ainsi l'évènement traumatisant se trouve enfermé dans le noyau amygdalien et l'hippocampe est incapable de soumettre le souvenir au néocortex pour analyse. Cela signifie que le cerveau ne peut pas comprendre l'évènement[111] ».

Dans les situations d'isolation précédemment étudiées, le sujet peut conduire un travail d'évocation, d'élaboration, de digestion, d'assimilation pour traiter les situations dramatiques stressantes, douloureuses, difficiles car il garde accès à ses souvenirs (désaffectés) : leur enregistrement s'étant fait dans les sphères cérébrales associatives, ils demeurent accessibles. Dans le cas d'un trauma, l'enregistrement s'est fait ailleurs. Les paramètres sensori-moteurs du trauma (souvent très partiels et segmentaires) se trouvent enregistrés directement dans le cerveau profond et sont

111 READY & BURTON (2008), p. 67.

enkystés[112]. Il va falloir recourir à une technique spéciale pour accéder aux souvenirs du traumatisme. Il s'agira de revivre l'expérience traumatique primaire, de lui donner un sens, de libérer et de réorienter l'agressivité qui a été en quelque sorte confisquée par le trauma. La solution est fournie par Danie Beaulieu : « Le passage de souvenirs traumatiques non intégrés vers leur intégration peut être la clef permettant de se guérir de l'impact psychologique de l'évènement[113]. »

L'isolation psychologique a bien un fondement neurologique : elle traduit le clivage entre l'hippocampe et les zones cérébrales. Ici l'isolation est quasi instantanée et se réalise sous la violence du choc. À la différence des formes d'isolation que nous avons étudiées, l'isolation ici est forcée. Elle n'est pas une échappatoire pour le sujet. Elle est imposée de l'extérieur par la violence du choc. Ce sont les conditions de la réception de l'évènement traumatique qui réalisent la dissociation.

Une agression continuée : isolation subséquente de l'agressivité réactive au trauma enkysté

Suite au choc initial, le sujet traumatisé subit une agression interne continuée et c'est ce que le syndrome post-traumatique (avec sa kyrielle bien connue de symptômes) exprime. Du fait que le souvenir du trauma est enkysté comme un corps étranger indésirable, le patient vit cela comme une agression interne permanente contre laquelle il est impuissant à se défendre. Le trauma en tant que trace du choc réalise une sorte d'inflammation du cerveau. Les représentations originelles et les émotions liées ne sont pas accessibles. Le sujet reste dans un état d'alerte chronique, sans possibilité de riposte, non seulement parce que les agresseurs (réels/historiques) ne sont plus là mais parce l'ensemble des paramètres du souvenir ne sont même plus accessibles. Il en résulte un énervement généralisé.

Il se produit alors un double processus contradictoire. Le trauma a bloqué toute possibilité de riposte agressive (il a confisqué l'agressivité), mais le

---

112 *Ibid.*

113 Je m'appuie sur l'ouvrage de Danie BEAULIEU (2005, pp. 53 et suiv.) qui a créé la méthode IMO (Intégration par les Mouvements Oculaires), méthode proche de l'EMDR. Son principe est, d'une part, d'élargir un souvenir traumatique qui sous l'effet de la sidération est souvent réduit à quelques paramètres (une couleur, un son…) et, d'autre part, de faciliter son intégration cervicale.

trauma enkysté est un agent agressif permanent qui appelle la lutte et contre lequel le sujet est incapable de se défendre. Autrement dit, l'agression interne continuée le pousse à mobiliser une agressivité... dont il ne dispose pas. Faute de pouvoir retrouver la cible adéquate, le sujet imagine des cibles extérieures. Il se fait des idées. Il redoute de décharger sa tension tous azimuts sur des cibles innocentes et de façon inappropriée[114]. Il isole cette agressivité qu'il ressent comme illégitime.

Le traumatisé bloque cette agressivité qui ressurgit sous forme de craintes de malheurs. Il recourt à la solution obsessionnelle. Il cherche à exorciser, de façon magique, la survenue d'un nouveau traumatisme qu'il transpose dans de nouveaux registres avec des contenus fantaisistes. Si je me lave rituellement les mains, alors aucun traumatisme nouveau n'arrivera et je ne ferai de mal à personne. Telle est l'hypothèse que je soutiens et qui permet de rendre compte de l'apparition fréquente de TOC chez les traumatisés.

> Thibault a vécu plusieurs traumatismes probablement à l'origine de ses peurs impulsives : il a subi la violence d'un père bipolaire et le harcèlement violent et humiliant de la part de camarades de collège. Il en garde de vagues souvenirs. Il se sent irrité en permanence. Les TOC d'impulsivité canalisent cette énergie.

Le travail thérapeutique (par IMO ou EMDR) consistera d'une part à retrouver tous les paramètres du souvenir traumatique et à redonner au sujet la possibilité de libérer, de restaurer, de mobiliser une agressivité défensive bloquée par la violence du choc et de l'orienter dans la bonne direction.

Conclusion

C'est par observation empirique que j'ai recensé et regroupé ces divers cas. Si la confrontation à autrui n'est pas possible, le sujet débranche son agressivité et l'énergie contrariée monte dans le mental et produit des idées de malheur. Si le débranchement lui a été imposé par un traumatisme, l'irritation produit également ce type d'idées. Ce qui relie tous ces situations, c'est le refus de faire mal.

Quelques remarques :

---

[114] Il est bien connu que les traumatisés ressentent toute contrariété comme une agression et se comportent comme des écorchés vifs.

– Tous ces facteurs se combinent pour former des problématiques complexes.

– Il est rare qu'on puisse trouver chez un patient une seule cause à l'isolation primitive. La plupart du temps, on a affaire à une conjonction de facteurs. Mais, au cœur de la problématique, on trouve toujours cette peur de devoir mobiliser une agressivité source de mal.

– La situation traumatique n'est qu'un cas particulier, supposant un traitement spécifique comme on le verra par la suite.

– La situation de conflit entre l'amour et la haine, qui était la problématique freudienne de la névrose obsessionnelle, ne me paraît être qu'un cas particulier, de plus en plus rare, compte tenu de l'évolution de la société. Pour reprendre le point de vue anthropologique de Castel, si la névrose obsessionnelle trouve son plein essor dans la montée de l'individualisme, le conflit œdipien et la culpabilité qui en résultent font de moins en moins barrage à l'épanouissement du sujet post-moderne.

Document 7 : Les sources de l'isolation

A. LA PEUR DE LA DESTRUCTIVITE	1. Peur des conséquences de la confrontation	- crainte d'être détruit par autrui crainte de détruire autrui - peur de perdre l'amour dans un conflit aux enjeux affectifs - peur d'être trop faible pour faire face et gérer la lutte
	2. Crainte du vécu lui-même de destructivité	- crainte éthique - peur de perdre le contrôle - peur de reconnaître et d'assumer une part mauvaise de soi
	3. Refus de l'intrusion et de l'instigation	- refus de la pression extérieure - refus identificatoire - refus de la défausse - refus d'être ensorcelé
	4. Contamination du réel par le fantasme	
	5. Projection à l'extérieur d'une attaque organique interne	
B. LE BLOCAGE TRAUMATIQUE	Projection sur des cibles extérieures (innocentes) de l'agressivité bloquée par le trauma	

LA FORMATION DE LA NEVROSE

D'abord quelques remarques générales, puis un essai de schématisation.

Remarques générales

J'observe que l'ancienneté des TOC dans l'histoire individuelle des 70 patients traités est très variable.

– Chez certains patients, les TOC (rituels, ruminations…) sont récents. Ils sont apparus subitement sans être précédés de comportements annonciateurs. Ils se déclenchent lorsque le sujet n'arrive pas à assumer une situation de confrontation nouvelle (le harcèlement d'un chef de service…) ou à digérer un trauma inattendu (une agression de rue…).

– Chez d'autres, le TOC est très ancien et remonte à l'adolescence, voire à l'enfance. De mémoire de parents, l'enfant, sur un fond anxieux, a toujours eu des TOC. Les plus anciens TOC que j'aie eus à traiter remontent à l'âge de 5-6 ans.

> Gustave souffre de TOC de vérification et de symétrie : sa mère fait remonter ce trouble à l'âge de 5 ans. C'était un enfant anxieux, un peu déconnecté. Elle se souvient qu'il ne pouvait s'endormir sans avoir mis en place des rituels minutieux.

– Chez d'autres enfin, les TOC – ce pouvait être une simple tendance à l'ordre et à la méticulosité – ont existé à bas niveau pendant quelques années puis se sont amplifiés brutalement. En général, l'éclosion se produit lorsqu'une situation remet le sujet en contact avec le souvenir de situations passées conflictuelles mal cicatrisées.

Comment évolue la névrose après que le processus d'isolation a notifié son acte de naissance ? La tendance la plus habituelle de la névrose est de s'aggraver : les symptômes prolifèrent, envahissent et invalident la vie du sujet, avec toutefois des phases de rémission.

Dans certains cas, la névrose paraît se résoudre toute seule.

> Annie, 60 ans, qui n'est pas une patiente mais une amie personnelle, lors d'une conversation récente au cours de laquelle je lui faisais part de mes travaux, m'avouait : *« Sais-tu qu'à l'âge de 10 ans j'avais plein de TOC de*

vérification ? Le problème s'est résolu tout seul quand je suis entrée au collège. J'ai trouvé plein de copines et je me suis affirmée. » Cet aveu spontané confirmait bien en même temps mon hypothèse de base.

J'ai souvent observé chez des patients s'adressant à moi avec une autre demande thérapeutique des traces de TOC qui se sont guéris spontanément, sans consultation. Tout s'est passé comme si l'énergie isolée avait fini par émerger et se recycler dans les aléas de l'existence. Le sujet a appris peu à peu à se défendre, à se confronter, et cette expérience de la vie a apaisé ou résolu les situations initiales. Le sujet a appris à se battre et il a ainsi rétroactivement aboli l'isolation. Mais cela suppose que les forces et contre-forces ayant instauré la névrose n'aient pas été trop intenses ou que les situations ne se soient pas inscrites comme traumatismes, car le propre du traumatisme – on vient de le voir – est de rester enkysté et de ne pouvoir s'élaborer tout seul.

Je propose un schéma d'évolution qui peut servir de repérage au thérapeute. Aucun des cas traités ne correspond rigoureusement à ce modèle, mais la condensation de tous les cas contribue à réaliser l'épure suivante :

L'évolution diachronique de la névrose[115]

Phase 1 : préparation

Cette phase se produit généralement dans l'enfance. Le (futur) jeune patient vit des situations familiales ou sociales difficiles qui tendent à activer colère, ressentiment, haine, agressivité à bas niveau en même temps que se forment des objections, des obstacles à la libre expression des affects.

Au cours de cette période, le sujet peut tester divers mécanismes de défense comme des formations réactionnelles passagères, des annulations rétroactives, des déplacements de cibles.

> Alain décrit l'époque de sa prime enfance comme une atmosphère familiale lourde et conflictuelle, dans un contexte de croyance religieuse ne favorisant pas l'expression des émotions : *« Alors, je faisais tantôt le gentil, tantôt le méchant... »*

115 L'inspiration freudienne n'échappera pas au lecteur.

Phase 2 : l'isolation fondamentale ou primaire

Soit ponctuellement avec intensité, soit de façon répétitive plus ou moins fortement, le patient vit l'impossibilité d'exprimer son agressivité. Ce blocage finit par provoquer l'isolation que j'appelle « fondamentale ». Le sujet est confronté à des personnes de son entourage avec qui il entretient un lien vital et affectif. Pour échapper à la confrontation, il isole son agressivité. La spécificité de la pulsion, l'urgence de la situation, la pensée magique de l'âge favorisent le recours à ce mécanisme.

Cette phase 2, même si elle est précédée par de longues hésitations, est un moment assez bref. Les causes précédemment décrites entrent en jeu : refus de la destructivité attribuée à l'agressivité ou traumatisme subi. J'émets l'hypothèse que l'opération d'isolation fondamentale s'effectue en une seule fois, même si la plupart du temps l'isolation résulte d'une accumulation de situations finissant par préparer un « débranchement » durable.

J'ai déjà abordé la question de savoir si l'isolation est un mécanisme conscient et volontaire[116]. Le débranchement de l'agressivité se fait dans un vécu d'urgence comme un sursaut (le mouvement est très physique : c'est comme une contraction du thorax et du ventre), un mouvement de tout l'être qui refuse la confrontation. Il me semble que ce mouvement est conscient et pour une part volontaire au moment où il se produit ; ensuite, quand l'isolation est réalisée, le sujet perd le souvenir de ce passage.

Le travail d'hypnothérapie dynamique, on le verra, vise à faire surgir ce moment essentiel (on verra aussi que ce n'est pas toujours possible).

> Bernard décrit un moment précis de son adolescence : *« Je me souviens, j'étais en quatrième, j'étais dans la cuisine, face à mon père... J'ai décidé d'arrêter d'être un chien fou, je me suis acheté une conduite. Désormais, je serais parfait aux yeux de mes parents et du monde. »*

Au début d'une thérapie, le patient ne garde de ce moment qu'un souvenir désaffecté et ne fera plus le lien avec les symptômes qui vont advenir. Même après un travail psychothérapique, le patient n'accède pas toujours à ce moment. Souvent, il n'évoque que des évènements conjoints ou cruciaux, qui ne vont pas empêcher un travail thérapeutique visant à abolir l'isolation.

---

116 Le refoulement est au contraire inconscient au moment où il se produit.

J'ai eu l'occasion d'assister en séance de thérapie *– de visu –* à ce que j'appelle le geste de l'isolation, mélange d'attitude corporelle et mentale, signifiant le retrait de toute la personne du champ de bataille. Ce patient, en grave conflit conjugal, était dans la phase préliminaire précédant l'isolation. Il a profité de la séance pour installer en quelque sorte l'isolation : *« Ça va comme ça, ça suffit, je ne veux rien savoir, j'ignore tout, je décroche, je débranche, je me retire du combat, je ne veux plus rien savoir... »* Evidemment, j'ai pu travailler avec lui, sur-le-champ, une autre solution.

A quelle époque de la vie se produit cette isolation fondamentale ? Dans les 70 cas que j'ai suivis, j'ai retrouvé le souvenir de ce moment à tous les âges de la vie : à l'âge adulte, à l'adolescence, dans la période (mal) nommée « âge de latence », à la phase œdipienne, à la phase préœdipienne marquée par l'éducation aux règles de vie, et enfin lors de la phase que Bergeret nomme la phase de la « violence fondamentale ». Il n'y a pas d'âge pour commencer des TOC !

La névrose peut aussi démarrer brutalement suite à un traumatisme qui crée une effraction dans la personnalité. Généralement il n'y a pas de phase d'incubation lorsque la névrose commence de cette façon.

Phase 3 : l'incubation

S'ouvre une phase plus ou moins longue sans symptômes aigus. On peut parler d'une isolation réussie car ne se produisent que des symptômes à bas bruit : le sujet essaie de s'installer dans une vie sans conflit ni histoire !

Pourtant, la névrose travaille dans l'ombre. L'énergie isolée dans la phase précédente est déviée vers des dispositifs qui servent à éviter la confrontation, dispositifs pas forcément faciles à repérer par l'entourage et même l'intéressé. On observe :

– Une suractivation de la pensée, mais d'une pensée sans thématique privilégiée. Le sujet est occupé à penser sans cesse. Cette pensée fait écran à ce qui a été évité. C'est une sorte d'écran de fumée au problème de fond. Le mécanisme à l'œuvre est la mentalisation.

– Des traits de personnalité marqués par la tendance à la propreté, à l'ordre, au contrôle, à la gentillesse… à la perfection. Le mécanisme en jeu est la formation réactionnelle.

– Un perfectionnisme qui, généralisé, a pour but d'éviter tout reproche et tout conflit. Il peut être teinté de lenteur. C'est une sorte d'assurance anti-conflit. Même mécanisme que précédemment.

– Lorsque le sujet se surprend à exprimer de l'agressivité, il peut toujours effacer son action par l'annulation rétroactive.

– Enfin, il peut de façon générale se tenir prudemment à distance de toute situation de confrontation en évitant les groupes et la vie en société. On a donc une isolation secondaire.

Cette phase d'isolation réussie n'est pas trop coûteuse au plan de la vie, mais s'accompagne d'une certaine tension de tout l'être et d'une limitation de la vie sociale. C'est une phase qui peut durer longuement, parfois toute une vie. J'ai très souvent rencontré dans mon travail des patients vivotant dans cet état.

> Jean-Pierre, 36 ans, comptable, a prudemment construit une vie sans risque, s'acquittant aussi bien que possible de ses tâches, sortant peu, vivant isolé, soucieux d'éviter toute histoire. Une vie terne et sans éclat ni réussite.

Phase 4 : phase de déclenchement ou d'explosion des symptômes

Un évènement ou une suite d'évènements des déclencheurs rompt le fragile équilibre. Une sorte de choc oblige le sujet à mobiliser de l'agressivité ou de la colère. Le trauma installe d'emblée le sujet dans cette phase. Le sujet est débordé par l'émotion (la colère), la pulsion (l'agressivité) que requiert la situation. La névrose, en incubation, se déclare. L'isolation primaire est mise en échec et le sujet va devoir opérer une contre-offensive. Le sujet ne peut plus gérer l'énergie dérivée par les mesures économiques précédentes. L'énergie investit massivement la sphère de la pensée avec suractivation de pensées de malheurs avec des thématiques précises, et une anxiété massive qui va donner lieu dans 80 % des cas au recours à des rituels, dans 20 % des cas à une lutte cantonnée à la sphère de la pensée. La maladie est déclenchée, le processus d'effluence est en route. Les DSM IV ou V identifient désormais ces troubles comme étant des TOC.

> Martine a déclenché ses TOC de vérification et d'impulsion le jour où sa mère, chez qui elle résidait, l'a mise dehors suite à son refus de prendre en charge plus longtemps son frère handicapé. Le déclenchement du TOC, la peur d'écraser un piéton avec sa voiture, était l'effluence résultant du refus

de se confronter à son père violent et alcoolique, refus remontant à l'adolescence.

En fait, elle était préparée par des expériences antérieures remontant à l'enfance ou à la petite enfance. Ces expériences agissent comme des points de fixation ou plutôt d'attraction. Le déclencheur réactive dans l'après-coup les contextes de l'isolation primaire. L'isolation primaire est elle-même mise en échec. Plus question de s'en tenir à des mécanismes légers comme des formations réactionnelles ou des annulations rétroactives, des esquives prudentes ou la dispersion de l'énergie dans la pensée ou l'excitation motrice. Le sujet met en place des symptômes radicaux qui signent le TOC : une lutte anxieuse de la pensée avec des rituels ou sans.

Chez Christiane, 32 ans, vendeuse, célibataire, les craintes qu'un malheur n'arrive à sa famille sont nées quelque temps après qu'elle a réalisé qu'elle aurait pu empêcher l'accident de circulation ayant entraîné le décès de sa sœur. La prise de conscience de la responsabilité qu'elle s'attribuait dans cette circonstance douteuse fonctionnait comme un véritable traumatisme. C'est récemment, en commettant une faute légère à l'égard de ses parents, que les symptômes se sont déclenchés.

Gabriel avait vécu une enfance difficile avec une mère violente qu'il n'a jamais osé affronter. Les TOC de vérification et de lavage sont apparus quelque temps après qu'il a été confronté aux pleurs de sa petite fille qu'il avait malencontreusement frappée sous la colère. Les pleurs ont agi comme déclencheur (cas n° 13).

L'isolation fondamentale et primaire fournit des références, détermine une orientation pour la suite de la névrose. Freud parle de points de fixation. Rappelons qu'il existe trois époques de fixation : la phase de l'adolescence, marquée par les conflits indispensables à l'autonomisation et un état de faiblesse lié aux changements pubertaires ; la phase de l'enfance, marquée par la faiblesse de l'immaturation ; la phase archaïque, marquée par le risque de la violence fondamentale, au cours de laquelle le sujet peut être amené à mobiliser de la violence destructrice pour survivre[117].

---

117 La phase fœtale marquée par des attaques physico-chimiques peut créer des fragilités prédisposant aux TOC. On aurait là une phase préliminaire dont aujourd'hui nous ne savons pas grand-chose.

Phase 5 : la prolifération des symptômes

A partir de ce seuil, s'enclenche un processus d'effluence faisant proliférer des symptômes majeurs et invalidants (pensées, rituels, évitements) et des cercles infernaux qui les entretiennent et les amplifient.

Il y a prolifération des symptômes. La névrose attrape tout, fait flèche de tout bois par le jeu de coïncidences, sur la base d'évènements fortuits, en jouant de la similitude et de la contiguïté. La pensée enflammée par l'angoisse du risque contamine de multiples stimuli.

Les cercles se mettent en place et persistent comme les tourbillons dans les océans. La cogitation crée de la cogitation. Les rituels appellent les rituels. Les évitements renforcent les évitements. Des cercles d'enfermement, des boucles d'amplification s'installent et finissent par faire oublier les conditions d'origine[118]. Pensées, rituels, évitements se ramifient et se complexifient. L'obsessionnel compulsif aggrave son problème en croyant le résoudre. Les patients craignent de devenir fous. Les personnes de l'entourage, ébahies, assistent impuissantes au spectacle désolant et parfois sont happées par le tourbillon.

> Alan, pour éviter qu'un malheur n'arrive à ses parents, coche le bas des feuilles de prise de notes par une croix, puis deux, puis par séries de 10, puis par paquets de 10 (cas n° 4).
>
> Victor, vers l'âge de 10 ans, dans le but d'éviter le contact avec le parquet, se déplace d'abord en évitant les rayures formées par les lames, puis en en sautant 2 à la fois puis 3, puis en sautant sur un pied, puis en faisant des sauts de cabri, puis en rampant. Spectacle d'horreur, pour lui et ses parents.
>
> Jérôme, 31 ans, ébéniste, souffrant de TOC de vérification, cherche à déjouer l'influence du mauvais sort sur le lendemain : il vérifie d'abord la fermeture de la porte d'entrée de sa maison, des robinets, des interrupteurs des lampes ; puis il vérifie les branchements des appareils électriques, dans sa chambre, dans les chambres avoisinantes, dans la maison tout entière…

Phase 6 : la phase thérapeutique

La thérapie visera à dénouer les cercles et à revenir aux origines, c'est-à-dire à remonter vers l'isolation primaire. On inverse le sens du courant : on

---

118 C'est ce que WATZLAWICQ (1972, p. 127) appelle l'équifinalité. PRIGOGINE & STENGERS (1979) parlent de systèmes qui évoluent par fluctuations et équilibrations successives, en complète indépendance par rapport aux conditions d'origine.

provoque une refluence là où il y avait effluence. Je n'insisterai pas davantage, car les chapitres qui suivent ne sont que l'exposé détaillé du reflux thérapeutique.

Remarques sur l'usage comparé des mécanismes de défense dans le traitement de l'agressivité

L'annulation rétroactive

– Elle est d'un usage commode et immédiat : on défait ce qu'on a fait, mais l'usage est ponctuel et non durable. De plus, elle se heurte à des impossibilités : il n'est pas toujours possible de défaire ce qu'on a fait (une blessure, un meurtre, une destruction d'objet…).

– C'est un mécanisme qu'on retrouve avant l'acte de naissance de la névrose. On le retrouve fréquemment comme rituel, quand la névrose est constituée dans un contexte de pensée magique.

La formation réactionnelle

– Elle a l'avantage de la généralité. Elle ne porte pas sur un seul acte mais sur une classe d'actes touchant à l'agressivité. On est gentil, ordonné, propre en toute circonstance. Mais, précisément, c'est un processus très long et lourd à mettre en place et qui implique un contre-investissement consommant beaucoup d'énergie. Ce peut être une solution au problème de l'agressivité, solution radicale et coûteuse. On parle alors plutôt de névrose de caractère.

– On peut trouver des phases de formation réactionnelle avant la formation de la névrose. On perçoit la formation réactionnelle à l'œuvre dans les rituels d'ordre, de symétrie, de propreté. Sa fonction est devenue magique.

Le déplacement

– L'objectif du mouvement agressif est dévié. L'inconvénient est que l'agressivité garde toute sa virulence et peut même s'en trouver exacerbée. Non seulement la cible légitime est ratée mais une cible innocente peut se trouver lésée.

– On retrouve le déplacement avant la formation de la névrose et après sa formation. Dans ce cas, la cible utilisée est plutôt symbolique et n'entraîne pas de conséquences graves.

L'isolation

Par rapport aux autres mécanismes de défense, l'isolation présente au moins quatre avantages :

– Son côté magique, la rend instantanée.

– Elle est ciblée et donc partielle, puisqu'elle ne vise que la classe d'actes ayant un lien avec la confrontation esquivée. Ainsi, chez un adolescent, l'isolation primitive peut ne concerner que la vie familiale et aucunement la vie scolaire. En conséquence, ce patient, devenu chef d'entreprise, peut se montrer très sûr de lui, efficace et contrôlé dans la gestion de son personnel, ses TOC n'affectant que la sphère de sa vie domestique. Il est vrai que la tendance de la maladie est à l'extension des symptômes, ceux-ci finissant par tout envahir. Mais ce n'est pas le cas au point de départ.

– Elle est durable : une fois la dérivation installée, elle se poursuit indéfiniment (même si, étrangement, on observe une suspension des rituels durant les temps de vacances).

– Contrairement au refoulement qui amnésie les souvenirs litigieux, le patient obsessionnel en garde le souvenir, mais de façon désaffectée, désinvestie.

PROBLEMATISATION SYNTHETIQUE : LA LOGIQUE OBSESSIONNELLE

Le moment est venu d'esquisser une synthèse théorique. Le TOC est un système de dysfonctionnement psychique complexe. Comment s'orienter dans cette complexité ? Le système est si complexe qu'aucune des théories classiques ne suffit à tout expliquer. L'architecte qui construit un immeuble ne peut construire l'édifice sur la seule connaissance de la plomberie. Il fait appel à des référentiels techniques différents éclairant les aspects, les niveaux, et les temps de la construction. C'est lui qui assure la synthèse. Ma théorie des TOC procède d'une synthèse, ou plutôt construit un modèle intégrant des référentiels partiels autour du concept-clef d'agressivité.

D'abord, il est très important de distinguer et d'articuler quatre niveaux dans le fonctionnement du TOC.

Au premier étage, le plus fondamental, l'esquive de la confrontation par recours à l'isolation de l'agressivité ; au deuxième étage, la mentalisation avec production d'idées obsessionnelles dérivées tournant autour de la crainte qu'un malheur n'arrive, donnant lieu à un important processus de dramatisation ; au troisième étage, le traitement magique des peurs qu'inspirent ces pensées de malheurs par recours aux rituels mentaux et comportementaux ; au quatrième étage enfin, les évitements des situations susceptibles de mobiliser l'agressivité isolée et donc de relancer idées et rituels.

Il est possible de recourir à différents référentiels théoriques pour éclairer les niveaux et les processus qui les caractérisent. Chacune des théorisations classiques présentées précédemment contient une parcelle de vérité. Quand on observe les théories classiques ayant prétendu expliquer le TOC, on s'aperçoit que chacune d'entre elles fixe son attention sur une facette ou un temps du problème. Le problème réside dans la sélectivité de leur regard et dans leur tendance à la généralisation. Dans l'approche plurielle et intégrative que je défends, je n'oppose pas les théories mais je les articule. Cela ne signifie pas que je reprenne l'exhaustivité de la théorie pour éclairer un niveau mais seulement des aspects souvent bien mis en évidence par ces théories. Ainsi, de Freud, je garde les mécanismes de défense mais j'écarte le pansexualisme. De la thérapie comportementale, je reprends le renforcement mais refuse l'approche strictement émotionnelle. De la neuropsychologie, je retiens la nécessité de casser le cercle de la ritualisation mais considère aussi que les TOC ont un sens…

C'est ici qu'il faut placer la célèbre parabole de l'éléphant. J'emprunte la version proposée par Fréderic Lenoir[119] dans un de ses derniers livres : « Un jour, un roi réunit des aveugles de naissance et leur dit : "Connaissez-vous les éléphants ?" Ils répondent : "O grand roi, nous ne les connaissons pas, nous ne savons pas de quoi il s'agit." Le roi leur dit encore : "Désirez-vous connaître leur forme ?" Les aveugles répondent en chœur : "Nous désirons les connaître." Aussitôt le roi ordonne à ses serviteurs d'amener un éléphant et demande aux aveugles de toucher l'animal. Parmi ceux-ci, certains, en

119 LENOIR (2012), *L'âme du monde*, p. 28.

tâtant l'éléphant, touchent la trompe et le roi leur dit : "Ceci est l'éléphant." Les autres saisissent soit une oreille, soit les défenses, soit la tête, soit le flanc, soit la cuisse, soit la queue. A tous, le roi demande : "De quelle nature est l'éléphant ?" L'aveugle qui a touché la trompe dit : "L'éléphant est semblable à une grosse liane." Celui qui a touché l'oreille dit : "L'éléphant est semblable à une feuille de bananier." Celui qui a touché une défense dit : "L'éléphant est semblable à un pilon." Celui qui a touché le flanc dit : "L'éléphant est semblable à un chaudron." Celui qui a touché le flanc dit : "L'éléphant est semblable à un mur." Celui qui a touché la cuisse dit : "L'éléphant est semblable à un arbre." Celui qui a touché la queue dit : "L'éléphant est semblable à une corde." Ils s'accusent tous mutuellement d'avoir tort et leur discussion s'envenime. Le roi ne peut s'empêcher de rire, puis il prononce cette parole : "Le corps de l'éléphant est unique, ce sont les perceptions divergentes de chacune de ses parties qui ont produit ces erreurs. Il en va de même pour les tenants des différentes doctrines" (…). »

Examinons quelle contribution chaque théorie disponible dans le champ des sciences humaines apporte à la construction de la problématique des TOC[120].

– La thérapie comportementale nous fait comprendre magnifiquement comment les rituels, par le soulagement très efficace qu'ils apportent à l'angoisse (le renforcement), appellent inéluctablement leur retour et comment les évitements protègent le système de tout changement. La solution au problème entretient le problème. Qui ritualise ritualisera ; qui évite évitera. Je souscris complètement à l'idée de Clair & Trybou sur l'importance de rompre l'habituation, de casser le cercle des automatismes.

L'exposition au stimulus et la prévention de la réponse sont des outils très adéquats pour casser les cercles vicieux. Cependant la théorie comportementale ne nous fait pas comprendre le mécanisme de la formation des symptômes mais seulement leur persistance. Je garde l'idée non pas tant de prévention de la réponse que celle de rupture. L'hypnothérapeute l'obtient en intercalant dans le cercle répétitif (isolation) une pause d'immobilité et une bulle de silence.

---

[120] Il est clair que cette construction n'est jamais achevée. Il est probable que, dans les années à venir, d'autres facettes de la problématique seront éclairées par des apports scientifiques nouveaux.

– De son côté, la thérapie cognitive fournit une excellente compréhension de la façon dont l'idée s'impose et persiste. Elle explique plusieurs mécanismes circulaires. Tout d'abord, le refus de l'idée contribue à son retour. Ensuite, l'idée obsessionnelle est dramatisée grâce à des pensées automatiques qui puisent leur justification dans des schémas profonds de pensée. Du coup, la crainte du drame prend de l'ampleur. La surcogitation, l'hyper-focalisation créent enfin une hypersensibilisation : le sujet patauge dans l'ornière d'une pensée obsessionnelle unique. En surcogitant autour de la pensée du malheur, le sujet s'englue, s'enfonce dans l'ornière et tourne en rond dans ce qu'on peut appeler une mauvaise hypnose. Il s'autosuggestionne négativement. Autre cercle d'enfermement ! A la mauvaise hypnose, le thérapeute va substituer une bonne hypnose !

Certes, la thérapie cognitive, en démystifiant les pensées automatiques (et aussi les ritualisations mentales qui en découlent), en débusquant les schémas de pensée profonds qui les alimentent, restructure la pensée et dégonfle pour une part la charge dramatique de l'idée obsessionnelle. En apprenant au sujet à s'habituer aux pensées dramatiques au lieu de les refuser, elle réduit pour une part l'effet de retour.

Mais la thérapie cognitive se méprend sur l'origine des pensées obsessionnelles. Ce ne sont pas les schémas cognitifs profonds qui créent le problème. Simplement le sujet va chercher ces schémas comme de puissants alliés ou comme un fonds de commerce. J'inverse le processus explicatif, l'énergie de la dramatisation est apportée par l'isolation. Le sujet va chercher dans son histoire tout ce qui peut contribuer à la dramatisation et à la surcogitation. Dans son expérience de vie, il fait flèche de tout bois. Je suggère que les pensées dramatisantes sont alimentées par l'énergie des motions ayant subi l'isolation et que c'est à cette source qu'il faut remonter pour couper la dramatisation.

Plus fondamentalement, la thérapie cognitive, en cherchant à restructurer les pensées du patient et à l'habituer aux pensées dramatiques, maintient d'une certaine façon le sujet dans la sphère mentale. Or c'est là tout le problème. La mentalisation est une dérive, un égarement. Je ne pense pas qu'il soit utile d'habituer un sujet à séjourner dans une impasse.

Je préconise tout en tenant compte des enseignements de la théorie cognitive d'entraîner le sujet vers le niveau sensori-moteur de la confrontation. C'est ce que va permettre la pause du silence mental préconisée par l'hypnothérapeute. La solution aux TOC passe par la prise en compte du corps.

– La psychanalyse reste une référence majeure pour la compréhension du TOC. On ne doit pas jeter le bébé (les éléments théoriques) avec l'eau du bain (l'inefficacité). Freud est l'inventeur d'un concept-clef pour la compréhension de la névrose obsessionnelle : l'isolation. Si on désexualise la névrose, si on sort du pansexualisme, on peut tout à fait conserver les grandes lignes de la théorie pulsionnelle de Freud. L'origine de la névrose est bien à chercher au niveau pulsionnel, dans le barrage que subit non pas la sexualité (c'est une occurrence de plus en plus rare aujourd'hui) mais l'agressivité, c'est-à-dire le mouvement d'expansion de la personne assurant son affirmation et sa défense.

N'en déplaise aux comportementalistes et aux cognitivistes, l'essentiel du schéma explicatif se trouve chez Freud si l'on est attentif à ce qu'il dit du traitement de l'agressivité par l'obsessionnel après la régression sadique anale. Freud a bien décrit la lutte qui s'opère contre l'agressivité. Si l'on en croit Fenichel[121], c'est plus exactement contre un double mouvement agressif que le sujet doit lutter : d'une part, l'agressivité de la libido à l'origine dirigée vers le parent de sexe opposé mais régressée sur un mode sadique anal, et, d'autre part, l'agressivité venant du courant hostile contre le parent de même sexe à l'œuvre au niveau œdipien.

A l'époque où vivait Freud, une bonne part de l'agressivité sociale et individuelle trouvait sa source dans la répression de la sexualité conjointement par une morale judéo-chrétienne et une idéologie politique soucieuse de contrôle et de surveillance. Aujourd'hui le citoyen de l'an 2000 n'en est plus là, son agressivité a bien d'autres fondements[122] !

---

121 FENICHEL (1953), p. 336 : « Le sadisme se combine avec l'hostilité œdipienne ressentie contre le parent du même sexe et impose de nouvelles tâches défensives au Moi. »

122 On aurait pu s'attendre à ce que Freud avec sa seconde topique fonde la névrose obsessionnelle sur l'instinct de mort, mais il ne l'a pas fait. On aurait pu imaginer que Freud voie dans la névrose une façon de gérer la projection de l'auto-agressivité sur l'extérieur. La seconde topique n'a pas modifié la théorie de la névrose. Personnellement, je ne souscris pas à la théorie de la pulsion de mort autodestructrice. Je pense que, sauf dans certains cas plutôt rares de psychose, l'homme n'est pas habité par un instinct de mort. L'agressivité est une pulsion de vie. La tentation de la destructivité naît de l'expérience de la vie (frustrations et manque d'interdit).

Dans la construction de la problématique du TOC, il n'échappera pas au lecteur que je m'inspire beaucoup de Freud. Je place résolument l'isolation comme le mécanisme de défense fondamental à partir duquel une chaîne de réactions va se produire. Freud n'est pas toujours clair sur ce point, car il semble souvent mettre sur le même pied différents mécanismes de défense : l'annulation rétroactive, la formation réactionnelle que je situe plutôt au niveau de la formation des rituels. Là où il est en revanche extrêmement net, c'est quand il parle de la « régression de l'acte à la pensée » (que j'appelle « mentalisation »). J'adhère complètement à sa thèse quand il dit que c'est la régression qui donne le côté compulsionnel aux symptômes : « Deviennent compulsionnels les processus représentatifs qui s'effectuent avec une énergie, laquelle (…) n'est d'ordinaire destinée qu'à l'action, c'est-à-dire des pensées qui régressivement doivent remplacer des actes[123]. » On ne peut être plus net ! Disant cela, il présuppose que l'isolation est à l'origine du processus car la régression de l'acte à la pensée n'est possible que lorsque le décrochement du plan sensori-moteur a été opéré.

La démarche que suit Freud vise à opérer ce que j'appelle la refluence. La psychanalyse cherche le sens et remonte la chaîne des causes. On ne peut lui en faire grief. Le problème est qu'elle reste trop au niveau du mental. La thérapie des TOC doit être corporelle – je viens de le dire à propos de la thérapie cognitive – ou bien alors elle s'éternisera et s'épuisera dans les méandres des interprétations. D'autre part, l'installation d'une névrose de transfert pour traiter la névrose obsessionnelle me paraît une entreprise périlleuse. Personnellement, je n'utilise pas le transfert mais me contente de le surveiller (tout comme le contre-transfert) pour qu'il ne m'empêche pas de travailler[124].

– La référence à Pierre Janet[125] reste utile. Cet auteur, trop souvent oublié, souligne comment un fonctionnement mental primitif se détache des activités volontaires et prend le pas sur elles. Au fond, Pierre Janet voyait juste quand il remarquait la faiblesse des personnalités obsessionnelles. Celles-ci se sentent trop faibles pour assurer leur défense et affronter leurs agresseurs par des moyens adaptés. Paradoxalement, je pense que c'est cette faiblesse et ce sentiment d'impuissance qui font émerger des pensées,

---

123 FREUD (1909), « L'homme aux rats », in *Cinq psychanalyses*, p. 259.

124 On pourra se référer à mon article « Hypnose et résonance » dans le second tome.

125 JANET (1905).

violentes, destructrices, pensées réactives que le sujet va précisément refuser, autant pour des raisons morales que pour des motifs de prudence. Il y a là un autre cercle d'amplification intéressant à noter.

– Les théories biologiques mettent en évidence le manque de sérotonine. Ce manque signe la faiblesse du sujet et sa difficulté à contrôler son comportement. Serait-ce pour cette raison que le sujet ne parviendrait pas à faire face aux situations difficiles de confrontation ou à inhiber et les pensées obsessionnelles intrusives issues de cette impuissance et les rituels qui prétendent les gérer ? S'agit-il de la cause ou de la conséquence ? La question reste en suspens. Il clair que le maintien d'un bon niveau de sérotonine aide le sujet à s'affirmer et à reprendre sa vie en main. Inversement, les bonnes expériences positives de la vie contribuent à reconstituer un taux adéquat de sérotonine[126]. J'émets l'hypothèse qu'il peut y avoir un lien entre le geste de l'isolation et la capture de la sérotonine. Il est possible également que le traumatisme prive durablement le sujet d'un taux suffisant de sérotonine.

– L'ethnopsychiatrie en tant que théorie aide à décrypter le fonctionnement de la croyance magique et en tant que thérapie fournit de précieuses suggestions.

– L'art-thérapie insiste sur l'importance de la créativité reconstructrice à partir d'une médiation artistique. Or le patient en proie à ses TOC a perdu le contact avec la vie, est incapable de vivre la nouveauté et tourne dans de stériles cercles infernaux [127]. La créativité est le contraire de l'obsessionnalité.

– L'approche systémique éclaire comment une famille peut engendrer une impossible confrontation et comment, en conséquence ou par la suite, le sujet peut entraîner toute une famille dans le tourbillon névrotique[128]. J'ai souvent noté une attitude paradoxale de la part d'une famille hébergeant un obsessionnel : à la fois un « ras-le-bol » par rapport aux symptômes mais en

126 Si la problématique des TOC est psychogène, le médicament, d'un côté, soulage la souffrance du névrosé mais, d'un autre côté, est une violence faite à cette problématique en l'empêchant de s'exprimer.

127 NASIO (2012), *L'inconscient, c'est la répétition.*

128 La médecine chinoise a sans doute beaucoup à nous apprendre sur la façon dont les courants énergétiques sont bloqués et dérivés dans le corps.

même temps une réticence à les explorer, comme si chacun pressentait l'enjeu relationnel de la thérapie : la restauration de la confrontation, principalement au sein de la famille.

> Les parents de Thérèse, au départ très demandeurs de thérapie pour leur fille, ont pris des mesures pour la contrarier dès qu'il a été question de relations familiales, sujet tabou.

Il m'est arrivé de noter un étrange fonctionnement de l'obsessionnel dans sa famille : le symptôme ayant la fonction d'énerver les proches pour les obliger à dévoiler leur intolérance à l'agressivité ! Le paradoxe est que l'énervement suscité par les rituels réintroduise subrepticement l'agressivité que l'isolation avait abolie.

Si on articule tous ces éléments, on construit alors un modèle intégratif de la névrose, en choisissant de repérer et d'assembler les processus qui se répètent. On peut utiliser certains aspects des référentiels partiels comme des éléments constitutifs d'un complexe original. Il ne s'agit pas de juxtaposer des éléments mais d'articuler des fonctionnements pour resituer la logique obsessionnelle compulsive dans la dynamique de la personnalité globale. Quelle est cette logique ? En voici le résumé.

Dans un passé proche ou lointain, le sujet obsessionnel s'est trouvé placé dans des situations de confrontation à autrui. Ces situations ont activé des pulsions agressives pouvant pousser le sujet à s'affirmer, à s'opposer, à entrer en conflit, à riposter, à blesser ou même à tuer l'autre, à détruire ses biens, bref à lui faire du mal ; ou bien il a imaginé qu'il pourrait en faire s'il ripostait[129]. Conjointement, diverses émotions négatives ont été allumées (colère, rage, haine…).

Il est possible aussi que le sujet ait vécu des traumatismes relationnels[130] bloquant l'agressivité et l'entretenant en même temps.

Ainsi donc, le sujet échoue à se confronter à autrui, soit parce qu'il ne le veut pas, soit parce qu'il ne le peut pas. Il y a en effet deux cas à distinguer : il ne

---

129 Cf. la théorie de COTTRAUX (1998, p. 143) de l'impulsivité perçue et de la compulsivité compensatoire. Cette théorie est résumée par BOUVARD (2003, p. 28).

130 Les traumatismes générant des TOC me paraissent impliquer la responsabilité des personnes proches (une maltraitance…), beaucoup moins les éléments matériels ou naturels comme les tremblements de terre ou les tempêtes.

veut pas développer une agressivité qu'il perçoit destructrice et dangereuse par ses conséquences pour soi ou pour les autres ou qu'il ne sent pas être la sienne [131] ; il ne le peut pas quand il se trouve immobilisé dans un traumatisme. Risque à agir et impuissance d'agir sont les deux motifs principaux de rétention des pulsions agressives.

Alors que la situation le requerait, le sujet s'est trouvé dans l'impossibilité de gérer une agressivité objectivement ou subjectivement légitime. Le sujet s'est dérobé à l'affirmation de soi, à l'affrontement et à la riposte, même en situation de légitime défense… Chez l'obsessionnel, il y a la peur de faire mal à autrui, et, en suivant une échelle de gravité, de s'affirmer face à lui, de le contrarier, de le peiner, de le blesser, de le tuer. Le TOC est une façon d'échapper à la confrontation ou une façon d'exprimer son impossibilité. C'est un trouble de la relation et du contact. Le TOC n'est qu'un avatar de la peur de faire mal. Le TOC est la conséquence de l'esquive de la confrontation : c'est « l'usine à gaz » que le patient a montée pour y échapper.

L'éclairage fourni par Henri Laborit[132] est judicieux. Le biologiste explique que, si un sujet ne peut fuir face à un danger vital, il doit lutter mais, si cette lutte s'avère impossible, il y a activation du SIA (le système inhibiteur de l'action). Le sujet s'immobilise et se met en tension d'attente.

Il y a diverses façons d'exprimer ou de résoudre cette tension. La solution obsessionnelle consiste à recourir, dans l'urgence, à un sursaut magique : le sujet isole la pulsion agressive de son objet, ce qui a pour effet de détacher et faire glisser l'énergie vers le mental en maintenant un rapport symbolique ténu (lien métonymique ou métaphorique) avec l'enjeu du problème originel. L'isolation est la clé de voûte du TOC. L'énergie libérée par l'isolation monte dans le mental selon le principe de l'écluse. C'est le processus que j'ai nommé l'effluence. La lutte se déplace, s'installe au plan mental entre des idées obsédantes surinvesties qui obsèdent et un sujet qui tente de les repousser. L'agressivité originellement mobilisée pour l'action se trouve suspendue mais la lutte continue ailleurs, « perchée », transposée dans le mental. Cette énergie fait tourner les pensées (doutes, ruminations…)

---

131 On ne peut que remarquer combien les obsessionnels sont fondamentalement des doux et des pacifiques, ce qui dans notre époque marquée par la violence et la perversité mérite d'être souligné et force le respect.
132 LABORIT (1991), *passim*.

dans des cercles infernaux, engendrant des mesures d'échappement (rituels et évitements) tournant elles-mêmes dans des cercles d'amplification.

L'énergie libérée est utilisée d'une double façon. Elle surinvestit le mental et alimente un processus de dramatisation. Le sujet va chercher dans la mémoire et son imaginaire tout ce qui est susceptible de favoriser cette dramatisation. Il cherche dans le quotidien ce qui évoque de près ou de loin la confrontation initiale. Le sujet est en quête de tous les malheurs possibles et de tous les motifs de les redouter. Il se nourrit non seulement des problèmes mais aussi et surtout des possibilités de problèmes. Le TOC est un trouble de la virtualité. Une autre partie de l'énergie sert à trouver des solutions pour que ces malheurs n'arrivent pas. Le sujet utilise des mécanismes de défense bien repérés par Freud : annulation rétroactive, retournement contre soi, formation réactionnelle, isolation (cette fois-ci une isolation tertiaire). Les rituels et les évitements sont façonnés par ces mécanismes. Ils sont marqués par les conditions initiales de leur formation : ils sont eux-mêmes magiques. L'isolation est le moyen par lequel le sujet échappe à la confrontation. La lutte au plan sensori-moteur se transpose au plan mental.

Dès lors, on peut mieux comprendre d'où vient la contrainte vécue par le sujet : la pensée obsédante revient sans cesse dans le mental car elle est poussée à la base par une agressivité coupée de son objet réel. C'est elle qui donne à la pensée obsessionnelle son énergie et oriente son contenu. Il s'agira alors pour le thérapeute d'identifier les sources de l'agressivité bloquée et, au terme de ce que je nomme la refluence, de favoriser le frayage de voies nouvelles d'expression. L'énergie dérivée force le mental. Telle est l'origine de la contrainte obsessionnelle. On comprend mieux aussi que la force des rituels est proportionnelle à celle des pensées. Par rebond, la non-maîtrise de l'idée (impulsion) produit la contrainte du rituel (compulsion).

On comprend mieux enfin d'où vient l'angoisse de l'obsédé. A l'origine, l'angoisse porte sur la confrontation : c'est l'angoisse primaire qui via la mentalisation et les déformations va ensuite se porter sur des idées secondaires. L'angoisse se déplace sur des voies dérivées vers des craintes de malheurs. Ensuite l'angoisse est augmentée par le processus de dramatisation, par le refus de l'idée et enfin par l'attente impérieuse des renforcements réalisés par rituels et évitements.

Il y a des moments où l'angoisse peut surgir en véritables attaques de panique : certains stimuli (un percept, une pensée, une image, une sensation…) se trouvent associés (selon des liens symboliques ou métaphoriques) aux souvenirs d'un vécu dramatique, moments où l'isolation s'est trouvée mise en échec ou a failli l'être. Ces stimuli/déclencheurs sont « enflammés » de façon préférentielle par la peur de faire mal. Ils représentent la possibilité par excellence de faire mal. Ils sont là comme une menace de reconnexion de la pulsion avec son objet et donc comme des possibles brèches pour l'irruption de l'agressivité, balayant le système de défense par isolation. C'est le moment où le sujet passe de la phase de latence ou d'incubation à la phase de production de symptômes. Ceux-ci reconstituent une ligne de défense secondaire. Il est également intéressant de noter que ce que j'ai nommé les évitements échoués sont une brèche dans ce second système de défense.

L'impératif catégorique que l'obsessionnel se pose à lui-même et s'échine à respecter pourrait être le suivant : « Tu ne vivras aucune expérience offrant la possibilité de faire mal ou de faire du mal à autrui. »

Je conclurai cette approche intégrative des TOC en rappelant la métaphore de l'immeuble et de l'architecte. Cette image illustre la nécessité d'articuler divers savoirs. L'architecte a besoin de connaître tous les corps de métier pour penser la construction globale de l'immeuble. Il ne lui viendrait pas à l'idée d'appeler un plombier pour installer un circuit électrique ni un couvreur pour s'occuper des fondations. Tous les corps de métier sont indispensables pour assurer l'édification de l'immeuble. L'architecte puis le maître d'œuvre intègrent la connaissance technique des corps de métier. Par la suite, cette même connaissance pointue et transversale sera nécessaire pour assurer la maintenance : pour résoudre des problèmes spécifiques au moment où ils se posent (une fissure, une fuite, un défaut d'acoustique…), il s'agira de faire les diagnostics de dysfonctionnement empruntant des savoirs aux divers corps de métier. Dans la thérapie des TOC, il est nécessaire de faire appel aux divers référentiels théoriques pour éclairer certains aspects du problème en les intégrant dans une vue d'ensemble. Ce travail d'intégration n'est pas une simple juxtaposition de fragments. C'est un travail d'ajustements de savoirs dégageant une structure et une logique de fonctionnement à partir des répétitions des processus observés.

Le lecteur pourra se reporter au schéma n° 3, présentant la logique obsessionnelle. Il en comprendra mieux désormais les articulations. Je propose un schéma récapitulatif montrant comment le TOC est un ensemble de mesures iatrogènes pour échapper au risque déplacé de faire mal évoqué par les idées obsessionnelles. La présentation de ce tableau fait immédiatement comprendre le travail thérapeutique à effectuer. Les cogitations, les ritualisations, les évitements, les rétentions musculaires sont les quatre moyens privilégiés par lesquels le sujet tente désespérément de prévenir les risques évoqués par ses idées dérivées.

document 8 : traitement iatrogène des idées obsessionnelles par le patient lui-même

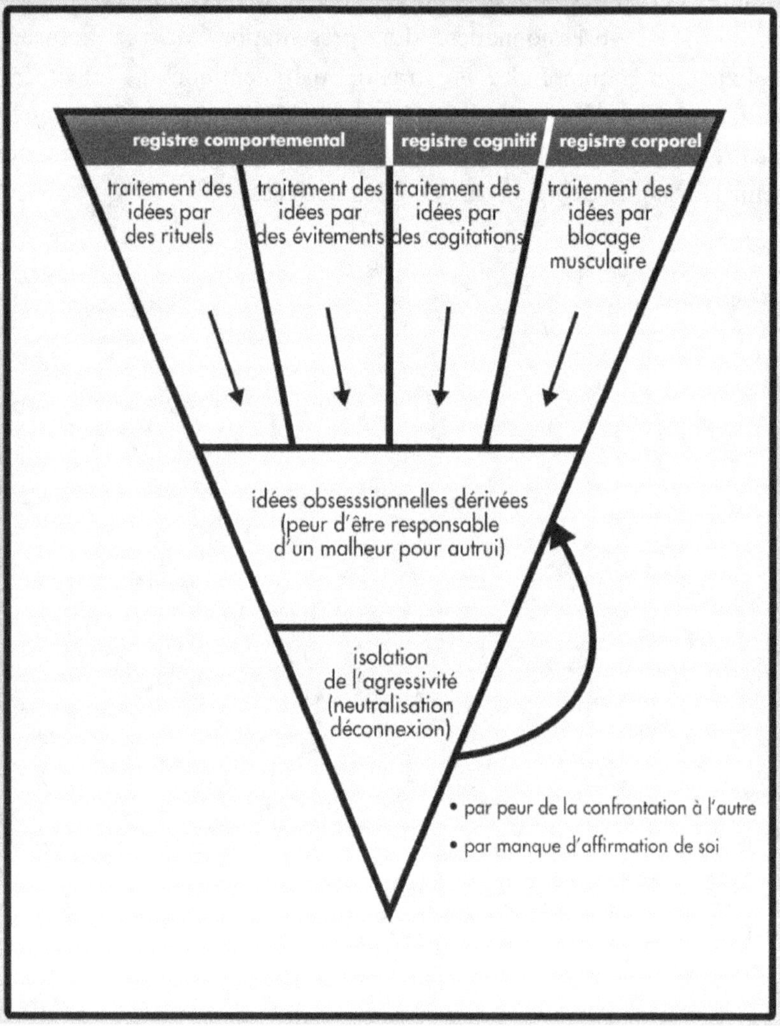

LA QUESTION DE LA VALIDATION DE L'HYPOTHESE

Dans les congrès ou lors des formations dans lesquels j'interviens, les participants me posent souvent la question : « Votre hypothèse consistant à placer l'agressivité au cœur de la problématique des TOC est séduisante, mais ne s'agit-il pas là d'un simple postulat ? Qu'est-ce qui valide votre hypothèse ? »

Faute de preuves scientifiques administrées par un protocole rigoureux, faute de pouvoir soumettre radicalement l'hypothèse à la falsification[133], je mets en avant plusieurs arguments pour étayer mon hypothèse.

Un constat empirique

Dans la totalité des 70 cas cliniques suivis, j'ai toujours retrouvé la peur de faire mal ou de faire du mal à autrui au cœur de la problématique obsessionnelle. C'est une hypothèse qui ne préexistait pas à ma recherche sur les TOC. Mon propos était seulement de trouver une technique hypnothérapique permettant de faire évoluer rituels et idées. Ce sont les patients eux-mêmes qui me l'ont soufflée. Ils finissaient tous par me dire que leur pensée tournait autour de la peur du malheur et que le malheur par excellence était celui de faire mal ou de faire du mal. Telle est la préoccupation primordiale de l'obsessionnel. En écoutant les patients et en travaillant avec eux en hypnose, j'ai très vite découvert que le TOC était un problème de gestion de l'agressivité et que la sortie du TOC passait par la récupération de l'expression de cette pulsion, par le renforcement de l'affirmation de soi. Cette hypothèse s'est donc imposée à moi.

Lorsque, me fondant sur le propre discours des patients, j'explicite par des mots cette hypothèse, j'observe à chaque fois un étrange soulagement et une adhésion immédiate à une hypothèse qui entre en parfaite résonance avec le feeling qu'ils ont de leur trouble. L'hypothèse leur parle. Elle les rassure certes car elle éclaire l'incompréhensible, elle porte la promesse d'un changement possible, elle ouvre une alternative à la croyance en la fatalité biologique.

A ce constat empirique, j'ajouterai le constat de l'efficacité thérapeutique. En modélisant les TOC de cette façon, j'ai obtenu des succès thérapeutiques non négligeables. Dans 80 % des cas, j'obtiens entre 50 et 90 % d'amélioration. Dans 10 % des cas, on peut parler de très faible amélioration ou d'échec. Dans 10 % des cas, j'ai pu constater une amélioration quasi totale, qui n'exclut pas des moments passagers de relance des TOC. Ces

133 Cf. POPPER (1973).

évaluations sont fondées sur l'appréciation subjective des patients au début et à la fin de leur thérapie.

Précisément, la relance ultérieure du TOC n'est pas une objection : elle est au contraire une confirmation de l'hypothèse. Le TOC ne revient pas de façon aléatoire. Il ressurgit lorsqu'il y a esquive d'un problème de confrontation dans le réel et souvent conjointement dans un moment d'affaiblissement de la personne. En cas de relance du TOC, cherchez toujours l'esquive de la confrontation entrant en résonance avec l'isolation primitive… Le patient apprend alors, au fil des rechutes, à gérer la récidive.

> L'exemple de Marguerite (cas n° 1) est assez frappant à cet égard : elle revient me voir plusieurs années après l'arrêt de sa thérapie. Elle observe une relance de ses TOC. L'analyse fait apparaître que cette patiente, fragilisée par une opération chirurgicale, se trouve dans l'incapacité d'affronter une directrice qui lui rappelle étrangement sa mère, par qui elle se laissait envahir et à qui elle craignait de faire mal.

Une autre confirmation se trouve aussi dans une étrange mais fréquente attitude de l'obsédé. Lorsqu'il est le témoin d'un malheur (un accident, une maladie, un déboire, une déconvenue) arrivant des tiers à qui il est lié affectivement et avec lesquels la confrontation a donné lieu à une isolation, alors il n'est pas rare qu'il éprouve un réel soulagement, comme si une justice immanente avait soulagé une haine légitime. On pourrait parler d'un « voyeurisme thérapeutique ».

Je sais que l'efficacité thérapeutique ne peut pas être considérée comme une preuve scientifique car elle n'établit pas un lien assuré entre la modélisation du problème et le changement. Je sais qu'on peut me faire le reproche d'induire une hypothèse que j'aurais beau jeu de confirmer. Je reviendrai plus tard sur la question des croyances théoriques du thérapeute et sur sa force de suggestion[134]. Toutefois, à défaut de preuve scientifique, je parle de présomption légitime et d'hypothèse de travail.

---

[134] On verra dans les développements qui suivent que la puissance suggestive d'une thérapie est un ressort qu'utilisent toutes les thérapies pour développer leur efficacité spécifique et élargir leur impact au-delà de leur domaine initial de pertinence en stimulant le pouvoir d'auto-guérison du patient. L'hypnose, la thérapie des thérapies, par sa force suggestive, cultive au maximum ce pouvoir. On se reportera au dernier chapitre du second tome.

Mon approche a valeur de pré-enquête. Comme je le dis dans l'introduction, il faudrait soumettre l'hypothèse et la démarche intégrative qui en découle à une validation scientifique, avec comparaison de ses effets à ceux d'autres démarches spécifiques (la psychanalyse freudienne, la TCC, la thérapie médicamenteuse). La question-clef est dès lors celle-ci : lorsque l'on pense le TOC comme un problème de gestion de l'agressivité, et en utilisant les techniques que je vais bientôt présenter, obtient-on de meilleurs résultats qu'en modélisant le trouble de façon différente et en agissant autrement ?

De toute façon, on touche ici aux limites de l'approche clinique. Dans ce domaine complexe par définition, on ne maîtrise pas tous les facteurs. La scientificité clinique est différente de la scientificité expérimentale[135].

Les psychanalystes

Mon meilleur allié est **Freud** lui-même. Dans le chapitre « L'homme aux rats », il n'est question que d'agressivité : haine, motions négatives, sadisme, désir de mort, conflits sont des concepts constamment présents dans le discours. Le souhait de « supprimer le père gênant »[136] est la clef de la névrose de « L'homme aux rats ». Dans l'article de la troisième partie de mon essai intitulé « Freud et la névrose obsessionnelle », j'ai passé en revue livres et articles du corpus freudien où il est question de névrose obsessionnelle. J'ai observé que Freud, parlant de la sexualité, revenait constamment à l'agressivité par le biais de l'hostilité œdipienne et de la régression sadique anale. De cette idée freudienne selon laquelle l'isolation serait une mesure défensive contre un désir de mort, je me suis largement inspiré, en privilégiant toutefois le mécanisme d'isolation.

J'ai déjà indiqué que la théorie de la névrose obsessionnelle n'avait pas été modifiée par la seconde topique qui suppose l'existence d'une pulsion de mort. Tout au plus l'agressivité sadique anale est-elle « colorée » par cette pulsion. Mais Freud n'a jamais abandonné l'accrochage œdipien de la névrose[137].

135 ARDOINO (1980).

136 FREUD, « L'homme aux rats », in *Cinq psychanalyses,* p. 217.

137 Chez Mélanie Klein qui centre sa théorie sur la pulsion de mort, dont elle décrit l'activité dans la période préœdipienne, je n'ai pas trouvé d'indices permettant de dire que chez cette auteure, l'approche de la névrose obsessionnelle a été infléchie par la seconde topique. Quant

Il n'y a rien chez **Jacques Lacan** qui corrobore mes vues, bien au contraire. Je reprends l'analyse que Pierre-Henri Castel développe de la théorie de Jacques Lacan[138] : sa thèse fondamentale est que le désir de l'homme est le désir de l'Autre[139]. Toute la question pour le sujet est de s'autoriser à ne pas se soumettre au désir de l'Autre et surtout à ses manques. Comment s'autoriser à avoir des désirs dont on ne demande à personne l'autorisation, sans s'en sentir coupable ? « La névrose obsessionnelle est chez Lacan la forme clinique exemplaire où la séparation de l'Autre prend la forme d'un embarras extrême »... D'une certaine manière, Lacan radicalise Freud mais n'oriente pas la névrose du côté du conflictuel. « Il abandonne un thème dont Freud était l'héritier : celui du conflit intrapsychique au centre de l'expérience de la contrainte intérieure. » Une citation résume l'approche lacanienne : « Le principe de la cure de la névrose obsessionnelle, chez Lacan et ses élèves, consiste (...) à mettre au jour un fantasme fondamental dont la structure générale reflète, en somme, la façon dont l'obsédé ne se sépare pas de l'Autre[140]. » Je préciserai alors cette collusion pointée par Lacan en citant Anne Rifflet-Lemaire[141] : « A l'inverse de l'hystérique, l'obsessionnel s'est senti trop aimé. Par sa mère, il fut jugé signifiant trop adéquat à son désir. La dénomination, l'individuation que réalise l'entrée dans l'ordre symbolique n'a eu pour effet que de le confirmer dans sa singularité d'être privilégié du désir de sa mère. Son nom sera emblème, insigne de son statut phallique. »

Toutes ces idées sont éloignées de ma théorisation. Je retiens cependant une idée très intéressante pointée par Castel chez Lacan et à laquelle je souscris volontiers : le sujet est plus inquiet de la possibilité de se séparer l'Autre que de la réalité de la séparation[142]. Je dis la même chose de la possibilité de faire le mal. L'obsessionnel est plus inquiet de cette possibilité que de sa réalité.

à Donald WINNICOTT, il accorde beaucoup d'importance à l'agressivité mais il rapporte l'élément destructeur à la pulsion libidinale primitive.

138 Cité par CASTEL (2012), pp. 315-316.

139 On peut se demander si Lacan ne déploie pas là une théorie plus philosophique que clinique.

140 CASTEL (2012), p. 348.

141 RIFFLET-LEMAIRE (1970), *Jacques Lacan,* p. 366.

142 CASTEL (2012), pp. 346 et 348.

Perls consacre un ouvrage entier à la question de l'agressivité. Pour Perls, l'agressivité n'est pas de nature anale comme le pensait Freud, mais de nature orale. Il pose l'existence d'une agressivité dentale qui, non œdipienne, paraît être la base de la névrose obsessionnelle. Voici une citation essentielle qui vise à fournir de judicieuses suggestions psycho-éducatives, mais qui pose à cette occasion clairement l'origine de la névrose obsessionnelle et corrobore mon hypothèse : « Lorsqu'on refoule l'agressivité (on n'en dispose donc plus), ce qui est le cas des névroses obsessionnelles, lorsqu'on la met en bouteille, il lui faut trouver un débouché. Nous devons fournir au patient la possibilité de laisser échapper la vapeur. Taper un punching-ball, fendre du bois, pratiquer un sport agressif comme le football, cela fait parfois des miracles[143] ! » Il ne cessera de dire qu'il faut revenir à une expression directe de l'agressivité. Deux citations lumineuses éclairent le sens du traitement. Je les trouve essentielles : « Seul le rétablissement des fonctions biologiques de l'agressivité reste et demeure la solution au problème de l'agressivité[144] » ; « La conscience des émotions indésirées et la capacité de les endurer sont les conditions *sine qua non* de la réussite d'un traitement[145] ».

Tout en gardant le point de vue de Freud sur l'origine de la névrose obsessionnelle (la régression sadique anale), **Reich** remarque : « Les premières pulsions libérées (dans le travail thérapeutique) ne sont pas des pulsions génitales mais des pulsions agressives. La couche superficielle de la cuirasse est donc faite d'énergie agressive[146]. » Ensuite, Reich reprend classiquement la thèse freudienne : « Par quoi est-elle liée ? (…) : l'énergie agressive se trouve liée par des énergies anales érotiques. »

Alfred Adler, dissident de Freud, soutient une thèse proche de la mienne. Sa théorie de la personnalité postule l'existence d'un « instinct agressif[147] » présent chez tout homme, instinct qui se transforme en attitudes face aux problèmes de la vie. Comment advient la névrose obsessionnelle ? « Le sujet atteint de névrose obsessionnelle présente toujours un sentiment d'insécurité,

---

143 PERLS (1978), *Le moi, la faim, l'agressivité*, p. 140.

144 *Ibid.*, p. 140.

145 *Ibid.*, p. 217.

146 REICH (1971), *L'analyse caractérielle*, p. 193.

147 ADLER, *Névrose obsessionnelle* (1931 ; traduit par Dr H. Schäffer), ouvrage épuisé, édition électronique effectuée par Gemma Paquet, Chicoutimi, Québec, pp. 10-11.

celui de ne pas être à la hauteur[148]. » Adler refuse l'origine sexuelle de la névrose : « J'ai désigné sous le terme de “tendance à la sécurité” dans la névrose un trait caractériel particulièrement marqué dans l'obsession, trait qui représente non seulement un dispositif de défense, et certainement pas une défense contre des désirs sexuels refoulés, mais une forme d'expression psychique arrangée et répétée infiniment afin de pouvoir atteindre son but, la supériorité personnelle, suivant des moyens névrotiques. »

Je rappelle maintenant l'importante thèse de **Bergeret**[149]. L'auteur distingue nettement agressivité et violence fondamentale.

– L'agressivité, pulsion dont Freud a mis au jour l'exercice au stade œdipien et préœdipien, est une pulsion objectale. L'agressivité est rapportée à un instinct de défense vis-à-vis d'un autre dangereux ou frustrant[150]. Elle est désir de le blesser l'Autre. Cette agressivité est objectale, car elle suppose la reconnaissance d'un Sujet et l'existence préalable de l'amour. L'agressivité est un amalgame d'amour et de haine (177). La haine est présente lors de l'œdipe et son courant va se mêler à la libido régressée au stade anal. Dans la théorie freudienne, c'est contre ce double courant agressif fusionné que l'obsessionnel va se mobiliser.

– Mais Bergeret met en évidence l'existence d'une agressivité préalable qu'il nomme non pas agressivité mais « violence fondamentale ». La violence fondamentale qui caractérise les premiers mois de la vie est sans haine ni amour (160, 177). Elle n'est pas l'expression d'une pulsion de mort[151] mais un instinct de survie (202, 162, 165). La violence fondamentale est le besoin de dominer l'autre par la force ou la destruction dans un esprit de lutte pour la vie. Elle vise la (sur)vie et non la mort (196). Dans cette situation, l'autre n'est pas reconnu comme sujet mais comme un obstacle impersonnel. Enfin, elle n'est pas non plus de la sexualité régressée au stade anal (201, 227). Selon Bergeret [c'est moi qui surligne le propos], « Vouloir expliquer la

---

148 *Ibid.*, p. 11.

149 BERGERET (2000), *La violence fondamentale.* J'ai indiqué entre parenthèses les pages de référence ; on pourra aussi se rapporter à BERGERET (1994), *La violence et la vie,* pp. 65 et suiv.

150 Bergeret cite la théorie de Rivière, qui ouvre sur la conception de l'agressivité que je défends : « Ce que l'on appelle (…) agressivité ne peut être réduit à un élan destructeur ; le but essentiel demeure de vivre en cherchant seulement à obtenir la plus grande sécurité possible » (p. 202).

151 Allusion à la deuxième topique de Freud reprise par Melanie Klein.

violence archaïque à partir de la seule régression libidinale n'est plus possible » (227). Bergeret note aussi que l'intensité de la violence fondamentale est variable d'un individu à l'autre en fonction de la puissance du ça (232).

La thèse de Bergeret sur la violence fondamentale apporte concernant la névrose obsessionnelle trois ouvertures intéressantes :

– Il accepte l'idée d'une régression possible à un stade préœdipien, antérieur même au stade sadique anal et qui est précisément le stade de la violence fondamentale (206). Bergeret ne le dit pas aussi clairement, mais on pourrait trouver là des points de fixation pour le développement ultérieur de la névrose. Mais il est clair que, pour lui, la régression n'est pas une régression libidinale. Je pense que l'isolation a d'autant plus de chances de se produire que la confrontation entre en résonance avec la violence fondamentale, écho qui majore les risques de destructivité.

– Il constate que la violence fondamentale ne parvient pas toujours à s'élaborer en se fondant sur les instincts libidinaux. Dans ce cas elle reste flottante, et c'est cette angoisse qui pourrait servir de point d'appui pour certains TOC : il réfère par exemple certaines phobies d'impulsion (des mères craignant de jeter leur bébé par la fenêtre…) au stade de la violence fondamentale (172).

– Il préconise le traitement de la violence par intégration de l'agressivité à la libido selon le précepte « Faites l'amour et pas la guerre » (236).

In fine, Bergeret pose les bases de ce qui pourrait être une théorie élargie de la névrose obsessionnelle. Il pourrait être tentant de la référer à la violence fondamentale. Le blocage de l'agressivité (au stade 2) pourrait venir de ce que le sujet, dans des situations (réelles ou fantasmées) d'agression, trouverait à sa disposition, surtout quand elle est restée flottante, une force potentiellement destructrice inquiétante.

Pierre-Henri Castel retrace l'histoire de la formation du trouble obsessionnel compulsif centré sur le rapport au mal. Il définit le trouble comme un embarras de l'agir et le sentiment de la contrainte intérieure.

– Son approche des TOC est d'abord anthropologique. Son propos est de montrer que chaque maladie dépend des conditions socio-culturelles d'une époque, et qu'inversement chaque époque a une névrose de prédilection. Il fait dépendre l'avènement de la névrose obsessionnelle de la montée de l'individualisme. L'individualisme est le trait social qui a rendu possible l'existence de l'obsession/compulsion. Les obsessions n'ont pas toujours existé. Il situe leur avènement au XVIIe siècle, dans l'Europe judéo-chrétienne, avec des prémices au Moyen Age. Il montre qu'au départ le mal vient de l'extérieur, du diable, puis, avec le développement de l'individualisme, de l'intérieur de l'homme. Le mal intérieur, d'abord, c'est le péché originel avec la culpabilité qui en découle et le sentiment d'impuissance puisque seul Dieu sauve l'homme. Puis le mal intérieur se sécularise. Il est lié à la faiblesse de l'individu (Janet) puis, hors de toute considération morale, au conflit œdipien. A l'époque de l'individualisme obligatoire et triomphant, la TCC cherche à restituer à l'individu la puissance psychologique et la gouvernance comportementale qui lui échappent. Enfin, la chimiothérapie cherche à réparer ce pauvre cerveau qui ne fait pas son travail et limite la toute-puissance de l'homme et le rend inapte aux tâches grandioses de la civilisation technicienne. Désormais, le trouble est privé de sens. Ce n'est qu'une avarie biologique.

– L'approche de Castel est également épistémologique car le chercheur superpose une critique minutieuse des théories des auteurs et des pratiques des écoles.

– Castel se situe enfin comme praticien. Il est psychanalyste et entend bien garder l'ancrage de la psychanalyse mais en la renouvelant. Pourtant il n'épargne pas Freud, dont il souligne les insuffisances[152]. Pour terminer, après avoir démonté minutieusement les ressorts des théories, y compris de la psychanalyse, il conclut en proposant une forme de psychanalyse nouvelle qui, tenant compte de l'évolution sociale, s'ouvre à d'autres hypothèses. Il préconise que les thérapeutes écoutent attentivement leurs patients, car il considère que peut-être les obsessionnels sont en train d'inventer une nouvelle forme de névrose. Castel parle « des obsessions et des compulsions à l'ancienne », c'est-à-dire à teneur sexuelle ou agressive (…)[153]. Se fondant sur l'exemple du patient Paramord, Castel apporte sa contribution en

[152] Mais, à la différence de Michel ONFRAY (2010), Castel le fait sur un mode respectueux et compréhensif. Pour Castel, Freud n'est pas un imposteur mais un chercheur qui hésite, se trompe, s'aveugle et finalement persiste dans ses thèses.

[153] CASTEL (2012), p. 521.

suggérant que le TOC pourrait être une névrose de la honte : chez son patient, « la honte défléchit de mal sous d'autres lois que la culpabilité ». Il élargit le propos : « Peut-être faudrait-il en dire plus sur les conditions qui permettent parfois de prendre le matériel d'une cure avec assez de recul pour que d'autres configurations émergent, non œdipiennes (et pas davantage préœdipiennes). C'est une question pour la psychanalyse[154]. »

L'ouvrage est brillantissime par l'ampleur de l'érudition, la finesse et la minutie impitoyable des analyses et la qualité littéraire de l'écriture. Il fera date. Ce fut pour moi une véritable délectation de le lire même si certains développements me sont apparus quelquefois trop subtils, complexes ou obscurs. Je l'ai lu en fin de rédaction de mon essai et il n'a pas ébranlé la force de mes convictions. Il les a plutôt confortées. J'ai pu m'inspirer de ce travail à plusieurs endroits de mon essai.

Je n'ai pas trouvé parmi les auteurs scrutés par Castel un auteur qui soutienne la même thèse que moi. J'ai pointé évidemment chez les auteurs analysés certaines convergences.

Pour moi, la névrose obsessionnelle, c'est la peur de faire le mal malgré soi, c'est l'impuissance à contrôler le mal en soi. En commentant les auteurs, Castel a développé sa propre conception de la névrose obsessionnelle. J'ai souvent eu l'impression que Castel n'était jamais très loin de ma thèse. En tout cas, j'ai trouvé des idées et des citations percutantes qui vont tout à fait dans mon sens :

– Castel affiche clairement la couleur : « L'obsession relève du régime du mal[155] ; mon fil conducteur est le rapport au mal : comment puis-je en être l'agent peut-être involontairement [156] ? » Autre citation percutante : « L'obsédé freudien (…) refoule une pulsionnalité dont la face de perversité l'angoisse [157]. » Je souscris complètement à la thèse de Castel selon laquelle la problématique de l'obsession/compulsion, c'est le mal. La peur de commettre le mal ou de mal faire, telle est la grande et unique question qui taraude l'obsessionnel. Comment échapper au mal extérieur ou intérieur sous toutes ses formes. Plus précisément, comment ne pas être soi-même un agent

154 *Ibid.*, p. 534.
155 CASTEL (2011), p. 138.
156 *Ibid.*, p. 315.
157 CASTEL (2012), p. 336.

du mal ? La peur de subir le mal n'est inquiétante pour l'obsessionnel que parce qu'elle débouche sur la peur de devoir réagir en commettant soi-même le mal.

– Dans un tableau récapitulatif, Castel, à la suite de Freud, distingue bien refoulement et isolation : « Après la fuite dans la régression, l'isolation et l'annulation rétroactive prennent le relais du refoulement (...)[158]. » Je considère que c'est l'isolation qui spécifie la névrose, l'annulation rétroactive n'intervenant qu'avant et après et secondairement. L'isolation est pour moi le mécanisme qui se prête le mieux à la pensée et à la pratique magiques. En plus il a un côté durable. Castel semble toutefois, quelques pages plus loin, privilégier l'isolation : « L'isolation, ce mécanisme roi de la névrose obsessionnelle freudienne[159]. »

– Castel pose les limites de la psychanalyse de l'obsessionnel : « Paramord [le patient emblématique de Castel] se retrouverait bientôt exposé aux effets du refoulement – ces effets étant les seuls qu'on puisse traiter en psychanalyse[160] », ce qui laisse entendre que les effets de l'isolation ne se soignent pas par la psychanalyse, ce qui est mon point de vue. Castel continue : « Le fond du mentisme, sa presque indistinction avec la pensée normale d'un individu normal qui s'autorégule en rationalisant chacun de ses actes, voilà qui reste impossible à circonscrire[161]. » Je suis complètement d'accord : le problème pour l'obsessionnel est d'arrêter de penser ou d'aller en deçà (hypnose nouvelle) ou au-delà (hypnose humaniste) de la pensée. Castel cite Aragon qui parle de « cette cage des mots[162] ».

– Sur la question de l'œdipe, Castel regrette de ne pouvoir plus utiliser systématiquement l'œdipe qui par son pouvoir fédérateur des processus psychiques était bien commode : « S'il se dérobe, que mettre à la place[163] ? » Pour Castel, la clef de l'obsessionnalité ne peut plus être œdipienne[164]. Précisément, sa thèse sur la honte n'est plus d'essence œdipienne. On serait dans une problématique transgénérationnelle du secret.

---

[158] *Ibid.*, p. 123.
[159] *Ibid.*, p. 510.
[160] *Ibid.*, p. 509.
[161] *Ibid.*, p. 521.
[162] *Ibid.*, p. 481.
[163] *Ibid.*, p. 522.
[164] *Ibid.*, p. 532.

Voilà qui donne au chercheur de belles autorisations ! Ma thèse est décrochée de l'œdipe puisqu'elle développe une problématique de l'agressivité autonome[165]. Mais il est vrai qu'elle reste liée à la pulsionnalité de l'agressivité, avec l'accent mis sur la destructivité.

Je soutiens la thèse qu'aujourd'hui, en ce début de XXIe siècle, le risque de destructivité est un problème majeur, c'est la grande figure du mal. Selon les époques, le mal – et donc le risque de l'agressivité – n'a pas été pensé de la même façon. Prenant une posture anthropologique, Castel décrit comment les figures du mal ont varié au cours des siècles. La possessivité, puis la culpabilité ont été dans les siècles précédents les figures du mal principales. Aujourd'hui, ce serait la non-maîtrise de soi (on pourrait inventer le néologisme « l'ingérabilité personnelle », qui serait un outrage au mythe de l'individualisme). Cette crainte est tout à fait en phase avec la société capitaliste libérale, axée sur la production.

Je reprends complètement la thèse de Castel. Dans les décades précédentes, il n'est pas surprenant que la confusion ait pu être faite entre sexualité et agressivité : la sexualité, dans un contexte judéo-chrétien, *a fortiori* puritain, à partir du moment où elle était perçue comme dangereuse, était le prototype de la menace agressive et source d'une immense culpabilité. Je pense qu'aujourd'hui, avec l'effacement social du surmoi, la culpabilité n'est plus la crainte dominante mais la destructivité. Cette crainte est à mettre en lien avec celle des mouvements écologistes obnubilés par la destruction de la

165 Dans la conception psychanalytique classique, la névrose obsessionnelle est référée aux deux motions négatives du complexe d'Œdipe. La névrose se produit comme une lutte à la fois contre le courant hostile du complexe d'Œdipe et contre l'agressivité sadique anale (régression de la libido), les deux courants fusionnant, comme le dit Fenichel.
Aujourd'hui, il y a comme une hésitation chez les psychanalystes à se détacher de la pensée du maître en déconnectant la névrose de l'œdipe. On la devine chez des psychanalystes comme Bergeret, Nasio ou Castel. A la fois, ils pressentent la nécessité d'élargir la théorie mais en même temps, s'ils abandonnent la clé de voûte théorique de l'œdipe et la pratique essentielle du transfert, ils craignent de sortir du cadre de la psychanalyse. Les enjeux culturels sont considérables. L'hésitation est particulièrement patente dans l'approche de la névrose obsessionnelle.
Je pense qu'il faut franchir le pas et faire résolument de la névrose obsessionnelle une névrose de l'agressivité. Le névrosé, jetant le bébé avec l'eau du bain, jette l'agressivité sous le prétexte qu'elle peut devenir violence et destructivité. La thérapie du TOC consistera à abolir l'isolation de l'agressivité, à vivre et élaborer le risque de destructivité et à restituer une agressivité socialisée dans une démarche d'affirmation de soi.

planète. On peut se demander comment la société post-moderne va infléchir la problématique de l'agressivité[166].

Ma thèse, accrochée à la pulsionnalité, resterait-elle, au goût de Castel, encore trop classique, « à l'ancienne » ?… Il invite en effet à aller plus loin. Est-ce que la conclusion de mon essai, en apportant une ouverture sur la conscience et la causalité symbolique, offrirait de meilleures perspectives ?

Les comportementalistes

Les comportementalistes ne prennent pas en compte le substrat agressif de la névrose et travaillent sur les cercles infernaux entretenant pensées, rituels et évitements. Cependant ils n'ignorent pas l'importance de l'affirmation de soi et la difficile gestion de l'agressivité sous-jacente.

– Je citerai d'abord **Cottraux** et sa très intéressante « théorie de l'impulsivité perçue [167] » : « Il est possible que la sélection naturelle ait favorisé l'évolution fonctionnelle des structures du cortex préfrontal, en particulier de la région orbito-frontale, qui ont permis le développement de la pensée logique et le contrôle socialisé des pulsions. Mais cette évolution s'est faite au prix du contrôle des tendances agressives. Chez les TOC, notamment, la résurgence de pensées refusées correspond à des émotions maîtrisées par la substitution de rituels aux comportements agressifs. Leurs pensées refusées renvoient donc à des impulsions interprétées comme dangereuses[168]… » On notera le côté interprétatif du sujet qui se voit comme un « danger public » ; « Perçue par le patient comme dangereuse, l'impulsivité serait alors compensée par la compulsivité, pour tenter de maîtriser tout danger potentiel risquant de nuire à autrui[169]. »

La solution préconisée par Cottraux est l'affirmation de soi face aux autres. Un ouvrage postérieur, *La force avec soi*[170], développe ce thème comme un hymne à la puissance de soi retrouvée et suggère même un élargissement de la conscience. Cet ouvrage accentue les préconisations, en termes de

---

166 Certains signes annoncent que ce pourrait être l'irréalité (la perte du réel, l'inexistence).

167 COTTRAUX (1998), *Les ennemis intérieurs,* chap. 7.

168 *Ibid.*, p. 222.

169 *Ibid.*, p. 148.

170 COTTRAUX (2010), *La force avec soi, pour une psychologie positive, passim.*

« résolution de problème », déjà présentes dans l'ouvrage précédent[171]. Il parle d'un « coaching de soi » pour affermir la personnalité dans son rapport aux autres.

– **Bouvard**[172] décrit l'esprit de la méthode comportementale : remettre le sujet en activité avec le sentiment de maîtrise : « L'objectif fondamental du traitement est que, lors des expositions avec prévention de la réponse, le patient puisse acquérir un sentiment de maîtrise et d'efficacité sur la détresse automatiquement suscitée par les pensées ou images obsessionnelles. Ce travail émotionnel implique une reconnaissance de l'émotion plutôt que sa fuite ou sa mise à distance et l'apprentissage de stratégies et techniques permettant de réguler cette émotion[173]. »

Tous les établissements spécialisés qui prennent en charge les patients souffrant gravement de TOC préconisent des ateliers parallèles aux séances de thérapies classiques visant l'affirmation de soi (théâtre, exercices physiques, art-thérapie, arts martiaux…). La prise en compte de l'agressivité est implicite dans le travail de TCC.

– **Laborit** fournit un argument décisif en faveur de mon hypothèse. L'auteur de *L'inhibition de l'action* distingue quatre types d'agressivité, dont l'agressivité d'irritabilité[174] : elle résulte du blocage de la lutte face au danger ou à la frustration. L'inhibition de la lutte est à l'origine des névroses (dont les troubles obsessionnels) et des troubles psychosomatiques. Selon moi, c'est le blocage lui-même qui crée l'agressivité (visant à blesser l'autre) que l'obsessionnel redoute tant et qu'il va être amené à isoler.

Les témoignages de guérisons spontanées

Je terminerai cette revue de questions en citant le savoir populaire sur le sujet. Quand on interroge les patients ayant vécu des guérisons spontanées de TOC, ils utilisent tous les mêmes expressions : *« J'ai réussi à reprendre le dessus »… « J'ai trouvé la force de lutter »… « J'ai osé me battre »… « Je me suis affirmé face aux autres… »* Interrogez le commun des mortels sur la

---

171 COTTRAUX (1998), *Les ennemis intérieurs*, p. 213.

172 BOUVARD (2003).

173 *Ibid.*, p. 62.

174 LABORIT, *L'inhibition de l'action*, p. 118.

question : la réponse est invariable : les TOC s'effacent par l'affirmation de soi face aux autres et la possibilité de la confrontation retrouvée.

> J'ai précédemment donné le témoignage significatif sur ce point de Michèle.

UNE CONCEPTION PULSIONNELLE DE L'AGRESSIVITE

Je résume ici ma conception de l'agressivité en six propositions :

1. L'agressivité est une pulsion, c'est-à-dire une force endogène.

2. L'agressivité est une force ou un instinct de vie. Elle a une fonction positive de préservation et de déploiement du sujet humain. Le terme de « combativité » ou de « pugnacité » serait un synonyme qui éviterait la connotation fréquemment négative attachée au mot « agressivité ».

3. Elle n'est violente ou destructrice que conjoncturellement, mais pas structurellement. La violence n'est le plus souvent que l'expression de l'impuissance de l'individu : soit au début de la vie (la violence fondamentale de Bergeret), soit tout au long de la vie dans les situations extrêmes. La lutte, réactive à la peur ou à la frustration, n'implique pas en soi l'usage de la violence, n'a pas forcément un impact de destructivité.

4. L'agressivité présente deux versants : un versant actif/offensif correspondant à l'élan de vie et à l'affirmation de soi ; et un versant réactif/défensif correspondant assez bien à ce que Laborit nomme « agressivité défensive »[175]. Mais je ne conçois pas l'agressivité comme uniquement défensive. Elle présente indissociablement les deux faces[176].

5. L'agressivité est une pulsion innée, endogène. Le besoin de s'affirmer face à autrui et le besoin de s'en protéger et même de se confronter à lui est inscrit en chacun d'entre nous. Il tend à s'exprimer (de diverses façons) tout au long de la vie. Il remet sans cesse en cause l'isolation en cherchant à réactiver l'agressivité indisponible. L'agressivité n'est pas que réactive,

---

[175] *Ibid.*, p. 116.

[176] Il appartient aux neurologues de déterminer le chemin des circuits nerveux qui sous-tendent et commandent ces phénomènes.

comme peut l'être l'émotion[177]. Même si l'agressivité est sollicitée par les circonstances extérieures, elle correspond à un véritable instinct. Le besoin de s'affirmer est une nécessité interne. Il est le conatus de Spinoza[178] ou l'élan vital de Bergson[179]. J'ai développé ma conception de l'agressivité dans un chapitre du second tome. Cette pulsion s'actualise lorsque les circonstances la sollicitent, exactement comme la sexualité[180].

6. La névrose obsessionnelle se déclenche lorsque le sujet redoute les conséquences réelles ou imaginées (fantasmées) d'une agressivité vécue comme un processus destructif incontrôlable. L'agressivité devient un problème quand elle est vécue comme le véhicule du mal. Susceptible d'être commise par le sujet, à l'origine de la destructivité, elle est perçue comme un risque d'autant plus intolérable qu'elle est vécue comme incontrôlable.

---

177 *Ibid.*

178 SPINOZA (édition 1954).

179 BERGSON (édition 1959).

180 STORR (1969), *L'agressivité nécessaire,* chap. 2 : « L'agressivité est-elle un instinct ? », p. 41.

Section 2

LA PSYCHOTHERAPIE DES TOC

Chapitre 4

LES THERAPIES CLASSIQUES

DE JANET A FREUD

Dans l'histoire de la thérapie des TOC, Pierre Janet est le premier clinicien français de renom, entre 1890 et 2000, à avoir mis au point une thérapie originale pour le traitement de la psychasthénie dont les obsessions étaient une forme avancée. La méthode, d'inspiration psycho-éducative, était généreuse. Elle visait à aider le patient à retrouver la volonté et la capacité de faire. Selon Castel, Janet préconisait une sorte de direction de conscience, il était dans le « faire faire » au patient, dont le but était de « court-circuiter son mentisme » et de le réinsérer dans le réel[181].

La méthode est tombée en désuétude avec l'avènement de la psychanalyse, qui l'a supplantée et discréditée. Comme le note Castel[182], la fondation de la psychanalyse doit autant à l'étude de la névrose obsessionnelle qu'à celle de l'hystérie. Son déploiement s'est effectué dans la première décennie du siècle. Celle-ci s'est imposée comme la référence clinique et même culturelle majeure incontournable et exclusive. En France en particulier, la non-référence à la psychanalyse était une faute de goût impardonnable. La méthode préconisée par Freud pour le traitement de la névrose obsessionnelle reposait sur l'interprétation des associations libres, des actes manqués et des rêves et l'analyse du transfert (après installation d'une névrose de transfert). Il avait abandonné l'hypnose, technique qu'il maîtrisait mal et en même temps dont les effets ne lui paraissaient pas durables. Mais très vite Freud a constaté les limites de la méthode dans le traitement de la névrose. Il y avait un paradoxe : à la fois l'étude de la névrose obsessionnelle était source d'enrichissement théorique (elle a beaucoup contribué à la création de la psychanalyse) mais elle n'était pas son champ d'application le plus efficace. Mais les psychanalystes ont persisté à analyser ce type de névrosés, déconcertants mais fascinants, sans trop attendre d'effets curatifs notables. Le renouvellement de la théorie lors du Congrès d'Amsterdam de

---

181 CASTEL (2011), pp. 378-380.

182 *Ibid.*, cf. pp. 391 et 413.

1965[183], posant l'hypothèse que la névrose pouvait être le résultat d'un œdipe inversé, n'a pas apporté un regain d'efficacité clinique.

L'échec thérapeutique a laissé la place à partir des années 1950 à deux thérapies jugées plus efficaces, la thérapie comportementale et la thérapie cognitive, qui ont fusionné leur approche sous le célèbre acronyme TCC.

Par ailleurs, avec la découverte de l'efficacité indéniable d'une certaine classe d'antidépresseurs, les inhibiteurs sélectifs de la recapture de la sérotonine (les ISRS), la chimiothérapie est venue s'ajouter à l'arsenal thérapeutique ou se superposer à elles dans les années 1980-1990.

J'insisterai sur les deux psychothérapies qui aujourd'hui servent toujours de référence. Je dirai un mot également sur la neuropsychologie de Clair & Trybou.

LA THERAPIE COMPORTEMENTALE (TC)

Exposé de la méthode

Rappelons que, pour la TC, la problématique du TOC est émotionnelle. Quel est le problème dont souffre l'obsessionnel compulsif ? Il souffre d'un problème d'anxiété lié à la crainte qu'un malheur n'arrive aux proches ou à lui-même. Le patient fait tout pour éviter, rationnellement et surtout magiquement, que ce malheur arrive.

En soi, l'idée de malheur est banale ! Elle traverse l'esprit de chacun d'entre nous à bien des instants d'une journée ordinaire, mais elle passe. Bien sûr, la vie est pleine de dangers et de risques. Mais les gens n'y pensent pas tout le temps et surtout ne font rien de spécial pour empêcher ce qui, de toute façon, est hors d'atteinte ! La vie est une pour eux une prise de risque assumée. Elle continue pour eux malgré les incidents de parcours. L'esprit de l'obsessionnel, lui, reste fixé sur la crainte des malheurs : il a, en quelque sorte, bogué sur cette idée. Chez lui, la peur liée à l'idée, c'est-à-dire à la crainte du malheur, ne passe pas et augmente par le fait même qu'il y pense sans cesse.

183 CASTEL (2012), pp. 302 et suiv.

En fait, il est de nombreux cas où le patient a perdu la conscience de l'objet de sa crainte. Ne persiste que l'anxiété de ne pouvoir exécuter le rituel en temps et en heure. Il est anxieux de ne pouvoir le faire aussi rapidement que possible ou d'être empêché de le faire[184].

Un bref rappel. D'où vient l'anxiété qui s'attache à l'idée et comment s'entretient-elle ? En 1960, Mowrer[185] explique l'installation du TOC par conditionnement classique et son maintien par conditionnement opérant. C'est la théorie de l'apprentissage qui fournit un modèle explicatif du TOC. La TC recourt en fait à deux principes explicatifs distincts :

– Le premier principe énonce que l'idée obsédante devient anxiogène par sensibilisation fortuite à un stimulus anxiogène ou par apprentissage social. C'est le conditionnement classique. Ce principe explique comment une idée banale peut devenir anxiogène par association avec un stimulus déclencheur anxiogène.

Le problème dans cette affaire est qu'on est loin de pouvoir découvrir à chaque fois un lien historique. Mais surtout, pour moi, le problème n'est pas bien posé : ce qui fait question pour l'obsessionnel, ce n'est pas la peur d'un objet externe mais la peur interne de vivre une confrontation et de mobiliser une riposte.

– Le second principe pose que le rituel tend à se maintenir par renforcement : c'est le conditionnement opérant. Là, l'explication est totalement convaincante : si le rituel abaisse l'angoisse, il tendra inéluctablement à la reproduction par le constat de son efficacité. Les rituels s'auto-entretiennent par ce cercle infernal. Il s'agit de casser cet automatisme.

En 1966, Victor Meyer[186] dégage les conséquences thérapeutiques du second principe et propose une thérapie efficace du TOC par exposition graduée avec prévention de la réponse, c'est-à-dire sans évitement ni ritualisation (méthode ESPR). D'un point de vue psychothérapique, il cherche, par

---

184 De la même façon que l'alcoolique finit par oublier les raisons initiales de boire et ne boit plus que pour calmer… le manque de ne pas boire, de même l'obsessionnel oublie les raisons de ses rituels et ne ritualise que pour réduire l'anxiété… de ne pas ritualiser.

185 MOWRER (1960).

186 MEYER (1966).

habituation au déclencheur, à réduire l'anxiété liée à l'idée obsédante et par là même à dispenser le sujet de recourir à une réponse apportant un soulagement réel mais malsain (parce qu'il tend à relancer le symptôme).

Les méthodes comportementales utilisées jusqu'ici (arrêt de la pensée, punition, désensibilisation systématique, immersion) n'avaient donné que des résultats médiocres. La méthode de Victor Meyer s'avère très efficace : elle prévient toute amplification du symptôme. Le principe paradoxal de la thérapie comportementale est de vaincre la peur par la peur. « L'exposition du sujet aux stimuli anxiogènes » déconditionne le sujet à ressentir de la peur et à recourir aux rituels (et aux évitements) pour obtenir un soulagement. Quand le sujet diminue ses rituels en fréquence et en complexité jusqu'à leur complète suppression, on obtient sur le moment, mais surtout dans la durée, une réduction significative de l'anxiété. Celle-ci étant entretenue par l'efficacité du rituel et de l'évitement, on va donc mettre et maintenir le sujet en contact avec les stimuli générateurs de l'idée obsédante anxiogène : c'est ce que Meyer appelle « la prévention de la réponse ».

Résumons les deux démarches de la TC[187] :

1. Premièrement, on place le sujet en face des stimuli anxiogènes, on l'expose à son problème : on évite l'évitement du problème (les évitements physiques). Il est indispensable que le sujet se confronte aux stimuli déclencheurs.

2. Deuxièmement, on prive le sujet de la possibilité d'utiliser des rituels moteurs. Le rituel effectue en effet un renforcement négatif des pensées obsédantes puisqu'elles réduisent l'inconfort et sont susceptibles d'empêcher la survenue d'évènement malheureux. Le procédé auquel recourt l'obsessionnel est irrationnel, magique mais redoutablement efficace.

Le but ultime est d'obtenir une habituation à ou une désensibilisation de l'anxiété attachée à l'idée obsédante naissant sous l'effet des déclencheurs d'anxiété (ou d'autres émotions) et de faire vivre cette anxiété sans évitement et en l'absence de rituels de soulagement. Le thérapeute espère ainsi que l'idée obsédante perdra le pouvoir anxiogène communiqué par les déclencheurs (objets ou situations).

---

[187] On pourra se référer à la description développée de la méthode dans BOUVARD (2003) et SAUTERAUD (2005).

Concrètement, comment s'opère le travail ?

1. En TC, la séance sert à préparer des expériences dans la réalité du quotidien *(in vivo)* ou à utiliser la séance pour faire des expériences *(in vitro)*.

2. Le principe est d'exposer le patient à ses déclencheurs d'idées catastrophiques sans évitement ni ritualisation (physique ou mentale)[188].

3. Les expériences transformatrices en séance sont de deux sortes :

– expérience *« in vivo »*, quand la situation s'y prête (peur du contact avec les poignées de porte…) ;
– expérience *« in vitro »*, en imagination, par visualisation des tâches à effectuer, quand l'expérimentation en séance est impossible (peur d'écraser un passant en voiture…).

4. On effectue cette exposition en suivant la hiérarchie établie par l'analyse fonctionnelle [189] . La tendance comportementale est d'effectuer une programmation rigoureuse.

5. Le temps d'exposition est variable d'environ 45 minutes jusqu'à ce que le sujet éprouve un sentiment de réduction de l'anxiété. En cas d'exposition prolongée, l'anxiété finit par baisser après une phase de plateau (durant 45 minutes). C'est l'habituation. En thérapie comportementale, on ne fait rien d'autre que… rien faire, en attendant la baisse de l'anxiété. Dans la méthode que je préconiserai, je reprendrai le principe de la prévention de la réponse mais dans un tout autre esprit et montrerai que la méthode est efficace pour d'autres raisons que celles avancées par la TC.

6. La fréquence des séances est au début hebdomadaire, ensuite bimensuelle. Les praticiens prévoient entre 20 et 30 séances pour réduire significativement le TOC. Plus on répète l'exercice d'exposition/prévention, plus l'anxiété décroît au fil du temps. On observe aussi qu'en cas d'exposition répétée, l'anxiété maximale dure de moins en moins de temps.

Quelles sont les indications de la TC ?

---

[188] Ce qui est beaucoup plus difficile car les échappatoires ne manquent pas : on le verra quand on abordera la thérapie cognitive.

[189] Cf. COTTRAUX (2001), pp. 70 et suiv.

Elle est très bien indiquée dans certains types de TOC. C'est une stratégie d'intervention qui convient lorsque deux conditions sont présentes :

1. Lorsque l'idée anxiogène (obsédante) est déclenchée par une situation concrète, identifiable. Le sujet vit la peur d'un objet ou d'une situation ou plus exactement – afin de distinguer la peur obsessionnelle de la peur phobique – il redoute de devoir mobiliser des ressorts internes inquiétants pour faire face à ces déclencheurs. L'angoisse surgit du risque interne et pas seulement de la présence des déclencheurs extérieurs dangereux. Le déclencheur éveille l'idée inquiétante qui persiste même si le déclencheur disparaît.

2. Lorsque la lutte contre l'anxiété s'opère par recours principalement à des rituels comportementaux, et non à des rituels mentaux.

Concrètement, La TC est une très bonne indication pour certains types de ritualisants : les laveurs, les vérificateurs, les ordonnateurs, les répétiteurs (de nombres, de formules ou des gestes), et j'ajouterai aussi certains perfectionnistes[190]. Elle convient d'autant mieux aux ritualisants que le rituel est strictement comportemental, que le patient est plus focalisé sur le geste à accomplir que sur le risque sous-jacent et que la ritualisation s'accompagne d'une activité cogitative réduite. C'est sans doute aux laveurs et aux vérificateurs qu'elle s'applique avec le plus d'efficacité.

Lors de cette expérience thérapeutique, selon la thérapie comportementale, que vit donc le sujet ?

1. Le patient s'habitue à l'anxiété, à la ressentir sans ritualiser ; il peut constater que cette anxiété est vaine, qu'elle peut diminuer sur-le-champ et dans le temps. Ce constat est indéniable et doit être mis au crédit de la TC utilisant l'ESPR.

2. Le patient sort du cercle infernal de la reproduction du rituel. Il éprouve moins le besoin de ritualiser en se lavant, en vérifiant, en formulant, en rangeant, en ordonnant… C'est un autre constat indéniable. La TC casse le cercle vicieux auto-entretenu. Le sujet éprouve de moins en moins le besoin

---

190 Je vise ici les perfectionnistes plus soucieux de la perfection que d'éviter les reproches. On remarquera que je n'ai pas mentionné les accumulateurs. La thérapie comportementale ne paraît pas très efficace avec les accumulateurs. J'ai fait l'expérience de la difficulté rencontrée dans ce type de TOC avec le cas Jonathan.

de recourir aux rituels puis qu'il expérimente que l'angoisse peut se réduire sur-le-champ et dans la durée. L'hypothèse de base est émotionnelle : la thérapie est fondée sur la réduction de l'anxiété.

3. L'expérience de la prévention du rituel permet au patient de faire le constat qu'il n'arrive rien de catastrophique, qu'il est donc possible d'y renoncer sans risque. Le patient découvre que, s'il ne se lave pas les mains, s'il ne vérifie pas, s'il ne range pas, il se passe rien de grave. Le patient découvre que son rituel n'a aucun pouvoir pour prévenir ou pour provoquer nombre de malheurs de l'existence. La pratique ou la non-pratique du rituel n'a aucune incidence. Le travail ESPR sur le rituel dégonfle le pouvoir supposé du rituel.

4. Il y a un autre effet remarqué par les comportementalistes et qui me paraît essentiel. Le sujet expérimente la possibilité de s'affirmer et de contrôler activement ses émotions. Au lieu de vivre l'impuissance, il prend les choses en main. Il développe de la pensée positive et manifeste de la force de son moi[191]. Au lieu de fuir le risque du malheur en gesticulant ou en recourant à des rituels aberrants, il « prend le dessus », expression souvent utilisée par les patients. Cela confirme la remarque lumineuse de Janet : « On commence à peine à soupçonner que les troubles névropathiques sont la conséquence indirecte d'insuffisance d'action et que l'émotion n'est qu'une agitation par dérivation à la place d'un acte d'adaptation insuffisant[192]. » Cela rejoint aussi la remarque de Freud déjà citée lorsque qu'il parle des pensées qui remplacent les actes[193].

On aide ainsi le patient à apprivoiser l'anxiété, à la vivre et à la gérer autrement que par des rituels, d'aller plutôt dans la direction de l'affirmation de soi. Le changement thérapeutique ne s'effectue pas seulement par simple déshabituation de la pratique du rituel, l'aspect « affirmation de soi » et « sentiment de contrôle » revêt beaucoup d'importance dans la progression de la thérapie. Le sujet apprécie de découvrir une gestion efficace de l'émotion[194]. Le sujet se remet dans un rôle actif au lieu de rester passif et

---

191 La notion de « force de soi » est développée dans l'ouvrage de COTTRAUX, *La force avec soi* (2010).

192 Pierre JANET (1903), *La médecine psychologique*, cité par COTTRAUX, *id.*, p. 174.

193 FREUD, « L'homme aux rats », in *Cinq psychanalyses*, p. 259.

194 BOUVARD (2003), p. 61.

impuissant. Cette découverte va lui permettre d'aller plus avant dans la gestion de l'agressivité bloquée qui selon moi est le problème.

En résumé, le protocole ESPR préconisé par la thérapie comportementale est relativement efficace. Mais quels sont les ressorts exacts de cette efficacité ? Le concept d'habituation peine à fournir l'explication. Le concept fait problème.

Castel [195] développe une critique très aiguisée des prétentions comportementales[196].

a) Il récapitule d'abord les objections qui ont été faites à la théorie de Meyer :

– D'abord, on ne comprend pas pourquoi l'extinction de l'angoisse ne se produirait pas naturellement, sans le recours à une thérapie. A ce propos, Castel rappelle que l'explication donnée par Freud du retour du symptôme en terme « compulsion de répétition » est une pure construction métapsychologique. Quant à l'explication d'Eysenck en termes d'« incubation », elle ressemble à une explication *ad hoc* sans pouvoir explicatif.

– « La ressemblance entre l'approche des phobies et celle des obsessions-compulsions est telle – dit-il – qu'on en vient à soulever des questions élémentaires sur la distinction des deux syndromes. » Castel insiste sur le fait que l'obsessionnel ne se contente pas d'avoir une aversion pour un stimulus mais qu'il construit des règles conjuratoires bizarres pour répondre au problème. Donc la théorie ne discrimine pas suffisamment les deux troubles cliniquement inassimilables.

b) Castel démonte ensuite la théorie de Rachman selon laquelle le besoin de ritualiser revient parce que l'émotion n'a pas été suffisamment éliminée la fois précédente ! Il se moque gentiment de la solution désespérée des comportementalistes qui disent qu'il faut faire comme si les obsessions « s'attrapaient » [le mot est de moi] par un conditionnement classique.

---

[195] *Op. cit.*, II, pp. 291-302.

[196] CASTEL (2012), pp. 291 et suiv.

c) Castel poursuit enfin la critique en livrant les impressions que Rachman avait sur le travail de Meyer : « Les facteurs moraux, comme l'auto-affirmation et l'implication personnelle, sont finalement plus probants que les mécanismes physiologiques ou les hypothèses raffinées sur l'apprentissage. Il cite aussi comme une ouverture théorique intéressante le point de vue de Bandura qui insiste sur l'effet de la suggestion : « Si l'affirmation de soi est le facteur thérapeutique, alors les thérapies ESPR pourraient bien n'être qu'un véhicule, plus ou moins persuasif, mais en tant que tel causalement inerte, dans la production du mieux-être des obsédés. »

En résumé, la méthode est jugée efficace mais dans certaines limites. Elle ne garantit jamais le non-retour du symptôme et le principe de son efficacité n'est pas vraiment expliqué. Ce qui se produit est plus qu'une habituation, c'est une rupture d'état d'esprit qui libère précisément l'esprit du patient.

C'est la raison pour laquelle je reprendrai la méthode ESPR en en modifiant le déroulement et surtout l'esprit du protocole. Je montrerai que ce qui est important c'est la rupture dans le vécu subjectif du patient.

LA THERAPIE COGNITIVE

Principes de base

Sous l'influence de la théorie cognitive de Beck (1985), Salkovskis (1985 et 1989) met au point une méthode de traitement des TOC visant à fournir une pensée alternative à la pensée dramatisante du sujet : « L'objet de la thérapie cognitive sera d'identifier les pensées automatiques et les pensées neutralisantes ainsi que les schémas afin de permettre au sujet d'affronter les situations anxiogènes sans ritualiser[197]. » C'est un travail de restructuration cognitive qui va être effectué. On cherche à modifier les idées et de cette façon à faire baisser l'angoisse de l'idée obsédante. Rachman (1993 et 1997) va compléter la théorie de Salkovskis.

La thérapie cognitive s'attache au traitement de l'idée sous-jacente au rituel. Elle ne cherche pas à déshabituer le sujet de la ritualisation mais à dégonfler les idées et croyances qui justifient la ritualisation. Le paradigme a changé. Si, en ESPR, on apprend au sujet à ne plus ritualiser, en thérapie cognitive,

197 BOUVARD, *op. cit.*, p. 87.

on cherche à démonter les motifs à ritualiser s'enracinant dans les schémas profonds de pensée.

En fait, thérapie comportementale et thérapie cognitive se complètent bien : on peut travailler sur les rituels sur le double versant comportemental et cognitif. Après avoir démonté les schémas de pensée, le thérapeute veillera à ce que le sujet ne ritualise ni de façon comportementale, ni de façon mentale.

Mais la thérapie cognitive paraît s'imposer particulièrement quand l'idée obsédante, déclenchée par des évènements extérieurs ou seulement par des pensées intrusives invisibles, provoque une surcogitation dramatisante et des rituels mentaux destinés à faire baisser l'angoisse, en l'absence de rituels comportementaux. Le théâtre névrotique est totalement intérieur. Ces cogitateurs purs correspondent à 20 % de la population des obsessionnels compulsifs.

Mais il existe des cas intermédiaires qui ne sont pas toujours faciles à déceler. On remarquera que les sujets qui ont une activité ritualisante de vérification ont souvent une activité mentale intense cachée et utilisent aussi des rituels mentaux pour soulager leur angoisse. Inversement, les cogitateurs peuvent aussi utiliser des rituels physiques et des évitements discrets.

Précisons les grands principes de la thérapie cognitive :

1. On a d'abord une reprise de la théorie du renforcement appliquée au mental : des déclencheurs visibles (une perception) ou invisibles (une pensée) déclenchent des rituels visibles (se laver les mains) ou invisibles (compter intérieurement jusqu'à 3) qui soulagent l'angoisse mais aussi la font revenir. La thérapie cognitive insiste sur les déclencheurs internes et surtout sur les rituels invisibles qu'elle nomme « neutralisations ».

2. Rachman[198] pointe un phénomène intéressant : plus l'idée obsédante est refusée, plus elle s'impose (c'est la fameuse loi de Rachman). Inversement, plus l'idée est acceptée, moins elle risque de s'imposer.

3. La thérapie cognitive explique l'angoisse attachée à l'idée obsédante par l'existence de schémas profonds rappelés par le sujet et qui provoquent la dramatisation. Le principe de la thérapie cognitive est bien résumé par

198 RACHMAN (1997 et 1998).

Bouvard : « Dans le trouble obsessionnel compulsif, l'hypothèse centrale est que les sujets présentent des schémas cognitifs de danger, inconscient, situés dans la mémoire à long terme et fonctionnant de manière automatique. Ces schémas filtrent l'information en ne retenant que certains aspects négatifs de l'expérience vécue. Ils peuvent être définis comme une représentation stockée de l'expérience passée qui guide et organise notre vision du monde actuelle[199]. »

Au point de départ, on a donc une « idée intrusive » banale. L'idée intrusive est toujours une idée désagréable (insensée, antisociale, amorale) car elle indique qu'un danger ou un risque pour les autres (moins souvent un risque pour soi) existe potentiellement. Cette idée intrusive banale, neutre, peut être activée par un stimulus externe (la vue de quelque objet ou situation en soi neutre) ou interne (l'irruption d'une pensée banale ou neutre) mais se trouve dramatisée par des pensées automatiques. On appelle « pensées automatiques » des évaluations, des interprétations du danger fondées sur des raisonnements paralogiques obéissant à des postulats ou à des croyances archaïques acquis au cours de l'histoire et de l'éducation du sujet et qui traduisent une vision du monde et des autres. Les « schémas » s'actualisent dans la conscience du sujet par ces pensées appelées « automatiques ». La thérapie cognitive explique la dramatisation de l'idée (l'anxiété liée à l'idée) par ce fonctionnement. Le patient fait donc appel à des schémas profonds et en même temps utilise ces schémas de façon paralogique.

En thérapie cognitive, on travaille sur le processus de dramatisation dont l'idée obsédante fait l'objet. On cherche à dégonfler cette dernière de sa charge anxiogène et de sa force contraignante en lui redonnant le statut d'idée banale et éphémère.

Le protocole thérapeutique

Le protocole thérapeutique s'effectue en deux phases :

Première phase : reconstitution du schéma de dramatisation/dédramatisation

Le schéma est le suivant : identification de l'idée intrusive, des pensées automatiques, des schémas profonds et des neutralisations.

---

[199] BOUVARD, *op. cit.*, p. 85.

a) Identification de l'idée intrusive

Il s'agit toujours d'une crainte qu'un évènement malheureux ne se produise : il se pourrait qu'un malheur arrive.

Le contenu le plus fréquent de ces idées est le suivant[200] :

– il se pourrait qu'il arrive malheur à moi ou à un proche (accidents, maladies) ;
– il se pourrait que je souille, que j'abîme quelqu'un et quelque chose ;
– il se pourrait que je fasse du mal à quelqu'un (le blesse ou le tue) ;
– il se pourrait que je commette un acte insensé (blasphème, geste impulsif, acte sexuel).

A cette occasion, on identifie le déclencheur de l'idée intrusive. Il est important d'identifier clairement les stimuli externes ou internes activant l'idée intrusive – ce peut-être une phrase, un mot, une scène visuelle ou sonore, une sensation du corps… – et donnant ensuite naissance aux pensées automatiques.

Voici donc identifiée l'idée obsédante. Il reste à comprendre pourquoi et comment cette idée banale est dramatisée.

b) Identification des pensées automatiques et de ses procédés

Bouvard les définit comme « l'interprétation de la pensée intrusive[201] ». C'est le discours intérieur que le sujet se tient pour dramatiser la pensée. Cette activité est automatique. La dramatisation s'effectue par l'appel à des schémas de pensée profonds (des croyances archaïques), développés selon une logique fallacieuse utilisant des paralogismes.

Quels sont ces schémas ? Bouvard récapitule six schémas[202] :

– Responsabilité : « Croyance que l'individu possède le pouvoir unique de prévenir ou de provoquer des conséquences négatives jugées cruciales, qui peuvent être réelles ou situées à un niveau moral ».

---

200 *Ibid.*, p. 89.
201 *Ibid.*, p. 88.
202 *Ibid.*, p. 96.

– Importance excessive de la pensée : « Croyance selon laquelle la seule pensée indique qu'elle est importante et significative pour l'individu ».

– Besoin de contrôle sur les pensées : « Surévaluation de l'importance d'exercer un contrôle complet sur les pensées intrusives, images, impulsions et croyance que c'est à la fois possible et souhaitable ».

– Estimation de la menace : « Exagération de la probabilité du risque (ou de la sévérité des résultats) ».

– Intolérance à l'incertitude : « Croyance sur la nécessité d'être certain, croyance en l'impossibilité de faire face à un changement imprévisible, croyance en la difficulté d'un fonctionnement adéquat dans des situations ambiguës ».

– Perfectionnisme : « Tendance à croire qu'il existe une solution parfaite à chaque problème et que faire quelque chose parfaitement est non seulement possible mais également nécessaire ».

c) Identification des raisonnements paralogiques[203]

– Abstraction sélective : « Elle consiste... à se centrer sur un détail hors du contexte de façon à ce que la signification ne soit pas perçue ».

– Maximalisation : « ... à exagérer la portée d'un incident ».

– Inférence arbitraire : « ... à tirer des conclusions sans preuves ».

– Personnalisation : « ... à s'attribuer la responsabilité d'évènements néfastes ».

La croyance obsessionnelle pose deux sérieux problèmes :

Le premier problème est que la croyance est évidemment scientifiquement fausse. Pour les religions c'est plus confortable, car elles ont des dogmes posés a priori comme invérifiables, « infalsifiables »[204]. La croyance est aberrante, irrationnelle, mais « ça tient », « ça me suit » – disent les patients. Si la croyance était rationnelle, elle ne serait plus une croyance.

203 *Ibid.*, p. 90.

204 Je reprends l'expression de Karl POPPER dans *La logique de la découverte scientifique* (1973).

L'obsessionnel est un fervent croyant et pratiquant de sa religion intérieure ! Je reviendrai sur la question de la croyance magique.

Le second problème est que la croyance fait terriblement souffrir.

Comment procède la thérapie cognitive ? Elle recourt à un raisonnement socratique : qu'est-ce que je redoute, pourquoi est-ce redoutable ? Pourquoi et comment êtes-vous amené à penser que cette idée est si dramatique ?

d) Identification des neutralisations

Une neutralisation est un processus volontaire. Elle peut se définir « comme toute action mentale ou physique qui a pour objectif de contrôler la pensée, voire de la chasser, changer sa signification, prévenir les conséquences négatives et diminuer les émotions qu'elle entraîne. La neutralisation, comme le rituel moteur, est un facteur de maintien du trouble[205] ».

La plupart des sujets, y compris les sujets normaux, ont des stratégies pour faire face aux pensées obsédantes :

– ne rien faire ;
– user d'une forme de réassurance : se raisonner, essayer de se convaincre ;
– essayer de comprendre, d'analyser ;
– rechercher de la réassurance auprès des autres ;
– remplacer la pensée par une autre ;
– se distraire par l'environnement ;
– arrêter la pensée *(« Stop ! J'arrête ça ! »).*

Une fois que le sujet a mis au jour une ou deux de ses pensées intrusives, l'évaluateur va rechercher quelle stratégie le sujet utilise pour se rassurer. Suivons ce que Bouvard suggère comme questions pour débusquer les neutralisations[206] lorsque la pensée gênante arrive :

– Est-ce que vous vous rassurez en vous parlant à vous-même ? Qu'est-ce que vous vous dites ?
– Est-ce que vous vous rassurez en parlant à quelqu'un d'autre ? De quoi parlez-vous ?

---

205 *Ibid.*, p. 184.
206 *Ibid.*, p. 187.

– Est-ce que vous réalisez une action observable ou faites-vous quelque chose dans votre tête pour effacer la pensée ? Que faites-vous ?
– Est-ce que vous analysez la pensée, vous la développez ?
– Est-ce que vous remplacez une pensée par une autre ?
– Est-ce que vous essayez de vous distraire avec les éléments de l'environnement ?
– Est-ce que vous vous lancez dans une occupation ?
– Est-ce que parfois vous ne faites rien ?
– Est-ce que vous utilisez une autre stratégie ?

Pour chaque stratégie utilisée par le patient, l'évaluateur pose les questions suivantes :

– Est-ce que vous utilisez cette stratégie dans un contexte ou une situation particuliers ?
– Quelle est l'intensité de la pensée juste avant l'utilisation de la stratégie (échelle de 0 à 4) ?
– Quel est le degré de probabilité de la pensée juste avant l'utilisation de la stratégie (de 0 à 4) ?
– Est-ce que vous utilisez d'autres stratégies lorsque les autres n'ont pas marché (de 0 à 4) ?
– Quelles sont vos émotions, juste avant d'utiliser cette stratégie (de 0 à 4) ?
– Quelle est l'efficacité de la stratégie à effacer la pensée immédiatement après (de 0 à 4) ?

Deuxième phase : les traitements cognitifs

1. La restructuration cognitive

Le thérapeute a aidé le sujet à apprendre à distinguer tous ces types de pensées que sont les idées intrusives, les pensées automatiques et les pensées neutralisantes.

On lui apprend d'abord à ne pas refuser l'idée intrusive pour éviter de la faire revenir (loi de Rachman). On évite l'évitement. Laisser venir l'idée intrusive : l'accepter, la laisser venir… pour l'examiner. C'est un très bon point de départ que personnellement je vais exploiter.

Ensuite, le thérapeute s'attache aux pensées automatiques et à leurs procédés. Il essaie de fournir une alternative à cette façon de penser Le thérapeute aide le patient à penser autrement : c'est le travail de restructuration cognitive proprement dit. On cherche à dégonfler la charge dramatique de l'idée obsédante : c'est une sorte de toilettage de l'idée.

Pour ce faire, on procède à une discussion socratique en recourant aux critères de falsification (c'est faux ou erroné) ; de relativisation (c'est relatif à des postulats) ; d'improbabilité (approche statistique). On fait varier tous les paramètres pour mettre du doute dans la certitude.

Enfin, une fois l'idée intrusive ébranlée par le dialogue socratique et débarrassée de la charge dramatique conférée par les pensées automatiques, le thérapeute propose au patient de renoncer aux pensées neutralisantes, qui ont la même fonction que les rituels moteurs : « L'anxiété est maintenue voire augmentée par les neutralisations »[207]. Le thérapeute propose au patient de rester au contact des pensées intrusives, ne rien faire, de s'y habituer, de vivre la réduction de l'anxiété.

2. Le flooding

Pour les idées obsessionnelles pures, sans rituels comportementaux, Salkovskis et Westbrook[208], en 1989, ont proposé la technique du flooding. Il s'agit d'une technique d'immersion du sujet dans l'idée qui fait son tourment ; par cette immersion, on espère obtenir des effets paradoxaux d'échappement. « Le flooding consiste à exposer le sujet à l'idée obsédante en saturant le thème obsédant par une exposition en imagination. Le patient s'habitue au thème obsédant. Celui-ci devient de moins en moins obsédant jusqu'à ne lui faire aucun effet : il rejette ainsi son obsession, comme une pensée sans importance émotionnelle, et ainsi facilement critiquable[209]. »

L'exposition se fait en plusieurs séances. Avec le respect d'une graduation.

On retrouve l'esprit de cette technique chez Clair & Trybou lorsqu'ils préconisent le sabotage pour casser les rituels[210].

Sauteraud admet que la technique est fatigante et qu'elle pose des états d'âme au psychothérapeute qui voit son patient souffrir.

---

207 *Ibid.*, p. 189.

208 SALKOVSKIS/WESTBROOK (1989), cité par SAUTERAUD, p. 337.

209 SAUTERAUD (2005), pp. 219 et suiv.

210 *Op. cit.*, p. 153.

En résumé, on dispose de deux techniques avec deux finalités :

1. La restructuration de la pensée, qui opère une dédramatisation suivie du renoncement aux neutralisations, ce qui stoppe la relance les craintes ; elle est indiquée pour les patients ritualisants ;

2. Le flooding, qui immerge le sujet dans son idée, s'y habitue et s'en détache. Elle est indiquée pour les cogitateurs purs.

Critiques de la thérapie cognitive

Il existe trois types de critiques : des critiques pratiques, morales et théoriques.

– Les critiques pratiques

Il est extrêmement difficile dans le magma mental de démêler les idées intrusives, les pensées automatiques et les pensées neutralisantes. Lorsque le thérapeute s'engage dans le dédale des pensées du patient, avec la prétention de tout formaliser, il se noie ou s'épuise assez rapidement. Le patient est un champion pour désespérer et décourager le thérapeute. Généralement il entraîne le thérapeute dans un maquis de subtilités et de doutes, et le « trimbale » dans une subjectivité insaisissable. Le thérapeute perd souvent le patient en cours de route. Ensuite, le patient n'est jamais vraiment convaincu du bien-fondé de la dédramatisation que propose le thérapeute. Le doute subsiste constamment. Enfin, il est très difficile de mettre au point un protocole permettant de suspendre les pensées neutralisantes, et de vivre la baisse de l'anxiété comme on peut le faire en thérapie comportementale avec les rituels.

– Les critiques morales

L'immersion par flooding crée une souffrance chez le patient qui peut poser problème (par exemple exposer le patient à l'idée de viol) ; par ailleurs, le découpage de son discours finit par devenir chosifiant pour le patient.

– Les critiques théoriques

Sauteraud note que le principe d'efficacité de la thérapie cognitive peut être sujet à caution[211].

Je pense personnellement que la thérapie cognitive part d'un faux postulat. Les croyances, les paralogismes ne sont pas la cause de la dramatisation mais le moyen par lequel le sujet tente d'échapper à son problème. L'inconscient cognitif est en quelque sorte un réservoir de ressources pour créer et alimenter les problèmes. Le patient va chercher dans son histoire de quoi dramatiser ses pensées pour éviter de penser à l'essentiel. La question n'est pas de l'aider à penser juste – une part de son esprit sait fort bien le faire – mais de l'aider à quitter le champ mental où il s'égare pour se rassurer et à retrouver un autre plan. Avec ses cogitations, le patient s'enfume et enfume le thérapeute. Il se tient à distance du plan sensori-moteur où l'isolation s'est formée. La raison pour laquelle la thérapie cognitive échoue si souvent est liée au fait qu'elle consacre l'égarement du patient au plan mental. Ce n'est pas là que se joue l'évolution du problème.

D'autre part, la thérapie cognitive n'a pas perçu l'enfermement du patient dans une mauvaise hypnose. C'est pourquoi je proposerai une tout autre approche.

D'abord, j'use d'une autre grille d'analyse. La thérapie cognitive ne distingue pas clairement, au sein de l'activité mentale, les idées dérivées (peur des malheurs) et les cogitations qui cherchent de façon iatrogène à les traiter – à l'exception des neutralisations qui sont des rituels mentaux visant à déminer les pensées dramatiques.

Dans la catégorie des idées dérivées, je place toutes les façons de faire mal ou de faire du mal.

Dans la catégorie des cogitateurs, procédant à un traitement iatrogène des idées, je place :

– les ruminateurs, qui ressassent inlassablement les mêmes pensées désagréables ;

211 SAUTERAUD, *op. cit.*, p. 230.

– les douteurs, qui fabriquent de l'incertitude sur ce qui s'est passé ou a été vécu ;
– les questionneurs, qui doublent le vécu de questions incessantes ;
– les scrupuleux, qui fabriquent de la culpabilité ;
– les hésitants, qui balancent d'une alternative à l'autre ;
– les objecteurs, qui ne peuvent adhérer à aucune pensée et ne s'arrêtent sur aucune certitude ;
– les phobiques d'impulsion, qui sont toujours dans la pensée qu'ils pourraient perdre le contrôle de leur comportement ;
– les neutralisateurs ou les annulateurs, qui cherchent à empêcher magiquement qu'un malheur ne se produise.

Dans le traitement des idées et des cogitations, mon intentionnalité n'est pas la même.

Chapitre 5

HYPNOSE ET THERAPIE DES TOC

Dans la thérapie des TOC, je donne à l'hypnose un rôle primordial. L'intérêt de l'hypnose dans le traitement de ces troubles a souvent été contesté. Dans les années 1895-1900, Freud lui-même a progressivement renoncé à utiliser la suggestion pour soulager les obsessionnels. Comment justifier ce choix thérapeutique ? Avant de répondre à la question, je procèderai à quelques rappels théoriques.

L'HYPNOSE ET SES FORMES

L'hypnose est un état modifié de la conscience ordinaire. En tant qu'état de conscience, il se distingue de l'état de veille (conscience ordinaire), de l'état de sommeil (avec ses deux sous-états : l'inconscience relative du sommeil lent et profond, et l'état de sommeil paradoxal ou rêve), des états de conscience psychédéliques (modifiés par les drogues), de l'état de conscience psychotique, de l'état de conscience esthétique, de l'état de conscience spirituelle…

Le mot « hypnose » est source de confusion car il est utilisé dans le langage courant avec trois acceptions bien différentes. Il désigne à la fois :

– Les méthodes d'induction utilisées (fixation visuelle sur un point ou sur un son, suggestions verbales, métaphores, régression en âge…).

– La transe : c'est un état de sommeil très particulier produit par ces inductions, avec des contenus variables, selon l'intentionnalité des praticiens.

– La kyrielle des phénomènes involontaires, plus ou moins étranges, apparaissant dans cet état (lévitation et catalepsie de certaines parties du corps, amnésies ou hypermnésies, anesthésies, désorientation spatio-temporelle…).

L'hypnose dite « conventionnelle » est l'état de conscience modifié qui résulte de la dissociation du sujet avec le réel (dépotentialisation du conscient) et de son passage au registre de l'involontaire (lâcher-prise de la volonté et automaticité des processus mentaux et corporels).

Il y a une autre source de confusion puisque le terme « hypnose » est le plus souvent accompagné d'un adjectif qui spécifie à la fois le mode d'induction et le contenu de conscience suscité. L'hypnose, en fait, a eu une histoire mouvementée et sans cesse renouvelée, d'où les variations de sa définition. Ainsi distingue-t-on selon l'ordre d'apparition historique :

– L'hypnose classique : c'est l'époque des précurseurs européens des siècles précédents (Mesmer, De Faria, Braid, Liebault, Bernheim, Charcot, Delboeuf...), promoteurs d'une hypnose plutôt autoritaire, visant le plus souvent l'apparition de phénomènes étranges crédités de vertus curatives (abréaction).

On est passé au XXe siècle à d'autres formes d'hypnose[212] :

– L'hypnose « éricksonienne », inspirée – comme le nom l'indique – par Milton Erikson[213] (1901-1980), grand maître américain en la matière. Elle est fondée sur les processus de communication, ceux-là mêmes que les promoteurs de la PNL[214] ont observés et codifiés. Erickson, dans une hypnose très intuitive, joue à fond sur les paradoxes, les confusions et les métaphores pour s'ouvrir aux ressources personnelles de l'inconscient profond et à la créativité du sujet.

– L'hypnose dite « nouvelle », utilisant une suggestion non directive, souple, ouverte, donnant le maximum de liberté au patient et suscitant sa créativité. Cette hypnose trouve sa source d'inspiration dans la non-directivité rogérienne et les aspirations du New Age des années 1970-1980. Jean Godin, hypnothérapeute français, est le grand maître en la matière. François Roustang appartient également à cette école.

Je récapitule ces trois hypnoses sous le terme générique d'« hypnose conventionnelle ». Cette hypnose est un état de conscience intermédiaire

212 Je m'inspire des distinctions opérées par LOCKERT (2010), pp. 11-13.

213 Les écrits de Milton Erickson sont rassemblés dans les quatre tomes de *L'intégrale des articles de Milton H. Erickson sur l'hypnose*, aux Editions Satas.

214 GRINGER & BANDLER (1982).

entre l'éveil[215] et le sommeil. Il est clairement établi que l'hypnose n'est pas du sommeil. Elle a cette propriété de faire surgir les processus inconscients ou de les rendre accessibles. Ces processus sont de deux sortes : d'une part, les automatismes, ceux-ci étant aussi bien les apprentissages utiles et performants que les répétitions névrotiques pathogènes ; d'autre part, les ressources créatrices. Erickson parle de l'inconscient comme d'un « réservoir de ressources ». C'est la raison pour laquelle on l'utilise en thérapie. L'hypnose permet de se rapprocher de l'inconscient, d'en favoriser l'émergence et surtout de le modifier en permettant un remaniement des fonctionnements pathogènes par appel aux ressources créatrices. Lockert insiste sur ce point fondamental : si on met le sujet en hypnose, c'est avec la finalité de travailler sur son inconscient. Grâce à l'hypnose conventionnelle, le thérapeute accède à l'inconscient du patient et suggère les modifications que ce dernier souhaite.

Le sujet en hypnose conventionnelle demeure le plus souvent dans l'immobilité, mais il peut aussi parfaitement rester en activité (somnambulisme, transe primitive) : dans ce cas, l'action est non volontaire, automatique.

– On voit aujourd'hui se développer un autre type d'hypnose qui promeut une « conscience spirituelle ». C'est une auto-hypnose d'éveil de la conscience. Ici, le but recherché est tout d'abord de permettre au sujet humain de dépasser son enfermement dans la conscience étriquée de lui-même et dans les limites réductrices de ses pathologies invalidantes, et ensuite de l'ouvrir à la totalité du mystère du monde. Dans cette approche, la conscience brise ses limites individuelles d'une double façon : par une ouverture transcendantale (saisie de l'être personnel profond) et transpersonnelle (saisie de la globalité du monde). Elle peut s'inspirer des religions dans leur dimension mystique, des sagesses orientales (hindouisme et bouddhisme) mais aussi de courants philosophiques (Hegel et la phénoménologie de l'esprit, Spinoza et la connaissance du troisième genre, Jung et la conscience archétypale, Bergson et l'élan vital, Teilhard de Chardin et le milieu divin…). C'est aussi une façon de renouer avec l'essence de la thérapie puisque, chez les Grecs anciens, la thérapie avait quelque chose à voir avec le « theos », c'est-à-dire avec le divin.

---

215 Le mot éveil est utilisé de deux façons : tantôt pour désigner l'état de veille, tantôt pour nommer l'état de conscience spirituelle. On ne confondra pas les deux usages.

Comment nommer cette conscience élargie ? On peut parler de « conscience spirituelle » mais le terme est très ou trop connotée par les religions ; Chopra [216], s'inspirant du bouddhisme, parle, lui, de « conscience transcendantale » ; Groff[217], plus proche de Jung, prône une « conscience transpersonnelle » ; Lockert[218], soulignant la richesse de l'humain, défend le terme de « conscience humaniste ». J'ai, quant à moi, une préférence pour le terme « conscience transcendantale », le terme de transcendance visant le double rapport de l'individu à lui-même et au monde et suggérant le mystère du monde.

Dans cette catégorie assez hétéroclite, parfois à la limite de l'ésotérisme, certaines approches visant l'éveil ont aujourd'hui le vent en poupe :

– le courant de « la pleine conscience » de l'Américain Kabat-Zinn, bien relayé en France par le psychiatre Christophe André ;
– la méthode antistress du Dr Childre, qui cherche, par le biais de la cohérence cardiaque, à créer un état de conscience pacifié et lucide[219] ;
– l'hypnose « humaniste » d'Olivier Lockert[220].

Cette forme de conscience éveillée se développe lors de séances spécifiques mais peut se prolonger dans la vie quotidienne.

On voit donc que l'hypnose prend un sens très large : non seulement elle recourt à des techniques d'induction très différentes, mais elle ouvre à des états et des contenus de conscience fort divers, permettant de vivre des réalités différentes[221]. L'adjectif qui est accolé au mot « hypnose » précise alors l'état et les contenus de conscience. On peut se demander quel est le dénominateur commun à ces diverses hypnoses. L'hypnose est comme une auberge espagnole… on y trouve ce qu'on y apporte ou plutôt ce qu'on y cherche. C'est la suggestion opérée par le thérapeute qui oriente le sujet dans

216 CHOPRA (1990 et 2004).

217 GROFF (1984 et 1996).

218 Cf. LOCKERT (2010).

219 Les adeptes de la méthode récusent l'intention de faire de l'hypnose. Pourtant cette méthode, si j'en crois ma pratique, crée un état d'hypnose.

220 Voir ces auteurs en bibliographie.

221 Dans son livre remarquable *Le corps quantique*, chap. 10, CHOPRA rappelle que les rishis qui ont fondé les Veda hindouistes considéraient qu'il n'existe pas qu'une seule réalité (la réalité perçue par nos sens en conscience ordinaire) mais autant de réalités que de types de conscience et que chacune de ces réalités avait sa valeur propre.

telle ou telle direction. Par exemple, l'hypnose traditionnelle endort le patient pour modifier ses fonctionnements inconscients. L'hypnose transcendantale éveille plutôt le patient à son moi profond et élargi et au mystère du monde.

On peut se demander s'il est légitime d'utiliser le même mot « hypnose » pour désigner ces diverses expériences de la conscience. Je réponds affirmativement en ce qui concerne les trois formes d'hypnose conventionnelle. Car le point commun est le processus de dissociation qui déconnecte le sujet du monde ordinaire et débranche l'activité volontaire sous la conduite acceptée du thérapeute. Une petite partie de la conscience reste connectée avec l'environnement, entend les bruits de fond, entend la voix du thérapeute, mais la plus grande partie est déconnectée du conscient et vit une expérience intérieure spécifique, induite par le thérapeute, marquée par le caractère non volontaire, automatique, spontané des processus. A partir de là, des changements deviennent possibles selon la direction suggérée par le guide. La question est plus délicate en ce qui concerne l'hypnose transcendantale. On peut penser que la démarche thérapeutique vise plutôt la réunification, la réassociation, la fusion avec la Totalité (l'*unus mundi* des mystiques). Le thérapeute permet en effet que le patient sorte de ses limitations personnelles et de ses particularismes et se libère de ses entraves. A partir de là, les symptômes se dissolvent dans le flux retrouvé de la vie personnelle et transpersonnelle. Cependant, on peut parler de dissociation hypnotique provisoire car, pour accéder à cet état, le patient a besoin de lâcher son rapport au monde quotidien.

La question importante est d'utiliser l'hypnose pour obtenir des effets thérapeutiques, c'est-à-dire dissoudre les symptômes, causes de souffrance chez le patient, et le faire accéder à des fonctionnements nouveaux. Tous les hypnothérapeutes accordent beaucoup d'importance au laisser faire et à la dissociation. Mais deux orientations se dessinent : les uns mettent en avant l'état de conscience proprement dit, les autres la suggestion comme facteur déterminant du changement[222]. En fait, les deux aspects sont liés : l'hypnose crée un état de conscience modifiée très sensible à la suggestion. L'hypnose est donc un outil remarquable de changement.

---

[222] Dans le dernier chapitre du second tome, je reprendrai le sujet.

L'INDUCTION A L'HYPNOSE

L'état d'hypnose (et donc de dissociation) peut être induit ou provoqué artificiellement (on parle de « transe hypnotique »), soit dans un contexte ludique (hypnose de spectacle), soit dans un contexte de soins (hypnose dite « médicale »). On obtient l'entrée en hypnose par diverses techniques : par fixation perceptive, par suggestion verbale, par confusion psychique, par répétitions rythmiques, par effet de surprise, par régression en âge, par relaxation, ou par méditation… Toutefois le recours à la suggestion directe ou indirecte est la méthode la plus fréquemment employée en hypnothérapie médicale.

Mais l'état d'hypnose peut se produire naturellement dans la rêverie diurne, dans les moments de conscience relâchée (hypnose des autoroutes), ou de stupeur (choc traumatique), ou d'expérience émotionnelle, affective, esthétique ou spirituelle spontanée. Le résultat est toujours que le sujet se déconnecte du réel et glisse dans une expérience intérieure forte et clivée du conscient. On parle de « décrochage » de l'attention perceptive, de « dépotentialisation » de la conscience, de « débranchement » de l'activité volontaire.

L'état d'hypnose peut être produit par d'autres techniques qui ne sont pas spécifiquement hypnothérapiques : je pense à la relaxation, à la sophrologie, au rêve éveillé… A vrai dire, il est difficile de différencier les états de conscience induits par ces diverses techniques. Seule l'imagerie mentale permettra de les assimiler ou de les discriminer[223].

Il est utile d'apporter une précision à la question de l'induction de l'hypnose : l'hypnose est distincte de la suggestion, même si leurs liens sont très étroits. D'une part, l'entrée en hypnose peut être induite par suggestion, c'est même la méthode la plus habituelle. D'autre part, l'état d'hypnose est caractérisé par une forte suggestibilité. Une boucle vertueuse s'établit : la suggestion est utilisée pour augmenter la suggestibilité… Mais la suggestion est à l'œuvre dans bien d'autres circonstances de la vie que l'état d'hypnose, entre autres dans la vie quotidienne On parle alors d'influence[224]. D'autre

[223] Depuis les travaux de l'Université de Liège, on sait désormais que l'hypnose a des corrélats physiologiques repérables en imagerie mentale.

[224] Cf. MUCCHIELLI (2000), *L'art d'influencer.*

part, certains auteurs – comme Roustang[225] – préconisent une hypnose faite de vide intérieur avec une suggestion réduite au minimum. Je pense qu'on est alors dans une conscience d'éveil (au sens spirituel) qui, Lockert le précise souvent, bannit toute suggestion : le sujet doit demeurer dans une autonomie parfaite. Bref, la suggestion existe en dehors de l'hypnose et il existe une hypnose sans suggestion…

Lorsqu'on travaille en hypnose traditionnelle – c'est-à-dire sur l'inconscient –, la suggestion du thérapeute est très importante. L'état d'hypnose dans lequel se trouve placé le sujet n'opère de changement que s'il y a une orientation du travail, une intentionnalité. Sans intention du sujet, relayé par le thérapeute, il ne se passe rien. Les adolescents qui passent leur nuit en transe dans les rave-parties ne se soignent pas par l'état second induit (certes, ils se défoulent et ils s'expriment) car il n'y a ni contexte ni intention thérapeutiques.

L'hypnose est utilisée en thérapie pour produire des effets de changement. Il y a des degrés dans la profondeur de l'hypnose ordinaire. L'hypnose est légère dans la rêverie et profonde dans le somnambulisme. D'après les auteurs, il semble que l'efficacité de l'hypnose ne dépende pas de la profondeur de la transe sauf dans le cas du traitement de la douleur.

Quels sont ces effets et comment se produisent-ils ? Il faut revenir aux propriétés de cet état de conscience particulier qu'est l'hypnose pour répondre à ces questions. J'ai déjà dit que c'était un état dissocié (dissociation de la conscience avec le monde extérieur, dissociation du corps et de l'esprit, dissociation des processus mentaux entre eux…) et un état de relâchement du mental ou du corps, le sujet passant en mode automatique, c'est-à-dire non réflexif, non volontaire. Il en résulte un état fluide fait de mouvements corporels (micro-mouvements ou gestes et comportements plus amples) et de contenus mentaux (images, souvenirs, mots/phrases, sensations corporelles, émotions) s'enchaînant sur un mode associatif ou aléatoire, une sorte de fluide, souple, ouvert, changeant, que le thérapeute va accueillir, accompagner, orienter pour dénouer les automatismes et ouvrir à d'autres fonctionnements. Ce vécu psychocorporel n'est pas l'inconscient pur mais une zone intermédiaire – un peu comme le rêve – où s'expriment les

---

225 Cf. ROUSTANG (2000), *La fin de la plainte* ; (2003), *Il suffit d'un geste* ; (2006), *Savoir attendre pour que la vie change*.

processus inconscients. Avec l'hypnose, le sujet quitte le carcan des habitudes comportementales et des raisonnements formatés pour s'ouvrir à un autre vécu.

Deux processus-clefs caractérisent cet état : le dénouement des automatismes et l'appel aux ressources. Ce deuxième processus est essentiel chez Erickson. Il parle de réservoir de ressources, que l'on peut concevoir soit comme la somme des expériences antérieures accumulées (très souvent oubliées), soit comme le potentiel créatif resté latent. Roustang perçoit les ressources de l'inconscient d'une autre façon. Celui-ci a bien montré dans ses derniers ouvrages que les contenus de conscience générés par l'hypnose étaient caractérisés par une sensorialité fluide (je dirais plutôt une « sensori-motricité ») aux antipodes de la pensée réflexive et de la volonté programmatrice. Ce qui advient relève d'un feeling de la vie très particulier, se déployant librement hors volonté. Le sujet se retrouve placé en grande sensibilité à lui-même et au monde, par-delà le cadre limitatif des mots et de la réflexion. Cet état de grâce – que les enfants ont connu dans leur premier âge – est propice à l'émergence de toutes sortes de manifestations nouvelles, il est une ouverture au champ des possibles.

SUGGESTION ET PENSEE MAGIQUE

Dans ce bain hypnotique de liberté et de nouveauté dans lequel le patient est immergé, la parole suggestive du thérapeute est décisive : c'est elle qui oriente le sujet vers les changements thérapeutiques escomptés. L'efficacité de l'hypnose, son pouvoir extraordinaire, provient du pouvoir de la suggestion qui à la fois l'induit et la structure de part en part. On parle le plus souvent de suggestion comme allant de soi, mais sans en expliquer les ressorts. Or la suggestion pose question. Comment la décrire, comment l'expliquer ? Qu'elle soit directe ou indirecte, comment est-elle capable de produire des effets aussi stupéfiants ? Dans le second tome, j'ai consacré tout un chapitre à cette question.

La première chose à remarquer est que la parole du thérapeute est une parole de proférence[226]. La parole est acte. Ce qui est dit se fait. Il n'y a pas de distance entre l'énoncé du message et sa réalisation. Le thérapeute comme le patient vivent la conviction – ou jouent à vivre la conviction – que les mots

---

226 Cf. MELCHIOR (1998), p. 306.

deviendront réalité. Précisément, la deuxième chose à remarquer est que patient et thérapeute sont dans cette croyance réalisatrice. A partir du moment où l'un et l'autre sont d'accord pour croire en la vertu de leur thérapie, des changements décisifs vont se produire[227]. Tout se passe, et c'est le troisième point, comme si la croyance captait un pouvoir de changement instantané, acausal, aspatial, intemporel. Un mot résume ces caractéristiques : un pouvoir magique. La croyance sous-jacente au jeu de l'interaction hypnotique est essentielle. En résumé : « La suggestion hypnotique peut (…) être assimilée ou identifiée à une pensée, une représentation mentale toute-puissante ou une force mystérieuse source d'importantes modifications dans le comportement, le vécu ou le corps des patients[228]. »

La magie est la capacité d'obtenir des effets par le seul pouvoir supposé de la parole (pensée ou énoncée) ; c'est l'art de produire par des procédés occultes des phénomènes inexplicables ou qui semblent tels ; c'est la capacité de produire des effets qui échappent à la catégorie de la causalité ordinaire, les effets attendus ne suivant pas une logique rationnelle. La magie suppose un mode de pensée particulier qu'on appelle précisément « la pensée magique » et qui va entraîner un mode opératoire ritualisé qu'on appelle « la pratique magique »[229].

Une citation excellente résume le mode opératoire. Selon François Thioly : « La magie se définit comme la mise en œuvre d'un ensemble de pratiques, de techniques, le plus souvent articulées au sein d'un rituel, dans le but de produire un effet que les moyens mis en œuvre ne sont pas censés permettre (en tout cas pour un observateur objectif et rationnel). L'effet sera celui attendu mais il n'est pas causalement (au sens de cause physique) lié aux

---

227 J'ai développé ces considérations dans le dernier article de la troisième partie.

228 Francis Rouam, in COLLOT (2008), p. 196.

229 La pensée magique est une forme de pensée infantile (PIAGET, 1964 et 1972 : cf. Colombo in COLLOT, pp. 371 et suiv.) et de pensée primitive (Levy-Brühl, Frazer).
– Selon Piaget, la pensée magique touche à la question de la causalité : elle prétend expliquer comment les phénomènes s'enchaînent. Elle caractérise la pensée symbolique de l'enfant de 3-6 ans. Le sentiment de participation est à la base de la pensée magique : gestes et choses/pensée et choses/substances entre elles/intentions-réalité.
– Selon Frazer la logique de la magie obéit à deux lois : lois de similitude et loi de contagion par contiguïté.

moyens utilisés[230]. » Dans le chapitre annoncé, j'ai fait l'hypothèse d'une causalité symbolique. La magie, c'est des effets sans cause (classique).

De toute évidence, il y a quelque chose de magique dans l'hypnose précisément par le biais de la suggestion : « la suggestion hypnotique peut être (...) assimilée ou identifiée à une pensée, à une représentation mentale toute-puissante ou une force mystérieuse, source d'importantes modifications dans le comportement, le vécu ou le corps du patient[231] ».

Les points communs entre hypnose et magie sont évidents. En voici trois confirmations : dans la magie et dans l'hypnose,

- le langage est symbolique, l'usage des métaphores est habituel ;
- le recours aux rituels est omniprésent ;
- la croyance partagée en l'efficacité du procédé est essentielle.

« EFFICACITE MAGIQUE » DE L'HYPNOSE

Dans une séance d'hypnose, la foi dans le changement active les forces d'auto-guérison du patient[232]. Il est stupéfiant de constater que « ça marche ». On capte là le même pouvoir qui est en jeu dans les placebos[233] ou même dans les suggestions ordinaires ou dans les actes des guérisseurs. Comme le disaient le poète latin Virgile, « Ils ont vaincu parce qu'ils se sont vus vaincre », ou Jésus, « Si vous aviez la foi, vous déplaceriez les montagnes ». L'hypnose, introduite très souvent par la suggestion, crée un état de conscience modifiée propice à la pénétration d'injonctions de guérison dans les couches profondes du cerveau.

Les changements s'opèrent à des niveaux différents. Suivons Rossi dans la description qu'il donne des phénomènes de « transduction » induits par l'hypnose[234] :

1. Changements dans les fonctionnements personnels et interpersonnels (arrêt d'une dépression, d'une insomnie, du rituel compulsif, d'un évitement

[230] In COLLOT (dir.) (2008), *Hypnose et pensée magique*, p. 88.

[231] *Ibid.*, Francis Ronan, p. 196.

[232] CHOPRA (1990), *Le corps quantique.*

[233] LEMOIGNE (2006), *Le mystère du placebo, passim.*

[234] ROSSI (1994), *Psychobiologie de la guérison*, pp. 45 et suiv.

phobique, d'un comportement impulsif...) : l'action opère sur les aires cérébrales.

2. Changements dans les fonctionnements psychosomatiques (arrêt d'un eczéma, suppression de vertiges, levée d'une insensibilité...) ou physiologiques (baisse d'une tension artérielle trop élevée, cicatrisation rapide, arrêt d'une maladie...) : l'action opère sur le système nerveux autonome, sur le système immunitaire, sur les systèmes hormonal, digestif, respiratoire, cardiaque...

3. Changements dans l'expression génétique[235].

Certains auteurs pensent que cette croyance a le pouvoir de passer la barre du personnel[236].

QUELQUES THEORIES EXPLICATIVES DU POUVOIR DE LA SUGGESTION

Il ne manque pas de théories spéculatives pour tenter d'expliquer le pouvoir de la magie, donc de la suggestion, donc de l'hypnose...

1. Commençons par la théorie de Rossi, qui propose une explication physiologique. Je reprends une citation de Didier Deban, s'appuyant lui-même sur un texte de Rossi : « Croire avec une foi immense crée une quantité de substances (hormones et neuromédiateurs) qui vont activer des gènes précoces immédiats qui vont à leur tour accélérer l'expression génique en cascades de protéines réparatrices[237]. » Le processus d'auto-guérison se trouverait ainsi activé. Mais il faut que l'hypnose apporte une force de surprise, de fascination, de mystère pour que ces effets se produisent.

2. La théorie de la régénération : la magie abolirait les résistances du patient qui laisserait des réorganisations s'effectuer en lui dans la docilité à la parole du thérapeute qui croit dans les pouvoirs de changement du sujet. Le patient

---

235 ROSSI (2005), *Cinq essais de génomique psychosociale*.

236 ... et agirait au niveau du transpersonnel, ce qui signifierait que chacun d'entre nous, dans cet état de conscience modifiée, pourrait agir directement sur le monde et le changer dans le sens de notre ligne de vie. C'est ce que Chupra suggère quand il invoque l'attention et l'intention comme postures pour modifier le monde (cf. CHOPRA, 1990 et 2004).

237 Didier Deban in COLLOT (2008), p. 261.

entrerait dans un champ de forces vitales qui le régénèrerait et le reconfigurerait. C'est exactement ce que fait l'hypnose[238].

3. La théorie de la « mimesis » inspirée de René Girard : le patient s'identifierait au thérapeute, collerait à ses attentes supposées, en particulier à sa croyance au changement possible du sujet[239].

4. La théorie du phantasme (et non du fantasme !) de Melanie Klein[240] : cette théorie expliquerait comment la parole pourrait se faire acte. Il aurait existé une époque très primitive où pensée et acte, corps et esprit ne faisaient qu'un. A cette époque, une parole, une pensée pouvaient avoir chez le jeune enfant une action immédiate sur le corps. L'hypnose capturerait ce pouvoir d'agir sur le corps par les mots, à travers une régression primitive. Dans ce cas, si on utilise le pouvoir symbolique, une image deviendrait curative. Le thérapeute s'adresserait au tout jeune enfant que le patient a été, en lui disant : « Ta douleur est comme de la neige qui brûle la peau mais qui fond sous les rayons de soleil. » Le symbole deviendrait mystérieusement réalité. « Nous avons besoin de l'enfant qui rêve en nous pour guérir[241]. »

5. La théorie des isomorphismes : le semblable produirait le semblable. On retrouve cette théorie à divers niveaux : dans la causalité symbolique de Claude Lévi-Strauss ; dans la théorie des champs morphiques de Sheldrake ; dans la théorie des archétypes de Jung ; dans la théorie fractale ; dans la théorie holographique ; dans l'homéopathie… On aurait là un principe universel aussi efficient que les quatre forces (les forces gravitationnelle, nucléaire forte et nucléaire faible, électromagnétique)[242]. C'est cette hypothèse qui me paraît la plus convaincante que je développerai en fin de second tome.

6. La théorie de la supra-conscience d'inspiration quantique : la pensée magique nous ferait passer dans un autre monde où les lois classiques seraient abolies : la pensée se ferait acte, ce qui veut dire que se trouveraient

238 Christian Cheveau in COLLOT, *ibid.*, p. 217.

239 Joanic Masson, in COLLOT, *ibid.*, p. 224.

240 Cette théorie est évoquée par Michaux in COLLOT, *ibid.*, p. 124.

241 Didier Seban, in COLLOT, *ibid.*, p. 261.

242 C'est le point que je développerai dans le dernier chapitre de la troisième partie.

abolies les contraintes de la causalité, de l'espace, du temps[243]... Grâce à l'état de conscience particulier qu'est l'hypnose, le patient, guidé par le thérapeute, plongerait dans un monde subliminal, vivrait d'autres états de conscience, où il pourrait vivre une infinité d'états possibles superposés du moi ; dans cette expérience subliminale, le patient trouverait ou créerait ce qu'il souhaite et ne reviendrait dans le monde liminal du monde ordinaire, dans le registre de la conscience de veille, qu'au prix d'une sorte de « décohérence psychique », au terme de laquelle se trouverait gardé ou sélectionné le changement souhaité, marqué par la parole du thérapeute. C'est ainsi que la parole deviendrait acte par le détour d'une conscience élargie. Il ne s'agit là que des fulminations philosophiques, qui prennent la théorie quantique de la matière comme une métaphore de la transformation de la conscience. Cette théorie que reprend Chopra[244] est fascinante.

7. La théorie philosophique du Soi Universel qui, finalement, est assez proche de la précédente : dans certains états de conscience (hypnose, méditation...), le sujet atteindrait un état où le moi dépasserait ses limites et rejoindrait le grand Tout universel d'où il vient et où il retournera après sa mort, où tout est immédiateté, éternité, totalité. Dès lors, puisque tout est relié, tout est donné, ce qui m'arrive peut arriver à l'autre et ce qui arrive à l'autre peut m'arriver. Jung était dans cette approche avec sa théorie de l'anima mundi et celle de la synchronicité archétypale qui en découle. C'est la théorie que reprend Lockert dans son ouvrage *Hypnose humaniste*.

L'HYPNOTHERAPIE DES TOC

Après ce détour, je suis en mesure de préciser pourquoi le recours à l'hypnose est particulièrement indiqué dans le traitement des TOC. L'état psychique de l'obsessionnel compulsif présente toutes les caractéristiques de l'hypnose, mais d'une mauvaise hypnose. Si l'hypnose est indiquée, c'est parce que l'obsessionnel est particulièrement doué pour se mettre en hypnose. La thérapie va donc utiliser cette compétence.

– L'obsessionnel se met et s'enferme dans une mauvaise hypnose. L'obsessionnel s'est dissocié de la vie ordinaire. Comme aime à le répéter

---

243 Cf. la revue *Le monde des religions*, février 2012, « Cerveau et spiritualité, les nouvelles frontières de la conscience », Jean STAUNE. Voir son ouvrage passionnant (2007) *Notre existence a-t-elle un sens ?*

244 CHOPRA, *op. cit.*

son entourage, *« Il vit dans ses TOC, dans ses pensées et ses rituels ».* Le monde n'est plus qu'un arrière-fond sur lequel se détachent ses préoccupations, pensées ou rituels, qui absorbent complètement son esprit.

– Il s'agit d'une auto-hypnose car il n'y a personne d'autre que lui pour induire cet état. Ce point est important, car cela veut dire qu'il est sourd à la relation.

– Les procédés par lesquels il se met en hypnose sont principalement la focalisation de l'attention sur un geste ou une pensée unique et sur la répétition du geste ou de la pensée. Il vit dans une hypnose rigide, aux antipodes de la transe fluide qui est recherchée en thérapie.

– Il craint la puissance magique de ses pensées : *« Si je touche la cuvette des WC, alors je vais attraper une maladie ; si je pense à un oiseau noir, alors je vais me suicider ; si je ferme la porte en pensant à mes parents, alors ils auront un accident, etc. »* Il croit que sa pensée crée la réalité. Mais il n'imagine la puissance de la pensée que sur un mode négatif.

– Les solutions pragmatiques qu'il profère sont magiques : *« Si je ritualise, alors je fais baisser mon angoisse et mon malaise ; mais surtout, si je ritualise et si je cogite, alors il n'y aura pas de malheur. »*

– L'obsessionnel pressent bien le pouvoir de l'esprit : il le craint et l'utilise à la fois. Il s'hypnotise à mauvais escient et à son détriment. Il opère de ce pouvoir une triste caricature.

On remarquera qu'il attribue à son esprit le pouvoir d'opérer des changements nuisibles non seulement à l'intérieur de lui-même (devenir fou, suicidaire, criminel) mais aussi, passant la barre du personnel, sur le monde extérieur : il se croit capable de commettre le mal par la simple pensée – pensée non seulement consciente mais aussi inconsciente – comme s'il était sorcier malgré lui ; il est terrible pour lui d'imaginer qu'il puisse commettre le mal de cette façon.

Il utilise cette même puissance magique de l'esprit pour contrer ses pensées : il se croit capable d'exorciser ce mal par ses rituels comportementaux et ses contorsions mentales. S'autosuggérant des pensées négatives, il prévient le risque de réalisation par une contre-magie préventive. Il se soigne en quelque sorte de ses suggestions négatives par un traitement iatrogène.

Un étrange cercle vicieux se met en place : l'état d'auto-hypnose rend possible que la pensée devienne acte. Le problème est que les contenus de pensées de l'obsessionnel sont négatifs. Celui-ci s'auto-persuade de ce qu'il craint. La crainte du malheur devient certitude que le malheur va arriver. La crainte d'un trouble émotionnel ou d'un symptôme corporel produit authentiquement le symptôme. La pensée se confond avec la réalité par la magie de l'auto-hypnose. La réalisation confirme le bien-fondé de ses craintes. Le patient est piégé de toute part.

L'hypnose thérapeutique, la bonne hypnose, va le reconnecter avec le pouvoir guérisseur de l'esprit. Si l'obsessionnel pressent le pouvoir de l'esprit, l'hypnose noble permettra de remettre le sujet dans un cadre, un contexte relationnel, un champ de force qui le font évoluer positivement. On peut dire au patient : « Oui, vous avez compris le pouvoir de l'esprit mais vous vous méprenez sur son usage, vous l'utilisez négativement alors que vous pouvez l'utiliser positivement. Vous êtes comme possédé par vos rituels et vos idées. La thérapie va élargir votre esprit, vous reconnecter avec les forces de vie, vous libérer et ouvrir votre créativité…Vous avez mis en place une religion de pacotille. »

L'obsessionnel fabrique de la mauvaise hypnose avec le procédé F.I.R. (focalisation, intensification, répétition). La focalisation répétée et intensifiée crée un état d'hypnose, mais de mauvaise hypnose. Si la focalisation est un mode d'induction de l'hypnose, elle n'en est qu'un préliminaire. Le but est d'une part d'ouvrir ses fonctionnements à la nouveauté et la créativité et d'autre part de se donner des buts positifs.

En quoi va consister la psychothérapie des TOC ? Je suggère deux directions :

– Par l'hypnose conventionnelle (traditionnelle si elle utilise un style autoritaire, éricksonienne si elle utilise un style paradoxal, nouvelle si elle utilise un style non directif), le thérapeute suggère au patient deux choses : un état de sommeil particulier qui lui permet de travailler l'inconscient des répétitions ; une connexion avec des ressources personnelles (anciennes ou nouvelles) qui l'ouvrent à d'autres fonctionnements et à d'autres vécus. On endort le sujet pour dénouer ses automatismes et permettre une reconfiguration de son psychisme.

– Par l'hypnose transcendantale (spirituelle, humaniste…), on suggère au patient de s'éveiller à la totalité de son être et à la totalité du monde pour permettre une défocalisation portée sur l'insignifiant et une ouverture vers d'autres vécus (sensori-motricité, sensorialité, pleine conscience, lucidité, expérience esthétique et spirituelle). On éveille le sujet en dissolvant ses limitations et en l'ouvrant à la Totalité.

C'est plutôt l'hypnose traditionnelle que je pratique, mais je reste ouvert à une hypnose transcendantale que les séances offrent quelquefois l'opportunité d'explorer.

HYPNOSE ET APPRENTISSAGE

Une dernière remarque sur la puissance de l'hypnose. L'hypnose est capable d'opérer des changements très rapides. Avec l'hypnose, on obtient des effets d'apprentissage/désapprentissage quasi instantanés. Gregory Bateson a écrit sur cet apprentissage/désapprentissage de type III des pages très intéressantes[245]. Cet apprentissage défait les habitudes cristallisées en caractère (apprentissage de type II) ; « Il se produit de temps à autre en psychothérapie (…) » ; cela marque « une réorganisation profonde du caractère (…) ». L'apprentissage de type III peut conduire à une limitation ou même à une réduction des habitudes ; il permet de « supprimer la contrainte » qu'exercent les habitudes.

L'hypnose me paraît relever de cet apprentissage de type III. C'est l'abolition des répétitions névrotiques dont parle Nasio dans son ouvrage sur les répétitions[246]. En créant un état de conscience particulier, propice à la suggestion proférante, l'hypnose permet un désapprentissage quasi immédiat et durable. Son recours évite le suivi d'une fastidieuse et froide programmation. L'hypnose crée un rapport très particulier entre le patient et le thérapeute, une sorte de mise sous compression extrêmement favorable à un changement rapide et radical. Plus le lien entre le patient et le thérapeute est distant, mécanique, froid, inaffectif, superficiel, plus il est à parier que le nombre de séances sera élevé. Plus le rapport entre l'un et l'autre est intense, suggestif, subliminal, plus l'effet de changement sera immédiat profond et

---

245 BATESON, *Pour une écologie de l'esprit*, les catégories de l'apprentissage et de la communication, en particulier, pp. 275-277.

246 Cf. NASIO, *L'inconscient, c'est la répétition.*

durable[247]. Patients et thérapeutes sont souvent éberlués par la rapidité des changements.

---

247 Cf. COLLOT, *Hypnose et magie*, *passim*.

Chapitre 6

POUR UNE APPROCHE THERAPEUTIQUE PLURIELLE

« … Toute technique est un pharmacon, au sens où Platon usait de ce mot : à la fois un remède et un poison… La technique est un remède (un facteur de progrès) si elle contribue à intensifier les possibilités d'évolution des individus psychiques et sociaux, et un poison (un facteur de régression) lorsqu'elle conduit à court-circuiter les individus psychiques et sociaux… »

Bernard Stiegel[248]

« C'est par l'expérience qu'on modifie l'expérience. »

Satprem[249]

La thérapie consiste à aider le patient à suspendre ses symptômes et par ce moyen à retrouver les situations de confrontation originelles esquivées, à abolir l'isolation, à lever l'hypothèque magique, à retrouver un contact relationnel vrai et direct et à reconquérir la possibilité de vivre colère et agressivité selon des modalités socialement acceptables. Je propose des techniques qui vont dans cette direction.

CARACTERISTIQUES GENERALES DE LA PSYCHOTHERAPIE DES TOC

Plusieurs propriétés caractérisent cette thérapie :

---

248 Entretien avec Bernard Stiegel conduit par Aline Richard pour la revue *La Recherche*, n° 452, mai 2011.

249 *Sri Aurobindo ou L'aventure de la conscience* (1970).

1. Elle est *plurielle* : ne craignant point de s'appuyer sur des référentiels théoriques différents mais intégrés pour produire une modélisation cohérente du TOC, elle use de technologies variées, pour éclairer et traiter les divers niveaux de la problématique ; elle ne met pas les différents courants psychothérapiques en opposition ou en concurrence mais en complémentarité ; elle s'attache à préciser à quels moments, dans la cure, certaines grilles d'analyse et techniques d'intervention deviennent pertinentes. Non seulement elle articule des psychothérapies différentes (TCC, psychanalyse, PNL, bioénergie, ethnopsychiatrie, méditation...), recourt à la psycho-éducation, mais elle reste également ouverte à d'autres thérapeutiques non psychologiques (thérapeutique médicamenteuse, naturopathie, médecines orientales...).

2. Elle donne à *l'hypnose* une place privilégiée. Les différentes techniques sont conjuguées le plus souvent avec l'hypnose, qui apporte une tonalité particulière à la thérapie. Non seulement l'hypnose booste – par l'effet de suggestion – certaines techniques classiques et accélère les nouveaux apprentissages, mais surtout elle crée un état (au sens où l'entend Rossi[250]) propice au changement, en permettant en particulier d'introduire des ruptures de conscience cassant le cercle des automatismes et le passage d'un vécu strictement mental de mauvaise hypnose à un vécu sensori-moteur[251] réintroduisant le corps.

3. Elle est *ouverte* : elle autorise plusieurs entrées possibles par des portails différents.

4. Elle est *régressive* : elle suit un mouvement descendant ; elle part de la périphérie du trouble, c'est-à-dire des symptômes, pour descendre vers le centre problématique ; elle cherche à retrouver les conditions premières qui ont présidé à l'installation de l'isolation. Elle prend en compte le mouvement pathogène d'effluence généré par l'isolation pour susciter un mouvement thérapeutique inverse de refluence.

---

250 ROSSI (1994), *passim*.

251 L'hypnose crée un état éminemment propice au changement thérapeutique. C'est cet état qui rend probablement la plupart des thérapies spécifiques efficaces. L'hypnose est un état de conscience dissocié. Installé conjointement chez le patient et chez le thérapeute, il crée une relation interactive forte, une « compression suggestive » riche en effets curatifs et créatifs.

5. Elle est *récursive* : le mouvement descendant n'est pas linéaire mais spiralé ; il repasse plusieurs fois par les mêmes axes, à savoir les axes des évitements, des rituels, des idées, des symptômes corporels, de l'agressivité isolée.

6. Elle est *stratégique* : elle vise un objectif premier, l'abolition de l'isolation primitive et le rétablissement de la confrontation directe à autrui.

7. Elle est *systémique* et ce, à un triple titre. Premièrement, elle vise à casser les cercles vicieux auto-entretenant les symptômes et contrariant la refluence. Ces cercles, au nombre de huit, sont présents aux différents niveaux de la névrose. Deuxièmement, elle vise à déséquilibrer le système de vie pathologique réalisé par le trouble et à favoriser le basculement vers un nouveau système, plus sain et épanouissant. Troisièmement, elle modifie les systèmes relationnels (familial, conjugal) s'organisant autour du symptôme.

8. Elle est *didactique* : elle vise à apprendre au patient à gérer ses fonctionnements et ses rechutes ; elle vise une autonomisation progressive vis-à-vis du thérapeute.

9. Elle est foncièrement *psychocorporelle* car le corps est le lieu où le changement décisif, crucial, va s'effectuer, où l'isolation va pouvoir être abolie.

10. Elle appartient au groupe des thérapies *brèves*, ce type de cure requérant en moyenne de 10 à 20 séances bimensuelles[252].

LE MOUVEMENT DE LA CURE : UNE DEMARCHE REGRESSIVE/RECURSIVE

J'insiste sur la spécificité de la méthode régressive/récursive : le travail s'effectue de façon descendante, sur une spirale en forme d'entonnoir, le mouvement étant caractérisé par le resserrement sur la problématique de fond ; il passe et repasse par cinq axes :

– axe 4 : les évitements ;
– axe 3 : les rituels compulsifs ;

[252] Lorsque que le thérapeute est confronté à un TOC résistant, la cure peut requérir davantage de temps ou se révéler non indiquée car le TOC est indispensable au patient.

– axe 2 : les idées obsessionnelles ;
– axe SC (intermédiaire) : les symptômes corporels ;
– axe 1 : la zone de confrontation neutralisée par l'isolation de l'agressivité.

Il est important de remarquer que chaque axe est revisité plusieurs fois. Mais le fait d'avoir visité l'axe 1 ne marque pas l'achèvement de la thérapie. Il est souvent nécessaire de revisiter les autres axes afin de parachever les déconnexions neuropsychologiques, d'ouvrir les cercles vicieux et *in fine*, grâce aux coups de boutoir apportés par les techniques, de favoriser le basculement général du système de vie. A la fin de la seconde partie, je récapitulerai les huit cercles vicieux que le thérapeute se donne pour mission d'ouvrir pour susciter le mouvement de refluence chez son patient. Ce mouvement est obtenu par l'abandon des évitements, des rituels et des idées.

L'axe SC est un axe intermédiaire. Le travail sur les symptômes corporels peut s'effectuer après un travail sur les axes 4, 3 ou 2. Les obsessionnels mettent rarement en avant leurs symptômes corporels. Ils n'en ont généralement pas conscience. La conscience vient avec l'avancement thérapeutique.

On remarquera enfin que des séances d'élaboration ou de pause sont intercalées, sans travail technique spécifique. Je les appelle des séances intermédiaires. Ce sont des séances d'investigation actives, dialoguées. Ces séances sont très importantes. Elles permettent d'établir des connexions fonctionnelles et des liaisons symboliques. N'oublions pas que le TOC n'est pas une avarie cérébrale mais qu'il a un sens, et présente des enjeux existentiels. Pour les patients, la découverte de leur rapport à l'agressivité n'est pas une mince affaire, prend du temps, suppose une élaboration. Ne les privons pas d'entrer dans la conscience d'eux-mêmes et de l'élan vital qui les anime.

Ainsi donc, la cure est une succession d'expériences thérapeutiques et de séances intermédiaires dialoguées d'analyse fonctionnelle et symbolique. L'ensemble forme un cône permettant un resserrement de plus en plus précis sur la problématique (cf. schéma n° 8).

Il me paraît essentiel de rappeler que le schéma que je propose pour rendre compte de la problématique des TOC et la démarche que je suggère pour la traiter sont respectivement la condensation des observations que j'ai effectuées et une épure des pratiques que j'ai expérimentées. Aucun patient ne ressemble à un autre, aucun protocole n'est applicable à tous. Si j'ai tenu à présenter dans le détail 13 situations, c'est pour bien en montrer l'extrême diversité. Une dialectique souple s'établit entre l'éclairage fourni par des schémas heuristiques et l'observation des patients singuliers. Ils sont les seuls à savoir ce qui est bon pour eux. Encore faut-il savoir les écouter, les regarder pour mieux oser entrer en relation avec eux. Un schéma, une démarche sont des outils qui aident à engager et entretenir la congruence et l'empathie.

document 9 : la démarche régressive/récursive de la cure

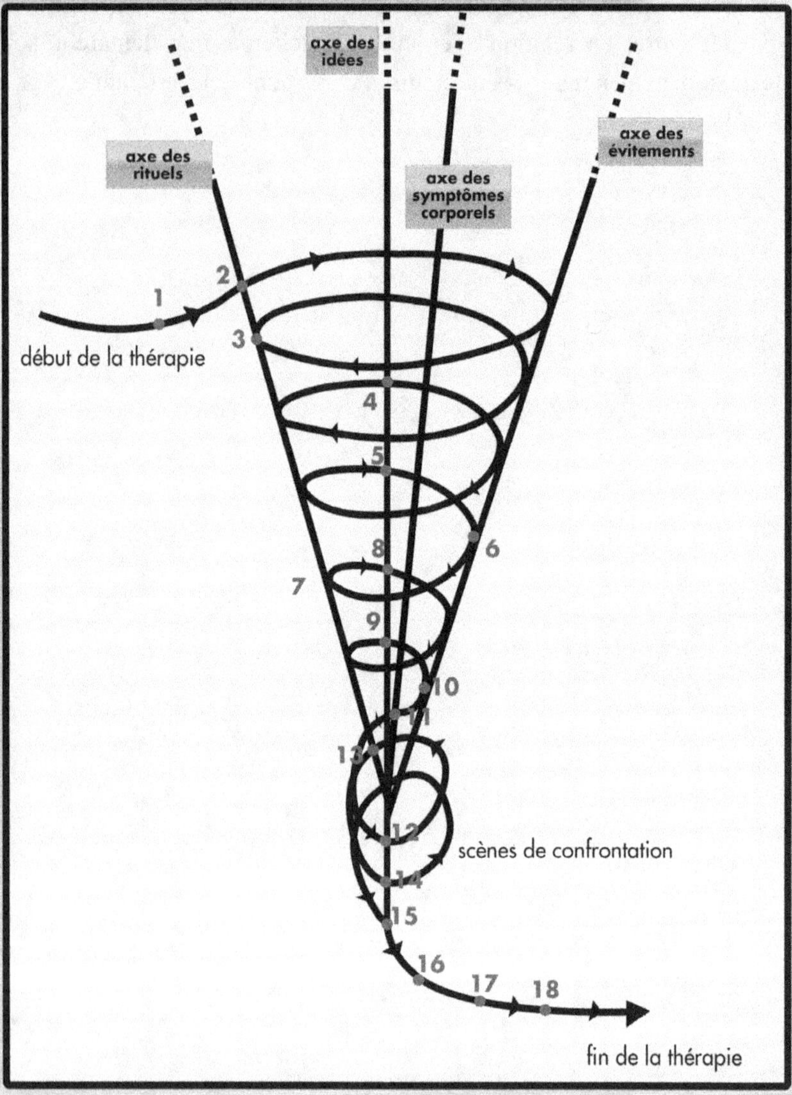

UN EXEMPLE DE CURE

Avertissement

Je conseille au lecteur de lire avec attention cet avertissement qui vaut pour les divers cas que je présente dans cet essai[253].

La transcription des séances ne s'est pas effectuée à partir d'un enregistrement audio ou vidéo mais à partir de notes prises sur-le-champ et après la séance.

J'ai développé une habileté qui me permet en quelque sorte de me dissocier : ma main droite écrit l'essentiel (ce qui subjectivement me paraît tel !) des paroles et gestes du patient, tandis que tout le reste de ma personne reste totalement présent à lui.

Bien sûr, j'admets que je suis influencé dans la prise de notes par mes hypothèses, et qu'il s'opère inévitablement une sélection. Je fais confiance à mon intuition pour noter sur-le-champ ce qui me paraît significatif. Deux principes guident ma sélection : pointer l'essentiel et restituer la logique d'évolution du travail thérapeutique.

Un second travail de mise en forme des notes s'est effectué au moment de la rédaction de ce livre. J'ai élagué des données qui me paraissaient subsidiaires, j'ai « toiletté » le texte pour le rendre plus lisible, mais j'ai toujours respecté la trame de chaque séance et le mouvement de la cure (ce qui se trame !).

Un chercheur rigoureux pourra objecter que la prise de notes et leur traitement n'offrent aucune garantie d'objectivité. Dont acte. J'ai clairement annoncé que mon livre était un essai et non un ouvrage scientifique. En réponse à l'objection, je ferai cependant deux remarques :

– J'ai suivi jusqu'à ce jour 70 patients souffrant de TOC. J'ai été le premier surpris de constater (et la surprise se renouvelle à chaque séance !) que les propos du patient convergent à chaque fois, en un mouvement typiquement

---

253 Je rappelle que mon travail de recherche sur les TOC s'étale sur plus d'une dizaine d'années.

régressif/récursif, vers ce fond d'agressivité isolé et vers cette pensée magique qui s'associent pour créer le TOC.

– La prise de notes sur-le-champ est, certes, l'expression de ma subjectivité. Mais une psychothérapie ne fonctionne pas dans l'objectivité. La cure est une danse entre deux subjectivités, celle du patient et celle du thérapeute[254]*. C'est cet accordage qui conditionne l'efficacité d'une thérapie. Je fais donc le choix (risqué mais honnête), à travers cette prise de notes, de livrer ma subjectivité en même temps que celle du patient.*

J'ai noté entre parenthèses les commentaires que je me faisais à moi-même au fil des thérapies. Le lecteur pourra donc suivre de l'intérieur comment se forme la démarche thérapeutique dans l'esprit du thérapeute. J'ai exprimé, de façon intègre, mes hésitations, mes erreurs, mes réussites. Les patients ne savent pas à quel point les thérapeutes – supposés tout savoir ou tout comprendre – avancent la plupart du temps à tâtons, dans l'ombre et la lumière, en s'appuyant sur le feeling. Mais les thérapeutes, eux, savent bien qu'il en est ainsi.

J'ai placé entre crochets des commentaires didactiques effectués après coup, lors de la rédaction de cet essai.

Je dispose d'une importante base de données de 70 cas de TOC. Il fallait choisir. J'en ai choisi 13 : ceux qui illustrent le mieux la démarche thérapeutique, la spécificité des symptômes, la problématique, les types de techniques utilisées, les indications et les limites de la cure… Aucun des cas présentés ici n'est évidemment « fabriqué » pour les besoins de la cause. Tous ces cas sont authentiques.

Pour préserver l'anonymat des personnes, j'ai modifié les prénoms, les professions, les lieux et certains détails permettant l'identification.

Je commence par le récit d'un cas de rituels de vérification et de lavage, avec crainte de maladies et d'intoxication. Le cas est exemplaire : il illustre parfaitement ce mouvement de régressivité/récursivité – ce que j'appelle la refluence des symptômes – qui caractérise la cure.

---

[254] DELACROIX (2006).

Cas n° 1 : Marguerite, un exemple de démarche régressive/récursive

« Une patiente exemplaire… »

Première séance

Marguerite est une jeune femme de 30 ans, élégante, d'allure très enjouée. Elle vient me voir *« pour des problèmes de TOC »*. Elle m'est adressée par son médecin généraliste. Il a choisi de ne pas lui prescrire de médicaments mais de lui proposer une psychothérapie. Elle est éducatrice de jeunes enfants dans un institut médico-éducatif et heureuse de l'être : elle dit s'épanouir dans son travail. Elle vit avec un compagnon. Le couple va bien.

Elle souffre de TOC depuis l'âge de 20 ans. Elle présente trois sortes de TOC :

– *« Je vérifie si les portes sont fermées ; j'appuie plusieurs fois et avec insistance pour vérifier qu'elles le sont bien. »*

– *« Je vérifie si les boutons du gaz sont bien tournés ; c'est un contrôle visuel de la bonne position des boutons de la gazinière. »*

– *« Je me lave les mains pour qu'elles soient toujours propres ; je le fais systématiquement avant de manger quelque chose. »*

Elle me précise d'emblée : *« Je ne vérifie que quand ça touche à mes biens, quand j'ai un sentiment de propriété. J'ai peur que mes biens propres disparaissent par vol, que ma maison soit détruite par explosion. »*

Le rituel du lavage des mains s'impose quand surgit la pensée : *« Il se pourrait que je sois malade si je mange quelque chose d'interdit. »* Elle est en effet souvent malade, elle fait de l'asthme et, surtout, une allergie à l'arachide. *« Je vérifie tout ce que j'achète. Je connais tous les produits de base qui ne contiennent pas d'arachide. La moindre trace sur les mains peut provoquer une crise. »* Elle a été hospitalisée récemment à la suite d'un œdème.

(Je me fais la remarque que cette peur semble plus phobique qu'obsessionnelle puisqu'elle est fondée sur un risque réel.)

Elle me parle d'une très lourde histoire familiale. *« Mes parents ne s'entendaient pas. Ma mère buvait. Elle disait que c'était pour se donner le courage d'affronter mon père. Ils se balançaient continuellement des reproches. Quand je rentrais à la maison, je pouvais lire dans leurs yeux si la soirée allait mal se passer. Un jour – j'avais 13 ans – ma mère s'est ouvert les veines dans la salle de bain. On l'a emmenée aux urgences. On a pu la sauver. Depuis cette date, elle s'est arrêtée de boire. Mes parents ont eu chacun une histoire difficile. Mon père avait perdu un frère et une sœur dans des bombardements de 1945. Il en voulait aux Américains. Il a eu une enfance malheureuse. Je pense qu'il était mal et se défoulait sur ma mère. De son côté, ma mère avait perdu une tante pendant la guerre. »*

Nous convenons d'un contrat thérapeutique. Répondant à sa demande insistante, je lui propose de travailler sur ses rituels. Je lui enseigne le principe de la suspension de la réponse pour casser le cercle des renforcements et lui indique que j'utiliserai l'hypnose comme adjuvant thérapeutique. Elle est enchantée de découvrir qu'un espoir de changement est possible.

Deuxième séance

Marguerite me dit qu'elle est sortie de la première séance dans l'enthousiasme, avec l'espoir retrouvé. Le simple fait d'avoir parlé avec moi a eu pour conséquence qu'elle a moins vérifié la fermeture des portes et du gaz.

Elle revient sur son besoin de se laver les mains. Elle remarque que cette peur est exagérée. Elle a tendance à se laver les mains alors qu'elle sait pertinemment qu'il n'y a aucun risque. Elle me donne l'exemple du contact avec le pain qui déclenche des peurs irraisonnées.

Je choisis avec elle de travailler sur cette peur qu'elle va rencontrer aujourd'hui même lors du prochain dîner. Après avoir soigneusement préparé la séquence (le contexte spatio-temporel, les paramètres sensori-moteurs), nous travaillons en visualisation avec le PSG[255]. La baisse de l'anxiété, appuyée sur la respiration, s'effectue rapidement, au bout de 2 minutes. Lors de l'ouverture des yeux, elle me dit : *« C'est évident que je n'ai jamais été malade en touchant du pain, ni personne de mes proches ! »*

---

[255] La méthode est exposée dans la seconde partie.

Elle reste un moment songeuse et me dit qu'elle repense au passé. Elle quitte la séance très apaisée.

[Il s'agit d'un travail au niveau 3 sur l'axe des rituels comportementaux. On peut observer un début de refluence par retour au passé.]

Troisième séance

J'évalue l'impact de la séance précédente. Marguerite constate : *« Je me lave les mains bien moins qu'avant et, curieusement, bien qu'on n'ait pas travaillé sur le problème, je vérifie bien moins les portes et le gaz. »*

M'autorisant du retour au passé amorcé lors de la dernière séance, je lui demande quelles sont les scènes les plus dramatiquement vécues dans son enfance et son adolescence. *« C'est la scène quand maman a cherché à se suicider. »* Je vois alors la patiente basculer dans une sorte de transe spontanée. Elle me dit : *« Je suis en face de la porte... Il y a maman... J'ai les mains pleines de sang... Je ressens de la peur dans la poitrine... C'est pour ça qu'aujourd'hui je n'ai pas confiance en moi... J'ai cherché à évacuer l'angoisse dans mon enfance par une période de boulimie... »*

(Je perçois un lien possible entre le lavage des mains ensanglantées et la scène traumatique.) [Dans cet état de transe spontanée, l'inconscient affleure.]

Je propose alors à Marguerite de travailler son souvenir par les mouvements oculaires. J'introduis très naturellement une séance d'IMO[256] en partant de la scène ensanglantée. Il en résulte des pleurs abondants avec des sensations évoluant dans le ventre. Elle exprime de la colère à l'égard de sa mère qui lui faisait vivre un cauchemar. M'appuyant sur une remarque de la patiente sur le temps passé, je termine la séance par la métaphore de la frise du temps qui permet de séparer nettement le présent et le passé : *« Il y a eu le temps du passé ; aujourd'hui vous vivez dans le temps du présent. »*

(Très vite, le travail s'effectue sur l'axe 1 : la scène traumatique pourrait-elle avoir contribué à l'avènement des futurs TOC en confisquant l'agressivité ?)

256 Voir en seconde partie la section sur le travail des traumas. Il s'agit ici d'un trauma de type I qui semble avoir eu une forte incidence.

Quatrième séance

« Les jours qui ont suivi la séance, je suis passée par une période de déprime, je n'avais envie de rien... Les symptômes ont repris et puis se sont atténués », annonce Marguerite. *« Je me lave encore les mains, mais beaucoup moins. L'idée que j'ai maintenant en tête, c'est qu'il se pourrait que je sois rendue malade par quelque chose de souillé ; et puis, le gaz... je me dis... si ça explose... il se pourrait que je perde mes biens... Je me souviens d'avoir eu peur de me faire rouspéter par mon père si j'abîmais son matériel. »*

Je choisis alors de travailler avec le PSG le problème de la vérification du gaz. Je lui propose d'anticiper une vérification probable le soir même. L'angoisse baisse facilement, rapidement. Elle s'appuie sur la vision claire du trait marqué sur le bouton, en face du zéro.

[Le travail revient sur l'axe 2 des rituels.]

Cinquième séance

Marguerite jubile ! Elle est passée de 15 vérifications par jour à 3 seulement ! Elle se lave *« beaucoup moins »* les mains. Quant aux portes, il lui arrive, certains jours, *« d'oublier d'y penser »* !

Puis elle part dans l'évocation de souvenirs. Elle se souvient d'avoir eu une infection par la bouche à cause d'un instrument mal nettoyé.

(Je suis vigilant à suivre avec souplesse la logique d'exposition de sa problématique.)

Elle se souvient que ses parents parlaient souvent de guerre : *« Les maisons familiales de l'un et de l'autre ont été détruites par un bombardement... Papa avait 3 ans et maman 8 ans quand la ville été bombardée par les Américains, lors du débarquement de 1944... Tous les habitants se sont réfugiés sur les hauteurs et dormaient à la belle étoile. Papa a perdu un frère et une sœur. Maman, elle, parlait souvent d'un frère mort à la guerre d'Indochine. C'est la souffrance qui a relié mes parents. L'un et l'autre se souvenaient avec terreur d'avoir tout perdu, de n'avoir rien pu rien faire... »*

(Il est possible que Marguerite porte en elle, en se les étant appropriés, des souvenirs transgénérationnels.)

Je suggère à Marguerite l'idée que les traumatismes de la génération précédente ont pu créer chez elle des zones de fragilité, et ces peurs pourraient surgir à la faveur de deux brèches (les portes… le gaz…) qui auraient à voir avec les expériences dramatiques de ses parents. Marguerite est intéressée par cette idée de transmissions de peurs. Elle ajoute : *« Ce sont des peurs qui me bloquent. »*

Je lui propose d'imaginer les peurs que ses parents ont pu vivre lors des bombardements. Elle reste longtemps songeuse.

[Le travail se déplace à nouveau sur l'axe 1, précise le travail précédent : on serait dans le cas d'une infiltration du vécu traumatique par un tiers.]

Marguerite enchaîne alors avec un autre souvenir qui a un lien avec la peur des maladies. Elle évoque un traumatisme qui lui est propre et qui remonte à une dizaine d'années. Elle a subi une très douloureuse opération du ventre après plus d'un mois de souffrances terribles inexpliquées. *« Les médecins ne trouvaient pas. L'infirmier a arrêté de me donner des médicaments. Je le voyais rigoler. J'avais un sentiment de haine et de révolte. C'est incroyable ! Je souffrais, il ne me croyait pas ! Il pouvait me soulager et refusait de me donner des calmants ! »*

Je travaille ce souvenir traumatique par les mouvements oculaires (protocole IMO). L'émotion est intense. Se mélangent la souffrance de ses parents qu'elle s'est appropriée, leur rage, leur impuissance et sa souffrance propre lors de l'hospitalisation, sa haine de l'infirmier… La séquence se termine par une évidente identification à sa mère. *« Combien de fois ai-je pleuré sur l'épaule de maman, quand elle évoquait le passé, quand elle n'en finissait pas de se plaindre de son mari jamais content et toujours prêt à pousser des engueulades… J'ai pris tout ça à mon compte… J'ai porté la souffrance de maman ! Comment aider maintenant maman sans devoir la porter ? »*

[Dans le travail qui s'effectue, la prise en compte des traumatismes – les siens et ceux de ses parents – joue un rôle important ; il semble qu'elle se soit approprié les traumatismes vécus par ses parents, mais émerge une situation traumatique vécue par elle-même lors de son hospitalisation. La situation traumatique vécue par ses parents, auxquels elle s'identifie, a privé Marguerite de la possibilité d'utiliser l'agressivité défensive, agressivité qu'elle aurait eu bien besoin de mobiliser pleinement contre l'infirmier méprisant. Cette scène, par le biais de la question de la plainte, la renvoie à sa mère. Commence à percer le nœud du problème : la relation à sa mère par rapport à laquelle elle n'ose pas prendre des distances. Les difficultés qu'elle semble avoir du mal à assumer, ce sont les sentiments négatifs pour sa mère : si elle s'identifie à sa mère, elle ne peut lui dire son ressentiment !]

Sixième séance

« Ça me fait le plus grand plaisir de constater beaucoup de progrès. Je n'ai presque plus aucun TOC. Je m'écarte peu à peu de la souffrance de maman... J'ai pu lui dire que je la comprenais mais que je ne voulais plus porter ni sa souffrance, ni sa colère ! » Marguerite constate par ailleurs qu'elle s'affirme davantage auprès de son compagnon.

[Le travail s'effectue sur l'axe 1 : elle efface l'isolation de l'agressivité en direction de sa mère. Elle reconnaît cette agressivité et elle a trouvé une conduite socialement adaptée pour la gérer. La refluence a permis de reconquérir l'agressivité défensive.]

Marguerite évoque alors sa peur de la mort, surtout de la mort de ses proches. C'est une pensée qui est très présente chez elle qui l'obsède.

(Avec cette référence à la mort, je perçois qu'on change de registre. Je me demande si elle n'est pas en train d'aborder une agressivité plus offensive. Je réalise qu'on a là le sens des rituels de lavage et de vérification : éviter magiquement le malheur !)

Elle convient qu'il n'est pas très utile de penser tout le temps à la mort. Je lui suggère alors une séance d'hypnose pour glisser vers la pensée d'autre chose… pour faire autre chose que penser à la mort.

(Après le travail sur les rituels, vient un travail sur l'axe 3, sur les pensées, précisément sur la pensée de la mort : elle craint la mort de ses proches. Il s'agit là d'une pensée dérivée, très chargée, qu'il va falloir travailler.)

La séance d'hypnose porte sur l'évocation d'un bon souvenir de vacances. Au réveil, l'angoisse a complètement disparu. Aucune évocation particulière.

[Je travaille ici avec la patiente sur l'axe 2 – qui n'avait pas été traversé jusqu'ici – en utilisant une technique qui sera décrite ultérieurement, dans le chapitre sur l'hypnothérapie cognitive. Il s'agit de permettre au sujet de faire autre chose que penser, puisqu'il s'agit d'une voie dérivée, d'une échappatoire à la vraie problématique, et de l'installer dans un autre vécu.]

Septième séance

Les progrès se confirment. *« Si je suis attentive à la position du bouton de gaz, je ne vérifie pas ; si je suis attentive au bruit de la fermeture de la porte, je ne vérifie pas ; en ce qui concerne le lavage des mains, c'est fonction de ma fatigue ; en principe, je ne me lave plus que 2 ou 3 fois les mains inutilement dans une journée. »* Nous constatons que les deux premiers symptômes ont presque disparu, mais le troisième semble plus résistant.

Je propose une séance avec le PSG sur le lavage des mains, en précisant bien auparavant la norme à respecter : ne se laver les mains qu'avant les repas ou lorsque les mains sont évidemment sales, mais jamais quand il y a eu un contact anodin avec un objet. L'angoisse est assez longue à baisser : plus de 5 minutes. A la fin, la crainte que ça ne recommence reste chez elle très perceptible. *« La pensée n'est pas loin... elle rôde... »*

[Belle illustration de la récursivité : le travail repart sur l'axe des rituels pour parachever la déconnexion neuropsychologique !]

Huitième séance

L'évolution est positive : Marguerite parvient, certains jours, à ne plus se laver les mains inutilement : *« L'hypnose m'a servi à rencontrer mon angoisse... L'angoisse du malheur a diminué... La pensée qu'un malheur pourrait arriver se produit de moins en moins. »*

Marguerite parle alors longuement du malheur. *« Le malheur, c'est quand une personne souffre par maladie, par destruction, par vol... Quand je pense au malheur, mes intestins se nouent, j'ai mal au ventre et j'ai comme une boule dans la gorge qui m'empêche de respirer. »*

[L'opportunité de travailler sur l'axe SC est donnée dans cette séance.]

Je propose de travailler ces points de souffrance par le pont somatique en l'accentuant par des salves de respiration accélérée.

« Je vois des images surgir... ma maison qui brûle, les pompiers qui m'appellent car j'ai laissé le gaz ouvert par inadvertance... je vois aussi ma

mère qui a laissé le fer à repasser... et mon père qui gueule... qui me fait peur... Faut pas faire les choses par inadvertance... il peut y avoir des dégâts... je vais être punie... je ne peux pas me défendre... Papa me fait peur... »

(La question de la confrontation au père commence à émerger. Je me dis que le problème de la relation à la mère pourrait bien cacher le problème de la relation au père.)

Neuvième séance

Marguerite se montre satisfaite : *« J'ai nettement amélioré mon comportement. Je ne pense plus à rien... c'est comme si les pensées me passaient par-dessus la tête sans s'accrocher... J'arrive à évacuer une souffrance de vingt ans... »*

Mais Marguerite est encore dans la mouvance émotionnelle de la précédente séance. *« Je ne vous ai pas tout dit... Une parole terrible me vient souvent à l'esprit : je te déteste, papa... Mon père avait un caractère très dur. Je gardais tout pour moi. J'ai toujours eu très peur de papa et de sa violence. J'ai fait beaucoup de cauchemars dans lesquels j'avais peur qu'il me tue. J'ai eu souvent aussi très peur pour maman – mais ce n'est pas la même peur –, surtout le jour où elle est tombée à la renverse, poussée par papa. J'ai paniqué quand j'y pense ! J'ai beaucoup haï papa pour tout le mal qu'il faisait à maman ! »*

Elle porte la main au front : « *Je fais très souvent des migraines, c'est la tension, ça me prend la tête, c'est frontal... »*

Je lui propose alors pour rendre sensible cette souffrance d'utiliser sa voix. Je propose une séance de vocalisations projetées (VOP)[257] :

– vibration du « ON » au niveau du front pour rendre sensible la tension mentale ;
– vibration du « A » au niveau du plexus pour exprimer la colère contre son père contenue par l'angoisse ;
– vibration du « A » dans les bras et les mains (qui trépignent) pour mobiliser l'énergie de lutte.

[257] Je présente cette technique dans un chapitre de la deuxième partie.

Après ces vocalisations, elle entre dans une longue et profonde transe silencieuse : je lui propose de vocaliser le « O » au niveau du cœur pour installer un apaisement. Elle sort de l'expérience en disant : *« Je me sens bien... ça fait du bien de travailler en dessous... »*

[Pointe de plus en plus nettement le désir de mort en direction du père. Ce travail vise évidemment à abolir l'isolation de l'agressivité et à retrouver les conditions de la confrontation au père qui jusqu'ici a été esquivée.]

Dixième séance

« Maintenant, quand j'ai mal à la tête, je fais des vocalisations, ça me fait du bien... ça vide ma tête... », annonce-t-elle, comme une heureuse découverte.

Elle convient que les TOC ont tendance à revenir quand elle est fatiguée ou contrariée, surtout les vérifications liées à la peur du gaz.

Je propose une séance d'hypnose pour visualiser la scène qu'elle redoute. (Je propose cette visualisation moins pour faire bouger le problème que pour l'explorer).

En fait, elle redoute que sa maison d'habitation ne soit abîmée. C'est là qu'elle livre un scoop : *« Cette maison appartient à mon père... C'est lui qui l'a faite de ses propres mains. Il a mis deux ans pour la construire. Si je l'abîme, il va me faire des reproches et je vais me faire "engueuler". En plus, je ne veux pas qu'il s'en prenne à maman et qu'elle prenne à ma place, comme c'est souvent arrivé. »*

(Il devient clair que la peur est bien obsessionnelle : si elle abîme cette maison, elle va entrer en conflit avec son père. Elle vit un difficile dilemme. Si elle s'oppose à lui, deux conséquences sont possibles : ou bien elle rencontre la violence de son père et risque de perdre la vie, ou bien ce dernier s'en prend à sa mère et la violente comme il a su le faire une fois en la poussant dans les escaliers.)

Ici, le sens des deux premiers symptômes est clair : ils expriment la crainte de devoir subir la violence de son père si elle ne prend pas soin du matériel lui appartenant. La scène de visualisation l'a mise en contact avec cette violence paternelle. Je perçois mieux où se cache l'isolation. Logiquement, elle devrait mobiliser une forte agressivité contre son père. Mais elle a isolé cette agressivité par crainte des conséquences pour elle et pour sa mère.)

[L'isolation de l'agressivité relève de la peur des conséquences et de la difficulté à en assumer la destructivité.]

Onzième séance

« Les fêtes vont arriver. Je voudrais rembarrer mon père mais j'ai peur des conséquences. Si je fais des réflexions, c'est ma mère qui va tout prendre. Il l'attaque sur tout : si elle est mal coiffée, si la maison est en désordre... il la rabaisse en tout. Ça me fait mal pour elle. Elle souffre. J'ai une peur pas possible de le remettre en place. J'ai peur de faire mal. Pourtant, je n'ai pas le souvenir qu'il m'ait fait, à moi, des reproches. Je crains seulement que ça n'arrive. Ce que je voudrais, c'est pouvoir lui dire d'arrêter de rabaisser ma mère. »

Tandis qu'elle exprime ses états d'âme, je perçois sa profonde peur de parler. Elle me dit : *« Je sens l'angoisse au front, au ventre, à la gorge... »*

Je lui propose alors de visualiser la scène qu'elle souhaiterait réaliser. J'utilise le protocole de la modification de la scène dramatique (MOSDAR). Elle choisit une scène où son père s'en prend à sa mère. Je la mets en hypnose. Elle déroule la scène avec force détails, elle s'adresse à son père, proteste, l'invective, crie ; puis elle s'interpose, refuse que sa mère soit prise en otage. Tout à coup, elle ressent une paralysie, *« la même que quand j'étais petite, quand je me cachais dans la cuisine »* ... Elle finit par appeler les voisins à la rescousse, et ça calme le jeu.

Elle sort de la transe très agitée. Elle me dit : *« Il y a un risque majeur pour ma mère. »* Elle quitte la séance profondément troublée.

Douzième séance

En fait, Marguerite a annulé le rendez-vous initialement prévu (les séances sont bimensuelles) et a attendu 4 mois avant de reprendre contact avec moi ! Mais elle revient, calme et apaisée.

« Je suis allée parler à ma mère. Ma mère a répondu que ce n'était pas si souvent que papa l'embêtait. Ça m'a soulagée. Ça a dédramatisé. Je réalise que je dramatisais tout, que la réalité d'aujourd'hui n'est plus celle du

passé. J'entendais dans ma tête de petite fille des choses horribles ! Mais le temps a passé. Je me sens mieux. La situation aujourd'hui n'est plus la même. Ma mère m'a dit que je n'avais pas à me mêler des affaires du couple, que c'était leur histoire et pas la mienne. Je réalise que la vie familiale a été dramatisée par le passé de guerre de mes parents, par le décès du frère en Indochine, par la TS de maman qui s'alcoolisait pour se donner du courage face à mon père... »

Toute la suite de la séance n'est un commentaire de ces paroles essentielles.

[Marguerite a eu besoin d'un long temps d'élaboration. Désormais tout est clair. Elle a réussi à parler clairement à sa mère. Le point de vue dédramatisant de la mère va dispenser Marguerite de faire une démarche auprès de son père. Arrivé à ce point, on peut faire plusieurs hypothèses :

– Elle tire prétexte des paroles rassurantes de sa mère pour différer une démarche redoutable.

– En se décollant de sa mère, elle fait baisser considérablement le niveau de son agressivité pour son père.

– Elle prend conscience du côté fantasmatique de sa haine pour son père : sa haine serait moins déclenchée par une réalité objective que par l'enfermement dans un fantasme de destruction amplifiant les risques objectifs.]

Treizième séance

Marguerite revient radieuse : *« Je ne vérifie plus rien, ni les portes, ni le gaz, et je ne me lave plus les mains. »*

Elle poursuit : *« J'arrive à prendre du recul par rapport à mes parents. Je réalise le fort lien que j'ai avec ma mère. Je la vois 2 ou 3 fois par semaine. C'est moi qui vais la voir. Je reste 2 heures avec elle. Ma mère ne voit plus personne. Elle garde toutes ses pensées pour elle. Ce qu'elle me dit me touche. En fait, elle ne demande rien, sinon d'être écoutée. Maman m'a dit qu'il était trop tard pour divorcer et qu'elle restait pour la famille et puis que ça poserait problème de vendre la maison. Ça me rend triste d'entendre les confidences de maman. »*

Je lui propose une séance d'hypnose pour explorer la question : prendre ou ne pas prendre la souffrance de sa mère. J'utilise le théâtre de mains (protocole Rossi) pour favoriser, avec le jeu des mains, une différenciation des personnes, pour matérialiser une distance entre elle et sa mère.

[La séance reprend la question de la distanciation avec sa mère sur l'axe 1.]

Quatorzième séance

Marguerite est fière de m'annoncer qu'elle n'a plus de TOC.

« J'arrive à écouter ma mère jusqu'au bout. Avant, je détournais l'attention car ça devenait trop triste. Maintenant je la laisse se décharger. Ça lui fait du bien, mais je ne porte plus sa souffrance. J'y suis seulement sensible. »

Elle aimerait pouvoir parler à son père, mais la démarche lui paraît encore difficile. Elle se demande si la meilleure solution ne serait pas plutôt de mettre de la distance avec son père, de le voir moins souvent… (L'isolement permet de maintenir une certaine isolation.)

Le travail psychothérapique a des effets sur son couple. Elle se sent prête au mariage et à avoir un enfant. En même temps, elle a tourné la page par rapport à d'anciennes relations difficiles. Elle s'épanouit dans son travail.

Elle me dit : *« La thérapie a marché… Mission accomplie… Merci ! »*

Je lui demande ce qui l'a le plus aidée. Elle pense que ce qui a été déterminant, c'est d'avoir pu revivre sous hypnose les séances traumatiques, d'avoir retrouvé l'angoisse de l'enfance qui lui faisait toujours craindre que le pire puisse arriver. Elle convient que les TOC servaient « magiquement » à empêcher que des problèmes matériels n'arrivent, ce qui aurait entraîné la colère de son père et elle ne sait pas comment elle aurait alors réagi. C'est une pensée qui reste *« insoutenable »*.

(Je me fais la réflexion que la situation au père n'a pas été suffisamment explorée. Je me demande si l'isolation a été complètement abolie ; par ailleurs, même si les rituels de lavage des mains se sont raréfiés, leur sens n'est pas complètement établi.)

Elle continue : *« Je me suis mêlée des problèmes de mes parents, de mon père qui n'en pouvait plus de voir ma mère s'alcooliser, de ma mère qui n'en pouvait plus de se faire engueuler pour un oui pour un non par mon père. J'écoutais se plaindre d'un côté papa sans doute traumatisé par les guerres de 39-45 et d'Algérie, de l'autre maman ; je portais le couple ; aujourd'hui je me sens plus libre... »*

(Marguerite n'a pas repris de rendez-vous. Deux faire-part m'ont annoncé la réalisation de ses projets (mariage et enfant) Je ne l'ai pas revue pendant six ans.)

Quinzième séance

Marguerite a repris RV récemment. Elle a pris de la maturité, de l'aisance, de la prestance. Elle confirme qu'elle a eu une petite fille Sophiane qui a aujourd'hui 2 ans.

Elle vient pour un problème : elle ne supporte pas de voir sa fille mettre les doigts à la bouche. Elle se précipite alors pour lui laver les mains. Elle admet qu'elle a repris ce TOC.

Elle indique qu'elle a été hospitalisée un an après l'arrêt de la thérapie pour une réaction allergique à la suite d'absorption d'arachide. Sa peur précisément serait que sa fille touche quelque chose qui contienne une substance allergène et qu'il faille l'hospitaliser. Ses peurs (seulement phobiques) étaient supportables et elle arrivait à les relativiser. Mais récemment, *« elles ont flambé »* et sont devenues de véritables obsessions, en particulier depuis qu'elle a vu sa belle-mère mettre ses mains dans la bouche de sa fille. Depuis cette date, elle suit Sophiane à la trace pour lui épargner tout contact suspect et, si un contact se produit, elle se précipite pour lui laver les mains ! (Le lavage des mains s'est déplacé de la mère à la fille !)

Je lui propose de travailler sur le symptôme en visualisant la scène anticipée du renoncement (PSG). Nous précisons bien trois circonstances justifiant un lavage « normal » des mains : à la toilette du lever et à celle du coucher, avant les repas et si les mains sont visuellement salies par un produit. Nous travaillons sur l'anticipation du renoncement au lavage si Sophiane touche le sol de sa main. Elle entre très bien dans la scène hypnotique qui lui apporte un autre vécu, la main retombe assez vite. Elle repart soulagée.

Seizième séance

Marguerite m'annonce qu'elle lave beaucoup moins les mains de sa fille, 2 ou 3 fois moins. Elle ajoute qu'elle rencontre d'autres problèmes avec sa fille. Certes, elle a peur de la perdre par un manque de prévention. Mais il y a autre chose. Sa fille fait des cauchemars : *« Elle nous réveille la nuit, elle hurle parfois pendant 15 minutes, elle nous oblige à la promener dans la maison, faut marcher, c'est l'horreur, elle nous empêche de dormir ; elle finit par se calmer, mais c'est épuisant ! »*

Je lui demande ce que ces réveils suscitent en elle : *« Si ce n'était pas ma fille, j'éclaterais ; j'aimerais passer outre, mais c'est pénible d'être réveillée comme ça et d'être obligée de se relever après une journée de travail ; si ce n'était pas ma fille, ça m'énerverait... mais non... je ne ressens pas de colère. »* En même temps qu'elle pose le déni, elle grince ostensiblement des dents !

Elle continue : *« Dans la journée, faut pas brusquer Sophiane, sinon, la nuit elle fait des cauchemars ; je n'apprécie pas trop que ma belle-mère et mon beau-frère osent disputer ma fille ; j'ai parfois un peu de mal avec ma belle-mère, elle se permet de me faire des remarques ; je ne dis rien, j'emmagasine, j'encaisse, j'ai trop peur de m'emporter... »*

Je lui propose de ressentir cette partie d'elle qui a envie de se mettre en colère. J'esquisse un dialogue entre son moi et cette partie colérique en utilisant la méthode IFS[258] des parties de soi. Je fais dialoguer la partie « mère colérique » avec la partie « bonne mère ». Elle convient après ce travail que ce n'est pas la bonne solution de garder au fond d'elle sa colère, que ce soit contre sa fille, contre sa belle-mère, contre son mari (qui intervient peu), contre ses collègues de travail…

[C'est un autre aspect du problème de l'axe 1 qui est abordé : c'est le vécu de destructivité.]

---

[258] Voir deuxième partie, le chapitre sur l'hypnothérapie dynamique.

Dix-septième séance

Marguerite constate beaucoup de progrès dans le lavage des mains de sa fille : *« J'ai peur de la perdre… j'ai trop peur de lui faire du mal par ma faute… je ne veux pas qu'elle ait mal par ma faute. »*

Marguerite fait état d'un autre problème avec sa fille : *« Quand je la change, elle se retourne brusquement et gratte le papier de la tapisserie ; ça me met hors de moi ; mais je me retiens, j'ai peur de lui faire mal ; j'ai peur de ne pas pouvoir me maîtriser ; ça m'est quelquefois arrivé avec mon mari d'être excessive… »*

(On est enfin au cœur de la problématique : Marguerite a isolé cette partie agressive d'elle-même qu'elle ne maîtrise pas et qui lui fait si peur. Or l'attitude de Sophiane fait sortir cette partie violente d'elle-même. Pas surprenant que le spectacle de sa belle-mère « agressant » sa fille ait été insupportable – bel exemple d'« évitement échoué » – et ait relancé les TOC !)

[Parmi les causes de l'isolation de l'agressivité, cet aspect n'avait pas été abordé jusqu'ici ou seulement effleuré.]

Puis elle poursuit avec un souvenir : *« J'ai toujours pris soin de ne pas pousser mon père à ses limites, il pouvait être très violent ; en revanche, ma mère, quelquefois, j'osais la provoquer, quand je constatais qu'elle s'était alcoolisée ; je veux protéger Sophiane de ce que j'ai vécu dans l'enfance ; pourquoi Sophiane me provoque-t-elle ? Ça me rend très triste. »*

Je propose immédiatement à Marguerite de prendre en considération cette partie triste (selon la méthode IFS).

Brusquement, sans protocole d'induction, Marguerite part en transe : elle se revoit toute seule dans son lit, *« seule… plus rien autour de moi… »*. Elle pleure longuement, en silence.

(Ainsi donc, la part agressive qui s'est formée au contact d'une mère alcoolique et passive et d'un père violent et inaccessible cache une petite fille triste qui pleure toute seule dans son lit…)

Dix-huitième séance

Marguerite désormais passe beaucoup plus de temps à jouer avec sa fille. Les repas se passent bien ; quand sa fille se retourne pour arracher la tapisserie, elle transforme la démarche en un jeu qui la dédramatise complètement ; l'endormissement reste difficile mais elle ne fait plus de cauchemars la nuit ; le lavage des mains n'est plus un problème. (Le lavage des mains trouve son sens : éviter de se faire mal mais surtout de faire mal à l'être aimé en transmettant des maladies.)

Marguerite enchaîne alors sur ses parents. Son père a un cancer et, depuis l'annonce de la maladie, il se défoule de plus belle sur sa mère : *« Maman est son souffre-douleur... elle se défend en fermant les oreilles. »* Marguerite pleure en disant ces paroles.

Elle se demande d'où vient l'agressivité de son père : *« Il a toujours eu mauvais caractère, il voit le mal partout, il devient agressif avec tout le monde, il fait le vide autour de lui ; papa est malsain et cela, de plus en plus ; est-ce les épreuves de sa vie qui l'ont rendu comme ça ? Est-ce qu'il est né comme ça ? On ne le saura sans doute jamais ; je vais continuer à veiller sur maman mais je me sens plus libre ; tout ça me rend triste. »*

Marguerite ne souhaite pas reprendre de rendez-vous. Je la laisse partir. Son visage rayonne la force et le courage.

Dix-neuvième séance

En fait, Marguerite est revenue me voir très récemment une nouvelle fois pour travailler sur sa difficulté à affronter son chef de service, dans un contexte où elle avait été fragilisée par une opération chirurgicale. Les rituels ne sont pas réapparus, mais des pensées obsessionnelles alimentées par une isolation conjoncturelle se sont mises à tourner dans sa tête. Le travail a consisté d'une part à lui donner les ressources pour affronter son chef et d'autre part à séparer les enjeux du présent et ceux du passé (contentieux avec ses parents).

[Commentaire

Le déroulement de la cure est exemplaire à plusieurs titres. Les TOC ici décrits sont des rituels de lavage et de vérification. C'est une bonne illustration d'une cure-type que j'effectue avec les patients obsessionnels compulsifs et en particulier une illustration de la démarche régressive/récursive qui permet de passer des symptômes au problème primitif, avec des allers et retours, de la superficie vers le fond. C'est un bon exemple de la démarche plurielle qui recourt à diverses stratégies et techniques. Enfin, cette cure met en évidence l'existence de l'isolation, la variété de ses causes (identification transgénérationnelle et actuelle aux parents, peur des conséquences pour soi et pour les autres, difficulté à assumer cette part de soi, vécus traumatiques, ...) et son abolition par des techniques diversifiées (PSG, IMO, pont somatique, vocalisations projetées, PMSD, théâtre des mains de Rossi). Le plus important, ce n'est pas tant les techniques utilisées que le mouvement de cure. La patiente reste libre dans sa progression. Il n'y a pas de programme préétabli. Simplement je propose des techniques de travail, la plupart du temps sous hypnose, qui ne sont que des expériences permettant à l'inconscient de se reconfigurer. La reprise du travail thérapeutique a été rendue nécessaire par le fait que le travail sur l'isolation n'était pas achevé. Enfin, il est remarquable que le travail thérapeutique ait pu supprimer 90 % des symptômes !

Une dernière remarque en direction des psychanalystes. Bien évidemment, des enjeux œdipiens apparaissent au fil des séances. Ils sont bien présents dans la personnalité de cette patiente. Je pense qu'une centration sur l'œdipe, c'est-à-dire sur la sexualité, aurait permis, certes, de fines analyses mais n'aurait pas fait avancer la thérapie. Le ressort du changement se situe ailleurs : dans le rapport à une agressivité qui me semble devoir ici très peu à la régression libidinale.]

Deuxième partie

LE TRAINING POUR LA RESTAURATION DE LA CONFRONTATION (TREC)

Techniques psychothérapiques

INTRODUCTION. LE MOUVEMENT DE LA CURE

Lorsqu'un patient se présente à moi pour un problème de « TOC », il se plaint de symptômes qui le font souffrir : rituels comportementaux ou mentaux, idées obsédantes, évitements ou symptômes corporels. Il s'adresse à moi pour que je le délivre de l'enfer de la contrainte. J'écoute très attentivement sa plainte et sa demande de changement.

Voici trois exemples de plaintes émises par des patients dès le premier entretien :

> – Marguerite (cas n° 1), éducatrice de jeunes enfants, se plaint de différents types de TOC. Avant de sortir, elle vérifie si les portes de sa maison sont bien fermées à clef : elle appuie plusieurs fois et avec insistance sur les poignées pour vérifier leur fermeture. Elle vérifie également si les boutons du gaz sont bien verrouillés : c'est un contrôle visuel de leur bonne position sur la gazinière. Enfin, elle se lave les mains pour qu'elles soient toujours propres : elle le fait systématiquement avant de manger quelque chose.
>
> – Marie-Jo (cas n° 3), technicienne d'entretien, se plaint de multiples TOC :
>
> Un premier groupe comporte la peur d'attraper le sida (ou une hépatite) par contact physique avec les personnes, avec des objets comme les seringues, ou par la simple vue du sang. Cette peur l'empêche de sortir (elle pourrait entrer en contact tactile ou visuel avec du sang), l'oblige à aller aux toilettes exclusivement chez elle et entraîne aussi d'importants rituels de lavage et de propreté : elle doit se doucher fréquemment et longuement et changer sans cesse de sous-vêtements.
>
> Elle présente aussi un second groupe de TOC tournant autour la vérification. D'abord des TOC domestiques : elle vérifie tout ce qui serait susceptible de mettre le feu ou d'inonder sa maison : *« Je ne veux pas créer des ennuis matériels par ma faute, je ne veux pas entraîner des histoires dont je pourrais être responsable. »* Ensuite, des TOC professionnels : étant technicienne d'entretien, elle vérifie le bon ordre et la propreté de son travail : *« Faut pas que je fasse des bêtises ! »* Mais elle a un autre TOC de vérification qui la handicape lourdement et l'empêche de sortir : elle craint sans cesse de renverser quelqu'un sur la route : ou bien elle fait demi-tour pour vérifier un supposé accrochage, ou bien, ne faisant rien de particulier, elle y pense toujours. Elle perd jusqu'à 30 minutes par trajet !

– Vincent (cas n° 8), animateur sportif, met en avant deux types de TOC. D'abord, des surcogitations autour de la mort. Il pense que la fin du monde aura bien lieu le 22 décembre 2013, comme les Mayas l'ont anticipé en arrêtant leur calendrier à cette date. Ensuite, il pratique des rituels liés à cette peur : il se focalise sur les 6 et les 7. Si, dans son quotidien, il découvre des suites de 3 fois 6 ou de 3 fois 7, il pense alors que *« tout va bien se passer »*. Pour lui, le 6 ou 7 ont des propriétés magiques d'éviter la mort. S'il ne trouve rien, il répète dans sa tête des suites de 6 ou de 7…

J'ai pour principe de partir systématiquement des souffrances du patient, des cauchemars qu'il vit au quotidien. Je ne poursuis aucun programme préétabli, même si je garde à l'esprit, en fonction de ma représentation de la problématique, le mouvement de la cure. C'est pourquoi je parle d'« entrée dans la thérapie par les symptômes ». Mais cette approche n'est que provisoire. La démarche psychothérapique est régressive, elle aidera le patient à quitter la périphérie symptomatique et à accéder à son problème de fond. Au point de départ, la défocalisation du regard ne va pas de soi. Le patient est obnubilé par ses symptômes et il est incapable de penser plus large et plus profond.

Quel est le mouvement de la cure initié par le thérapeute ? Il s'agit d'abord d'aider le patient à réduire progressivement toute possibilité de fuite par les rituels ou les évitements, en sorte qu'il accède aux idées obsessionnelles sous-jacentes, à savoir les craintes de malheurs ; ensuite, à renoncer aux vaines cogitations qui gravitent autour de ses idées obsessionnelles dérivées ; enfin, en partant des traces corporelles qui portent la marque de la problématique de fond, à retrouver et élaborer les situations de confrontation initiales ou similaires dont l'esquive a généré l'isolation de l'agressivité.

Dans les 13 cas présentés exhaustivement dans cet ouvrage, le lecteur pourra suivre cette lente descente vers le nœud problématique fondamental, selon un itinéraire régressif et récursif dont les méandres sont imprévisibles. Le cas n° 1 de Marguerite est un peu une exception, car il illustre de façon exemplaire une démarche assez directe. Le thérapeute ne pourrait rêver d'une progression plus linéaire : travail des évitements, puis des rituels, puis des idées, enfin des symptômes corporels, pour aboutir à la problématique de base. En réalité, les choses se passent rarement ainsi. Le patient circule d'un axe à l'autre, aussi bien au cours d'une même séance qu'au fil des séances. Il revient sur ce qui a déjà été travaillé, en intégrant peu à peu le travail précédent. C'est ce qu'exprime le document n° 9 décrivant la démarche régressive/récursive.

Il est important que le thérapeute sache bien ce qu'il fait, à quel niveau il se situe, vers quoi il tend. S'il ne dispose pas d'une boussole et d'une carte, il risque de s'égarer dans le dédale des symptômes. Le risque majeur est pour le thérapeute de se laisser « tirer vers le haut », c'est-à-dire entraîner dans une sur-mentalisation qui ajoutera au problème sans le résoudre. Cet essai est un guide pour permettre aux thérapeutes de s'orienter dans le dédale de la complexité obsessionnelle compulsive.

En fonction de ce qui est mis en avant par le patient, je distingue quatre entrées possibles par les symptômes :

1. par les rituels comportementaux ;
2. par les évitements ;
3. par les idées obsessionnelles ;
4. par les symptômes corporels.

Dans la mesure où l'hypnose est présente à toutes les étapes de la thérapie, je décris dans une première section « l'hypnothérapie comportementale » qui casse le cercle de la reproduction des rituels et des évitements, « l'hypnothérapie cognitive » qui efface les idées obsessionnelles et enfin « l'hypnothérapie corporelle » qui dénoue les tensions et permet d'accéder à l'agressivité primitive isolée.

C'est précisément, dans une seconde section, que je traite le problème de fond des TOC. Je nomme ce travail « l'hypnothérapie dynamique ». Je complète cette section par la question de l' « accompagnement socio-éducatif ».

L'ensemble de ce travail constitue le **T**raining pour la **RE**stauration de la **C**onfrontation (**TREC**)

Le tableau n° 10 décline les interventions du TREC.

Trois grandes finalités caractérisent le TREC :

– remanier l'inconscient pulsionnel du patient, casser les automatismes : c'est le travail principal de l'hypnothérapie comportementale ;

– affranchir le sujet d'une pensée aliénante : c'est ce que vise l'hypnothérapie cognitive[259].
– modifier son positionnement existentiel par rapport à la question du mal ; c'est ce à quoi introduit l'hypnothérapie dynamique.

Document 10 : Les étapes du TREC

TREC Training de la restauration de la confrontation			
TREC	l'entrée par les symptômes	hypnothérapie comportementale	travail des rituels
			travail des évitements
		hypnothérapie cognitive	travail des pensées
		hypnothérapie corporelle	travail des symptômes corporels
	travail de fond	hypnothérapie dynamique	travail sur l'agressivité isolée
		accompagnement psycho-éducatif	dispositions psycho-éducatives favorisant l'affirmation de soi face aux autres

LA PREMIERE SEANCE. PRISE D'INFORMATIONS ET REPERAGE DES SYMPTOMES

La première séance est une prise d'information clinique. Elle est identique quelle que soit la voie d'entrée dans le travail : rituels, idées, évitements… Si les séances habituelles durent 45 minutes, la première séance, généralement plus longue, requiert 60 à 90 minutes.

[259] Une citation de Chopra décrit magnifiquement le processus de médiation : « Le processus de transcendance, qui consiste à aller "au-delà", libère l'esprit et lui permet d'exister, même de façon fugace, libre absolument. Il pénètre simplement le silence, dans lequel il n'y a ni pensées, ni émotions, ni tensions, ni désirs, ni craintes. Ensuite, lorsque l'esprit revient à lui (à son niveau de conscience), il a acquis une certaine liberté de conscience » (*Le corps quantique*, p. 236). C'est cet état que l'hypnothérapie cognitive recherche pour libérer le patient et le faire accéder à sa problématique de base. De son côté, Rinpoché écrit dans le même sens : « Cet état de conscience extrêmement subtil est décrit comme une pensée avant la pensée, une présence éveillée latente, sous-jacente à tout évènement cognitif et processus mental » (*La méditation m'a sauvé*, p. 221). L'obsessionnel est malade de la conscience. Il vit dans une conscience trop rétrécie et trop figée.

Elle comporte plusieurs temps[260].

Le temps de l'écoute

J'écoute avec attention les plaintes et les demandes du patient. Celui-ci peut d'entrée de jeu annoncer qu'il souffre de TOC et qu'il vient pour cela. Les choses sont alors claires : on peut tout de suite commencer à travailler sur un problème bien identifié.

Il est fréquent cependant que le problème obsessionnel ne soit pas nommé immédiatement. Il est arrivé que certains patients ne parlent de leurs rituels qu'au bout de 3 ou 4 séances. Il arrive aussi que le fonctionnement obsessionnel soit si intime, tellement mental, que l'identification de la problématique soit encore plus tardive. Bien sûr, si j'ai l'information par une lettre de présentation du médecin, j'aborde tout de suite la question. Il est vrai aussi qu'avec l'expérience le praticien « sent » très bien la problématique obsessionnelle compulsive : les patients ont un côté tendu et/ou énervé très particulier, un style qui incite à poser les bonnes questions.

Le questionnement souple, au feeling, permet de préciser la nature des rituels les plus fréquents (lavage, vérification, rangement, ordonnancement, comptage, formulation, accumulation…), la présence d'évitements, généralement pas faciles à discerner au premier abord, et, quelquefois, le contenu des idées à l'arrière-plan (les dangers, les risques exorcisés).

Certains sujets sont très précis dans leurs descriptions ; d'autres utilisent des termes généraux (l'abstraction est la spécialité des obsessionnels !) pour parler d'anxiété, d'angoisse, de malaise ou noient le problème dans un flux verbal laborieux et décousu.

C'est le questionnement qui permet de préciser la nature des symptômes. Je déroule une analyse fonctionnelle souple, empathique, jamais distanciée, parfois humoristique, toujours soucieuse d'établir et de maintenir le lien. J'ai choisi de ne plus utiliser de questionnaires qui, s'ils ont le mérite de garantir rigueur et précision, ont tendance à enfermer les patients dans des grilles et des évaluations formatées et à chosifier et déshumaniser les personnes. Une écoute attentive du patient permet d'obtenir des informations tout aussi

---

260 Le lecteur pourra se rapporter au cas Yannick n° 2, qui illustre dans le détail ce qu'est une première séance. On y trouvera la plupart des temps décrits ci-dessous.

pertinentes. De toute façon, le repérage minutieux de la variété des symptômes est moins important que l'abord du problème fondamental, celui-ci pouvant s'exprimer d'une infinité de manières ! Tous les chemins mènent à Rome ! L'important n'est pas tant de cartographier avec précision la névrose dans tous ses égarements que de remettre le patient en mouvement de refluence vers l'essentiel.

Dès lors, je ne m'attarde longuement que sur les symptômes les plus invalidants. Ce sont les voies d'entrée dans le travail du problème.

Le temps de l'anamnèse

Je prends un temps pour retracer l'histoire du problème et je recherche des informations concernant l'histoire de vie du patient et sa situation personnelle, familiale, conjugale et professionnelle. Je lui demande s'il a précédemment bénéficié de prises en charge thérapeutiques et, bien évidemment, si le patient est actuellement sous médicaments.

Le temps de l'information clinique

J'ai longtemps hésité à donner des informations au patient sur le fonctionnement obsessionnel. Je craignais d'imposer mes schémas. Aujourd'hui, je m'autorise à le faire[261] mais en n'exposant que les trois niveaux supérieurs de la névrose et leur articulation. J'utilise le document 2 – le cône des quatre niveaux – présenté sur un paperbook. J'observe que le soulagement du patient est immédiat ! Jusqu'ici, la névrose était pour lui insensée. Voilà qu'il entend qu'elle a un sens et que le changement est possible ! Un immense espoir s'ouvre. Il reconnaît dans le schéma ce qu'il vit tous les jours : au niveau 3, les rituels qui soulagent magiquement l'angoisse se rapportant à de drôles d'idées ; au niveau 2, précisément les idées, c'est-à-dire les peurs de malheurs et leur cortège de cogitations ; au niveau 4, les évitements qui protègent le sujet de toutes expériences désagréables. Je pose aussi, de façon dubitative, une question qui fait exister virtuellement le niveau 1, le niveau le plus profond : *« Que cache donc cette peur irrationnelle que des malheurs n'arrivent ? »* Mais là, je ne donne pas la réponse précise. Je ne dévoile pas clairement la problématique. Ou bien je

---

261 Le lecteur objectera que j'induis le patient à croire à mon hypothèse. Mais, si mon hypothèse est la bonne, elle est libératrice. On ne demande pas à l'enfant de croire en l'attraction universelle : on la lui fait constater. Mon propos est d'éclairer la réalité clinique que mes patients vivent à chaque instant et de poser les bons mots pour la décrire.

réponds de façon générale que *« c'est un problème d'affirmation de soi, de confrontation aux autres »*. Le patient sent qu'il y a quelque chose à rechercher dans les profondeurs de lui-même. C'est pour lui une zone blanche, un point aveugle, domaine brumeux régi par l'isolation. C'est au fil du travail que l'évidence va surgir. Je me contenterai au bon moment de surligner ce qu'immanquablement le patient finit par révéler au détour d'une séance, lorsque l'isolation cède et que la brume se déchire : *« Dans ma vie, j'ai toujours eu peur du conflit... de m'affirmer... de me mettre en colère... de faire mal ou de faire du mal. »* J'interroge alors : *« Vous dites toujours ? Depuis quand exactement ?... Et si ce que vous êtes en train de décrire était le niveau 1 dont le tableau a supposé l'existence ? »* Je n'ai jamais essuyé d'objection ou de refus à la proposition de cette hypothèse. Je précise que la découverte du niveau 1 n'exclut en rien un travail approfondi de préparation et d'élaboration aux autres niveaux.

Le temps de l'explication méthodologique

J'explique ensuite au patient comment on va travailler. Pas de programme préétabli : la référence à la vie quotidienne étant très importante, lors de chaque séance, on partira des symptômes qui ont été vécus durant la semaine ou les 15 jours écoulés. J'explique le principe du travail : *« Permettre de vivre des expériences nouvelles qui vont faire évoluer vos symptômes. »*

« Au début, on se verra toutes les semaines, puis tous les 15 jours. » J'évite de donner des échéances. Si le patient insiste, je donne une fourchette qui provient de mes propres statistiques : entre 5, 10, 20 séances... Je précise – de façon quelque peu paradoxale – que je travaille en thérapie brève, c'est-à-dire pour aider le patient à prendre un tournant, mais sans précipitation, en prenant le temps qu'il faut : *« Tant que vous sentirez que les séances vous aident, vous sont utiles, vous pourrez poursuivre. Vous restez libre d'arrêter à tout moment*[262]*. »* J'insiste beaucoup sur le principe de l'efficacité, qui permet une grande mobilisation des attentes.

262 L'expérience montre que les cures de TOC qui s'éternisent au-delà de 15-20 séances ne progressent plus et signent leur inefficacité ou leur plafonnement. C'est le cas des ROC dans lesquels des pathologies non obsessionnelles (troubles bipolaires, schizophrénie) génèrent des TOC. Dans ce cas, ma méthode ne fonctionne pas car les TOC assurent l'équilibre du patient. Il faut faire autre chose ou réorienter les patients vers des prises en charge médicamenteuses plus ciblées. Dans le cas de TOC spécifiques, il faut que les choses aillent relativement vite et que les patients soient emportés dans un grand vent de changement. A la compression de la

J'annonce aussi que je recourrai à l'hypnose à certains moments de la cure, mais je précise que je ne le ferai pas forcément systématiquement. J'explique que l'hypnose met le patient au contact avec l'inconscient, là où les problèmes se forment et s'entretiennent, et crée un état particulier, mobilisateur de ressources, propice au changement.

Toutes ces informations créent une forte mobilisation des attentes.

A la fin de cette séance, je prépare la séance suivante en choisissant le symptôme sur lequel on va travailler[263].

Le temps de la métaphore préparatrice

S'il reste du temps, je propose une brève séance d'hypnose donnant la tonalité du TREC.

Ce peut être une régression/progression dans le temps. J'insiste alors sur l'état de paix retrouvé en faisant effectuer au patient un voyage dans le temps, permettant soit de revenir à l'époque où le problème ne se posait pas, soit d'anticiper l'époque future (bien sûr prochaine !) au cours de laquelle le problème sera résolu, soit de retrouver les actuels moments d'accalmie, marqués par un changement de lieu et de rythme, par exemple les temps de vacances. On peut switcher l'état actuel pénible entre un état passé et un état futur libéré.

> Dans l'exemple d'Alain, la métaphore suggestive sert à introduire un travail sur les évitements des magasins. Voici le script de la métaphore : « *Souvenez-vous, quand vous étiez adolescent plein d'audace, vous prenez plaisir* [je me mets à parler au présent du passé]… *à entrer dans les magasins de disques… à « fouiner » partout dans les rayons… à plaisanter avec les vendeurs et les vendeuses* (Alain craint conflits et litiges avec le personnel au sujet des prix et de la qualité des produits)… *et puis… dans quelques mois… vous imaginez combien vous avez plaisir* [je parle du futur au présent] *à marcher entre les rayons… à écouter la musique que diffusent les enceintes… à converser avec les vendeurs et les vendeuses…* (le fait de

névrose, il faut substituer la libération et la mobilisation de la cure. J'ai remarqué aussi que les TOC d'accumulation résistaient à ma méthode.

263 Lors de la première séance, il est possible que le patient mette en avant des pensées obsessionnelles qui tournent dans sa tête ou même des évitements qui le gênent, ou plus rarement des sensations corporelles qui l'oppriment. Dans ce cas, on se reportera aux sections suivantes qui décrivent les autres portails d'entrée dans le travail.

> placer la période actuelle en sandwich, entre passé et futur, contribue déjà à son effacement). »

Je peux recourir à une métaphore suggérant le changement espéré. Selon les patients, j'insiste :

– sur le lâcher-prise, avec la métaphore de l'enfant s'élançant du haut du toboggan, ou avec la métaphore du singe et de la banane (le singe curieux et gourmand doit découvrir que ce n'est qu'en lâchant prise qu'il peut retirer sa main du creux de l'arbre où celle-ci tient serrée une banane découverte par hasard…) ;

– sur la possibilité d' *« arrêter de toujours faire la même chose qui ne sert à rien »*, avec la métaphore de Sisyphe qui décide un jour de jeter « au diable » son caillou ; ou la métaphore du passant qui cherche vainement sa clef (perdue en fait sous le porche obscur d'un immeuble) sous un réverbère proche et éclairé et qui persévère là, parce que c'est le seul lieu éclairé…

L'explication sèche, conceptuelle, ne favorise pas la conviction et n'entraîne pas forcement le désir de changement. On utilise la force du symbole pour suggérer et pour entraîner. A partir de ce que le patient livre, le thérapeute compose un récit métaphorique illustrant le processus de changement. Il peut utiliser une histoire ou un mythe déjà existant. Il est important que le récit soit intemporel ou se rapporte à l'enfance, que les données sensorielles soient maximales et que le héros découvre autre chose à faire que ce qu'il fait d'habitude.

Le TREC comporte deux phases : le travail des symptômes et le travail de fond. Dès la seconde séance, nous entrons dans la première phase.

Section 1

L'ENTREE PAR LES SYMPTOMES

Chapitre 1

LE TRAVAIL DES RITUELS COMPORTEMENTAUX PAR L'HYPNOTHERAPIE COMPORTEMENTALE

L'hypnothérapie comportementale, comme le nom l'indique, ne traite que les comportements visibles se manifestant par des gestes, des actes ou des démarches[264]. Elle comporte deux volets : le travail des rituels et le travail des évitements. Le chapitre 1 est consacré au premier volet ; le chapitre 2 au second.

INTRODUCTION A L'HYPNOTHERAPIE DES RITUELS COMPORTEMENTAUX

> « C'est une chose terrible de s'habituer à quoi que ce soit… »
>
> Gregory Bateson, *Vers une écologie de l'esprit,* tome 1, p. 277.

Dans de très nombreux cas, les patients mettent en avant des rituels[265] touchant au lavage, à la vérification, à la répétition (de gestes, de formules, de chiffres), à l'ordonnancement (dans l'espace) ou à la programmation (dans le temps) et au perfectionnisme[266]. Ces catégories représentent 90 % des rituels comportementaux que je suis amené à traiter.

Les rituels comportementaux sont des comportements compulsifs répétitifs faisant l'objet d'une contrainte intérieure, c'est-à-dire d'une pression à la

---

264 Le travail des idées et des cogitations qui les accompagnent sera effectué par l'hypnothérapie cognitive.

265 On peut se rapporter au document n° 1.

266 Le perfectionnisme est à la fois une recherche de perfection et un évitement des reproches. Comme je l'ai déjà dit, c'est le premier aspect qui sera pris en compte ici, le second le sera par le traitement des évitements.

réalisation. Ils ne suivent pas la logique du bon sens : ils sont complètement irrationnels. Ils cherchent à exorciser des pensées sous-jacentes tournant autour de la peur qu'un malheur n'advienne en recourant à des pratiques magiques. L'angoisse naît, d'une part, de la pensée de la possibilité que ce malheur puisse arriver et, d'autre part, de la crainte de ne pouvoir réaliser l'habituel rituel curatif et préventif du risque. Les rituels s'installent comme des automatismes tendant à la reproduction.

Les techniques de traitement que je vais proposer ne conviennent qu'aux ritualisants comportementaux, c'est-à-dire à ceux qui utilisent une gestuelle observable extérieurement et dont la suspension peut également être constatée visuellement. Elles ne conviennent pas aux patients qui pratiquent massivement la cogitation mentale[267] et qui recourent à des rituels mentaux. J'exclus également les patients présentant des rituels d'accumulation et de collection[268] pour qui la méthode ne convient pas très bien. Le traitement des évitements – qui fera l'objet du chapitre suivant – s'opère par des techniques différentes[269].

Deux types de protocoles

J'ai mis au point deux types de protocoles qui permettent de travailler sur ces rituels :

1. Un protocole générique hypnothérapique qui convient à l'ensemble des rituels. Je le nomme « protocole de la suspension du geste » et je le désigne par le signe PSG. En formule déployée, il serait plus exact de le nommer « protocole de la visualisation de la scène anticipée de la suspension du geste ». Il permet principalement de casser le cercle infernal de la reproduction du symptôme.

---

267 Les rituels mentaux seront traités par l'hypnothérapie cognitive.

268 BOUVARD (2003), pp. 169-182. Ces troubles présentent des difficultés spécifiques et paraissent appartenir aux ROC.

269 Sauf dans un cas que je serai amené à préciser.

2. Des protocoles spécifiques convenant à certains types de rituels.

a) pour les rituels de vérification :

– l'entraînement à la pleine conscience, technique inspirée du programme MBSR de Kabat-Zinn[270] ;
– mission d'alerte confiée au cerveau subconscient.

Ces techniques permettent d'affûter et d'accroître la conscience de l'action/perception, conscience dont ce type de ritualisant a perdu l'usage.

b) pour les rituels de lavage et de décontamination :

– la méthode antiallergique de Dilts.

c) pour les rituels d'ordonnancement (ordre et programmation), de répétition et de perfectionnisme :

– le rituel solennel (RS) : il permet soit de concentrer l'ensemble des rituels en un seul rituel et donc de libérer l'espace quotidien de ses encombrements, soit, par un effet paradoxal, de court-circuiter la croyance magique sous-jacente au rituel. Il s'inspire des techniques de tradithérapie ;
– le décalage dans le temps.

Ces protocoles spécifiques génèrent habituellement et de façon assez naturelle un état d'hypnose qu'il est possible et souhaitable d'amplifier.

Document 11 : Les techniques de traitement des rituels comportementaux

Le traitement des rituels comportementaux		
Les rituels de vérification	le P S G (protocole de la suspension du geste)	1. la pleine conscience (PC) 2. mission d'alerte confiée au cerveau (subconscient)
Les rituels d'ordonnancement, de répétion, de perfectionnement	le P S G	1. le rituel solennel (RS) 2. le décalage dans le temps (DT) 3. le voyage chamanique
Les rituels de lavage et décontamination	le P S G	1. le protocole antiallergique du champ des possibles (PAAP)

270 Mindfullness-based stress reduction : réduction du stress basée sur la pleine conscience. Voir bibliographie.

LA DEUXIEME SEANCE. MISE EN ŒUVRE DU PROTOCOLE DE LA SUSPENSION DU GESTE (PSG)

Rappel : le protocole ESPR

Une efficacité relative

Une précision clinique tout d'abord. Pourquoi les patients continuent-ils à ritualiser alors que les rituels sont si invalidants ? Tout simplement parce que ceux-ci sont très efficaces pour réduire immédiatement leur anxiété. Mais cette efficacité crée leur rappel. Le patient s'enferme dans des boucles amplifiant l'anxiété et dans des cercles faisant proliférer les rituels. Je rappelle souvent à mes patients l'adage « Qui ritualise ritualisera » ! Il s'agit donc d'aider les patients à se déshabituer de leurs rituels. Avec la thérapie comportementale classique, et la méthode de l'ESPR en particulier, le patient s'habitue à ressentir l'anxiété et constate que cette anxiété baisse avec le temps : dès lors l'amplification est déjouée et le cercle infernal de la ritualisation est cassé.

Cependant un double problème se pose : la méthode ESPR est longue et fastidieuse et la déshabituation n'est pas garantie dans la durée. Les comportementalistes ignorent le processus d'effluence engendré par l'isolation. Si on ne travaille pas à la source, le risque de relance et de déplacement de la ritualisation demeure.

Il me paraît utile de garder le protocole ESPR (exposition au stimulus et prévention de la réponse) pour la bonne raison qu'il s'avère souvent efficace, mais je l'utilise dans un esprit nouveau et avec d'importantes modifications techniques.

Un esprit nouveau

– Je pense qu'il possible de garder la méthode de la prévention de la réponse pour faire baisser l'anxiété et pour casser l'habitude. Mais, s'il est important d'apprendre au patient la déshabituation du geste en lui faisant vivre la baisse de l'anxiété et son érosion dans le temps, il est encore plus important de le faire entrer dans un état très particulier. Plutôt que de parler d'habituation à l'anxiété, je préfère parler d'expérience nouvelle. Au lieu de vivre la pression de la ritualisation, le patient s'engage dans une expérience hypnotique agréable, s'installe dans un état de conscience positif centré sur la respiration, associé à un geste et générant détente et bien-être. Au lieu de vivre malaise et angoisse dans une situation offrant la potentialité de faire mal, le patient s'isole en quelque sorte dans une « bulle hypnotique ». Il vit certes la réduction de l'angoisse (de ne pas pouvoir ritualiser) et casse ainsi une habitude, mais aussi et surtout il installe une césure avec ce vécu : il permet la production d'un état alternatif de bien-être créant une rupture radicale, une dissociation avec le vécu pathologique de la ritualisation. Le thérapeute ne recherche plus l'usure de l'angoisse par l'écoulement du temps mais favorise l'installation d'un état alternatif hypnotique qui crée une rupture avec le vécu compulsif.

– La suspension du geste permet aussi le processus que j'ai appelé refluence. Si l'on prive le patient de ses voies habituelles de dérivation, le sujet se trouve ramené vers son problème de fond. Ainsi donc, j'utilise le PSG non seulement pour soulager le patient de ses symptômes mais pour accéder à sa problématique : le PSG n'est pas un but en soi mais un moyen terme. Il s'agit de faire apparaître l'agressivité isolée sous-jacente s'exprimant par des idées dérivées de malheurs, idées dérivées ayant vocation, lors d'une autre étape, à dévoiler la peur fondamentale de la confrontation. Mon souci constant est de ne pas priver les patients en proie aux TOC de leur questionnement existentiel. La présence des TOC traduit la peur et le refus de faire mal. Le TOC n'est pas qu'une affaire d'habitude, il revêt un sens profond. C'est toute la question du mal qui est posée à travers ces symptômes.

L'introduction de variantes

En recourant au PSG, j'introduis d'importantes variantes techniques par rapport à l'ESPR.

– Je préconise une cure des rituels comportementaux qui renonce à une logique de programmation stricte ; la cure n'est plus un protocole rigide et prédéfini. Elle part de ce que le patient apporte en séance et accueille ce qu'il avance en suivant une heuristique régressive/récursive souple.

– Au lieu de compter sur le temps pour obtenir une baisse de l'anxiété, j'utilise la respiration, qui non seulement réduit ou supprime la montée de l'anxiété effectivement bien observée par les comportementalistes mais raccourcit le temps d'attente nécessaire à sa réduction et à sa suppression.

– L'hypnose devient l'outil d'excellence pour l'abolition des rituels comportementaux. L'hypnose permet un désapprentissage rapide et traduit une ouverture à un autre vécu. J'appelle cette approche « hypnothérapie comportementale ». C'est le portail d'entrée dans le travail des rituels comportementaux. L'hypnose favorise la levée des automatismes, la mobilisation des ressources, et stimule les forces d'auto-guérison.

L'esprit nouveau et l'introduction de variantes justifient que je débaptise le protocole ESPR. Je préfère l'appeler « Protocole de la Suspension du Geste », en abrégé PSG.

Principe du protocole de la suspension du geste (PSG)

Ce protocole PSG est la méthode princeps de l'hypnothérapie comportementale. Son principe est simple : le thérapeute propose au patient de visualiser une situation qu'il va vivre très prochainement et qui l'incite habituellement à ritualiser, mais en imaginant qu'il renonce à cette ritualisation en suspendant son geste. La séance permet de préparer *« in vitro »* ce qui sera réalisé quelques heures plus tard par le patient *« in vivo »*.

Le PSG est mis en place rapidement dès la deuxième séance, la première étant consacrée à l'anamnèse. L'espacement entre la première séance de contact et la seconde séance de travail doit être assez court, maximum une semaine[271], car le patient souffre et il s'agit de ne pas perdre la mobilisation des attentes qui s'est manifestée lors de la première séance. Il comporte plusieurs étapes.

Préparation du travail thérapeutique

Le temps du choix du rituel

– Lors de la première séance de contact, j'ai effectué certains repérages cliniques concernant les rituels du patient.

---

271 Au point de départ de la cure, l'idéal serait de pouvoir faire des séances tous les 3-4 jours. En libéral, l'obstacle se situe du côté du patient : il est essentiellement financier.

– Lors de cette deuxième séance, en dialogue avec le patient, j'établis un classement des rituels par série (lavage, vérification, ordre, répétition…) et, dans chaque série, j'établis une hiérarchie en fonction de leur importance (intensité émotionnelle) et de leur fréquence.

– Ensuite, je choisis avec le patient le rituel précis sur lequel le PSG va porter. Je sélectionne le rituel le plus fréquent dans la série la plus invalidante. Par exemple, si je me suis centré sur la série « rangement », je choisirai le rangement du bureau plutôt que celui de la salle de bain ; si je me suis centré sur la série « vérification », je choisirai la vérification des portes plutôt que celle du gaz. Il est important que l'échéance de ritualisation soit très proche de la séance, le jour même ou le lendemain au maximum.

> Marie-Jo (cas n° 3) souffre de TOC de lavage et de vérification de la route. A la deuxième séance, nous convenons de travailler d'abord sur le rituel de lavage qui lui prend beaucoup de temps et l'incite à des comportements aberrants : lorsqu'elle descend la poubelle dans la rue, elle éprouve le besoin de se laver les mains 5 ou 6 fois. Je lui propose de travailler le problème du lavage des mains avec la méthode PSG.

– Je construis avec le patient une visualisation très précise de la scène, avec tous les éléments du décor, tous les paramètres, tous les indices multisensoriels. Je précise avec lui à quel moment de la journée et en quel lieu la prochaine ritualisation devrait se produire si rien n'était fait pour la contrarier. On remarquera que jusqu'ici je reprends pour l'essentiel la démarche comportementaliste préconisée pour l'ESPR.

– Je demande aussi quelle est l'action qu'il pourrait faire ou poursuivre lorsque la tentation de la ritualisation est passée et dans quel mouvement il va se remettre en route, s'éloignant ainsi de son problème.

> Hugo me dit que le soir, au lieu de se relever pour vérifier si le robinet d'eau est bien fermé, il pourrait continuer à lire dans son lit ou consulter Facebook sur son portable.

Le temps de l'information méthodologique

Présentation du déroulement

J'explique sommairement au patient le déroulement de la séance à l'aide de quelques phrases suggestives :

« Nous venons de choisir un rituel précis sur lequel nous allons travailler. Je vous propose de vivre autre chose que votre ritualisation habituelle, c'est-à-dire d'expérimenter ce qui se passe en vous lorsque vous suspendez votre geste. Vous avez pris l'habitude de ritualiser pour soulager anxiété et malaise. Vous avez sans doute remarqué l'effet négatif de la ritualisation. La ritualisation, parce qu'elle est efficace, relance la ritualisation et même l'amplifie. Plus une personne développe l'habitude de ritualiser, plus l'anxiété croît vite et haut, plus il aura tendance à vouloir ritualiser souvent, et plus le rituel tendra à se complexifier. Qui ritualise ritualisera. Tel est le destin dramatique des obsessionnels. Inversement, renoncer à ritualiser, c'est réduire et même éteindre le besoin de ritualiser. Je vous propose de vous faire vivre, lors de la suspension du geste, en recourant à l'hypnose si vous êtes d'accord, une expérience agréable qui va vous aider à éteindre votre besoin de ritualisation. Etes-vous d'accord ? »

La plupart des patients donnent leur accord, mais tous demandent comme parvenir à ce renoncement qui leur paraît a priori très difficile, car la pression à la ritualisation est très forte. Je continue l'explication suggestive :

« Le renoncement au rituel va vous permettre de découvrir quelque chose de nouveau : c'est que, si vous suspendez votre geste, vous allez non seulement vivre la baisse de l'anxiété et du malaise jusqu'à sa suppression, mais aussi, grâce à l'hypnose, vous allez entrer dans une bulle de ressenti agréable marquée par une respiration profonde associée à un geste symbolique de votre bras. Et, comme un bateau qui se détache du quai, vous allez vous éloigner de votre point de départ et oublier le quai d'où vous venez. »

J'annonce clairement que nous allons travailler avec l'hypnose. Je demande au patient sa conception de l'hypnose et recueille ses éventuelles réticences. Je n'utilise l'hypnose que quand le sujet donne son plein accord. Le cas Sonia (n° 11) illustre cette difficulté.

Je poursuis : *« Le grand avantage de l'hypnose est que les changements vont se faire naturellement, agréablement, mystérieusement, sans effort volontaire particulier de votre part. Vous n'aurez pas à vous soumettre à un programme fastidieux. Ce qui compte, c'est votre profond désir de changer et de vivre autre chose que ce que vous vivez quand vous ritualisez. Grâce à l'hypnose votre vécu va se transformer mystérieusement, et c'est ce qui va vous permettre d'échapper à vos embarras. On n'est pas dans le registre de la volonté.* »

Souvent le patient me demande : *« Est-ce que je vais dormir ? »* En fait, tous les patients imaginent qu'ils vont dormir complètement. C'est l'effet d'attente créé par les spectacles d'hypnotisme. D'ailleurs, souvent, après une séance d'hypnose, ils sont déçus de ne pas avoir dormi. M'inspirant de « l'hypnose des autoroutes », je précise que l'hypnose est une sorte de sommeil naturel qui certes peut endormir complètement mais qui permet avant tout que l'esprit se déconnecte du moment et de l'espace présent et se trouve absorbé dans quelque chose de différent. C'est ça qui compte : *« L'hypnose c'est une sorte de bulle de déconnexion un peu étrange, on est là et on est ailleurs, c'est un sommeil un peu particulier ... »*

Toutefois, dans la mesure où un vrai sommeil provoque une sorte de *« reset »* psychique efficace, je précise au patient qu'il peut- s'il le souhaite- se laisser aller à dormir complètement.

« L'hypnose va vous faire vivre par anticipation la situation de ritualisation à laquelle vous allez échapper comme si vous la viviez en réalité. Vous allez alors faire une découverte étonnante : dans la situation hypnotique, grâce à votre respiration profonde, grâce à un geste de votre bras, vous allez échapper à la fatalité de la ritualisation, vous allez passer outre. Et ce que vous vivez par anticipation lors de la séance, c'est cela qui vous allez vivre dans la réalité, dans les heures qui viennent. »

Pour apporter une touche de fantaisie à ma méthode, je lui donne un nom, le PSG (en général, la connotation sportive amuse le patient !) et je précise que je l'utilise pour tout travail sur les rituels.

On remarquera que je fais glisser le patient d'un projet de réduction de l'anxiété à un projet de vécu hypnotique qui permet d'effacer ou d'oublier son problème. En fait, les paroles répétitives très suggestives et très saturées que je prononce mobilisent les attentes, créent déjà la bulle (la dissociation) hypnotique. J'insiste beaucoup sur le côté involontaire des transformations espérées.

La question de la référence

C'est un point très important. Je demande au patient de déterminer une référence pour la levée de la ritualisation. Il s'agit de bien distinguer les habitudes utiles et les rituels magiques, c'est-à-dire de préciser la limite à partir de laquelle le patient passe de la convenance sociale ou familiale à la compulsion. S'il est logique et convenable de se laver les mains avant de manger, il est aberrant de le faire 15 fois dans la journée, chaque fois qu'un objet nouveau est touché ; s'il est raisonnable de vérifier si les portes sont fermées le soir avant de se coucher, il est aberrant de se relever la nuit 10 fois pour en vérifier la fermeture. La fixation d'une référence fondée sur la logique, l'utilité ou la convenance est particulièrement indispensable aux vérificateurs et aux laveurs qui pataugent dans l'incertitude. Ils disent avoir perdu toute référence. Il faut leur en redonner une. Ils utilisent souvent l'expression *« Je suis perdu »*. Préalablement à l'utilisation du PSG, il est important de déterminer avec eux les actes de vérification qu'il est légitime et rationnel de faire dans la vie, compte tenu de leur culture personnelle, familiale ou sociale. Ainsi, les patients admettent sans difficulté que :

– S'il est légitime de vérifier une fois la fermeture des portes, des boutons de gaz ou des robinets, la double vérification est inutile. J'utilise le précepte *« On ne vérifie qu'une fois mais pas deux »*.

– S'il est utile de se laver les mains avant les repas et quand on a porté les poubelles, il est irrationnel de le faire quand on a touché un objet nouveau, et surtout il est irrationnel de se laver 10 fois les mains après avoir porté les poubelles. J'utilise le précepte *« On se lave les mains quand on voit ou quand on sent qu'on a les mains sales »*.

– S'il est utile de jeter un œil sur le rétroviseur quand on entend un bruit suspect, il est totalement stupide de faire demi-tour si l'on n'a rien vu ni entendu de particulier. J'utilise le précepte *« On ne retourne en arrière que si on voit, on entend, on sent directement ou par un rétroviseur qu'on heurte quelqu'un. »*

Dans la détermination de la référence, il est souvent important de prévoir une marge de tolérance pour de ne pas enfermer le patient dans un carcan trop strict.

La séquence d'hypnose

Tout est prêt pour commencer la séance d'hypnose proprement dite. J'en décris les étapes.

Phase préliminaire de testing et de sensibilisation hypnotique

Le but est de placer le patient dans un état de réceptivité et de disponibilité hypnotiques utile pour la suite. Il s'agit de lui faire vivre que l'hypnose est capable de produire des effets involontaires étonnants. Au début de ma pratique, j'utilisais des inductions souples et indirectes, dans le style « nouvelle hypnose ». Aujourd'hui, pour ce type de patient (celui-ci est debout face à moi), j'utilise plutôt les inductions directes et autoritaires que m'a enseignées Olivier Perrot :

– La suggestion des pieds lourds avec semelles de plomb collés au sol : *« Vos pieds sont tellement lourds qu'ils sont collés au sol. Vous pouvez essayer de les décoller, mais plus vous essayez de les décoller, plus ils sont rivés au sol... »*

Je me place derrière le patient et j'enchaîne avec...

– La suggestion de la chute arrière : « *Vos pieds restent collés au sol mais vos chevilles restent souples. J'appuie mes mains sur votre dos, lorsque je vais les retirer votre dos va suivre mes mains et vos épaules resteront appuyées sur elles et glisseront en arrière en toute sécurité.* » Je renouvelle l'expérience en variant les paroles jusqu'à obtenir l'effet recherché de lâcher-prise.

J'enlève la sensation de lourdeur des jambes et je place le patient devant un fauteuil de relaxation. Le patient est face à moi et tourne le dos au fauteuil, ses jambes le touchent, en sorte que la chute que je vais provoquer s'effectue en toute sécurité. Je lui montre d'ailleurs la présence du fauteuil placé derrière lui. Je poursuis avec...

– La suggestion des mains jointes : les yeux du patient sont fixés sur les index levés qui se rapprochent et se collent, les mains montent, passent derrière la tête qui reste immobile, les yeux les regardent par transparence imaginaire du crâne. Quand le patient est « confusionné », a perdu ses repères, je prononce avec autorité la phrase « *dormir-sommeil-profond* », en plaçant ma main sur les yeux, le patient tombe brusquement sur le fauteuil, les yeux fermés, les bras ballants. Pour les patients que je sens plus résistants à l'idée de dormir, je prononce une phrase plus neutre mais avec fermeté : *« Vous fermez... vous lâchez... vous entrez dans une bulle... »* J'ajoute aussitôt : *« Désormais, vous n'entendez plus que mes paroles... »* Je suggère d'une part le verrouillage des yeux *« pour protéger tout le temps qu'il faut l'expérience qui va maintenant se dérouler »*, en posant ma main sur le bas du front, et d'autre part le relâchement et la détente, en effleurant les bras et les jambes du patient d'un mouvement de haut en bas. A partir de là, je parle en continuité pour garder le contact avec le patient.

– J'utilise aussi une variante[272] : le patient étant assis sur le bord du fauteuil, le torse en position droite, je suggère l'exercice des mains qui moulinent alternativement en avant, en arrière, de plus en plus vite, puis, après que le sujet a esquissé un petit rire nerveux, sur un mouvement arrière, en touchant son front de ma main qui recouvre aussi les yeux, je prononce l'une ou l'autre des phrases inductrices qui le font chuter sur le fauteuil. Dans la mesure où j'ai anticipé une chute confortable en montrant au patient le fauteuil dans lequel il va tomber, j'utilise la formule classique plus inductrice : « *tomber-dormir-sommeil-profond* ».

– Une autre variante : je demande au patient de fixer mes mains qui papillonnent dans toutes les directions.

Phase d'inscription de la référence

– En suggestion directe autoritaire, je demande au patient que sa main droite écrive la référence sur la main gauche, par exemple : *« Après avoir sorti les poubelles, je me lave une seule fois les mains »*, ou bien : *« Je ne vérifie la fermeture de la porte qu'une seule fois »*, puis je suggère : *« La paume de votre main, légère, très légère, vient se coller sur votre front pour inscrire les mots dans votre cerveau... et votre main retombe dès que votre cerveau s'en est bien imprégné »*.

272 L'expérience me montre que ces deux variantes sont mieux reçues par les patients que la technique de base.

Visualisation de la scène anticipée

Maintenant, je suggère au patient de visualiser la scène qu'il va vivre prochainement et de s'imaginer la vivre :

« Vous êtes devant le lavabo avec l'envie de vous laver les mains...
Vous êtes devant votre bureau avec l'envie d'aligner vos livres...
Vous êtes devant la poignée de la porte avec l'envie de vérifier si la porte est fermée à clef...
Vous êtes devant le bouton du gaz prêt à vous approcher pour vérifier la position du trait...
Vous êtes au bas de la page prêt à faire 10 croix avant de passer à la page suivante...
Vous êtes dans la rue avec l'envie de refaire le pas que vous venez de faire pour mieux le faire... »

Lévitation, respiration

Je poursuis de façon autoritaire *: « Si votre personnalité profonde est d'accord pour suspendre le geste que vous faites habituellement, votre main gauche* (je touche la main sous le poignet en la poussant légèrement vers le haut ou en tirant légèrement la manche vers le haut) *va se lever, jusqu'à ce que vos doigts, le majeur et l'index, touchent votre menton tandis que votre coude gauche repose sur votre poitrine et votre main droite reste posée sur votre jambe... Maintenant que votre main s'est levée, vous êtes au contact de votre respiration... vous sentez votre poitrine respirer sous votre bras*[273]*. Vous êtes complètement absorbé par votre respiration. Vous sentez aussi les battements de plus en plus réguliers de votre cœur dans le contact de votre main avec votre cou. Vous respirez dans votre cœur. Tout votre corps se détend. Vous êtes dans une bulle de tranquillité, de bien-être, bien isolé du monde. Votre main levée est désormais le gardien de cet état. »*

J'ai beaucoup hésité sur le geste d'accompagnement. J'y trouve beaucoup d'avantages : il s'agit d'une lévitation suggérant la légèreté ; c'est un geste qui appartient au répertoire des gestes automatiques quotidiens facile à utiliser dans l'après-coup de la séance ; le contact des doigts avec le menton permet de capter les pulsations des battements du cœur très perceptibles en cet endroit du corps ; le bras posé sur la poitrine sent le mouvement de respiration…

---

273 D'où l'intérêt de recourir au bras gauche.

Régression, progression

« Plus vous respirez, plus vous vous sentez détendu, relaxé, comme vous l'étiez il y a plusieurs années... comme vous le serez dans quelque temps, comme vous l'êtes en période de vacances. » J'évoque très concrètement des souvenirs ou des projets futurs : *« Vous pouvez remarquer que plus vous vous sentez détendu, plus votre main tend à s'abaisser. »*

Renforcement et précaution

Il est important de prolonger cet état durant 10 à 15 minutes en entretenant la bulle hypnotique qui fonctionne comme une césure dans la démarche compulsive et comme un dissolvant de l'angoisse. Durant ce temps, il est essentiel de ne tenir aucun propos susceptible de ramener le patient à sa ritualisation ou aux pensées sous-jacentes, bref à ses vieux démons. Il est possible de cultiver cet état en introduisant dans la bulle toutes sortes d'éléments de décor agréables, ou en faisant appel aux souvenirs de l'enfance lorsque l'enfant se construisait des havres de paix pour jouer, ou encore en ajoutant des sons, des couleurs, des parfums... On peut recourir à une imagerie positive.

Suggestion finale

Ensuite, lorsque je sens que le patient est bien installé dans cet état hypnotique, j'amorce la suggestion finale : *« Dès que votre inconscient profond sent que vous êtes davantage détendu, que vous êtes prêt à reprendre le cours de votre vie* (je précise l'activité en cours interrompue par l'envie de ritualiser) *ou à passer à une activité nouvelle et agréable, alors votre main retombe complètement et se pose sur votre jambe... »* Il faut que le patient ait vécu une coupure. Lorsque la main retombe, je suggère avec autorité : *« Vous passez outre, vous vous remettez en mouvement... »*

Suggestions post-hypnotiques et progression

Lorsque le bras s'est abaissé, je poursuis : *« Si votre inconscient profond est d'accord pour suspendre votre geste dans les heures qui viennent, dans le contexte que nous avons anticipé, alors votre main vient se placer sous votre menton pour retrouver ce même état de bien-être... »* Je suggère ainsi une nouvelle fois la lévitation en confondant ainsi volontairement présent de la séance et futur proche.

Je conclus : *« Si votre inconscient profond est d'accord pour suspendre votre geste toutes les fois que vous serez tenté de ritualiser , alors vos yeux s'ouvrent. Vous pourrez aussi entretenir ce geste par plaisir en autohypnose, geste que vous utiliserez le moment venu. »*

Les professionnels auront remarqué que je m'inspire de la technique des mains de Rossi. En effet, la formule interrogative préconisée par Rossi n'est pas toujours claire pour un certain nombre de patients. Alors je modifie la formulation dans un sens plus injonctif : *« Si votre personnalité profonde est d'accord pour... alors votre bras monte... ou retombe. »*

En prenant congé du patient, je demande au patient de me faire un petit compte rendu par téléphone le lendemain de ce premier essai.

Commentaires

L'idée maîtresse du PSG est de casser le cercle des habitudes en intercalant une bulle hypnotique.

– J'ai remarqué qu'une induction trop souple ne convenait pas aux obsessionnels qui ne lâchent pas facilement le contrôle des situations. Une hypnose ferme et autoritaire, par l'effet de surprise, « embarque » mieux le patient.

– Le bras qui se lève (lévitation) revêt trois significations : la suspension du rituel marquée par une main qui se dresse pour dire non et devient le gardien d'un nouvel état ; mais c'est aussi une induction hypnotique favorisant la dissociation et introduisant à un état de respiration/détente. C'est enfin un ancrage de ressources qui par la suite sera utile au patient.

La lévitation du bras s'accompagne d'un double contact : du coude avec la poitrine qui respire et des doigts avec les battements de cœur, bref avec les fonctions vitales du corps.

Je favorise au maximum l'effet détente obtenu par la respiration. L'expérience montre que l'anxiété et le malaise décroissent assez vite dès l'instant où l'état d'hypnose est installé.

> Yannick (cas n° 2) souffre de troubles de vérification : à la maison, de la position de l'interrupteur des volets ; dans l'entreprise, de l'exactitude d'un chiffre reporté d'un ticket à un registre. Lors de la deuxième séance, je

prépare le renoncement à la vérification de la position de l'interrupteur commandant le volet roulant électrique. L'interrupteur doit être sur la position neutre après manipulation. C'est un rituel qu'il pratique toutes les fois qu'il passe devant la une fenêtre. Il peut donc le faire 20 à 30 fois par jour. Sa femme se moque gentiment de lui mais parfois s'exaspère. J'utilise la lévitation de la main (PSG) pour créer l'état d'hypnose mais aussi pour symboliser la suspension du geste (du doigt qui s'approche pour toucher la position « neutre »). L'induction est facile, la transe est profonde. J'installe une suggestion post-hypnotique : la démarche affectera tous les instants qui nous séparent de la prochaine séance (dans 15 jours).

Les concepts-clefs du PSG

La visualisation

Jean Godin, dans son vocabulaire[274], définit la visualisation comme étant « le fait d'imaginer une situation, un souvenir ou un projet ». Le concept dépasse largement ce que le terme suggère par son étymologie, car il implique non seulement le canal visuel mais aussi divers canaux de communication de la sensibilité extéroceptive (auditif, olfactif, tactile, gustatif) et de la sensibilité proprioceptive et met également en jeu des images motrices. Il serait plus exact de parler d'imagination ou de représentation sensori-motrice.

Simonton[275] utilise la « visualisation en dehors de la référence à l'hypnose pour obtenir des modifications physiologiques utiles et une augmentation des défenses naturelles, par exemple dans le cancer[276] ».

Le terme de visualisation est souvent utilisé dans le coaching pour désigner une méthode d'entraînement à la performance sportive.

Personnellement, j'offre au patient la possibilité de développer des scénarii très riches en composants sensori-moteurs.

L'efficience de la visualisation dépend de la disponibilité du sujet à se laisser absorber par les images. Comme le note Godin, l'intérêt de l'image, c'est

---

274 GODIN (1992), *La nouvelle hypnose, vocabulaire, principes et méthodes*, p. 291. On trouvera des informations intéressantes également dans LOCKERT, *Hypnose,* p. 512.

275 SIMONTON (1999 et 2007).

276 GODIN, *ibid.*

son caractère suggestif[277]. Si on ne parle au sujet qu'avec des mots abstraits, on risque de renforcer la dérive mentale propre à l'obsessionnel qui, dès lors, va échapper au changement. En installant des images suggestives dans le lieu de la séance, on induit le changement qu'on attend dans le quotidien.

Autre caractéristique du travail, l'expérience de visualisation va s'effectuer sous hypnose. Quelle différence y a-t-il entre une séance de TC n'utilisant pas l'hypnose et une séance utilisant l'hypnose ? Dans le premier cas, on est dans une démarche d'apprentissage, plus précisément de désensibilisation à l'anxiété et d'habituation aux déclencheurs. Le thérapeute fait apprendre en quelque sorte au patient un modèle comportemental dans un état de conscience de veille et le sollicite pour une démarche volontaire.

Dans une séance d'hypnose, le vécu du sujet n'est pas le même. Le sujet se trouve placé dans un état de conscience modifiée. Ce vécu dissout les mécanismes répétitifs nouant l'inconscient (le besoin de se rassurer par ritualisation) mais fait aussi apparaître des ressources profondes propices au changement (un vécu sensori-moteur nouveau). Le patient n'étant plus dans le registre volontaire devient disponible aux suggestions de changement proférées par le thérapeute. Il n'est pas dans une démarche d'apprentissage s'étalant dans la durée. Il vit le changement dans l'immédiateté, grâce à la puissance symbolique.

Il est important que patient et thérapeute participent à la croyance partagée selon laquelle les choses vont changer – on ne sait pas comment, mais elles vont changer. Lors de la séance d'hypnose, on a donc un puissant effet suggestif produit à la fois par le récit précis et concret de la scène visualisée anticipant le renoncement au rituel et la croyance partagée qu'un changement va se produire. C'est ainsi que s'opère, dans la boîte noire de l'inconscient, un profond remaniement psychique invisible. Grâce à l'hypnose, le sujet va se trouver porté par une vague de fond qui réalise le changement escompté (l'arrêt de la ritualisation), non seulement dans le temps de la séance par visualisation hypnotique mais aussi dans l'après-séance, dans le temps de la réalité et ce, de façon involontaire.

Quand on travaille en visualisation, j'admets qu'il n'est pas toujours facile de tracer une frontière entre une posture comportementale et une posture

277 C'est un aspect que je développerai dans le dernier chapitre du second tome.

hypnotique. Toute image a un effet suggestif et de ce point de vue toute visualisation fait transiter le sujet dans un état de rêverie naturelle. Il n'est pas nécessaire d'avoir une formation d'hypnothérapeute pour produire ce changement. Mais lorsque thérapeute et patient entrent dans le jeu de la croyance partagée au changement[278], en laissant les choses se faire en profondeur et naturellement, on se trouve dans le registre de la relation hypnotique[279]. Ce type de relation est puissamment efficace.

La fixation et dissociation

La fixation est l'induction privilégiée du PSG. Cela présente un côté paradoxal. On utilise une fixation pour s'éloigner d'une autre fixation. La centration sur le collage des pieds ou des doigts, sur la chute arrière ou les moulinets, représente un passage vers autre chose. Ce sont des phases de transition. Ensuite, la fixation sur la respiration qui se prolonge est fondamentale.

La fixation fait entrer en hypnose (« derrière le miroir », pour reprendre la démarche d'Alice au pays des merveilles). On se défocalise du point litigieux, on s'éloigne du problème, du contexte, on le perd de vue. Le sujet, en se dissociant du contexte de la séance, se dissocie de son envie de ritualiser.

La régression et progression en âge

Le procédé accentue l'état hypnotique et installe un bon ressenti. Le fait de mettre en « sandwich » le passé et le futur tend à amnésier la phase pathologique intermédiaire.

La suggestion hypnotique et post-hypnotique

La suggestion est présente à tous les instants pour installer par proférence un nouveau vécu. La suggestion s'appuie toujours sur un résultat précédemment

---

278 MELQUIOR (1998).

279 Les paradigmes de la TC et de l'hypnothérapie ne sont pas les mêmes. C'est l'appel à l'involontaire qui est la marque la plus nette du travail hypnotique. Je laisse au thérapeute le soin de déterminer comment il se situe et quelle est son intentionnalité. Place-t-il le patient dans une démarche d'apprentissage volontaire ? Cherche-t-il l'effet suggestif provoqué par la visualisation ? S'installe-t-il résolument dans une relation hypnotique avec son patient, avec croyance partagée à un changement s'effectuant mystérieusement dans la boîte noire de l'inconscient ? La distinction de ces intentionnalités n'est pas toujours facile à établir.

obtenu selon la méthode de l'implication : si... alors...La suggestion post-hypnotique est également très importante pour la suite.

L'ancrage

La position des deux doigts sous le menton fonctionne comme un ancrage. L'ancrage est une technique-clef de la PNL. Pendant la séance, l'ancrage permet de maintenir un état-ressources. Plus tard, dans le quotidien de l'interséance, il fournira au patient le moyen d'entrer en auto-hypnose et de retrouver cette ressource facilitant la suspension du rituel. Il entrera dans une bulle l'isolant de son problème.

L'ancrage peut faire l'objet d'un entraînement lors de l'interséance. L'entraînement vise à charger le geste de bien-être et d'un bon ressenti, par association avec des séquences de vie très positives (une promenade en montagne, l'écoute d'une belle musique, le regard d'un enfant...). L'ancrage s'en trouvera renforcé lorsque le patient y recourra pour suspendre le rituel.

Les effets thérapeutiques du PSG

La baisse de l'anxiété

L'angoisse du patient est double : d'une part l'angoisse de ne pas pouvoir pratiquer l'habitude (automatisme) en temps et en heure ; d'autre part, à l'arrière-plan, la peur que le non-accomplissement du rituel n'entraîne un malheur.

Le PSG permet la réduction de l'anxiété et même sa dissolution dans un autre vécu. Quels sont les facteurs qui permettent la baisse de l'anxiété durant la séance de préparation *(in vitro)* ?

a) Des facteurs mécaniques

– L'habituation au malaise dans la durée, bien repérée par Meyer lors de l'ESPR, qui favorise un désapprentissage.

– La respiration qui dissout l'anxiété (cet effet est recherché dans l'expérience anti-stress de la Respiration Cardiaque du docteur Childe). Le temps de l'expir est particulièrement propice à un effet de détente musculaire.

b) Des facteurs de suggestion

– La force suggestive du schéma présenté préalablement par le thérapeute : en particulier l'annonce de la décroissance de l'anxiété qui se surajoute à l'effet mécanique de l'habituation et se trouve en même temps validée par lui. Ensuite, la fatigue du bras qui a tendance, par l'effet de la pesanteur, à retomber est interprétée par le patient comme le signe de la décroissance de l'anxiété et accélère le processus.

– Le patient se trouve pris dans une étrange expérience. Le thérapeute dit au patient : *« Vous allez sentir qu'à un certain moment votre bras s'abaisse en même temps que vous vous sentez dans un mieux-être. »* Le patient s'attend à ce que son bras (dissocié) retombe. Il y a l'effet suggestif de l'annonce que le bras va retomber et un lien s'établit entre le geste et la mobilisation des ressources. Tout se joue dans l'attente. Le patient ne sait pas quand le bras va retomber. C'est le temps indispensable de la mobilisation des ressources dans la boîte noire. Le patient n'est plus dans l'activité réflexive qui a présidé à la construction de la séquence. Il est dans un état de conscience dissociée. Il n'est plus dans le registre volontaire. Il est dans le laisser-faire. Il n'est plus dans le verbal mais l'intuitif infraverbal. Il est probable que le patient vive dans l'hypnose des remaniements puissants de sa personnalité obsessionnelle compulsive.

– Le sujet, réellement, a vécu *in vitro* la baisse l'anxiété et l'étonnante possibilité de ne pas ou plus ritualiser[280]. Il s'attend à ce que la même chose se produise *in vivo*. Le succès de la séance d'hypnose réalisée *in vitro* crée la croyance que les conditions sont réunies pour que dans le réel *(in vivo)* le phénomène se produise. Dès lors la lévitation va se remettre en place automatiquement – et avec elle l'état d'hypnose – toutes les fois que le patient se trouve en situation de ritualiser. Le succès de la séance préparatrice est assuré par la loi de l'habituation et par l'insistance suggestive du thérapeute qui va chercher dans la boîte noire de la personnalité profonde des ressources qui dépassent le simple effet d'accoutumance.

280 Ce protocole vaut pour les symptômes positifs. Lorsque le symptôme est un évitement, il faut prévoir autre chose qui permette à l'action de se faire. Il n'y a aucun geste à suspendre mais une démarche à réinstaller. Nous verrons cependant qu'il existe des évitements positifs prenant la forme de précautions.

– On a ainsi trois éléments : la loi naturelle de l'habituation/déshabituation, les suggestions multiples vers la baisse de l'anxiété, l'appel aux ressources. Ces trois éléments conjuguent leurs effets pour transformer l'état initial d'anxiété en état positif, en bulle de bien-être. Le terme de « bulle » passe très bien auprès des obsessionnels. C'est parce que le patient constate des phénomènes étonnants qu'il peut commencer à croire que des changements encore plus importants peuvent se produire à l'avenir.

– On voit bien en quoi se différencient une séance classique d'ESPR et une séance d'hypnose. La première reste dans la démarche d'apprentissage (habituation à la non-ritualisation, sollicitation de l'activité volontaire). La seconde sollicite la conscience modifiée avec dissociation et non volontariat. Elle va chercher au plus profond de la personnalité des ressources et opère dans la boîte noire des remaniements importants. C'est la valeur ajoutée de l'hypnose !

La déstructuration des habitudes

Le second effet recherché par le PSG est la dissolution des rituels. Non seulement on permet au patient de vivre dans l'instant, par l'effet d'une césure, autre chose que la ritualisation, mais on lui permet dans la durée de casser une habitude qui tend à se perpétuer et à se complexifier par l'effet du renforcement.

Une boucle vertueuse s'installe. De modestes résultats confirment la possibilité de résultats encore plus importants, qui vont effectivement s'installer. Le cercle vicieux est cassé. L'embrasement est contrarié. Mais cela suppose que le patient, au fil des heures et des jours, opère une véritable révolution psychique : au lieu de chercher à développer toujours plus sa ritualisation, il commence à la réduire.

L'important n'est pas que le sujet parvienne immédiatement à supprimer ses rituels. Il est rare qu'il y parvienne dès la première séance, et à 100 %. Il suffit qu'il puisse constater la réduction de sa ritualisation. Plus il réduit sa ritualisation, plus il rend possible qu'il la réduise davantage, jusqu'au moment où il pourra complètement la supprimer. En s'appropriant la méthode, le patient crée un point d'inflexion, il prend la tangente et enclenche un cercle vertueux. L'important est que le patient multiplie les essais, c'est-à-dire les bulles de bien-être, qu'il en fasse un jeu. Dans cette perspective, les échecs échappent à la culpabilisation qui a toujours un effet néfaste. Chaque tentative rapproche de la réussite finale.

Il est utile de rappeler constamment au patient qu'il n'a pas toujours ritualisé et que, même actuellement, il vit subjectivement des moments où le besoin de ritualiser est absent.

Une isolation thérapeutique

Il y a un paradoxe thérapeutique que je voudrais souligner. Le sujet a isolé son agressivité. Ses pensées (niveau 2) comme ses rituels (niveau 3) l'isolent du vrai problème de fond (niveau 1). Avec le PSG, on va utiliser ce que le patient sait faire : isoler ! On crée un état qui lui permet de s'isoler de l'état pathologique caractérisé par l'envie compulsive de ritualisation. On traite par isolation thérapeutique une isolation pathologique. Paradoxalement, l'isolation va contribuer à le délivrer… de l'isolation. On dit au patient : *« Suspendez votre geste, vivez autre chose ! Accordez-vous un délai pour ne rien faire, ou plutôt pour intercaler autre chose. »* C'est ce que Clair & Trybou[281] appellent un décalage dans l'espace-temps. On met de la distance, du retard, de la parenthèse. On peut le faire excellemment grâce à l'hypnose. Le patient s'isole magnifiquement de son problème. On crée une pause silence/respiration, une bulle de bien-être. Mais attention ! On n'interdit pas au patient de faire son geste, on le fait glisser vers autre chose. Bloquer le geste provoquerait son rebond en ramenant sans cesse son souvenir. C'est cette pause qui va permettre le lâcher-prise de ce geste.

---

281 P. 149.

document 12 : du cercle vicieux de la ritualisation à la libération comportementale

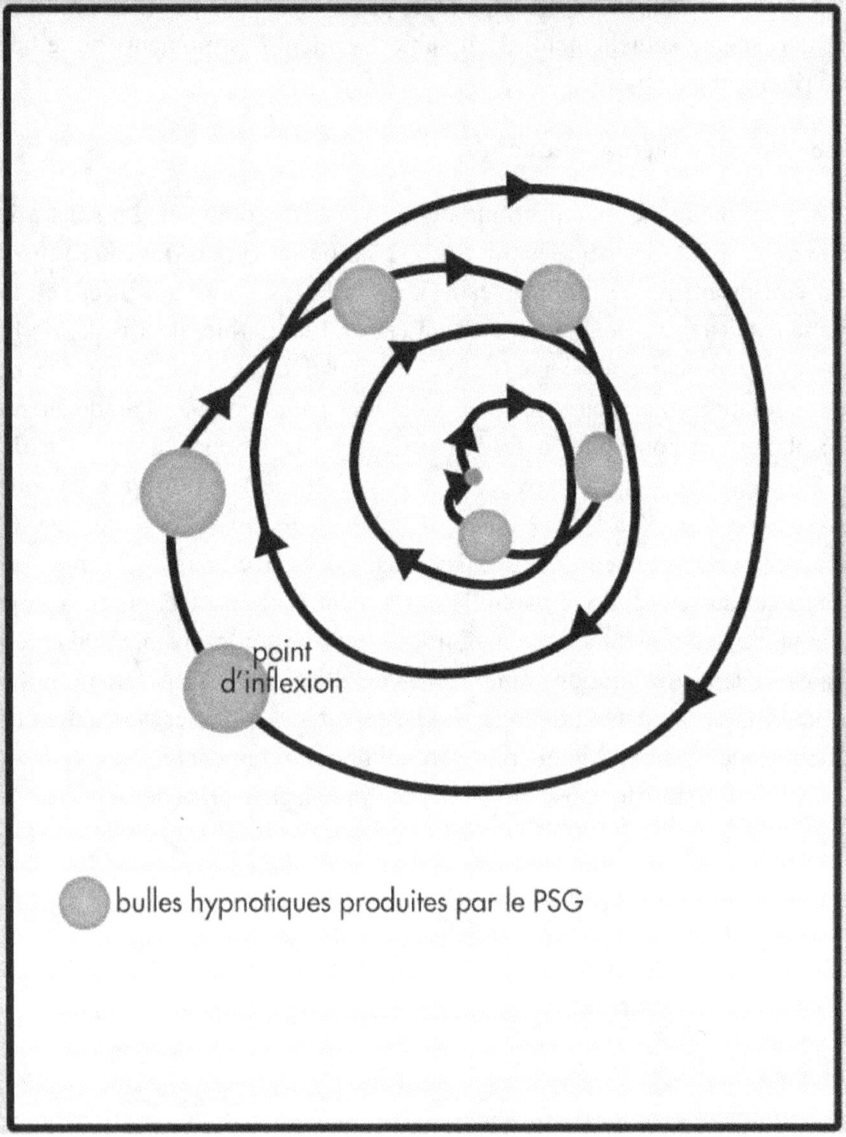

Lors d'une lecture récente du beau livre de Stanislas Dehaene *Le code de la conscience*, j'ai fait le rapprochement entre la loi psychologique selon laquelle la conscience ne peut être consciente que d'une seule chose à la fois, faisant passer les autres pensées dans le monde subliminal, et la méthode du PSG qui vise en quelque sorte à masquer les représentations liées à la ritualisation : « Dès que notre attention est attirée vers un premier objet de pensée, nous devenons aveugles à tous les autres[282]. »

Effet de défluence

Le PSG produit un effet de défluence. C'est le but final recherché par le TREC : réorienter l'énergie libérée par l'isolation et dérivée dans des impasses vers ses origines profondes, à savoir l'esquive de la confrontation.

Effet d'affirmation de soi

Le sujet, au lieu d'être passif, devient acteur de sa vie et de sa guérison. Il se remet à lutter, à combattre pour sortir de la souffrance. Il reprend la main sur ses stériles répétitions. Je fais aussi l'hypothèse qu'à un niveau physiologique il crée des conditions favorables pour une reconstitution naturelle de son taux de sérotonine, permettant un meilleur contrôle de sa vie.

Remarques techniques

La suspension du bras est-elle préconisable dans tous les cas ?

J'ai déjà indiqué que la méthode PSG convenait aux ritualisant laveurs, vérificateurs, ordonnateurs, répétiteurs, perfectionnistes, c'est-à-dire toutes les fois que le rituel se manifeste par une gestuelle concrète, visuellement ou auditivement constatable et qu'il est possible de suspendre. Le PSG préconise la suspension du bras. Toutefois, en fonction des rituels, des variations sont possibles : on peut utiliser la suspension de la main droite pour éviter une écriture indésirable ; ou la levée de l'index de la main gauche pour éviter de faire un demi-tour sur la route ; la pose d'un doigt sur la bouche pour éviter de répéter des mots, comme pour dire « chut ». Quelquefois, la seule immobilisation du corps peut suffire (par exemple dans le rituel des douches répétées, on peut préconiser l'immobilisation du corps, torse relevé, bras ballants, devant la douche).

Quel que soit le geste utilisé, l'important est que le corps s'immobilise. L'immobilisation marque l'arrêt de l'action en cours et l'échappement au rituel. Dans tous les cas, elle doit s'accompagner d'une respiration profonde,

282 DEHAENE (2014), *Le code de la conscience*, p. 231.

cardiaque ou abdominale, induisant et entretenant l'état de dissociation hypnotique. L'immobilisation n'est là que pour préparer la remise en mouvement qui va suivre.

Le script qui suit est un zoom sur une partie de la deuxième séance de la patiente Marguerite (cas n° 1). Par le PSG, je préconise la suspension d'un geste de lavage des mains. Je prépare la suspension du geste anticipant une situation très proche dans le temps. Je donne toute son importance à la respiration associée dans ce cas particulier à une imagerie conjointe.

« Vous êtes ce soir en train de préparer la cuisine. Avant de commencer, vous vous lavez les mains une fois comme le font la plupart des ménagères pour avoir les mains suffisamment propres. Vous êtes en train de fabriquer une salade. Vous coupez les tomates rouges, vous entendez le couteau crisser sur la peau des tomates et vous sentez le jus dégouliner le long de vos doigts. Le contact du manche du couteau cognant le verre du saladier résonne comme une cloche en campagne. Vous respirez la bonne odeur des tomates gonflées de la lumière de l'été. Vous avez besoin d'ajouter les œufs durs, vous ouvrez le frigo et votre main touche le bord du frigo. La pensée vous vient que vous touchez peut-être à quelque chose de sale, où il y a des microbes, et vous sentez l'envie de vous laver les mains. Votre bras se lève et vient toucher votre menton. Vous êtes complètement absorbée par votre respiration. Vous êtes dans une bulle d'agréable respiration. Le jaune mimosa vous fait rêver. S'ouvre la lucarne de ce souvenir de vacances dans le Midi. Vous vous promenez dans un champ de mimosas dont vous sentez les doux effluves. Votre main s'abaisse pour reprendre la préparation de la salade. Vous reprenez la coupe des œufs. Mais voilà que vos mains touchent l'étagère où se trouve le sel. L'étagère qui a été nettoyée par la femme de ménage la semaine dernière. La pensée vous vient que cette étagère est poussiéreuse. Et vous sentez de nouveau l'envie de vous laver les mains. Votre main se lève jusqu'à toucher votre menton pour retrouver votre bulle de respiration et l'odeur des mimosas. Vous remarquez que votre main se remet à préparer la salade. Votre salade est prête. Le résultat s'offre à votre regard : magnifique ! Le mélange des tomates et des œufs dans cette forme ronde est comme un mandala vivant qui s'offre à votre appétit. Vous respirez dans toutes ces impressions qui s'inscrivent en vous et qui absorbent votre mental, votre corps et votre esprit, comme un buvard ou une éponge absorbent ce dont on les nourrit... Vous laissez ces images glisser au plus profond de votre champ mental tandis que votre mémoire les absorbe. Ce

soir, demain, après-demain, vous sentirez en vous la force de cette expérience qui guide vos pas vers le sentier du changement... dont vous me parlerez à la prochaine séance. »

Et si le patient ne veut pas faire d'hypnose ?

Je pense qu'il faut respecter cette réticence, mais il faut la travailler ; il y a souvent chez le patient la peur de sombrer dans un sommeil profond et de perdre le contrôle. Il faut expliquer au patient ce qu'est l'hypnose et le rassurer. Le fait qu'il résiste initialement à l'hypnose est souvent un bon présage pour l'avenir.

On peut faire vivre préalablement au patient une expérience d'hypnose qu'on appellera « soft » à l'aide de la relaxation et faire constater au patient qu'il s'est mis naturellement dans un état de conscience dissociée et qu'il a vécu cette expérience agréablement[283]. On peut éviter de parler d'hypnose et seulement de visualisation et ensuite faire constater qu'un état d'hypnose s'est installé naturellement.

Et si le thérapeute n'est pas formé à l'hypnose ?

J'ai déjà parlé de cette question. Et si le thérapeute ne maîtrise pas l'hypnose, peut-il pratiquer la méthode PSG ?

Les thérapeutes qui viennent en formation dans le cadre d'un institut d'hypnothérapie sont supposés être formés à l'hypnose. Mais la question m'est souvent posée par des thérapeutes qui ne sont pas formés à l'hypnose.

On peut évidemment d'abord leur conseiller de se former au plus vite ! En attendant cette opportunité, ils peuvent utiliser le PSG en se centrant sur la visualisation. Je pense qu'il est possible d'obtenir des effets importants par une simple visualisation. Quand le thérapeute ne maîtrise pas l'hypnose, il peut tout à fait s'appuyer sur la force suggestive de l'image. L'effet attendu est plutôt du côté de la puissance suggestive de l'image. On peut obtenir beaucoup par cela. Mais ce qui caractérise la relation résolument hypnotique, c'est cette conviction partagée qu'à la faveur d'un état de conscience modifiée des changements importants peuvent se produire dans la personnalité profonde du patient. Cette conviction s'acquiert par les stages et

283 La vibration des paupières est un signe assez fiable d'une entrée en hypnose.

par expérience. Faire de l'hypnose explicite, côté thérapeute, c'est mettre le patient dans un état de conscience modifiée dont le thérapeute croit qu'il sera propice au changement.

Beaucoup de thérapeutes utilisent l'hypnose sans le savoir, c'est-à-dire le décrochage de la conscience ordinaire. Si les thérapeutes sont dans la forte conviction que leur théorie de référence et leur pratique sont susceptibles d'aider les patients à changer, cette conviction est du même ordre que la croyance que manifestent les hypnothérapeutes concernant la possibilité du changement chez leurs patients…

Ceci dit, il est possible d'utiliser le PSG sans le protocole hypnotique. Le thérapeute prépare le patient à vivre, par anticipation, l'expérience de suspension du geste en la visualisant. Dans un premier temps, j'appelais d'ailleurs le PSG « visualisation de la scène anticipée de la suspension du geste ». Mais, soulignons-le encore, l'hypnose apporte une valeur ajoutée considérable au protocole[284].

LA TROISIEME SEANCE. L'EVALUATION

L'évaluation se fait lors de la séance suivante, qui ne doit pas être trop éloignée de la deuxième (pas plus de 15 jours).

J'évalue l'effet de la séance précédente en posant plusieurs questions :

– *« Quel a été l'effet de la séance sur la ritualisation que nous avons travaillée par anticipation ? »* Le patient me répond 8 à 9 fois sur 10 qu'il est parvenu à suspendre le geste et à renoncer au rituel. En principe, j'ai déjà reçu cette information par téléphone. La réponse à la question permet d'apporter des renseignements complémentaires sur le vécu de la séquence.

Passons en revue les différentes situations :

A. Si le travail d'anticipation n'a produit aucun effet sur le rituel choisi, on renouvellera le PSG. Si, malgré le renouvellement, aucune amélioration ne s'est produite, on peut essayer de contourner le problème en choisissant le portail des idées ou des symptômes corporels. Si, au bout de 5 ou 6 séances, le travail par ces autres portails est également inefficace, il faut se poser des

[284] Elle capte la force symbolique. Cf. le second tome.

questions. Il est possible qu'on ait affaire à un ROC avec troubles associés. Dans ce cas, il faut savoir arrêter la prise en charge et plutôt orienter vers un psychiatre, et éventuellement, en parallèle, poursuivre une thérapie de soutien. Le pronostic est souvent mauvais si le PSG n'a aucun effet, même minime, sur le symptôme choisi.

> Je n'ai jamais pu faire évoluer le moindre rituel chez Charles, 34 ans, en invalidité, en traitement psychiatrique pour troubles bipolaires graves. La thérapie a rapidement tourné en thérapie de soutien pour un accompagnement de la souffrance.

B. Mais la plupart du temps, la réponse est positive. D'où une seconde question :

« Nous avions prévu une référence (je la rappelle). *En dehors de ces comportements autorisés, comment votre ritualisation a-t-elle évolué ? Avez-vous observé des changements ? Si, lorsque vous êtes venu me voir, on considère que vous étiez au niveau 100, aujourd'hui, à quel niveau vous situez-vous ? A 100 (= pas de changement !) ? 80 ? 50 ? 30 ? (baisse de la fréquence et de prégnance du rituel), 0 ? (= plus aucun rituel !) … »*

On peut parler en pourcentage et demander : quel pourcentage de vos rituels avez-vous réduit (20 % ? 50 % ?) ou quel pourcentage de rituels reste-t-il à réduire (80 % ? 50 % ?). Le chiffre donne l'indication de la réduction effective et par soustraction la réduction à opérer encore. Mais l'expérience me montre que les patients s'embrouillent avec les pourcentages. Je préfère parler en termes de niveaux plutôt qu'en termes de pourcentages.

Le concept de niveau n'est évidemment pas scientifique. C'est une appréciation très subjective qui porte globalement sur la fréquence du rituel et son intensité (pression à la ritualisation). Le patient répond au feeling. Pourtant la réponse, malgré ses défauts, est généralement assez proche de la vérité et fournit au thérapeute d'excellents points de repère.

Il est important que le patient sente qu'il n'y a pas obligation de résultat, qu'il n'y a pas de pression de ma part, qu'il a le droit d'évoluer librement à son rythme. Tout échec rapproche de la réussite.

Il est également très important d'observer l'évolution de la ritualisation subséquente. Par exemple, si le lavage des mains anticipé a été suspendu, les autres rituels ont-ils été affectés ? J'ai noté que les évolutions spontanées de symptômes non travaillés étaient un excellent pronostic pour l'avenir.

Dans l'hypothèse où la séance précédente a permis une réduction significative de la ritualisation, le travail prendra des directions différentes en fonction du niveau d'efficacité :

– Si la réduction passe de 100 à 90-80, je retravaille sur le même symptôme mais avec les variantes qui seront envisagées plus loin et qui tiennent compte de certains aspects de la ritualisation (voir ci-après).

– Si la réduction passe de 100 à 80-60, je propose de travailler avec la même méthode (le PSG) sur un rituel différent mais appartenant à la même série. Par exemple, après la vérification des robinets de gaz, la vérification de la fermeture des portes ; après le rangement de la salle de bain, le rangement du bureau, etc.

– Si la réduction passe de 100 à 50-30, je suggère de passer au travail d'un rituel appartenant à une autre série : après le travail de lavage des mains, le travail de vérification de la fermeture des fenêtres… Je travaille de la même façon sur un symptôme emblématique d'une autre série.

Le patient prend peu à peu conscience que son besoin de ritualiser se réduit en même temps qu'il ritualise moins et que par ailleurs rien de fâcheux n'arrive. Ce constat positif apporte un puissant renforcement au renoncement. Je répète inlassablement la formule : *« Qui ritualise plus ritualisera encore plus ; qui ritualise moins ritualisera encore moins… »* Au début le patient, surpris d'être capable de ne pas ritualiser, reste dubitatif. Le véritable tournant est pris quand le patient prend conscience qu'il construit lui-même son malheur en ritualisant et s'engage résolument dans la réduction de la ritualisation. Il est puissamment aidé dans ce travail par l'effet de suggestion hypnotique.

Et on continue ainsi pour réduire les symptômes de passer d'un rituel à l'autre… Se met en route la démarche régressive/récursive qui mène aux niveaux 2 et 1 (voir document n° 9).

Il n'est pas nécessaire de s'acharner à réduire les symptômes à zéro. Pour deux raisons. D'une part, il arrive fréquemment qu'apparaissent des éléments qui orientent rapidement le travail aux niveaux 2 et 1. Se trouve mise en route la refluence des énergies dérivées. C'est le travail à ces niveaux profonds qui va réellement donner le coup de grâce aux symptômes. D'autre part, au terme de la thérapie, j'ai souvent observé une pratique résiduelle de rituels qui ne porte pas à conséquence.

> Chez Emma (cas n° 6), l'évitement de changer les couches de son neveu est un évitement résiduel sans grande conséquence pour sa vie.

La crainte du malheur peut persister à l'arrière-plan mais demeurer beaucoup moins anxiogène et ne plus impliquer l'usage de rituels.

J'ai remarqué de nombreuses fois que le travail sur un rituel entraînait la baisse de la ritualisation concernant des rituels non encore travaillés : preuve s'il en est que tous les rituels sont reliés par leur fonction unique d'exorciser le risque de faire mal. J'ai eu affaire à un patient facétieux qui réduisait ses rituels, mais toujours ceux qui n'avaient pas été travaillés !

Le PSG donne de bons résultats quand la ritualisation ne s'accompagne pas d'une trop forte peur des malheurs. Rappelons que le but du PSG n'est pas de travailler sur l'idée sous-jacente (la peur du malheur) mais sur le mécanisme d'auto-reproduction du rituel et sur la libération du comportement incriminé de sa fonction magique. Si la peur des malheurs est au premier plan, il faudra utiliser les variantes ou accepter de changer de niveau et travailler assez vite sur l'idée obsessionnelle par l'hypnothérapie cognitive.

C. Une autre situation peut se produire : la thérapie semble avoir aggravé le problème : la fréquence de la ritualisation passe au niveau 120-150 !

La séquence anticipée *in vitro* a pu être ponctuellement une réussite mais ne donner lieu, *in vivo*, à aucune amélioration subséquente dans la ritualisation et même produire une aggravation. C'est paradoxalement le signe que la thérapie a touché un point sensible : il faut continuer de travailler en hypnothérapie comportementale mais utiliser des variantes ou bien travailler en priorité par l'hypnothérapie cognitive la crainte sous-jacente des malheurs. Face à la menace de suppression du seul outil de prévention qu'est la ritualisation, le patient peut manifester une réaction défensive massive.

Ces considérations ne doivent pas être prises comme des injonctions obligatoires. Elles donnent une direction au travail. Il appartient au thérapeute de sentir les choses. L'important c'est que la méthode produise des résultats : toute amélioration valide le bien-fondé de la démarche, mais une aggravation n'est pas forcément un mauvais signe. Ce qui est préoccupant, c'est lorsque le patient demeure insensible à la méthode.

Cas n° 2 : Yannick, un exemple de travail sur des rituels de vérification avec le PSG

« Un jeune homme qui a le ticket ! »

Première séance

Yannick est un jeune homme de 25 ans, au premier abord d'un aspect physique très timide mais dont les propos traduisent une grande force de caractère. Il est contrôleur dans une entreprise alimentaire fabriquant des aliments pour animaux. Son travail consiste à vérifier certains paramètres relatifs à la cuisson des aliments. Il vit en couple avec une amie dans une petite maison louée, située dans une commune rurale.

Il est orienté vers moi par son médecin généraliste pour des problèmes de TOC. Il ne prend aucun médicament et ne souhaite pas en prendre. Il préfère *« les méthodes naturelles ».* Il m'explique que deux sortes de TOC le handicapent : dans sa maison, il vérifie des dizaines de fois si l'interrupteur des volets roulants est bien placé sur la position neutre, *« pour éviter qu'en cas d'orage ça grille le moteur électrique ».* Ce comportement irrite sa compagne et crée de fréquentes tensions dans le couple. Dans l'entreprise, il vérifie qu'il a bien transcrit par écrit, sur un registre, un pourcentage (variable) donné par des tickets d'humidité qu'un appareil enregistreur produit toutes les 10 minutes. Cette tâche lui « prend la tête », l'oblige à des dizaines de vérifications entre les tickets, l'épuise jusqu'à ce qu'il doive prendre des arrêts de travail. Son souci est de *« bien faire et de ne rien laisser au hasard ».*

Le questionnement d'anamnèse fait apparaître un moment difficile dans son enfance. De 5 à 15 ans, il souffrait d'obésité et il était constamment l'objet de moqueries méchantes de la part de ses camarades de classe : *« Je ne savais pas comment répondre à la moquerie et mes parents n'ont jamais su remédier à ce problème. »*

Les TOC de vérification ont débuté il y a 6 ans sans raison particulière. Il me signale qu'à cette époque il venait de parvenir tout seul, grâce à la force de son caractère, à sortir de son obésité.

Lors de la première séance, je lui enseigne le schéma des TOC (les rituels, les évitements, les idées) et laisse entendre que le problème vient peut-être d'un niveau plus profond – sans préciser lequel. Yannick se montre très réceptif à mes propos et, lors d'un bref essai d'expérience hypnotique à partir d'une classique métaphore de confort, je remarque sa forte suggestibilité.

Nous convenons d'un contrat thérapeutique avec une séance bimensuelle. Il se montre très coopérant.

Deuxième séance

Je lui propose de travailler sur la vérification des tickets d'humidité en prévoyant une tolérance justifiée par le travail, à savoir une seule vérification après transcription. Ce sera la référence. Il souhaite ponctuer cette unique vérification par un *« c'est bon ! »*. J'utilise la méthode PSG avec lévitation du bras (voir le zoom ci-avant). Comme Yannick est très suggestible, il entre vite en hypnose, le bras descend au bout de 30 secondes. Je suggère la lévitation du bras chaque fois qu'il pensera à son travail en dehors de l'entreprise.

Troisième séance

Il me dit qu'il a appliqué la méthode et qu'il vérifie beaucoup moins son ticket. La baisse est de 50 % environ. Il remarque aussi qu'il vérifie moins la fermeture des volets.

Il évoque la période de l'adolescence. Il lui a fallu conquérir de haute lutte l'affirmation de soi face aux autres en même temps qu'il perdait peu à peu confiance dans les autres.

Je lui propose un jeu de rôle sur la moquerie : le scénario prévoit qu'il doit riposter face à un camarade qui l'a souvent maltraité et se défendre par des mots ou des gestes. Je joue le rôle du camarade agresseur. Je constate que c'est pour lui une expérience extrêmement difficile à réaliser. Je constate aussi que frapper sur un coussin le fait transpirer abondamment !

[J'utilise une technique non hypnotique qui sert à vérifier le nœud du problème : sa difficulté à s'opposer et à se défendre ; j'ai souvent constaté qu'il n'était pas bon de forcer les choses par un entraînement intempestif à l'affirmation de soi car ce peut être vécu comme une violence inassimilable ; il faut attendre le bon moment.]

Quatrième séance

Le jeu de rôle a été difficile mais l'expérience l'a aidé à prendre confiance en lui. Il constate que toutes les vérifications sont tombées de 100 à 60 environ.

Il attire mon attention sur un fait curieux et tout à fait essentiel : toutes les fois qu'il part en vacances en montagne, *« les vérifications tombent à zéro... C'est comme si je devenais une autre personne… Je suis capable de passer outre quand se présentent des pensées négatives ».* C'est cette liberté qu'il voudrait acquérir dans la vie quotidienne. Les problèmes reviennent avec la reprise du travail. Il a peur que ses collègues ne lui fassent des remarques et se moquent de lui. Il retrouve là le risque de moquerie : ce sont paradoxalement les TOC qui réintroduisent le problème auquel il avait échappé en fin d'adolescence ! (Tout se passe comme s'il cherchait à vérifier qu'il est toujours en mesure d'affronter la moquerie des autres.) Il me dit : *« Il faudrait que je réapprenne à reprendre le dessus ! »*

Je recours à la méthode PSG pour travailler la vérification des volets. Nous convenons d'une référence : ne vérifier qu'une fois la position des volets et après une unique manipulation (ouverture ou fermeture).

La séance se termine par l'évocation de projets forts : un stage professionnel de conditionnement (je note l'importance du toucher par les mains), la construction d'une maison…

Je suggère, en accompagnement de la thérapie, la pratique d'un sport qui implique les mains…

Cinquième séance

J'évalue les changements :

– Il ne vérifie les volets que 3 ou 4 fois dans la journée, le matin en partant, le soir quand il rentre ; mais s'il ressort de la maison, même s'il n'a pas manipulé les volets, il vérifie à nouveau ! Quant à la vérification des interrupteurs de lumière et des boutons de gaz (il y avait aussi ce problème), elle est tombée à zéro.

– Au travail, il plafonne toujours à 50/60 dans la vérification des tickets.

Il me dit : *« Il faudrait que je n'aie pas à revenir sur la chose faite »* ; il remarque que certaines circonstances modulent les vérifications : quand il est fatigué, il ritualise beaucoup plus ; en revanche, quand il manque de temps, il y renonce ; la bonne humeur, le plaisir de vivre (se promener, bricoler, décorer la maison…) réduisent aussi les vérifications *« car je n'y pense pas »*. [Sa remarque pertinente justifie le but poursuivi par l'hypnothérapie cognitive : faire autre chose que penser !] Pour conforter ces impressions positives, je lui propose une séance d'hypnose avec des scènes de bien-être et d'affirmation de soi ; j'installe un ancrage du bon ressenti avec le contact pouce-index.

(Le travail porte ici non pas sur le rituel mais sur l'effacement des pensées sous-jacentes, qui d'ailleurs ne sont pas encore bien identifiées. Quel est donc le risque exorcisé par les rituels ?)

Sixième séance

Il me dit : *« Je me bats pour ne pas vérifier les tickets au travail mais je ne progresse pas vraiment, je suis toujours à 50 ! »* Quant à la vérification des volets, *« ça ne bouge pas beaucoup ; dès que je rentre ou sors de la maison, il faut que je vérifie la position de l'interrupteur ; si je ne le fais pas, je sens une grande tourmente, il faut absolument que ce soit sur le neutre, j'ai toujours peur d'un court-circuit, cette pensée est douloureuse dans ma tête, ça me fait mal, je reste bloqué dans la douleur. Je voudrais pouvoir dire non à ces pensées de malheurs ! »*.

Je lui propose alors de s'adresser à ses pensées, qui sont une partie de lui-même, et de leur dire « *non* » comme si elles étaient des personnes, des interlocuteurs. [J'utilise une méthode proche de la méthode IFS[285].] Il

285 A cette époque, je ne connaissais pas cette méthode à laquelle je recours en hypnothérapie dynamique mais j'utilisais sans le savoir un protocole très proche. Toutefois, je commets l'erreur de faire parler cette partie de lui avec le « Je ». Il aurait été préférable qu'il parle de cette partie de lui avec distanciation ou que je parle en son nom à ces parties. On se

accepte d'installer un psychodrame intérieur. Il voudrait que son moi dise non à ces pensées mais il n'y arrive pas. Il est en colère contre lui car il est soumis à ces pensées, complètement impuissant, même à leur parler. Il transpire. Le tableau est impressionnant : il a le visage torturé, déformé. Dans un grand mouvement de colère, Il finit par dire non à ces persécuteurs internes !

Il sort de la séance, épuisé.

Septième séance

Yannick m'annonce que des progrès significatifs ont été obtenus.

A la maison, il ne vérifie les volets qu'une fois le matin et une fois le soir, rarement deux fois, et le malaise passe au bout de 5 minutes. Il ne vérifie plus dans la journée. Le progrès est important.

Dans l'entreprise, en revanche, ça n'avance guère. Il me réexplique minutieusement la tâche qu'il doit effectuer. En fait, les vérifications ne portent pas seulement sur le taux d'humidité qu'il doit transcrire toutes les 10 minutes, mais aussi sur la fiche de fabrication qui porte la mention de tous les ingrédients entrant dans la composition du produit. Le problème pour Yannick n'est pas tant de vérifier s'il a bien mis les ingrédients mais s'il a transcrit cette information. Il livre la clef de sa peur : *« Si je n'ai pas fait de croix, mon chef va me faire la remarque et je ne veux pas avoir de remarques ! »* Il m'explique que le contexte est tendu dans l'entreprise. On demande de plus en plus de qualité. Je perçois une colère sourde contre ce contexte mais, en fait, c'est contre lui qu'il est en colère : *« Je suis en colère de ne pas pouvoir contrôler mes pensées. »*

Je propose une séance d'hypnose visant le lâcher-prise de ces pensées : les laisser de côté, ne plus se préoccuper des conséquences de ses actes car il n'est quasiment jamais réprimandé, se centrer plutôt sur les aspects agréables de sa vie. Je lui suggère en hypnose de dérouler des séquences positives de sa vie, présentes ou passées.

---

reportera à la description de la technique des parties du moi dans le chapitre « Hypnothérapie dynamique ».

Huitième séance

Yannick revient content : il a réussi à lâcher prise, il ne vérifie plus qu'une seule fois ses transcriptions. [L'affirmation de soi est clairement la ligne d'évolution de la thérapie !]

Il me raconte que les problèmes se sont accentués il y a deux ans, lors d'un changement de manager. Le cadre précédent était très exigeant, il fallait être à 100 %. Curieusement, depuis qu'il a été remplacé par un collègue, il a tendance à se relâcher et ses rituels servent à rester vigilant. La rigueur du chef précédent le protégeait de la tentation *« de se laisser aller... de ne pas faire bien les choses »*. Il poursuit : *« Il faut que je me dise que j'ai le droit parfois de faire mal, j'ai droit à l'erreur, faut que j'accepte les conséquences de mes actes et d'avoir des remarques ! »* (Il apparaît de plus en plus que sa crainte fondamentale est de faire mal son travail, de se relâcher, et de se confronter aux autres.)

Je lui propose le protocole des mains de Rossi, que j'explicite ainsi : *« Je ne sais pas comment et quand vous allez lâcher prise, mais vous pouvez faire appel à vos ressources personnelles pour y parvenir le plus rapidement possible. »*

Neuvième séance

Il m'annonce qu'il ne vérifie les tickets et la fiche de fabrication pas plus d'une ou deux fois ! Les progrès sont importants.

Il aborde alors un autre sujet : les relations avec sa femme. Celle-ci lui reproche ses vérifications et il vit ces reproches très douloureusement. La douleur est si patente que je lui propose de travailler une scène… de ménage avec la méthode IMO[286]. Le script est le suivant : il rentre du travail et il vérifie si les meubles de la cuisine sont bien rangés, il bouge les meubles ; sa femme excédée lui fait des reproches et il ne répond rien.

La séance d'IMO sert à faire sortir des souvenirs. Il y a eu une première étape dans sa vie de 16 à 20 ans. Dans l'enfance il était boulimique et obèse. On se moquait de lui mais il ne répondait rien. Ses parents n'intervenaient pas, non pas indifférents mais comme désemparés par le problème. A 16 ans,

[286] Ce n'est pas très indiqué d'utiliser cette méthode pour les situations seulement stressantes. Mon intention est que le stress cache un trauma.

il a décidé de faire un apprentissage : *« J'ai pris sur moi, j'ai pris confiance en moi, je me suis affirmé, je me suis ouvert aux autres, j'étais fier de maigrir. Aujourd'hui, j'en ai marre de gâcher ma vie à vérifier. »*

Je lui fais remarquer qu'il est pris dans un dilemme. D'un côté, ses TOC ont un effet énervant sur les autres : il risque les remarques de son chef et des reproches de sa femme ; d'un autre côté, s'il acceptait de se relâcher, il aurait aussi des réactions de la part des autres ; je suggère que, dans une seconde étape de sa vie, il apprenne à se confronter aux autres. Mais Yannick bondit : *« Je n'aime pas les conflits. »* Je commente, sentencieux et provocant : *« C'est vrai qu'il est plus facile de se mettre en colère contre soi que contre les autres. »* Il repart perplexe et troublé. [La refluence va bon train !]

Dixième séance

Toutes les vérifications sont tombées à 25 ou même 0 !

Il réfléchit tout haut : *« Il faut vraiment que je laisse tomber, que je me dise c'est bon, je passe, la solution, c'est de ne plus penser à tout ça... »* Il continue : *« Au fond, tout ce que je fais, je le fais bien, je ne suis pas plus bête qu'un autre, je n'ai pas besoin de tout vérifier, je peux me faire confiance, tant pis pour les conséquences ! Faut que je pense à moi, à ce qui me fait plaisir... J'ai plein d'autres choses plus passionnantes à faire dans ma vie ! »*

Il se lance dans l'énumération de projets : aménager, décorer sa maison (qui est louée), voir des amis, rire avec eux, faire du tourisme, sortir… Il a un projet fort avec sa femme : la construction d'une maison dans une commune avoisinante ; ils ont acheté le terrain.

Il évoque à nouveau ce temps du collège où ses camarades se moquaient de son surpoids. Les remarques étaient très méchantes : *« Je ne disais rien, j'encaissais ; si j'avais répondu, ça aurait été pire* ; *ça me bloquait dans mes initiatives. »* [Remarquons au passage le terme « encaisser », qui appartient bien au vocabulaire de l'obsessionnel ; la refluence effectue– si je puis me permettre un emprunt au vocabulaire des travaux publics – le décaissage ! C'est bien la peur des conséquences qui bloquait son agressivité défensive.]

Onzième séance

Les vérifications sont tombées de 100 à 20. Il utilise des phrases-clefs comme : *« J'ai autre chose à faire... tant pis pour les conséquences ! »*

Il me dit qu'au travail il s'ouvre davantage ; à la pause, il dialogue plus avec les autres. *« J'essaie de fonctionner par envie et non plus par obligation. »*

Douzième et dernière séance

Il évalue à 15 le reste des vérifications.

Il me parle de sa femme qui vient de subir une opération et qui est tout le temps à la maison. Il raconte un accrochage avec elle : *« Hier, je "flairais" (sic) dans la maison pour voir si rien n'avait bougé ; ma femme m'a fait une remarque méchante ; elle sait faire mal mais moi aussi je peux être agressif et faire mal ! »*

Je perçois un fond agressif qui désormais est nommé et qui mériterait d'être exploré.

C'est le départ en vacances. Il est convenu qu'il me rappellera au retour. En fait, Yannick n'a pas repris contact avec moi.

[Commentaire

Ce cas est intéressant : il illustre un travail typique sur les vérifications avec la méthode PSG. Il s'est complètement approprié la méthode. Il a utilisé le geste de la main avec un temps assez court de pause. La progression a été régulière. Le travail sur la part de soi qui était en colère, d'abord contre lui-même puis (par rétroprojection) contre les autres, a été essentiel ; c'est ce travail qui a fait chuter les vérifications. Le paradoxe était que le TOC servait à poser le problème… qui était éludé : la difficile affirmation de soi, la difficile confrontation aux autres, par peur des conséquences et sans doute aussi par peur de devoir assumer une part de soi décrite comme mauvaise.

Le travail a surtout porté sur les rituels, un peu sur les idées ; rien sur les évitements. Dans une démarche régressive/récursive, dans un mouvement de refluence, on passe très vite au niveau fondamental, en hypnothérapie dynamique.

Il me semble que Yannick s'est arrêté un peu tôt en besogne. Ce qui bloquait la confrontation était la peur des conséquences pour lui-même et la peur de développer une agressivité méchante non maîtrisée. S'il a rencontré et travaillé sa colère défensive bloquée par la peur des conséquences, le travail sur la part de soi *« capable d'être mauvaise »*, elle, n'a été qu'entrevue. Le rapport avec ses parents aurait dans ce contexte mérité d'être exploré.]

VARIANTES POUR LES VERIFICATEURS

Avec les vérificateurs, il est essentiel de déterminer une règle de référence concernant la vérification. Dans la vie quotidienne, il est prudent et judicieux de vérifier ce que l'on fait dans un certain nombre de cas : par exemple, vérifier que l'on a bien fermé le gaz après usage. Il est vrai que la vérification ne s'impose pas si l'on est parfaitement attentif à ce que l'on fait. Mais, avec les ritualisants vérificateurs, il est difficile d'emblée de leur demander de ne plus rien vérifier. Il est beaucoup plus facile de leur faire accepter l'idée qu'on ne vérifie qu'une seule fois et de requérir une attention maximale pour cette unique vérification. La règle est donc : *on vérifie une fois mais jamais deux.*

1. La pleine conscience

Parmi les ritualisants à qui le protocole PSG convient bien, les vérificateurs occupent une place de premier rang. Toutefois, le thérapeute devra tenir compte d'une particularité du fonctionnement cognitif propre aux vérificateurs.

Les vérificateurs sont d'autant plus incités à vérifier qu'ils ne sont attentifs à rien. Le plus souvent plongés dans leurs doutes et leurs questionnements, ils perdent le contact avec le réel. Le déficit de leur attention visuelle, auditive et tactile est colossal. Ils souffrent d'une carence dans la prise et le traitement d'informations. Un cercle vicieux s'établit : plus le sujet est occupé à vérifier ce qu'il a fait, moins il enregistre ce qu'il est en train de faire… L'attitude des vérificateurs confirme à quel point le TOC est une affaire de sensorimotricité.

> Victor, lycéen, 18 ans, conduit sa voiture en regardant dans le rétroviseur ; il vérifie constamment en arrière, par le rétroviseur intérieur, s'il a écrasé un passant ; dès lors, il regarde à peine la route devant lui, ce qui nourrit ses doutes sur la possibilité d'avoir écrasé quelqu'un par inadvertance…

Pour pallier ce déficit, je propose un entraînement à la pleine conscience. Ce type d'exercice était traditionnellement préconisé par les maîtres bouddhistes. Il a été repris par Jon Kabat-Zinn, professeur de médecine à la Massachusetts University, dans les années 1970. Il a mis au point la méthode MBSR, acronyme de méthode de réduction du stress par la pleine conscience (Mindfullness-based stress reduction). Ses principes sont exposés dans son livre princeps *Au cœur de la tourmente, la pleine conscience*[287], dont la lecture peut être complétée par celle de *L'éveil des sens*[288] et *Méditer, 108 leçons de pleine conscience*[289]. Ses travaux ont été introduits et popularisés en France par le psychiatre Christophe André, en particulier avec l'ouvrage *Méditer jour après jour*[290]. Deux citations résument l'approche de la pleine conscience préconisée par Kabat-Zinn : « Il s'agit en réalité d'une posture intérieure qui porte le cœur et l'esprit (considérés comme un tout indissociable) à une conscience totale du moment présent simplement tel qu'il est, à accepter ce qui se passe simplement parce qu'il se passe déjà »[291] ; « La pleine conscience n'est fondamentalement qu'une façon particulière de faire attention »[292].

Avec la pleine conscience, sommes-nous dans le registre de l'hypnose ? Lockert fournit un schéma qui permet de discriminer les techniques. Pour lui, il y deux sortes d'hypnose : d'une part, l'hypnose « conventionnelle » (classique, éricksonienne, nouvelle), qui plonge le sujet dans un état proche du sommeil et qui permet un contact avec l'inconscient ; d'autre part, l'hypnose qu'il appelle « humaniste », qui incite le sujet à l'éveil de la conscience, du côté de ce que nombre d'auteurs appellent la conscience universelle. La pleine conscience est plutôt de ce registre.

Dans un premier temps, je suggère que le patient s'entraîne à vivre cette pleine conscience dans les contextes de sa vie quotidienne. L'entraînement permet au patient de conscientiser les perceptions en quantité et en qualité, avec une centration sur l'ici et maintenant, et donc de favoriser leur enregistrement dans la mémoire. Le patient découvre que chaque instant

287 KABAT-ZINN (2009), *Au cœur de la tourmente, la pleine conscience.*

288 KABAT-ZINN (2009), *L'éveil des sens.*

289 KABAT-ZINN (2009/2010), *Méditer, 108 leçons de pleine conscience.*

290 ANDRE (2010), *Méditer jour après jour.*

291 KABAT-ZINN (2009), *L'éveil des sens,* p. 62.

292 KABAT-ZINN (2009), *Au cœur de la tourmente, la pleine conscience*, p. 49.

recèle une immense richesse sensori-motrice. Ensuite, je rappelle la règle thérapeutique de référence : *« Ne vérifier qu'une fois, mais bien le faire, c'est-à-dire en pleine conscience. »* Puis, j'introduis cette approche dans le PSG, juste avant la visualisation de la scène anticipée. Dans un premier temps, je passe beaucoup de temps à éveiller (hypnose d'éveil) toutes les sensations qui accompagneront la première et unique vérification qui va précéder la suspension de la seconde. L'hypnose d'éveil remet du contact sensori-moteur avec le monde, installe cette tranquille certitude que *« je perçois ce que je fais »*. Dans un second temps, le patient, se retrouvant dans le registre de l'hypnose classique, s'appuyant sur la vivacité de l'expérience préalable et unique, peut vivre par anticipation la suspension du geste et le renoncement à la vérification [293], c'est-à-dire le démantèlement des automatismes.

En principe, plus les vérificateurs deviennent conscients de ce qu'ils font, plus ils sont prêts à renoncer à leurs rituels et à désamorcer le cercle du renforcement, ce qui est le but de l'hypnothérapie comportementale.

La référence à la pleine conscience est déterminante pour certains patients vérificateurs. Ils ont pris conscience de leur inattention ou de leur attention furtive et ont pu s'appuyer sur la reconquête perceptive pour renoncer à leurs rituels. Les vérificateurs sont habiles à fabriquer des hypothèses souvent saugrenues ou tordues, laissant supposer que la vérification n'a pas été faite ou n'a pas été faite adéquatement. L'usage de la pleine conscience fait tomber l'objection. Elle permet au patient d'entrer en contact avec son expérience.

Il arrive que le patient toujours très créatif dans son imagination pathologique invente après coup des faux souvenirs de non-vérification ou de vérification inadéquate. On entre alors dans le champ de l'activité mentale cogitative que l'hypnothérapie cognitive se propose de traiter. Dans ce cas, on pourra aider le patient à distinguer les différences entre une image souvenir faisant suite à une perception/action et des images construites. La PNL propose des outils pour distinguer les stratégies de réalité et les stratégies de croyance[294]. Il est étonnant de voir comment, par suggestion

---

[293] Il peut paraître paradoxal de vouloir conjuguer une hypnose classique avec une hypnose humaniste. Lockert lui-même admet la possibilité de passer d'un registre à l'autre.

[294] DILTS (1994), *Croyance et santé.*

(focalisation/intensification/répétition), les patients parviennent à halluciner de faux souvenirs et à confondre ainsi souvenir et imagination.

Le cas particulier des vérifications en voiture

Ce symptôme est extrêmement fréquent. La voiture étant au centre des préoccupations de beaucoup de nos concitoyens et, dans la société individualiste qui est la nôtre, le moyen de leur autonomie, il n'est pas surprenant que ce symptôme soit fréquemment choisi comme support des rituels de vérification.

En quoi consiste la vérification ? Le patient craint sans cesse d'écraser un passant ou d'accrocher un cycliste par inadvertance. Le rituel de vérification consiste à faire demi-tour pour vérifier qu'aucun corps ne gît sur la route… Ce symptôme est très invalidant car il occasionne d'importants retards dans les déplacements (cf. le cas n° 13).

On peut utiliser le PSG de la façon suivante :

Le conducteur peut être troublé visuellement par des formes, auditivement par des bruits, kinésiquement par des secousses. En fait, tout est sujet de troubles à partir du moment où il attend des indices préoccupants. D'abord on définit une référence : le patient ne fait demi-tour que s'il a vu une forme humaine. Si les rétroviseurs confirment visuellement qu'il n'y a rien sur la route, le patient suspendra son geste de faire demi-tour, c'est-à-dire qu'il suivra les consignes du code de la route et les attitudes usuelles des automobilistes.

On prépare la scène anticipée du renoncement au rituel portant sur un avenir proche. Je propose la lévitation de l'index de la main gauche, les autres doigts restant fixés (par prudence) au volant. Mais cette lévitation partielle marque la suspension du geste consistant à changer de vitesse. La proximité de la main avec le volant, en cas d'incident imprévu, permet d'effectuer rapidement les gestes de sécurité adéquats.

Je suggère au patient (sous hypnose) de garder le regard fixé sur la route, de respirer profondément dans son plexus solaire et de compter jusqu'à un certain nombre fixé à l'avance sur le temps de l'expiration.

Dans la vie courante, il y a toutes sortes de raisons pour lesquelles le patient s'abstient de faire demi-tour : la route ne se prête pas à un demi-tour, il est trop pressé pour s'arrêter, il a des passagers qui le trouveraient ridicule... Je le mets en situation de renoncer à faire demi-tour par impossibilité : après un long temps de comptage, le demi-tour n'a plus de sens. On convient du nombre à atteindre. Généralement, un comptage jusqu'à 100 correspondant à 5 minutes, il se trouvera trop éloigné du lieu, il aura peine à s'en souvenir précisément et le renoncement se trouvera entériné *de facto*.

C'est tout cela que le patient va vivre en séance *in vitro* sous hypnose et qu'il réalisera quelques heures plus tard *in vivo* sur la route grâce à l'ancrage de la main droite lévitée sous le menton. Je dis au patient : *« Cette expérience vous fait vivre autre chose que la ritualisation. Tout en conduisant, vous entrez dans un autre univers. »* En fait, on utilise l'hypnose dite « des autoroutes » permettant à la personne de se dissocier et d'oublier son envie de ritualiser.

Lors de la séance suivante, si le patient a quand même fait demi-tour, on lui demande d'augmenter considérablement le temps de comptage, d'aller jusqu'à 150 ou 200 et ainsi d'augmenter aussi la distance. On joue sur le décalage spatio-temporel. On encourage le patient à l'éloigner toujours plus de son problème. De cette façon, le patient n'est pas culpabilisé par son échec et gère sa propre progression.

Je propose à certains patients non pas de compter mais de vocaliser des sons (voir en troisième partie mon article sur le VOP). La vocalisation crée instantanément un état second qui dissout en quelque sorte le problème. Il faut convenir simplement du nombre de salves de vocalisation (toujours avec des pauses pour éviter l'effet d'hyperventilation).

Si le patient se plaint après avoir renoncé au demi-tour d'être poursuivi par des scrupules, on utilise des techniques d'hypnothérapie cognitive pour dériver ou dissoudre les pensées scrupuleuses, par exemple déclamer et répéter un mantra.

Il n'est pas inintéressant de remarquer que bien des patients craignent dans le présent d'écraser des passants dans l'exacte mesure où ils ont pris l'habitude par le passé de « s'écraser » devant des agresseurs.

2. Mission d'alerte confiée au cerveau subconscient

J'utilise parfois une autre technique. La plupart des études de neurosciences montrent que le cerveau enregistre une quantité d'informations qui ne parviennent pas forcément à la conscience[295]. Lors d'une séance d'hypnose, je missionne le cerveau du patient à l'alerter toutes les fois qu'il commettrait un acte dangereux par inattention, inadvertance ou imprudence. La suggestion repose sur un fait scientifique, mais utilise l'hypnose pour assurer et renforcer ce fonctionnement naturel. Une fois cette mission confiée, le patient s'autorise à être spontané sans se donner l'obligation de tout vérifier en toute circonstance.

Je vais proposer maintenant un exemple de travail sur les rituels, utilisant conjointement la méthode PSG et la pleine conscience. Dans ce cas, le recours à la pleine conscience a été particulièrement décisif.

Cas n° 3 : Marie-Jo, un exemple de travail sur les rituels de vérification avec recours au PSG appuyé sur la pleine conscience

« Des chaussures sales sur du linge propre ! »

Première séance

Marie-Jo est une jeune femme de 40 ans. Elle est infographiste et vit maritalement avec un compagnon depuis 4 ans. Elle est suivie depuis 18 mois par une psychiatre qui me l'adresse pour des TOC très invalidants. Elle est sous traitement médicamenteux (sertraline + anxiolytiques). Les doses prescrites varient en fonction de l'intensité de ses symptômes, eux-mêmes très sensibles à son état de fatigue. Elle est en arrêt de travail depuis 2 mois, suite à la recrudescence de ses TOC. Les médicaments ne suffisent pas à les éradiquer. Par ailleurs, elle voudrait arrêter de prendre des médicaments en vue d'une grossesse. C'est le motif principal de sa demande psychothérapique.

Elle présente deux sortes de TOC : la peur d'attraper le sida (ou une hépatite) par contact physique ou par la simple vue du sang, et la peur

---

295 On pourra se reporter au livre de DEHAENE (2014) *Le code de la conscience,* qui développe cette particularité du cerveau.

d'écraser quelqu'un en voiture. Les deux types de TOC contribuent à produire un évitement : l'abstention de sortir.

Le premier TOC, la peur d'attraper le sida, freine considérablement ses sorties et l'oblige à n'aller aux toilettes que chez elle car elle pourrait entrer en contact tactile ou visuel avec du sang (évitement) ; cette peur entraîne aussi d'importants rituels de lavage et de propreté : elle se douche fréquemment et longuement, et change sans cesse de sous-vêtements. Elle met en avant la peur des seringues qui, chez elle, est un déclencheur obsessionnel radical.

Elle présente aussi un second groupe de TOC tournant autour la vérification. D'abord des TOC domestiques : elle vérifie tout ce qui serait susceptible de mettre le feu ou d'inonder sa maison. *« Je ne veux pas créer des ennuis matériels par ma faute, je ne veux pas entraîner des histoires dont je pourrais être responsable. »* Ensuite des TOC professionnels : étant technicienne, elle vérifie le bon ordre et la propreté de son travail. *« Il ne faut pas que je fasse des bêtises ! »* Mais elle présente un autre TOC de vérification qui la handicape lourdement et l'empêche encore plus de sortir : elle craint sans cesse de renverser quelqu'un sur la route. Soit elle fait demi-tour pour vérifier un soi-disant accrochage, soit elle ne fait rien… sinon d'y penser toujours. De cette façon, elle perd jusqu'à 30 minutes par trajet !

Elle insiste sur la puissance de sa pensée : le simple fait d'imaginer un problème est susceptible de créer le problème dans le réel ! Elle accorde à sa pensée une toute-puissance magique. Elle lutte sans cesse pour ne pas penser à certaines choses négatives : le sang, les accidents…

Dans un premier temps, *« les médicaments ont "libéré" ma pensée. Ils ont recréé un état de liberté. C'est cet état que je voudrais retrouver ».* Mais leur effet s'est atténué puis évanoui. Elle est déçue. Elle voudrait apprendre à gérer ses TOC par une *« méthode naturelle ».*

Dès la première séance, je lui propose une séance d'hypnose visant à installer un bon ressenti à partir d'un paysage et puis, avec l'ancrage de la main serrée dans laquelle elle tient le bon ressenti, je l'emmène dans sa voiture et dans sa maison pour vivre les choses autrement. [C'est une préfiguration de la technique du double agissant que je ne pratique pas encore à cette époque et que je préconiserai par la suite pour le travail des évitements.] Elle est ravie de cette expérience qui a la vertu de l'apaiser.

Nous convenons d'un rythme bimensuel pour les séances.

Deuxième séance

Elle me dit être repartie de la première séance très détendue au volant.

Nous convenons de travailler sur un rituel de lavage : lorsqu'elle a descendu la poubelle dans la rue, elle éprouve le besoin de se laver les mains plusieurs fois et également les dents car elle a peur d'avoir léché la poubelle par inadvertance. Je travaille le problème avec la méthode du PSG. Toutefois, je n'utilise pas la lévitation du bras car je m'aperçois que chez elle la sphère bucco-respiratoire est très investie et qu'une respiration approfondie et soutenue peut suffire. Je l'invite donc à respirer profondément *« par la bouche »* en soufflant sur ses mains placées près de son visage, à 10 cm, en gardant le corps immobile, en observant de façon détachée la descente de l'anxiété (dissociation). Avec cette technique centrée sur la respiration, l'anxiété chute rapidement à zéro (en moins de 30 secondes).

Je lui propose de prolonger cette expérience par des vocalisations dans sa voiture en projetant le « A » sur ses mains, sur ses lèvres…

J'insiste sur l'importance pour elle de sortir de chez elle, *« d'éviter les évitements qui ne servent qu'à entretenir le problème ».* Elle me dit être prête à affronter les situations « *même si c'est dur* ».

Troisième séance

Elle évalue, de façon très approximative, que ses symptômes sont descendus *« globalement au niveau 60 ».* Elle m'annonce qu'elle a repris le travail. Elle sort beaucoup plus de chez elle, elle a repris sa voiture. Elle va mieux : *« Je prends conscience de mon moi, je commence à prendre le dessus.* » (Elle utilise le terme de « conscience » : ce choix va me permettre d'introduire un travail sur la pleine conscience.)

Elle décrit, à ma demande, sa façon de regarder. Quand elle craint qu'un malheur n'arrive, elle a le regard fixé sur une partie seulement du champ visuel, sur un détail, par exemple la route, un robinet, de la poussière. *« Quand je fixe quelque chose, en fait, je ne le vois pas* (elle se dissocie, elle entre dans une mauvaise hypnose par fixation du regard et elle entre dans une mauvaise pensée). *Comme je ne le vois pas, je dois vérifier sans cesse ce que je n'ai pas vu et je ne suis jamais posée sur ce que je devrais vérifier ! »*

Je lui propose d'observer en hypnose d'éveil ce qu'elle peut voir sur la route et d'explorer minutieusement tout ce qui est à voir. L'expérience va être déterminante, c'est comme si elle découvrait le monde : *« C'est efficace, je vois plein de choses, tout est très clair et lumineux, ça me permet de distinguer fiction et réalité ! »* [Cette façon de fixer le regard sans voir l'éloignait de la perception, la maintenait dans la pensée et créait une confusion entre pensée et perception. Pour l'instant, le travail a été effectué sur les rituels de lavage avec effet collatéral sur les rituels de vérification qui n'ont pas encore été travaillés ; il s'agit de susciter une refluence pour libérer ces comportements de la contrainte ; les idées sous-jacentes effluées ne sont encore ni identifiées ni travaillées.]

Quatrième séance

Elle revient enchantée : *« Je trouve que ça va beaucoup mieux ! Sur la route, quand une pensée arrive, je sais maintenant que ce n'est que de la pensée, alors j'ouvre les yeux, je vois, alors je repars en chantant, je ne vérifie plus si j'ai écrasé quelqu'un, je regarde la route et je sais que je n'ai écrasé personne ! »*

En revanche, le second TOC, la peur d'être contaminée par le sang ou par la pensée du sang, persiste. Elle insiste sur l'état d'anxiété ou de panique ressenti face à des déclencheurs comme les seringues : *« Quand je suis anxieuse, je panique pour tout… faudrait changer cet état ! »*

(La refluence fonctionne : la peur de faire mal en écrasant quelqu'un ou en contaminant l'entourage apparaît mieux : s'ouvre une phase de travail sur la pensée.)

Je lui enseigne alors le protocole de la respiration cardiaque (méthode Childe). Son but est de déstresser et d'installer un état de sérénité. Elle se montre très intéressée par la méthode. Je constate à nouveau que la respiration est chez elle un outil de changement crucial. L'exercice la fait entrer sans difficulté dans un état de bien-être. Il y a toujours chez elle ce souci de faire bien, d'être bonne élève…A la fin, alors qu'elle se lève pour partir, elle me demande à brûle-pourpoint, comme si elle rechutait brutalement : *« Est-ce que je peux vérifier s'il y a une seringue sous un meuble de la salle d'attente ? J'ai un doute ! J'ai cru voir quelque chose de brillant en sortant ! »* Je lui réponds : *« Je vous propose de faire autre chose que de vérifier : respirer seulement en vous-même, profondément, comme vous venez de le faire dans l'exercice précédent.* » Elle le fait de façon très concentrée et me dit : *« Je sais maintenant que je n'ai pas touché d'objet sous le meuble ! »*

[L'anxiété entretient la dramatisation de la pensée ; inversement, la baisse de l'anxiété dédramatise les idées.]

Cinquième séance

Elle confirme les progrès réalisés pour les vérifications sur la route : *« Je ne vérifie même plus qu'il n'y a rien à vérifier (sic !).* » Elle enchaîne : *« Maintenant, je peux me défendre contre mes pensées, je m'ouvre aux autres, je prends des initiatives. »*

Je lui demande si dans sa vie elle a besoin de se défendre contre des personnes, si elle rencontre des difficultés relationnelles. Elle part alors dans un long récit sur ses relations avec ses beaux-parents. Elle a eu des problèmes avec sa belle-mère qui au départ a eu du mal à l'accepter ; elle peut être vexante et faire des différences ; son mari s'est parfois senti rejeté ; plusieurs fois, elle a menacé de déshériter son fils ; son beau-père est effacé et suit docilement sa femme. *« Maintenant, je sais parler plus nettement à mon beau-père, mais j'ai encore du mal à dire non à ma belle-mère. »*

Elle ne vérifie pratiquement plus rien. Sa peur d'être contaminée par le sang a nettement baissé, sauf quand elle a ses règles.

(La refluence permet d'accéder au niveau 1 où se pose la question de la confrontation aux autres.)

Sixième séance

Elle va beaucoup mieux : *« Les pensées passent et n'accrochent plus. »* Le couple a engagé la construction d'une maison. Elle confirme le projet d'enfant pour l'année prochaine.

Elle rencontre des soucis avec son frère : *« Sa copine le dévalorise devant nous et c'est très gênant. »* Puis elle part dans un long développement au sujet de sa mère : *« Avec ma mère, ça ne passe pas ! Elle n'accepte aucune remarque, elle a toujours peur qu'on fasse du mal, elle craint les malheurs et ne s'intéresse à rien d'autre qu'à ses craintes ; je n'ai pas besoin de la voir chaque week-end, mais comment lui faire comprendre ! Je culpabilise beaucoup moins quand elle se braque contre moi ; c'est elle qui m'a transmis la peur de faire mal ; j'ai toujours peur de faire mal, d'être la cause qu'une maladie ou un accident n'arrive ; c'est effrayant de me dire que je pourrais tuer quelqu'un ; la pensée de la mort est traumatisante. Par exemple, un enfant mort sur la route, ce serait un traumatisme de vivre cela ! »* [Le niveau 1 est clairement atteint.]

Je rebondis sur le mot « traumatisme ». Et je lui propose de regarder ce déclencheur d'angoisse que son imagination lui fait redouter mais de regarder cette rêverie à distance : *« Vous voyez alors sur l'écran un enfant couché sur la route, mort derrière votre voiture, vous l'avez renversé et vous regardez la scène comme au cinéma. »* L'expérience est très difficile [une première dissociation ayant été effectuée entre l'actrice et la spectatrice, j'effectue alors une seconde dissociation comme le préconise Lockert (dans *Hypnose*, p. 412).] *« Maintenant, vous allez demander à votre double de rejoindre la cabine de l'opérateur et de prendre sa place... vous modifiez alors l'intensité, la couleur, la forme, la grandeur des images... la musique et les bruits s'il y en a... et, comme l'appareillage est très perfectionné, vous commandez des modifications de l'histoire dans le sens qui vous convient... »* Je vois que son visage se calme peu à peu. *« Vous rejoignez votre double et vous regardez l'écran et ce qu'est devenue l'histoire... »* Elle ouvre les yeux, l'air surpris. La séance se termine sans un mot. [J'ai utilisé la double dissociation pour lui permettre de vivre son traumatisme... imaginaire ! J'ai utilisé la technique de modification des paramètres pour neutraliser le déclencheur.]

Septième séance

Elle est tout en jubilation : *« J'ai compris... Je sais maintenant qu'une image est... imaginaire ! Maintenant, ce qui me fait du bien, c'est de pouvoir sentir ce que je fais. Je n'imagine plus le réel, je vis le réel ! Les pensées arrivent mais elles sont fluides, je leur dis : "Circulez !" Et elles passent ! »* [La séance précédente a permis la prise de conscience que les pensées ne sont que des pensées. Une claire distinction est opérée entre le réel et l'imaginaire.]

Huitième séance

La séance tourne autour de cette même idée : *« Je laisse passer les idées ; les idées de mort ne sont que des idées ; ce n'est pas parce que je pense à la mort que je vais mourir... »*

Je propose une séance d'hypnose pour confirmer son constat : « Si elle est dans le bien-être, les pensées n'accrochent plus, elles glissent » ! Je suscite une séance d'hypnose centrée sur le bon ressenti d'être mère. [La refluence a libéré le mental des pensées incongrues. La peur de faire mal est nommée et ressentie.]

Les huit séances sont étalées sur 10 mois environ, de septembre à juin. Les dernières étaient très espacées. Les vacances d'été arrivent, nous convenons d'une pause de 2 mois.

Neuvième séance

Marie-Jo reprend contact avec moi en septembre. Je la trouve très stressée.

Les TOC sur lesquels on a travaillé se sont bien atténués mais elle revient avec un nouveau TOC, le lavage du linge, rituel qui a complètement envahi sa vie. Elle lave et relave indéfiniment les serviettes car elle une pensée folle : *« J'imagine que je pose mes chaussures sur le linge propre, particulièrement les serviettes ou mes sous-vêtements. La pensée suffit à salir le linge, alors je lave et relave, plusieurs fois par jour ! »* La peur à l'arrière-plan est toujours la peur d'attraper des maladies et de les donner aux autres par la salissure.

[La confusion entre le réel et l'imaginaire s'est réinstallée. Comme le fond du problème n'a pas encore été travaillé, il n'est pas surprenant que Marie-Jo fabrique à nouveau du symptôme à la faveur des contrariétés de sa vie.]

La crise dure depuis 3 semaines. J'observe immédiatement que le contexte familial de Marie-Jo est chargé. D'abord son conjoint risque d'être licencié ; en fait, il est harcelé par son patron car il a osé lui tenir tête. Le patron est un homme redoutable car il est capable psychologiquement de détruire les gens. Par ailleurs, Marie-Jo a vécu un clash avec son beau-père : il ne supporte plus sa femme mais il ne veut pas divorcer. C'est dans ce contexte conflictuel que les TOC sont réapparus.

Comme elle me dit que le patron de son mari l'énerve, que son beau-père l'énerve, que tout l'énerve, je lui propose d'imaginer en hypnose une scène dans laquelle elle prend la place de son mari – qu'elle trouve trop conciliant et passif– et de dire au patron tout le mal qu'elle pense de lui. Un clivage apparaît : d'un côté elle se montre très offensive pour parler au patron de son mari, de l'autre elle craint de faire de la peine ou du mal à son entourage familial.

Dixième séance

Sans m'avertir, elle vient en séance avec son mari ! J'accepte sa présence. Celui-ci se montre très préoccupé par les TOC de sa femme : *« Elle ne pense plus qu'à ses TOC. »* Il vient pour me le dire et pour renforcer la démarche de sa femme qui, me dit-il, *« hésite à poursuivre la thérapie »*.

Son mari se présente comme quelqu'un de fort et résolu. Il m'explique que les TOC compliquent les projets familiaux : ils vont bientôt emménager dans une nouvelle maison et ils veulent un enfant.

Il m'explique qu'avec son patron il se bat constamment. Il a l'appui des syndicats, il ne cèdera pas, il refuse d'obéir à des ordres qu'il considère comme « débiles », il a dit à son patron qu'il n'était pas son chien, il sait dire non.

En fait, le contexte conflictuel a troublé Marie-Jo : d'une part, la faiblesse provisoire de son mari l'a obligée, elle, à s'affirmer ; d'autre part, son mari reprenant de la force, elle est comme poussée à trouver sa propre force face à lui.

Je demande à Marie-Jo si la force de son mari l'impressionne. Le problème est qu'elle a peur de s'affirmer et de faire mal, comme le patron est capable de faire mal, comme sa belle-mère est capable de faire mal…

Devant son mari étonné mais très intéressé, je refais une séance avec le PSG centré sur les TOC de lavage du linge, et cela en deux temps : d'abord l'observation sensorielle des faits et gestes en pleine conscience, puis la suspension du geste. (La présence de son mari ajoute quelque chose à ce travail, comme si cette présence lui permettait de s'appuyer sur lui, par identification, dans un contexte d'affirmation de soi.)A la fin, je suggère qu'elle exprime ses oppositions dans sa vie quotidienne.

Onzième séance

Elle revient ravie. Pour le linge, il y a de grands progrès : elle a tenu 4 jours sans rien laver ! On convient qu'elle ne lavera le linge que deux fois par semaine, comme les font la plupart des maîtresses de maison (ce sera mercredi et dimanche) et que ce qui a été lavé une fois ne sera pas lavé deux fois. Telle est la référence. Elle apprend à mettre de la concentration visuelle dans son quotidien et constate sans difficulté que ses chaussures restent dans les meubles et ne touchent jamais le linge !

Elle prend plaisir à aller au travail, à se balader, à rendre visite à des amis, à faire de la peinture dans la nouvelle maison. Elle développe de la pleine conscience partout dans sa vie.

Douzième séance

C'est une séance de consolidation. Je propose une séance d'hypnose pour mettre de la sensorialité et fluidité dans sa vie.

Treizième séance

Elle n'a plus de rituels de lavage. Elle est complètement tournée vers le déménagement qui va avoir lieu le week-end suivant et vers son projet d'enfant.

Une fois encore, je propose une séance d'hypnose, non spécifique, ouverte, simplement pour lui permettre d'être bien, au contact de sa personnalité totale. Marie-Jo entre dans une hypnose très profonde dont elle sort sereine et apaisée.

Quatorzième séance

Les progrès se confirment. Les TOC sont tombés au niveau 10/15. Elle m'annonce qu'elle est enceinte.

Elle revient sur le déclenchement des TOC : c'est la relation avec son précédent ami qui a tout déclenché. *« C'était un homme pas très convenable et pas très clean. »* Elle a eu peur d'attraper le sida et elle n'a jamais pu exprimer sa vive colère à l'égard de cette personne qui l'a mise en danger.

Je propose une séance pour favoriser la pleine conscience en développant les cinq sens.

Elle souhaite poursuivre les séances, bien que les progrès se confirment.

Quinzième séance

La perspective d'être enceinte l'aide beaucoup. Elle a promis au futur bébé de ne plus ritualiser : *« Je ne veux pas qu'il me voie faire des choses aussi ridicules. »*

C'est une véritable jouissance pour elle de pouvoir départager le réel et l'imaginaire : *« Avant, mon esprit ne faisait pas de différence. Je sais que le réel est plus lumineux, plus riche, plus précis*[296]*. »*

[Si la refluence est très avancée, il n'a pas encore été possible de travailler sur son rapport à l'agressivité.]

Seizième séance

Je perçois un léger fléchissement : *« Quand je suis fatiguée, j'ai tendance à me remettre à penser et à ritualiser, mais je tiens bon, j'arrive à zapper. »*

Elle sent encore à l'arrière-plan des pensées prêtes à revenir. Elle voudrait être complètement libérée, elle pourrait alors inviter du monde le week-end et s'amuser avec les autres.

Je lui demande quelle est cette peur tapie au fond d'elle-même prête à revenir. Elle me répond sans hésiter : *« J'ai peur de faire mal, de faire du mal, alors j'essaie de toujours faire bien pour ne pas faire mal. Pour moi, salir, c'est faire mal. Les autres peuvent en subir les conséquences. »* Puis elle ajoute, énigmatique : *« Mes parents ne sont pas comme ça »* (est-ce un déni ?).

Je propose une séance d'hypnose centrée sur l'état de relaxation du corps. De nouveau, elle entre en hypnose profonde. Au réveil, elle me dit : *« Je n'ai vu que le bébé. »*

---

[296] Cf. DILTS, *Croyances et santé*, le chapitre sur les stratégies de réalité.

(Après son départ, je m'interroge : qu'est-ce qui s'oppose au travail sur la part agressive d'elle-même ? Je me demande si ce n'est pas moi qui freine son évolution… Craint-elle ma colère si elle ne fait pas de progrès ?)

Dix-septième séance

Elle se montre désolée pour moi de constater que les pensées reviennent (la peur de souiller le linge) et, avec elles, l'envie de ritualiser (lavage du linge).

Je l'écoute, embarrassé, perplexe, ne sachant quelle piste suivre. Je sens qu'elle est gênée de me mettre en échec, de me décevoir. Je finis par lui dire que je ne suis pas blessé par cette régression provisoire et que je la laisse évoluer à son rythme. Elle visiblement soulagée par ma remarque.

Dix-huitième séance

Cette séance est capitale car elle va permettre d'aller au cœur de la problématique.

Marie-Jo se présente dans un état d'énervement manifeste. Elle commence par raconter des préoccupations de travail : elle a fait des travaux techniques qui ont sali sa blouse et elle projette de laver cette blouse ce prochain week-end.

Puis elle aborde un sujet qu'elle n'avait jamais abordé : *« Ma mère passe souvent me voir à la maison… elle vient m'aider… elle n'a pas compris mon problème… j'ai une peur bleue que maman aille voir le linge qui est pendu et me pose des questions… pourquoi il y a tant de linge pendu ?… Elle est énervante, elle ne comprend pas, elle n'écoute pas… elle me reproche de stresser ma cousine qui est enceinte alors que c'est moi qui suis stressée… Mes parents sont aidants mais maman n'a pas de tact, elle se bloque tout de suite dès qu'on n'est pas d'accord, je ne sais pas comment faire… j'ai l'impression d'être méchante et agressive avec maman et je le supporte pas… Il faudrait que j'apprenne à dire "non" à maman, elle ne comprend rien, elle fait toujours comme elle l'entend, elle me traite comme un bébé, elle n'a pas vu que j'ai grandi ! »*

Je propose à Marie-Jo une séance d'hypnose pour se centrer sur cette partie d'elle-même qui pourrait être agressive, méchante, en imaginant que, sur un point précis (le fait de ne pas être disponible pour les recevoir un prochain week-end), elle dise fermement « non ». Elle entre facilement dans une expérience de projection et modification de la scène dramatique et en sort soulagée. Elle me dit que le prochain week-end ses parents feront un voyage dans le Sud et visiteront… le village d'Oradour-sur-Glane !

Dix-neuvième séance

Elle revient un mois après la précédente séance, rayonnante. Elle m'annonce qu'elle va bien, et surtout qu'elle est enceinte. Elle a réussi à prendre une initiative importante : *« J'ai téléphoné à ma mère pour lui dire de venir plus tard, j'ai précisé l'heure car mes parents arrivent toujours en avance par rapport à ce qui est prévu ; ma mère n'a rien dit et ils sont venus à l'heure que j'ai donnée ; ça n'a pas déclenché de grandes catastrophes ; pour le linge, c'est résolu, je ne fais que deux tournées par semaine comme prévu et la pensée des "chaussures qui salissent" a complètement disparu ; pour les vérifications de voiture, je n'ouvre plus la portière pour vérifier si j'ai écrasé quelqu'un, je ne fais plus demi-tour… je vois la route et ça suffit ; j'ai parlé à mon bébé, je veux aller bien pour lui ! »* [L'isolation a été abolie à travers cette expérience cruciale.]

Vingtième et dernière séance

Un mois plus tard, elle revient l'air déçu : elle s'est remise à vérifier et le linge et la voiture. Elle me dit : *« J'ai l'impression que c'est l'approche du RV qui me perturbe »* (Vérifie-t-elle encore ma capacité à vivre ses résistances ou son projet d'arrêt de séance ? Y a-t-il quelque chose à élaborer au niveau du transfert ?)

Je lui dis qu'il y a encore quelque chose qui l'empêche de renoncer à ses pensées perturbatrices ; en tout cas que je la sens très proche du but et que je me réjouirai de son départ. Je lui propose le protocole des mains de Rossi pour appeler les ressources profondes qui vont lui permettre de lâcher prise. Elle entre dans une transe profonde. Au réveil, elle me dit qu'elle pense à son bébé que c'est lui qui va l'aider maintenant.

Elle ne souhaite pas qu'on fixe une nouvelle séance. Je reçois un appel quelques mois plus tard : *« Bébé est né et tout va bien pour moi. »*

[Commentaire

Le lecteur trouvera dans le récit de cette cure la mise en œuvre des techniques de travail sur les rituels mais aussi de celles que nous aborderons plus tard et qui visent les idées et le problème de fond. La circularité du travail apparaît de façon remarquable et montre la complexité du travail, qui ne se réduit pas à l'application d'un programme.

Cet exemple illustre la démarche régressive/récursive/, lente, tâtonnante mais respectueuse du rythme d'évolution de la patiente ; il décrit aussi le mouvement thérapeutique de refluence ; le travail se déplace très vite des rituels aux idées obsessionnelles, puis touche la problématique de fond ; il souligne l'importance d'adjoindre un protocole de pleine conscience pour les vérificateurs et confirme l'hypothèse de l'isolation de l'agressivité. Il montre aussi l'utilité de tenir compte du transfert même si la technique de traitement des TOC n'est pas fondée sur son analyse.]

VARIANTES POUR LES PRATIQUANTS DE RITUELS A FONCTION MAGIQUE : LES ORDONNATEURS, LES REPETITEURS, LES PERFECTIONNISTES

La catégorie des ordonnateurs inclut les obsessionnels de l'espace : du rangement, de la remise à la bonne place, de la symétrie, de l'alignement. Elle inclut également les obsessionnels du temps : les programmateurs d'emploi du temps (mêmes séquences au même moment de la journée ou succession des séquences dans un ordre rigoureusement identique). La catégorie des répétiteurs inclut les répétiteurs de formules, de nombres, de gestes. Les perfectionnistes s'imposent que tous ou certains de leurs actes soient parfaitement accomplis. « Parfaitement » signifie qu'ils doivent être effectués lentement, exhaustivement.

L'obsessionnel a la hantise qu'un malheur arrive dont il pourrait se sentir responsable. Chaque pensée appelle et rappelle la menace[297]. Tous les rituels présentent, à des degrés divers, cette fonction magique. Ils sont d'autant plus magiques qu'ils sont irrationnels. C'est parce qu'ils sont irrationnels qu'ils peuvent être magiques. Leur efficacité ne se fonde pas sur la causalité

[297] Je rappelle que, pour supprimer le risque, le patient dispose de quatre procédés : la ritualisation magique, l'évitement, le blocage musculaire et la cogitation (voir document n° 8).

ordinaire mais implique la croyance en une causalité extraordinaire[298]. Tous les rituels n'ont pas la même charge magique. Il me semble qu'on peut établir une hiérarchie en fonction de l'irrationalité des comportements. La fonction magique est maximale dans les rituels d'ordonnancement (dans l'espace et dans le temps), de répétition, mais aussi de perfectionnement (avec perfection dans la minutie et lenteur dans la réalisation)[299].

Comme je l'ai dit, la méthode PSG convient bien à l'ensemble des rituels, quels qu'ils soient, à condition qu'ils soient comportementaux, visibles et repérables. Toutefois, si la charge magique du rituel est importante. Je préconise d'utiliser parallèlement au PSG un protocole permettant non pas d'abolir la croyance magique mais de libérer certains secteurs de la sphère comportementale de l'envahissement par les rituels magiques.

Le cas des ritualisations magiques diffuses

La fonction magique s'exerce de façon diffuse et de ce fait est souvent difficile à isoler. Il est fréquent que des micro-rituels imprègnent tous les instants de la vie. C'est le cas des ordonnateurs et des programmateurs qui sont vigilants à ce que tout soit identique dans l'espace et le temps (chaque chose à la même place ; chaque tâche à la même heure) ainsi que des perfectionnistes qui visent la perfection en toute chose et des lents qui contrôlent faits et gestes à chaque instant. Travailler sur un mini-rituel avec la méthode PSG, c'est comme chercher à arrêter une tempête de neige en saisissant les flocons : ils sont trop nombreux et fondent entre les doigts ! D'ailleurs les patients eux-mêmes sont réticents à privilégier et à travailler sur un seul micro-rituel.

Dans ces situations de ritualisation diffuse et généralisée, au lieu d'utiliser le PSG, j'introduis une séance d'hypnose aussi profonde que possible. Mais, si le patient résiste à l'utilisation explicite d'un protocole d'induction hypnotique, je recours à l'hypnose conversationnelle.

---

298 L'obsessionnel connaît le pouvoir des mots et des images, il a l'intuition de la force symbolique (voir second tome) et cherche à en contrôler un possible mésusage par des rituels. Il craint avant tout de ne pouvoir contrôler une force dont il devine l'existence, plus précisément, il craint que les pulsions sorties de l'isolation ne reprennent sauvagement le dessus et activent dans un sens négatif ce pouvoir.

299 On se rappellera la double fonction du perfectionnisme : éviter les reproches déclenchés par l'imperfection ; garantir magiquement que tout se passe bien dans la vie du patient et de son entourage. C'est ce second aspect qui est pris en compte dans les développements de cette section.

D'une part, j'immerge le patient dans un vécu alternatif de plaisir, de bien-être, de liberté, de légèreté. Je le plonge dans un bain de sensorialité en multipliant les paramètres sensoriels suscitant du plaisir. Je m'appuie sur les souvenirs concrets du patient : le spectacle de la mer ou de la montagne… une expérience de danse, de patinage artistique, de parapente ou de nage sous-marine…D'autre part, dans ce contexte de fluidité sensori-motrice et de liberté retrouvée, j'introduis des suggestions de changement portant sur l'ensemble des rituels et même sur les idées sous-jacentes. Tout se passe comme si le symptôme se dissolvait dans ce bain. J'ai remarqué qu'en procédant ainsi on parvenait à modifier à la fois le rituel et l'idée.

Le cas Elise (n° 7) illustre le travail sur le perfectionnisme diffus. On pourra aussi se reporter au cas Tim (n° 10) que j'ai placé dans la rubrique hypnothérapie corporelle.

Le cas des rituels bien caractérisés

Dans d'autres cas, la ritualisation est bien précise et donne lieu à des comportements précis bien repérables. Pour le traitement des rituels à forte connotation magique, je propose d'utiliser, en appui du PSG, des techniques complémentaires. Leur but n'est pas de détruire la croyance sous-jacente (l'hypnothérapie cognitive se chargera de cette tâche) mais de déblayer la vie quotidienne des comportements à fonction magique. Les deux techniques sont le rituel solennel et le décalage dans le temps.

1. Le protocole du rituel solennel (RS)

La fonction magique du rituel

Tout rituel a pour fonction de supprimer l'angoisse… de ne pas ritualiser, exactement comme l'alcoolo-dépendant calme son manque d'alcool par l'alcool ! Cette utilité cache sa fonction essentielle : éviter qu'un malheur n'arrive à autrui ou – par retournement – à soi-même. Parfois le risque déclenché par la non-ritualisation est complètement occulté : le patient ne sait pas pourquoi il ritualise. Dans d'autres cas, le patient a une conscience aiguë de la recherche de l'évitement du malheur.

Les risques les plus fréquemment cités sont la peur des maladies, des accidents, du suicide, du chaos, du châtiment de Dieu… Ce sont des idées dérivées de la crainte fondamentale mais dont le patient a perdu la connexion.

> Bernard, ingénieur au chômage volontaire (en raison de ses TOC), 34 ans, frappe 3 fois sur les meubles de sa maison toutes les fois qu'il a un souci dans sa vie car il craint le chaos et le châtiment de Dieu.
>
> Arthur, agriculteur, 33 ans, veille avant de recevoir des amis que tous les meubles et bibelots soient soigneusement rangés et parfaitement alignés car il craint leurs reproches et le conflit qui ne manquerait pas d'en résulter.
>
> Roger, 42 ans, manutentionnaire, répète inlassablement, selon la méthode Coué, *« Tout va pour le mieux dans le meilleur des mondes »* pour éviter la maladie.

Comment le rituel prétend-il réaliser cet évitement du malheur ? Par son côté magique. Tous les rituels présentent une dimension magique préventive. Certes, dans les rituels de lavage, de vérification, d'ordonnancement, de perfectionnisme, on pourra toujours trouver un peu de justification fonctionnelle (c'est toujours mieux d'avoir une chambre rangée qu'une chambre en désordre ; de se laver les mains que d'avoir les mains sales ; d'être d'attentif au volant que d'avoir la tête en l'air...). Mais, dans ces rituels à prétention fonctionnelle, la fonction magique est dominante : elle se manifeste dans la répétition (se laver 20 fois les mains) et la bizarrerie des gestes (porter son pouce au niveau du nez et le frapper 3 fois du bout de l'ongle...) qui confèrent un caractère irrationnel à ces comportements.

Il est d'autres rituels où ce risque est clairement conscientisé et où la dimension magique du geste est fermement revendiquée par les patients. Je veux parler des répétiteurs de gestes (tracer 10 petites croix en bas d'une page ; toussoter 3 fois, respirer puis toussoter 2 fois ; faire 7 pompes au pied du lit puis 5 pompes devant la fenêtre), des rangeurs et des aligneurs (ranger chaque livre à sa place et ne déposer un cahier ou un stylo que parallèlement au bord de la table), des formulateurs (répéter plusieurs fois une formule avant chaque activité nouvelle). C'est dans les symptômes de répétition (du geste, d'une formule, d'un chiffre) que l'on voit le mieux la fonction strictement magique et exorcisante du rituel[300].

---

[300] La répétition est très présente dans les rituels religieux.

Il est toujours stupide d'essayer de convaincre un ritualisant de l'irrationalité et donc de l'inanité de ses rituels, car c'est cette irrationalité qui constitue le geste comme rituel. L'irrationalité du rituel visant magiquement à éviter le mal est l'exacte réponse à l'irrationalité de la croyance selon laquelle le sujet pourrait commettre le mal. A croyance irrationnelle, pratique irrationnelle. Le rituel doit être irrationnel pour pouvoir remplir sa fonction magique de prévention des risques.

Je voudrais souligner l'effet de circularité et donc la présence de renforcement dans cette ritualisation à haute teneur magique. Comment se met en place ce cercle infernal ? Le patient croit avoir repéré dans sa vie quotidienne un lien entre un geste et l'absence de malheur. Il se met à croire que son rituel peut éviter des malheurs. Comme ces malheurs effectivement n'arrivent pas, il y voit la confirmation que le rituel est efficace ! On a donc un effet de renforcement non pas par la répétition de l'effet mais par celle de l'absence d'effet ! Puisque ça marche, dès lors pourquoi arrêter ? Bien mieux, la pratique du rituel le dédouane de toute responsabilité en cas de problème. Au moins, il aura fait tout ce qui est en son possible pour éviter le malheur et n'en portera pas la responsabilité. Le verrouillage est total ! Si aucun malheur n'arrive, le patient continue indéfiniment et de façon de plus en plus sophistiquée le rituel supposé efficace.

On peut se demander comment se forment ces croyances superstitieuses, comme s'apprend la superstition... Rappelons que Freud définissait la névrose obsessionnelle comme une religion privée. On repère souvent deux types de causes : d'une part, la reprise pure et simple d'une croyance parentale dans les forces occultes ou dans la puissance divine, ou d'une croyance sociale en la sorcellerie ; d'autre part, le constat d'une coïncidence étrange soit entre un désir agressif et sa réalisation (cf. chez Alan, cas n° 4, la concomitance entre l'accident de sa sœur et un désir agressif), soit entre un désir bénéfique et sa réalisation (on a aussi ce type de croyance chez Alan). On remarque souvent la présence d'un objet ou d'une situation qui va être jugée inductrice : si je dispose dans un vase 5 roses blanches, alors mon souhait se réalisera). J'ajoute enfin que la croyance magique a d'autant plus de chances de se développer que le TOC s'est formé dans la petite enfance au temps de la pensée que Piaget appelle « participative ».

Chez ces ritualisants, le PSG n'est pas suffisant car la crainte des conséquences de l'abandon du rituel est trop importante. C'est pour eux que j'ai mis au point un protocole particulier, le rituel solennel (RS). Le PSG convient quand le patient est davantage fixé sur l'angoisse de ne pouvoir ritualiser que sur les risques encourus par la non-ritualisation. Lorsque le patient est pris dans la conviction que ses gestes ont le pouvoir magique d'exorciser le malheur, en particulier lorsque ses gestes n'ont pas de lien direct avec le malheur redouté (si l'évitement des toilettes publiques peut passer à la rigueur comme mesure de protection des maladies, comment justifier que l'écriture de 10 petites croix en bas d'une page évite la mort des proches ?), le travail sur le rituel n'est pas accessible par le PSG. La peur des conséquences dramatiques est tellement mise au premier plan des préoccupations qu'elle bloque tout travail sur la ritualisation : il y a trop de risques à ne pas ritualiser.

J'ai mis donc mis au point un autre protocole adapté aux rituels à forte teneur magique et qui est inspiré de la tradithérapie. Je l'ai appelé le rituel solennel (RS). C'est une technique différente du PSG. Préalable à son usage, elle vise à limiter le champ de la ritualisation.

J'ai créé cette technique après avoir essuyé l'échec d'autres techniques. J'ai d'abord essayé de critiquer ou de démystifier la croyance magique. Le sujet convient facilement du côté irrationnel, stérile et absurde des rituels. Et pourtant, il tient à eux et n'est pas prêt à y renoncer. Comme je l'ai expliqué, il tient à leur irrationalité. Le patient se dédouble : une partie critique le rituel, une autre adhère. J'ai aussi essayé d'anticiper les résultats du travail en disant : *« Je vous demande me faire confiance et faire un pari sur l'avenir : dans quelques séances, grâce à la thérapie, vous n'aurez plus cette crainte. »* Mais je n'ai pas été convaincant. Enfin, j'ai avancé que le thérapeute était prêt, provisoirement, à endosser la responsabilité du risque. Mais je me suis entendu dire que ma démarche était stupide (critique adressée par Bernard !). J'ai laissé de côté ces approches mal reçues par les patients.

On verra dans le chapitre consacré à l'hypnothérapie dynamique comment traiter la croyance magique. Le rituel solennel ne modifie pas la croyance mais la gère ou la contourne. Elle opère un regroupement libérateur des rituels et dégonfle certains comportements de leur charge magique. Je pense qu'il est inopérant de contrarier la croyance du patient et plus judicieux de limiter le domaine des rituels, tout en recherchant un effet paradoxal. C'est ce que vise le rituel solennel.

La technique du RS

– Dans un premier temps, je fais remarquer le côté irrationnel du rituel mais je le connote positivement : *« Votre rituel, c'est un dispositif surprenant mais bienfaisant, visant à exorciser les risques. Cette croyance irrationnelle est éminemment respectable. Plutôt que de la critiquer, comme tend à le faire votre entourage, ou une partie de vous-même, je vous propose de l'examiner. Il y a tant de choses qui paraissaient irrationnelles et qui un jour se sont avérées justifiées. Il y a des forces mystérieuses que les religions ont cherché à appréhender et à capter par certains rituels. Souvenez-vous par exemple des processions au Moyen-Age pour éviter les épidémies ou la sécheresse... Peut-être quand vous étiez enfant avez-vous vécu ou vu cela ? Mais aujourd'hui, comment fonctionne votre rituel, sur quelle croyance repose-t-il ? »*

– J'examine alors attentivement avec le sujet le contenu de ses croyances et tout particulièrement à quelle puissance supérieure il attribue le pouvoir magique de ses rituels. Les puissances le plus souvent invoquées sont Dieu ou ses saints, l'Etre suprême, la Vie, les Esprits, les Ancêtres, le Destin, un sorcier… Quelquefois, le patient ne fournit aucune explication. Dans tous les cas, la question surprend et dérange. Généralement, le patient n'aime pas être pris en fragrant délit de croyance superstitieuse.

– Je fais alors une suggestion au patient, sur un mode sérieux mais de façon un peu provocante : *« Plutôt que de multiplier des rituels de pacotille, ne pourriez-vous pas construire une fois pour toutes un Grand Rituel qui s'adresse à la puissance supérieure qui inspire votre vie, lui adresser une requête, formuler le souhait par écrit que rien de malheureux n'arrive aux personnes qui comptent affectivement pour vous et demander à cette instance supérieure de les protéger ; je vous propose d'aller dans un lieu symbolique ou sacré (un bois, une rivière, un rivage, une église), de glisser le message plié en deux, en quatre, en huit* (je scénarise au maximum) *dans ce lieu, de le glisser sous une pierre, de l'enterrer, de le jeter dans l'eau, de le brûler... Cette démarche ressemblera à un grand voyage auprès des esprits supérieurs, comme le font les chamans. »*

Je propose une tâche qui fonctionne comme une injonction paradoxale implicite : *« Je vous demande de faire quelque chose en quoi votre esprit raisonnable ne croit pas vraiment mais que pourtant votre inconscient vous demande de faire... »* Je me garde bien sûr d'exprimer cela sous cette forme provocante.

– Pour bien marquer l'importance de la démarche, j'ajoute un élément sacrificiel : *« Je vous demande de prévoir un faire un don aux forces supérieures, qui marquera l'importance de la démarche et sera le prix à payer pour l'arrêt de votre souffrance. »* Je propose soit un geste symbolique à effectuer (par exemple de jeter une pièce de 2 euros dans un étang voisin…), soit une démarche plus coûteuse (faire une longue randonnée en bord de mer, aider un voisin à une corvée de bois…).

– Je demande aux patients, après avoir effectué la démarche du rituel solennel, de renouveler chaque matin, de façon brève et laconique, l'invocation contenue dans le message déposé, et cela toujours dans l'esprit de remplacer la multiplicité des rituels par une unique formulation les représentant tous, mais du coup libérant l'espace quotidien.

– Je conclus : *« Désormais, vous n'avez plus besoin de multiplier ces rituels de pacotille : vous les avez remplacés par un seul, un beau et grand rituel que vous avez effectué solennellement, et que vous rappelez chaque début de journée. Désormais vous pouvez vous dispenser de tous vos rituels quotidiens. »*

– Je prépare systématiquement la démarche par une séance d'hypnose dans laquelle le sujet « se voit » très concrètement effectuer les différentes étapes du rituel.

Généralement le sujet se montre très surpris par la proposition de ce rituel solennel. J'ai eu l'occasion de proposer ce rituel sous cette forme en diverses occasions. Les effets sont variés :

– Les patients effectuent le rituel solennel et réduisent de façon sensible le nombre de leurs rituels.

> C'est ce qui s'est passé récemment avec Renaud, qui souffrait d'importants TOC de vérification à fonction magique marquée (éviter la mort de ses proches). Le rituel lui a permis de réduire de 50 % ses vérifications qui ensuite ont été retravaillées avec le PSG.

– Mais j'ai pu constater à deux reprises un effet paradoxal. Les patients ont exécuté la tâche – plus ou moins complètement d'ailleurs – mais ils sont revenus la séance suivante avec un large sourire : ils ont découvert le côté irrationnel non seulement de la tâche mais aussi de leurs croyances. Cette prise de conscience a permis de fragiliser ces rituels et de rendre les patients plus disponibles à la déshabituation suscitée par le PSG. Dans un des trois cas, un patient, Alan (cas n° 4), a de façon spectaculaire complètement renoncé à ses rituels. Je donne un extrait (douzième séance) du récit continu de la cure que je vais donner dans les pages qui suivent :

> Alan souffre de TOC variés : arriver à l'heure, vérifier si son réveil est bien programmé, manger des aliments par trois unités… Le travail sur ses rituels par PSG piétine. Il adresse à ses parents une colère sourde : ils ne savent ni s'occuper ni se préoccuper de lui. Il se sent capable de tout, de commettre impitoyablement toutes sortes de violences – froidement. Sa peur fondamentale est de savoir contrôler sa puissance d'attaque. La croyance dans le pouvoir magique de la pensée est très forte : il craint que des pensées mauvaises ne lui échappent. Les rituels servent à prévenir ce danger. La problématique est claire mais rien n'avance. Je lui suggère alors le rituel solennel. Pour lui, la puissance supérieure est le Destin. Il tient dans ses mains notre avenir. Notre vie est tracée. Je lui suggère de lui écrire, de l'invoquer pour qu'il protège les personnes de sa famille, de déposer le message dans un lieu sacré et de faire un sacrifice. Il accepte, surpris, intrigué. Il revient 15 jours après avec un large sourire : *« J'ai fait le rituel à moitié : plus je réfléchissais, moins j'avais envie de le faire... »* Il a commencé d'écrire, puis a abandonné la tâche : *« C'était ridicule* ! *»* Il me dit qu'il a laissé tomber ses rituels, il ne se préoccupe plus des malheurs qui pourraient arriver aux autres. Il m'annonce qu'il arrête la thérapie. C'était la douzième séance…

On peut prévoir des variantes au rituel solennel.

– La première variante consiste à inventer un rêve mettant en scène une démarche de ce type-là, mais sans prescription de tâche.

– Une autre variante pourrait s'appeler « dialogue avec la puissance divine ». On fait dialoguer le patient avec la puissance supérieure en qui il croit, pour évaluer si et comment cette puissance intervient dans la vie des hommes et si le patient a un réel pouvoir pour influencer cette puissance supérieure.

J'ai procédé ainsi avec Bernard. Mais le résultat a été mitigé.

Cas n° 4 : Alan, un exemple de travail sur le renoncement à un rituel magique de répétition par le rituel solennel

« La couleur du 3 ! »

Première séance

Alan est un jeune homme de 17 ans, inscrit au lycée, en classe de 1re STG. Il a le projet de faire du journalisme puis de la pub.

C'est un grand adolescent, au visage sévère et altier. Il sourit peu et reste dans une constante réserve. S'il se montre coopérant pour répondre à mes questions, il prend rarement l'initiative de parler. Il est fils unique. Sa mère qui l'accompagne lors de la première séance est enseignante et son père est commercial. Les parents vivent maritalement.

La mère prend la parole. Elle m'explique qu'elle est inquiète pour son fils qui souffre de TOC : l'obsession d'arriver à l'heure, de vérifier le réveil, de manger les aliments par trois… Alan n'aime pas le changement, il fuit toute activité familiale nouvelle.

Alan n'est pas isolé, il a un réseau d'amis. Il aime lire, aller au cinéma, regarder la télé. Il est très cultivé.

Alan fait aussi parfois des crises de spasmophilie qui le mettent dans un état de grand énervement. C'est lui-même qui a souhaité rencontrer un psychologue. Alan acquiesce aux propos de sa mère en hochant la tête, les yeux rivés au sol, dans une posture corporelle de blocage.

Après la présentation de la mère qui dure 15 minutes, je l'invite à me laisser seul avec son fils. Alan n'est pas effarouché.

Pour le mettre à l'aise, je lui demande quels sont ses projets : *« Je n'aime pas l'avenir, je préfère le passé, c'était mieux dans l'enfance… Je voudrais un jour faire de la pub. »* Il confirme qu'il a un groupe d'amis, en particulier une amie d'enfance. Il a eu récemment avec une autre fille un bref flirt sans lendemain.

Je lui demande alors de me décrire ses TOC. Il répond avec grande précision : *« Il y a eu 3 stades. Ça a commencé au collège avec de simples habitudes. Puis c'est devenu de vrais TOC au début du lycée, mais épisodiquement. Aujourd'hui, ils sont omniprésents. Ça prend 10 % de tout mon temps. Je pratique plusieurs rituels :*

– D'abord il y a des rituels de nombres. Il faut que tout soit impair mais en excluant les nombres divisibles par 5, avec une préférence pour le chiffre 3. Par exemple aujourd'hui, en écoutant de la musique, j'ai mis le volume à 3.

– Ensuite, il y a les rituels de lavage. Je me lave les mains ou nettoie les objets une fois. Si c'est propre, j'arrête. Si c'est encore sale, je continue mais jamais 2 fois, toujours 3 fois.

– Il y a le rituel de vérification du réveil : je vérifie 3 fois que le réveil est mis sur la bonne heure.

– Enfin, il faut que toute chose soit à sa place, par exemple la commande de la télé doit être à une place précise. »

(Je note donc une prédominance de rituels de comptage. Certains ponctuent le quotidien ; d'autres entrent en composition avec des rituels de lavage et de vérification ; enfin, on trouve un rituel de rangement. Sa façon de s'exprimer traduit une intelligence vive et affûtée.)

Je lui demande à quoi ça lui sert de ritualiser. Il me regarde et répond comme surpris par ma question : *« Evidemment, c'est pour empêcher qu'un malheur arrive à ma mère et à mes amis. Je crains leur mort par accident. »* Je remarque la précision et l'économie des réponses.

Il me dit que sa spasmophilie, il y a un an, a été traitée par homéopathie : *« Ça n'a pratiquement rien fait ! »* Sa spasmophilie le gêne beaucoup, d'ailleurs bien davantage que les TOC : *« Je deviens nerveux, anxieux, j'ai du mal à respirer. Je ne contrôle rien. Ça se déclenche quand je suis malade. J'ai horreur d'être malade. Je deviens violent. La spasmophilie est née il y a trois ans, en même temps que les TOC. »* Il me dit avoir l'impression que ses deux troubles sont reliés. Il ne se souvient pas des causes déclenchantes.

(Les TOC contiennent la tension tandis que la spasmophilie la décharge ?)

Je lui demande ce qu'il fait pour lutter contre les TOC : *« Je me dis et je me répète que c'est débile, ça prend inutilement 10 % de mon temps, je me dis "faut pas que tu le fasses" mais je n'y arrive pas, en fait, je ne pense qu'à ça ! »* La souffrance morale, très perceptible l'accable. Le corps, crispé, hyper douloureux est en état de survie.

Il précise qu'il ne fait plus beaucoup de sport pour se défouler. Quand il était petit, il faisait du basket. Aujourd'hui, il marche un peu et aime danser en soirée.

Spontanément, il me dit : *« J'ai horreur d'être au contact de ma mère. Or elle m'impose de dire bonjour. Je n'aime pas lui parler, ni être auprès d'elle. Faut être trois. Mon père nous sépare souvent, on se dispute beaucoup, on est toujours en conflit. »*

(Alan, sans s'en rendre compte, livre-t-il le sens du comptage par trois ? Je me garde de lui faire la remarque.)

Alan est tout à fait d'accord pour que je l'aide. J'annonce que je fais de l'hypnose. Il est très intrigué et intéressé. Nous convenons de nous voir tous les 15 jours.

Deuxième séance

Je lui demande quel rituel il souhaiterait que l'on travaille en priorité. Il choisit un rituel de vérification qui en fait est aussi un rituel de rangement, rituel qui, dans sa présentation précédente, était le plus anodin : *« Je vérifie la position des photos collées au mur dans ma chambre : si l'une d'entre elles n'est pas bien collée, je la redresse et je mets du Blue-Tack. »*

J'utilise le PSG, mais un peu modifié. Je lui explique le principe *« Qui ritualise ritualisera toujours plus »* et je lui propose de faire l'expérience de vivre autre chose que l'angoisse de ne pas recoller *« une certaine image qui – tient-il à préciser – a tendance à se décoller tout le temps ».*

[A cette époque, j'utilise le PSG pour tous les rituels, sans recourir à des variantes ; c'est l'échec de cet usage qui va être à l'origine de la création d'un nouveau protocole ; ce PSG est encore centré sur la baisse de l'anxiété, dans l'esprit du protocole ESPR. L'état d'hypnose n'est pas recherché pour lui-même, il sert à démultiplier l'effet ESPR. D'autre part, j'utilise la catalepsie, à laquelle je substituerai bientôt la lévitation.]

Dans un premier temps, je lui propose de regarder le coin de la photo qui est décollée, de laisser monter le malaise, puis quand il sera au maximum de laisser glisser son regard vers autre chose qui se trouve dans la chambre. J'induis un état hypnotique par la fixation sur un objet qui se trouve derrière moi (pour préparer ce qui va suivre) puis j'installe la scène de la visualisation mais, au lieu d'utiliser la catalepsie du bras, je suggère que le regard se détourne du coin de la photo *« vers quelque chose de plus intéressant et de moins débile »* (je reprends ses propres paroles). La séance fonctionne bien. Je le vois assez rapidement détourner le regard. Je suggère que le regard se détourne des coins de photos dans les jours qui viennent et glisse vers autre chose à regarder. Au réveil, il me dit qu'il regardait les lucioles passant devant sa fenêtre…

Il repart, l'air un peu perdu. La séance paraît le laisser perplexe. Je remarque sa poignée de main très molle qui contraste avec le côté résolu du visage.

Troisième séance

Il revient en m'annonçant son échec : *« J'ai essayé, je n'ai pas réussi, je pense à ce que je fais, je contrôle. »* (Dont acte ! Je réalise que la réussite de l'expérience précédente était due à une réalisation volontaire et non à un lâcher-prise induit par l'état d'hypnose.)

Il est très énervé, stressé, ses jambes tremblent. (Tout son corps parle, mais de quoi ?)

Un peu déstabilisé par son échec qui est aussi le mien, je réoriente la discussion vers la spasmophilie et les symptômes corporels. Il me dit que si la dernière crise de spasmophilie remonte à 18 mois, en revanche il fait fréquemment des crises de nerfs spectaculaires : *« Je crie, je frappe les murs. Justement, si j'ai demandé à vous voir, c'est à la suite d'une récente crise de nerfs. C'est toujours à cause de ma mère. Elle s'amuse à me provoquer par des paroles piquantes ; au début, on joue comme chien et chat mais ça dégénère, elle finit par me toucher, alors j'éclate. »*

Il se lance dans le récit de ses crises de nerfs : *« J'ai provoqué récemment ma mère en mangeant bruyamment devant elle ; elle a riposté ; je me suis mis dans une rage folle, je tapais contre les murs ; la pire des scènes remonte à plus loin ; quand j'étais dans le primaire, ma mère voulait m'aider à faire des maths et, comme je ne comprenais pas, elle s'est énervée, m'a pris par le col et m'a enfermé dans la cave ; papa n'était pas là ; à cette époque, je ne savais pas quoi faire ! »*

Je lui propose de travailler ce dernier souvenir en utilisant la méthode de la modification de la scène dramatique. Il s'agit en hypnose de visualiser la scène de confrontation en imaginant qu'il utilisera les forces et les ressources dont il dispose d'aujourd'hui. Il entre dans un puissant état second et revit la scène comme s'il y était. Il imagine qu'il injurie sa mère, bloque son bras ; alors sa mère pleure, s'excuse, lui aussi s'excuse, mais il ne croit pas à la sincérité ni de lui ni de sa mère ; puis, toujours en hypnose, il tourne son attention vers son père ; il souffre que son père ait eu trop peu de contacts physiques avec lui, des paroles, mais trop peu d'affection ; c'est vrai que son père est passé par des périodes de dépression dans lesquelles il était trop peu disponible ; puis il éclate en sanglots, il se souvient de son grand-père, qui était tout pour lui, qu'il l'adorait, qui s'est beaucoup occupé de lui ; aujourd'hui, il se sent seul, regrette que ses parents ne lui aient pas donné un frère ou une sœur…

Brusquement il paraît se réveiller et me fait remarquer que son bras s'est arrêté de trembler. Il quitte la séance en me disant qu'un jour il partira au Canada et qu'il aura plein d'enfants…

(Cette séance permet une catharsis du passé et élabore des solutions nouvelles de confrontation. Je me demande si la refluence va s'en trouver facilitée.)

Quatrième séance

Il revient plus détendu. Il me dit qu'il a été fatigué par la séance mais qu'après il n'y a plus pensé. Il me dit aussi avec la franchise qui le caractérise que la séance n'a rien changé à ses rituels !

(J'essaie désespérément de trouver un fil qui permettrait à la cure d'avancer. Aucune de mes techniques ne marche. Je prends le parti de laisser parler Alan pour me permettre de penser les choses autrement et découvrir de nouvelles pistes.)

Il observe que le conflit avec ses parents évolue. *« Les relations se sont améliorées depuis le début des séances. C'est moins tendu. Cependant, hier soir, ça a encore clashé. Ma mère me reprochait les résultats assez nuls d'un devoir de maths. Elle voulait à tout prix que je retravaille le devoir. J'ai refusé. Elle m'a menacé de claque. Mon père lui a reproché d'être trop sévère dans ses mots. J'ai réussi à rester calme. Mais c'est mon père qui m'a fait la gueule parce que je refusais de retravailler les maths. »*

Puis il enchaîne : *« Quand j'étais enfant, mes parents me donnaient toujours des ordres. Je devais obéir. Ils comptaient jusqu'à 3 : 1... 2... mais ils ne voulaient pas voir la couleur du 3 ! Ils menaçaient, haussaient le ton en comptant, alors j'obéissais ; mais aujourd'hui je conteste l'autorité de mes parents. Je les appelle par leur prénom et puis je fais 3 car moi je veux voir quelle est la couleur du 3 ! »* (Il donne ainsi le sens du 3, sens différent de mon hypothèse œdipienne précédente !)

Je lui propose une séance d'hypnose sur la couleur du 3 qui, selon lui, est le bleu (cela me fait penser aussi au Blue-Tack !).

Je juxtapose simplement une scène du passé où il ne voit pas la couleur bleue du 3 et une scène actuelle où il voit cette couleur.

Au réveil, il me dit : *« J'aime bien provoquer ma mère mais je n'aime pas qu'elle me provoque... J'aime bien venir ici, c'est sympa ; il y a dix ans, j'ai fait un bout de thérapie, mais je n'aimais pas le style du thérapeute. »*

Cette remarque m'incite à être vigilant quant au transfert : cherche-t-il à m'amadouer et à me neutraliser ? Où veut-il en venir ? Il me dit que rien ne change et pourtant ses relations avec ses parents changent ; les séances ne le font pas changer mais il aime bien venir ici ! Il est résistant et un brin séducteur ! Je suis désarçonné par ces paradoxes. Par ailleurs, son côté agressif est bien perceptible, l'isolation de l'agressivité n'est pas totale ni permanente. La confrontation est plutôt bien gérée et assumée avec ses parents mais les symptômes persistent ! Une dimension de l'isolation n'a sans doute pas été encore explorée.

Cinquième séance

Il m'annonce fièrement : *« Je fais toujours les mêmes rituels. »* (Je commence à m'habituer !) Il se lance dans une description minutieuse et quasi provocante de ses rituels :

« Je continue de compter : je compte 1-2-3 en mangeant 3 bonbons ; en buvant 3 verres d'eau ; en prenant 3 assiettes de soupe ; en relisant 3 fois

ma rédaction ; en vérifiant 3 fois l'exactitude d'une information sur internet ; ça me prend du temps mais pas tant que ça !... Je redresse les photos penchées... Je me relave les mains 3 fois si à la première fois elles sont encore sales ; je n'aime pas avoir les mains sales... »

Puis il évalue les séances : *« Pas de progrès pour les rituels mais, depuis que je viens, je ne me mets plus en crise ! »*

Il continue de parler. (Je n'ai pas besoin de poser des questions, les informations viennent toutes seules, surtout quand je ne les sollicite pas.) *« J'aime le chiffre 3, c'est un porte-bonheur. Si je ne le fais pas, mon père va mourir. Je ne peux pas lâcher mon père. Je n'ai pas d'autre choix que de faire le 3 tant que je serai là. Un jour je partirai loin pour ne plus les voir. Comme je serai loin, je ne verrai pas ce qu'il leur arrivera. Je culpabiliserai moins. Je ne pourrai m'attribuer la responsabilité de ce qui leur arrivera. Tant que je suis là, je protège mon père, je ne veux pas qu'il lui arrive malheur. Je ne veux pas qu'il meure. Je dois continuer à le protéger par mes rituels. Comme je constate qu'effectivement il ne lui arrive pas malheur, c'est que ça marche ! Je sais bien que c'est débile, mais c'est magique. Si je ne faisais pas mes rituels et qu'il lui arrive malheur, je me sentirais responsable de n'avoir rien fait pour éviter le malheur. Je ne veux pas faire de mal à mon père. Donc je continue. Le chiffre 3 c'est le chiffre magique... Bien sûr il y a des moments où j'ai envie d'attaquer papa. Il n'est pas proche de moi. Justement je me demande bien si je décidais de l'attaquer ce qui pourrait le toucher. Papa, je ne sais pas comment te toucher. Il n'y a rien qui te touche. Quels mots lui dire ? Je me sens hypertendu dans les épaules en vous parlant... »*

Je lui propose alors d'utiliser sa voix pour exprimer cette tension. Je recours au protocole des vocalisations projetées :

– projection du ON dans le front, du A dans les épaules pour détendre les parties tendues de son corps ;
– projection du O dans la poitrine pour toucher affectivement son papa.

Alan entre dans une longue transe profonde ; il en sort fatigué, troublé...

(Le blocage de l'agressivité semble se situer du côté plutôt de son père que de sa mère.)

Sixième séance

Alan note une petite évolution : « *Je pense moins à mes rituels, je les fais sans y penser, je culpabilise moins. Simplement, je sais que je dois les faire. Je ne peux pas me permettre de ne pas les faire. Il y a trop de risques.* »

Il revient sur le sujet abordé la séance précédente : « *Qu'est-ce qui pourrait toucher mon père ? Rien ne le touche. Il n'est touché par rien de ce qui m'arrive. C'est incroyable, même quand je suis malade ! J'ai essayé de le lui dire. Je crois que j'ai compris pourquoi il n'est pas touché : mon père étudie le destin. Tout est là. Pour lui, il n'y a pas de hasard. Il consulte un ami qui fait de l'astrologie. Tout ce qui arrive est écrit. Alors il n'est pas touché. C'est comme ça, ce qui arrive, ça devait arriver !*

La seule chose qui le gêne c'est que j'ai une mauvaise relation avec ma mère. Il n'aime pas quand je dis que je n'aime pas ma mère. Il veut tout faire pour arranger cette relation. En fait, je suis seul, je me débrouille seul, mes parents sont peu présents.

Je crois que ma pensée peut entraîner le malheur. Je dois la surveiller sans cesse. Les TOC servent à empêcher toute pensée mauvaise. C'est terrible de se dire que la pensée peut créer le bonheur mais peut aussi entraîner la mort de quelqu'un si on la souhaite. Je veux protéger mon père. Si quelqu'un souhaite du malheur à mon père, alors je suis là pour veiller sur lui, je neutralise la personne malveillante...

Je peux imaginer que ma mère se casse la figure en bas de l'escalier mais pas mon père ! C'est impensable ! »

(Ainsi donc, l'isolation est bien localisée : Alan ne peut imaginer ni ressentir faire mal à son père : il surveille la puissance de ses pensées ; penser du mal contre son père, c'est lui faire vivre ce mal ; il ne veut en aucun cas être responsable. Cette hantise bloque toute reconnaissance et élaboration de l'agressivité à l'égard de son père. Le problème, c'est la puissance magique de sa pensée. Il veut bien ressentir un vague mécontentement l'égard de son père, mais en aucun cas il ne pourrait se permettre de ressentir de la haine ou des désirs de mort. Il ne sait pas s'il a des désirs de mort, il imagine seulement qu'il pourrait en avoir. La croyance magique est probablement transmise par les croyances de son père. Conséquence : il faut désactiver toute pensée d'agressivité ! Pensée trop dangereuse !)

Septième séance

« Je continue de pratiquer mes rituels. Mais c'est devenu une habitude. Je n'y pense même plus. Je me dis, s'il arrivait malheur à mon père, je me dirais au moins que j'ai fait mes rituels, donc que je ne suis pas responsable...

Je ne fais plus de crise sauf à la soirée d'Halloween. Je me suis énervé contre un ami mais j'avais bu. Je peux être très violent. Je l'ai frappé à terre jusqu'au sang. La violence, je l'ai eue quand j'étais tout petit. Je voulais taper les gens. J'ai une grosse agressivité et personne ne le sait sauf mon ami que j'ai frappé. J'arrive à me contrôler. Je m'isole. Le problème de mon agressivité, c'est que c'est de l'agressivité réfléchie. Quand j'agresse ça fait mal. Mon ami, ça ne me gêne pas de l'agresser. Mais mon père, je pourrais parfaitement l'agresser mais je ne peux pas, je m'excuse tout de suite même si je n'ai pas tort. Le TOC, c'est pas du tout d'empêcher le malheur c'est surtout de m'empêcher de culpabiliser si ça devait arriver. J'aimerais être moins violent. C'est une pulsion, j'ai trop peur qu'il arrive quelque chose à mon père par ma faute. »

(Il devient de plus en plus clair qu'il tient à distance (il isole) l'agressivité qui s'exerce contre son père. Il se sait agressif et s'assume plutôt bien ainsi, sauf lorsque l'agressivité s'adresse à son père. C'est là qu'il y a isolation : dans la non-reconnaissance d'une agressivité (réelle ? seulement possible ?) à l'égard de son père. Il s'interdit même de penser qu'il peut être agressif puisque la pensée est réalisatrice.)

Je lui demande comment il calme son agressivité : *« En me défoulant par le sport, par le basket en particulier, en faisant de la musique... »*

En fin de séance, je lui tends la main. Je remarque qu'il retire vivement la main que j'allais saisir rituellement.

Huitième séance

Aujourd'hui, Alan se présente à moi... avec une main gantée !

Il m'annonce qu'il a fait non seulement une crise de nerfs mais une crise de spasmophilie. Il avait une « gastro », il contenait sa douleur et sa mère voulait l'emmener à l'hôpital : *« Quand j'ai mal, je ressens de l'agressivité je me sens agressé de l'intérieur, je suis sensible au ventre, je perds mes moyens, j'ai peur des hôpitaux. Mon père m'a emmené de force aux urgences. Les médecins m'ont tout de suite donné quelque chose pour me calmer...*

J'avais très mal, ça a déclenché une spasmophilie. Les muscles se contractent, ça part des jambes, ça monte à la gorge, les doigts se bloquent, je perds le contrôle de la respiration. Tout mon corps tremble. La douleur me fait perdre le contrôle de moi ; c'est affolant ; la spasmophilie, c'est quand je contrôle plus rien ! »

Il me dit qu'il a froid aux mains et que c'est pour ça qu'il a les mains gantées.

(Lorsqu'il a mal, il vit sans doute deux choses insupportables : un père qui n'arrive pas à calmer sa douleur – je pense à la théorie de la mère « insuffisamment bonne » de Winnicott – et l'impossibilité de contrôler son corps.)

Je lui propose une expérience d'hypnose inspirée du protocole des mains de Rossi : quand il se sent douloureux, quand il va à l'hôpital, aurait-il besoin de quelqu'un qui lui réchauffe le cœur ? Si ses mains ont besoin maintenant d'être réchauffées, vont-elles se rapprocher, comme aimantées, se toucher et se donner de la chaleur ? En fait, il n'entre pas du tout dans l'expérience du rapprochement des mains. Il résiste massivement à la suggestion et ressort avec des crampes, tellement il a résisté au rapprochement des mains !

C'est la veille des vacances de Noël.

Neuvième séance

Alan a passé de bonnes vacances mais il a vécu une soirée de Saint-Sylvestre houleuse. De nouveau, sous alcool, il s'est battu sévèrement avec un copain. Il a frappé avec son poing : il avait la main en sang. Il a encore mal.

Il me raconte un cauchemar : il luttait contre des serpents envoyés contre lui par des personnes malveillantes. Il ne savait pas comment se défendre.

Je lui propose de reprendre le rêve en hypnose et d'utiliser son imaginaire pour trouver le moyen de se défendre. Il visualise un serpent, il s'approche de lui mais, au moment et au lieu de le frapper de sa main, il se glisse à l'intérieur de sa peau. Je lui demande quelle est la part de lui-même qui s'exprime dans ce rêve ? Pourrait-il assumer d'être un serpent ? Il hausse les épaules.

A la fin, il me dit qu'il s'est habitué à ses rituels, que ça ne le dérange pas. En même temps qu'il me dit cela, il lève et pointe le pied très haut dans ma direction. (Je l'interprète comme un geste de défi à mon égard.)

Dixième séance

Il évoque 15 jours satisfaisants. Il continue ses rituels qui lui prennent de moins en moins de temps. *« Je les fais, même s'ils ne servent à rien ! »* Une fois par jour, il se dit : *« Je ne veux pas qu'il arrive malheur à mon père – ça remplace un peu les rituels – et la pensée de malheur disparaît... »*

Il vit une vie routinière. Rien de particulier. Pas de crises. Pas de spasmophilie. Contacts satisfaisants avec son entourage familial et amical. Pas de cauchemars. Tandis qu'il me parle, il se couvre les mains avec son long manteau.

Il dit se sentir capable d'une colère froide et calculée. Mais pas d'agressivité excessive ou inadaptée. A part les soirées alcoolisées, il gère bien. Il critique cependant sa vie un peu trop cadrée.

Il me fait part d'une demande : il souhaite que son père revienne ici : *« Il faudrait lui dire qui je suis, comment je vis avec des rituels ; moi, quand j'explique tout ça, ça ne le touche pas, il ne comprend pas qui je suis ; le but serait de le toucher ; il ne me voit pas ou plutôt il me voit à travers une grille astrologique. »* (Une drôle de pensée me vient à l'esprit : aurait-il imaginé dans ses fantasmes que la seule façon de le toucher serait de le tuer ?)

J'accepte cette proposition à condition que sa finalité soit l'amélioration de la communication entre père et fils. Ce sera à lui d'utiliser cette circonstance pour en faire ce qu'il souhaite. Il est d'accord.

Onzième séance

Le père accepte l'invitation de son fils. Alan est très raide, immobile à côté de son père qui le regarde peu. Le père est sur ses gardes, sur la défensive. Je le sens placé par son fils en position d'accusé. Alan a posé sur lui son long manteau derrière lequel il se cache à plusieurs reprises.

Je résume l'essentiel de l'échange, dont les notes sont prises après coup.

Moi. — *Comment communiquez-vous entre père et fils ?*

Alan. — *On ne se parle plus beaucoup.*

Le père. — *Si on se parle, c'est au sujet de la télé, des copains...*

Alan. — *Plus loin je m'éloigne de vous, de toi et de maman, mieux c'est* (le ton est provocant ; il ne s'adresse pas directement à son père ; il me regarde froidement) *; papa ne me voit toujours pas ; je suis celui qui fait ceci ou cela, avec mon caractère... il ne me voit pas...*

Le père. — *Tu te trompes, je te vois plus complexe que tu ne le crois...*

Alan. — *Je suis plus fort que tu ne le crois ; chaque mot que je dis compte et tu ne t'en aperçois pas ; par exemple, tu ne crois pas que je veux aller au Canada.*

Le père. — *Un jour, je le sais, il partira ; moi aussi, je suis parti de chez mon père.*

Alan (énervé). — *Je n'ai plus envie de parler avec toi ; je me suis défini par moi-même, personne ne peut plus me définir...*

Le père. — (Silence.)

Alan. — *Un jour, je ferai de la pub, pour influencer les autres, pour gagner de l'argent, pour avoir une meilleure vie ; je me sens au-dessus des autres.*

Le père. — *Il a cette force de personnalité ; c'est rassurant et inquiétant !*

Alan. — *Je prends ma revanche sur le passé, j'ai été infériorisé, humilié à l'école ; on m'a pris pour un gars « neuneu » ; ma colère, c'est qu'on m'ait jugé sans me connaître ; je montrerai un jour que je suis supérieur.*

Le père. — *Il y a moins de crises de colère depuis qu'il vient vous voir ; mère et fils jouent ensemble, ils n'arrivent pas à s'arrêter de se chamailler.*

Alan. — *Mon père s'est souvent mis en colère contre moi pour des détails.*

Le père. — *Je suis sans cesse sur le « qui-vive ».*

Moi. — *Qu'est-ce qui vous touche en tant que père ?*

Le père. — *C'est la distance qu'il met entre nous.*

Moi à Alan. — *Tes TOC finalement, ça sert à quoi, toi qui te veux si fort ?*

Alan. — *Ça sert à protéger mon père, je ne veux pas qu'il meure.*

Le père. — *Je ne te demande pas à être protégé !*

Alan. — *Je ne veux pas que tu meures.*

Le père. — *Ça me touche qu'il se préoccupe de moi et ça m'inquiète aussi.*

Moi à Alan. — *Je pense qu'il faut maintenant conclure.*

Alan. — *Mon père m'a écouté mais ne m'a pas vraiment compris.*

Le père. — (Silence, regard triste.)

(Durant tout l'entretien à la tonalité rude et brutale, je ressens une énorme tension entre les deux protagonistes, en particulier une agressivité d'Alan contre son père. Pourtant, il garde une forte attention à l'égard d'un père qu'il ne veut pas voir mourir ; Alan reste extrêmement raide, comme une statue ; le père est mobile, aux aguets. L'entretien est formel. Chacun des protagonistes à sa façon se défend d'être touché ; rien ne semble ressortir de cet échange qui dure une demi-heure. Tout le monde sort déçu de cet entretien, y compris le thérapeute ! La séance réalise un chef-d'œuvre d'isolation de l'agressivité dont l'artiste est Alan. J'ai l'impression que la séance n'a servi qu'à renforcer l'isolation.)

Douzième séance

Les entretiens ont lieu désormais tous les mois.

Alan commente la dernière séance : *« Ça n'a pas changé pas grand-chose ; ma mère m'a dit que j'avais un complexe d'infériorité ; les TOC n'évoluent pas, mais ils ne me gênent plus. Je pense même que les TOC sont très utiles : ils rappellent qu'il ne faut pas que mon père meure ; que je ne dois pas l'agresser ; monsieur Michel, il ne faut pas toucher à mes TOC ! »*

Alan me parle de son travail scolaire. Il a des résultats moyens, mais il pourrait avoir d'excellentes notes s'il travaillait davantage. Il ne travaille que ce qui l'intéresse. Après le bac, il ira dans une grande ville universitaire suivre des études de pub. Mais il se sentirait capable de faire un autre métier : horticulteur, marin-pêcheur… Il aime le plein air.

Il a cessé de parler à sa mère. Celle-ci voudrait changer de métier et en parle à la maison. Alan est triste d'avoir perdu son chat, *« la seule personne vivante dans la famille à qui je parle ! »*. Sa vie est monotone, hyper-routinière. Parfois, il s'évade : *« Je sors du moment présent, je pars dans les rêves. »*

Il a rêvé qu'il faisait le manège du grand huit. Je lui propose précisément d'utiliser ce rêve pour s'évader, entrer dans une rêverie pour retrouver les impressions sensorielles. Il y consent sans conviction. (Sans doute sent-il ma lassitude, mon manque de conviction, car la thérapie n'avance pas.)

Treizième séance

Il a passé le bac blanc. Il a moyennement réussi.

Il évoque le souvenir du décès de son grand-père qu'il aimait tant. Son grand-père avait mal à la tête, une tumeur au cerveau. Alan me dit que lui aussi a souvent mal à la tête. *« C'est un mal frontal, quand je suis fatigué, j'ai mal aux yeux, aux tempes ; mon père m'accuse d'être hypocondriaque ! »* (Les obsessions affectent la zone orbito-frontale !)

Il poursuit : *« J'ai vraiment envie de partir loin de mon père ; quand je serai au Canada, j'arrêterai les TOC car je ne saurai rien de ce qui se passe et je n'y penserai même plus ; aujourd'hui, je continue de tout mettre par 3 et de remettre les objets à la bonne place ; sinon un malheur pourrait arriver ; alors je me sentirais responsable ; c'est pas tellement le malheur qui me gêne, c'est de me dire que je pourrais être responsable ; le 3, c'est un porte-bonheur : je veux éviter le malheur et porter bonheur. Souhaiter un bonheur c'est plus fort qu'éviter un malheur. Le 3 ça sert à tout ça ! »*

(Il est clair qu'il isole magnifiquement son désir agressif à l'égard de son père ; il ne ressent ni n'assume ce désir ; il est comme assis sur une poudrière prête à exploser. Mais comment abolir l'isolation et élaborer l'agressivité concernant son père ? Il faudrait qu'il accepte de la ressentir ?

En fait, je dois être plus précis. La partie qu'il isole n'est pas l'agressivité/colère : cette partie, il la ressent tout en s'en mettant prudemment à distance. Ce qu'il isole foncièrement, c'est l'agressivité/désir de mort. Le comptage impair sert à tenir à distance ce désir. C'est une assurance tout risque !)

Nous terminons la séance en évoquant le poids des générations précédentes sur les jeunes. Il pense en particulier que les croyances superstitieuses se transmettent de génération en génération.

(En fin de séance, je note : j'ai l'impression que je suis aveugle à quelque chose ; je ressens moi-même une forte tension dans les épaules et la tête au contact de ce patient : il allume ma propre agressivité ; particulièrement quand il m'annonce froidement le non-changement ; je suis sans cesse en train de chercher un bon positionnement. Il me contraint contre-transférentiellement à pratiquer l'isolation.)

Quatorzième séance

Je le laisse choisir le sujet de la séance. Il parle librement de sa mère. La relation avec sa mère change : *« Je me dispute moins, on rigole ensemble ; quand j'étais petit, elle jouait beaucoup avec moi, on chahutait à n'en plus finir ! Une vraie gamine ! Ensuite, de 9 à 16 ans, elle était toujours sur mon dos pour me faire faire les leçons, la musique ; à 16 ans, j'ai lâché, j'ai pris de la distance ; alors, je suis sorti de ma timidité, je me suis senti pousser des ailes ; je ne rougis plus en classe quand je suis interrogé ; à certains moments, j'aurais envie de lui dire "maman" et redevenir "le petit garçon à sa maman" ! Mais c'est fini tout ça ; quand je serai loin, je n'y penserai plus. »*

Il s'interroge au sujet de la pub : comment influencer les gens ? (C'est bien mon problème : comment l'influencer à changer dans le sens qu'il aura choisi…)

Quinzième séance

Il aborde de nouveau le sujet de ses TOC : *« C'est pour éviter le malheur, c'est pour provoquer le bonheur… »* Et de décrire ses comptages par 3. (Rien de nouveau !)

Mû par une inspiration soudaine, de façon provocante, je m'adresse à lui :

– J'ai bien compris que tu voulais éviter le malheur de ton père, que tu souhaitais son bonheur et que tu prenais soin d'écarter toute pensée agressive. Je me demande s'il n'y a pas mieux à faire que ces petits rituels de comptage dont tu reconnais le pouvoir magique. Si magie il y a, il faut déterminer la force ou le principe qui est capable de provoquer ces changements ; quelle est cette force supérieure ?

– C'est le Destin. Notre vie est tracée par le Destin ; je m'adresse à celui qui écrit la vie, c'est le Destin.

– Quand tu fais tes rituels, c'est à lui finalement que tu t'adresses ?

– Oui, je lui demande d'éviter les malheurs et de provoquer des bonheurs pour mon père.

– C'est peut-être un peu simpliste ou rudimentaire d'utiliser les comptages pour obtenir cet effet. Je te propose de t'adresser au Destin plus majestueusement, plus solennellement, de faire un grand cérémonial qui remplacerait les autres qui ne sont que du bricolage. Sais-tu où tu peux rencontrer le Destin et lui parler ?

– Oui, la nuit en regardant le ciel ; je me souviens qu'avec un copain, on lui a parlé dans un champ.

– Je te propose de te lever une nuit, d'écrire une lettre au Destin, quelque chose comme « Oh toi le Destin de la Vie, je te demande d'éviter tout malheur à mon père et d'entraîner son bonheur. En gage de bonne volonté, je te donne un objet précieux. » Discrètement, sans rien dire, tu sortiras de ta maison, tu marcheras lentement, tu iras dans un champ et tu t'adresseras au Destin en regardant le ciel et tu liras ta lettre à voix haute. Puis tu enterreras la lettre et un objet précieux à l'endroit où tu es, comme un sacrifice en signe de bonne volonté et de sincérité. Dès que tu auras fait ce rituel solennel, tu pourras te dispenser de faire les rituels de pacotille dont tu conserves l'habitude. L'important, c'est que le Destin t'entende et de payer le prix. Es-tu d'accord pour faire cette démarche ?

– C'est bizarre votre truc. Et c'est quand que je fais ça ?

– Dès que possible, par exemple le prochain week-end. Je propose maintenant que tu « voies » dans ta tête la démarche que tu vas faire prochainement.

Il accepte, dubitatif.

J'installe un état d'hypnose et je reprends le récit injonctif précédent. Alan repart perplexe.

(C'est la première fois que j'utilise cette expérience. Je viens de créer ce que j'appellerai désormais « le rituel solennel ».)

Seizième séance

Un mois après, Alan se présente à moi, l'air résolu. Il me dit : *« J'ai pris conscience que les TOC ne servent à rien. J'ai beaucoup réfléchi au rituel. Plus je réfléchissais, moins j'avais envie de le faire. Si je le fais, ça prouverait que j'y crois et ça deviendrait un autre TOC ! Je ne veux plus avoir de TOC. Alors, j'ai décidé de ne pas le faire ! Je commence à moins compter. Par exemple, hier en entrant dans la classe, je me suis assis ailleurs qu'au 3ᵉ rang et à la 3ᵉ place ! Je pense de moins en moins à faire mes TOC. Ça ne sert à rien. Depuis quelques jours, je suis majeur, je me sens libre. Avec mes parents, ça va. Je ne veux plus être dépendant. Je leur veux du bien. Je n'ai plus peur de mes réactions. Je souhaite arrêter les séances. »*

J'accepte sa décision. De toute façon, il ne me laisse pas le choix. Je ratifie sa décision en la positivant.

Depuis cette date, je ne l'ai plus revu en séance. Je l'ai quelquefois aperçu en ville, il n'a jamais cherché à me recontacter.

[Commentaire

Cette cure est intéressante parce qu'elle met bien au jour le double mécanisme qui génère les TOC : l'isolation et la pensée magique. L'isolation de l'agressivité n'a pu être abolie qu'au prix d'une émancipation par rapport à la croyance magique. L'élaboration du désir de mort ne pouvait se faire qu'en s'affranchissant de la croyance selon laquelle la pensée de la mort créait la mort ! Capable désormais de maîtriser son agressivité, de la voir en face, de la doser, de la gérer, Alan n'a plus besoin de ses TOC. Je reste persuadé qu'en fait Alan craignait plus d'avoir des désirs de mort qu'il n'en avait réellement. C'est vrai que la croyance magique (véhiculée par son père) selon laquelle le Destin imposait sa loi (une injonction mortifère ?) lui faisait redouter de vérifier la réalité et la profondeur de son agressivité. On peut penser qu'Alan était pris dans un grand fantasme d'agressivité dramatisant et amplifiant l'hostilité qu'il vouait à son père.

Le protocole du rituel solennel, inventé lors de cette cure, a rendu possible le renoncement au rituel. Par une sorte de court-circuitage psychique étonnant, il a permis d'une part d'abolir l'isolation qui affectait le rapport agressif au père, d'autre part de découvrir que ses désirs de mort étaient plus redoutés que réels.

Dans ce cas précis, l'effet paradoxal a permis à Alan de sortir de la croyance magique. Dans d'autres cas, elle permet, sans abolir la croyance, de gérer les rituels en les regroupant.

Je pense enfin qu'en proposant à Alan cet étrange démarche, je lui ai donné la possibilité de se dégager de la relation transférentielle qu'il avait avec moi et de terminer la cure.]

2. Le décalage dans le temps (DT)

On utilise cette technique si le RS n'a pas permis d'obtenir des changements significatifs dans plusieurs thérapies. Je recours à cette technique généralement après avoir installé le rituel solennel. La technique est assez simple[301].

On fait d'abord remarquer au patient qu'il a vécu des périodes au cours desquelles il ne ritualisait pas et que même actuellement, il se montre capable de ne pas ritualiser en diverses circonstances, durant les périodes de vacances, dans un autre lieu que le lieu de la vie quotidienne, ou bien encore lorsqu'il y a une impossibilité (manque de temps, présence d'un témoin). On fait remarquer au patient qu'il est donc capable de supporter de ne pas ritualiser, c'est-à-dire de prendre le risque que des malheurs arrivent. Les patients admettent sans difficulté qu'aucun malheur particulier ne s'est produit dans ces séquences sans ritualisation.

Ensuite on demande au patient s'il est d'accord pour exclure, dès le lendemain de la séance, toute ritualisation durant l'heure qui suit l'invocation du matin et d'ajouter chaque jour une heure supplémentaire de suspension, en sorte qu'à la prochaine séance (en principe 15 jours après),

---

301 Cette technique est préconisée par CLAIR & TRYBOU, *op. cit.*

tout le temps de la journée ait été libéré de la ritualisation. On demande au patient de n'ajouter une heure supplémentaire qu'à la condition qu'aucune ritualisation n'ait été effectuée.

Si le patient est d'accord, je lui propose de visualiser en hypnose la progression au cours des 15 jours qui suivent mais je le fais de façon métaphorique, en utilisant la métaphore du sac à dos chargé de 12 sacs de sable (les 12 heures d'une journée) dont il se déleste peu à peu.

Il arrive qu'après s'être abstenu de ritualiser 3 ou 4 heures, le patient, s'appuyant sur l'invocation du matin, lâche complètement la ritualisation.

> J'ai un bel exemple récent avec Jean-Pierre, qui souffre de TOC de la vérification (et de plusieurs addictions) et qui, grâce à une combinaison du PSG et du DT, s'est abstenu de ritualiser pendant 3 jours consécutifs.

3. Le voyage chamanique

Lorsque le patient pense qu'il est poussé à faire le mal par un mauvais esprit, dans ce cas le RS ne fonctionne pas. Il s'agit de délivrer le patient d'une influence néfaste. J'utilise une technique particulière. En laissant du flou sur la question de savoir si on est dans le réel ou le métaphorique, j'installe le patient en hypnose, je lui dis que je vais rencontrer le mauvais esprit et que je vais le chasser à l'aide de forces positives dont mon expérience de thérapeute m'a rendu détenteur. L'expérience tend à confusionner le patient et à l'embarquer dans une expérience imaginaire qui tend à lui redonner sa liberté. Il est possible de demander au patient de prêter sa voix à l'esprit mauvais. Comme l'esprit mauvais n'est jamais qu'une partie de soi, cela permet au patient en quelque sorte de régler ses comptes avec lui-même.

Je n'ai utilisé cette technique que très récemment, suite à des lectures sur le chamanisme[302].Cette technique s'inspire directement de l'ethnopsychiatrie. J'utilise un jeu imaginatif, car étant dépourvu de croyances chamaniques, il m'est difficile honnêtement de tenir un rôle de chaman, je ne peux qu'en effectuer le jeu. Seul le patient, s'il est dans cette croyance, peut s'engager dans cette voie. Il me semble intéressant de réfléchir dans cette direction.

---

302 COSTA (2007) ; BEAUGENDRE (2014).

VARIANTE POUR LES LAVEURS ET LES DECONTAMINATEURS

Le protocole antiallergique du champ des possibles (PAAP)

Les rituels de lavage du corps (des mains, du corps tout entier) ou de nettoyage matériel (ménage, décontamination) sont extrêmement fréquents. Dans de nombreux cas, le PSG suffit à faire « évoluer » les symptômes. Les risques pour le patient dont les rituels de lavage ou de nettoyage assurent la prévention sont le plus souvent de trois ordres : la sensation désagréable de se sentir sale dans son corps ou dans sa maison, la peur d'attraper des maladies (la peur du sida est prédominante !), l'impression d'être souillé. Les risques se donnent à voir comme auto-agressifs *(« Je ne veux pas être agressé »)* mais en fait, on le verra en hypnothérapie dynamique, la peur fondamentale est de nature hétéro-agressive (je me sens en devoir de riposter à l'atteinte ou bien je ne veux pas transmettre à un tiers la salissure, la souillure, les maladies, ce qui serait une agression).

Il arrive que la peur de la salissure, de la souillure, de la contamination soit si vive qu'il soit difficile d'obtenir une déshabituation comportementale par le PSG. J'ai remarqué que les déclencheurs les plus difficiles à neutraliser sont les déclencheurs imaginaires n'ayant aucun fondement de réalité. La référence n'a aucune consistance objective. C'est paradoxalement par rapport à ces déclencheurs fictifs que le patient est le moins prêt à prendre des risques. Des lors, les progrès obtenus par le PSG restent médiocres.

J'ouvre une parenthèse sur les rapports que l'obsessionnel entretient avec la réalité et la possibilité. Dans le cas de la peur obsessionnelle, le processus est pathologique parce que le sujet réagit non pas à un danger réel mais à la possibilité d'un danger. Toute situation pensée offrant la possibilité de contaminer est traitée comme si elle était perçue. L'obsessionnel développe une véritable allergie à la possibilité. Le patient se fixe d'abord sur ce qui annonce possiblement la présence d'un virus, d'un microbe ou d'une bactérie dangereuse, à savoir la saleté, les détritus, les lieux d'aisance… Mais il élargit de plus en plus le champ des possibilités : la couleur noire, grise blanche ou jaune, une trace sombre, sans plus se poser la question de la réalité du danger. Bientôt, c'est la seule idée même de saleté qui devient dangereuse. Bref, le patient traite les dangers imaginés comme possibles comme s'ils étaient réels. Au lieu de réagir à la réalité d'un danger évaluée rationnellement, il réagit à la seule possibilité. L'obsessionnel est un malade de la possibilité, de la virtualité. Avec un tel fonctionnement, toute situation est susceptible de devenir dangereuse, car dans la vie le risque zéro n'existe pas. Le champ du danger ne cesse de s'étendre. L'obsessionnel vit sa vie comme un soldat assis sur une poudrière que la moindre étincelle, le moindre choc pourraient faire exploser. Comme il ne connaît pas le facteur déclenchant, le possible redouté se confond avec le réel.

Je reviens à la technique. Comment neutraliser certains déclencheurs purement imaginaires : par exemple attraper le sida en marchant sur le carrelage blanc d'un hall de gare ? Il s'agit de trouver une technique permettant de distinguer le possible du réel pour permettre au sujet de réapprendre à réagir de façon différente dans l'une ou l'autre situation. Par la même occasion, on inscrit la référence dans le réel. J'ai trouvé une solution en reprenant le protocole antiallergique (PAA) proposé par Dilts dans son livre déjà cité *Croyances et santé*[303], mais en l'adaptant.

Dilts propose un traitement psychothérapique (PNL) de cet étrange processus physiologique qu'est l'allergie. Il me paraît d'autant plus légitime d'utiliser sa technique pour soigner un processus psychique (phobique) qu'il le suggère lui-même. Dans ce même livre, il traite un TOC, une compulsion de propreté, comme une « allergie à des puces imaginaires » en prescrivant un placebo. Je pense que le protocole qu'il déroule pour le traitement des allergies est parfaitement transposable dans le traitement des déclencheurs imaginaires et fournit une bonne alternative à l'usage – toujours délicat – d'un placebo. J'effectue aussi des emprunts théoriques au célèbre livre d'Henri Laborit, *L'inhibition de l'action*[304]. Je nomme cette technique « protocole antiallergique du champ des possibles » (PAAP). Elle vise à permettre la distinction entre le possible et le réel, entre l'imaginé et le perçu. Pour rendre possible le renoncement à certains rituels de lavage et de décontamination (suite au fait d'avoir regardé une cuvette de WC ou touché un flacon d'acide chlorhydrique), cette technique est très utile. Pour renoncer à un rituel de lavage/décontamination par le PSG, il est souvent nécessaire, parallèlement ou préalablement, de neutraliser l'impact des déclencheurs

303 DILTS (2005), *Croyances et santé*, pp. 108-111 et pp. 185-201.

304 LABORIT (1981), *L'inhibition de l'action*

imaginaires et ainsi, de solidifier la référence marquant la limite entre le réel et e possible.

Le protocole antiallergique du champ des possibles se déroule en plusieurs étapes :

Phase d'explication didactique[305]

Dans cette première phase, je compare la peur de la pensée du possible au processus allergique de la peur de substances neutres. Le sujet a peur d'une pensée, pas de la réalité. Je tiens le discours suivant en l'adaptant au patient : *« Dans le processus allergique, le système immunitaire se trompe de cible : au lieu de se mobiliser pour défendre l'organisme contre des agents extérieurs dangereux (microbes, virus, bactéries), il se mobilise contre des substances neutres (pollen, poussière, moquette, couleur rouge, fraises...) qui fonctionnent comme des leurres. Dans les peurs obsessionnelles de la saleté pouvant contenir des agents dangereux, le sujet active un autre système défensif[306]. Il paraît légitime que ce système se mette en route face à des dangers réels (agressions dans la rue par des voyous, tremblement de terre, tsunami, rapports sexuels avec quelqu'un dont on sait qu'il est porteur du VIH, contact avec un renard dont on sait qu'il a la rage ou avec la cuvette de toilettes publiques). Une personne obsessionnelle n'a pas peur de la réalité d'un danger mais de la seule possibilité d'un danger. Elle ne craint pas un danger réel, mais c'est l'idée d'un possible danger qui lui fait peur. Elle confond le possible et le réel. Elle se leurre. »*

Cette explication didactique intéresse le patient mais ne change pas son état d'esprit. Il faut autre chose. Il faut une expérience transformatrice. Il faut construire une référence. C'est ce que permet le PAAP.

Phase transformatrice

La détermination de la référence

Je détermine avec le patient dans quelle circonstance il est légitime socialement de se laver les mains ou de laver ses habits parce qu'on perçoit qu'ils sont sales ou souillés. On établit une référence. Il est important que le

305 Référence implicite à Dilts et à Laborit.

306 *Ibid.*, il s'agit du système activateur de l'action (SAA), p. 72.

patient s'autorise à laver ses mains, se doucher, laver ou faire laver ses habits, nettoyer sa maison d'une façon socialement et familialement convenue et convenable. Puis, au vu de cette référence, je vais dérouler les circonstances de sa vie qui, bien qu'impliquant une possibilité minime de danger de souillure ou de contamination, sont vécues sans inquiétude particulière. Avant de dérouler ces situations, je m'informe sur la vie du sujet.

L'induction hypnotique

Je suis placé devant le patient, légèrement décalé sur son côté droit. Nous sommes tous les deux assis. J'installe le patient dans une bulle hypnotique par la fixation soutenue d'une image placée sur le mur, fixation déclenchant la fermeture des yeux. J'installe le patient dans un bon vécu dans un lieu agréable et j'effectue un ancrage de ce vécu en tenant son poignet droit entre mon pouce et mon index et en effectuant une légère pression : *« Vous êtes confortablement installé dans une bulle de tranquillité et de sécurité... Etes-vous bien confortable ? »* Je conviens avec lui d'un signaling par la levée de l'index de sa main gauche pour permettre des réponses. Je lui demande s'il est prêt à vivre une expérience utile à son évolution. En principe son index se lève…

L'évocation du champ des possibles

Je ne reprends pas la technique du double prévue par Dilts dans le traitement des allergies, mais je reprends son idée de progression et l'usage des similitudes. Je demande au patient de s'imaginer vivre les situations que je lui présente successivement : *« Je vous propose maintenant de sortir provisoirement de votre bulle, de garder avec vous ce bon ressenti et de vivre une série de situations. »* Ces situations comportent toutes la possibilité – mais minime – d'un risque.

Pour illustrer la technique, Je prends l'exemple de la patiente Pascale qui a d'importants TOC de lavage. Pascale est très gênée de devoir passer chaque jour sur son trajet de travail devant des toilettes municipales qui sont rarement bien entretenues. Elle n'est pas dans l'évitement de la démarche (c'est une autre technique que j'utiliserais alors), elle passe bien tous les matins devant les toilettes, mais elle est poursuivie par l'angoisse d'avoir capté en passant à quelques mètres et en foulant le sol le virus du sida. Il en résulte qu'elle passe beaucoup de temps à se laver les mains quand elle est au travail, à se doucher et à laver ses vêtements quand elle est de retour à la maison. Le PSG n'est pas parvenu à réduire ses rituels.

Je présente une première série de situations banales de vie sociale (inspirées de sa vie réelle) :

« Vous faites vos courses dans le supermarché de votre bourg, vous vous déplacez entre les rayons, si vous êtes à l'aise dans cette situation, l'index de votre main se lève. »

« Vous participez à une fête foraine, il y beaucoup de monde qui se presse, vous rencontrez plein de gens que vous connaissez et d'autres que vous ne connaissez pas, si vous êtes à l'aise dans cette situation, l'index de votre main se lève. »

En même temps que je pose la question, j'effectue une pression sur le poignet pour rappeler l'ancrage précédent et le renforcer par la réponse positive qui ne manque pas d'arriver.

Je présente une autre série de questions sur des situations vécues comportant un risque sécuritaire minime mais un risque généralement assumé :

« C'est samedi soir, vous allez au cinéma en voiture, ça circule beaucoup et vite, vous conduisez la voiture, si vous êtes à l'aise dans cette situation, l'index de votre main se lève. »

« Vous passez des vacances en Provence. Vous savez que c'est une zone sismique fragile, si vous êtes à l'aise dans cette situation, l'index de votre main se lève. »

Je présente une nouvelle série de questions qui touchent à la santé :

« Vous êtes dans un supermarché, vous lisez la date de péremption des produits, vous savez que les dates des produits que vous achetez en supermarché quelquefois comportent des erreurs, vous passez à la caisse et rentrez chez vous, si vous êtes à l'aise dans cette situation, l'index de votre main se lève. »

« Tout au long de la journée, vous serrez la main à des collègues au travail, vous embrassez vos proches, vous caressez vos animaux familiers, si vous vous sentez à l'aise dans ces situations, l'index de votre main se lève. »

« Votre meilleure amie a une hépatite B, vous lui rendez visite dans sa maison, si vous êtes à l'aise dans cette situation, l'index de votre main se lève. »

Puis je termine par l'évocation de la situation problème :

« Vous vous promenez dans le parc, vous voyez un préservatif sous un buisson, vous êtes à 10 m du buisson, si vous êtes à l'aise dans cette situation, l'index de votre main se lève. »

« Vous passez devant les toilettes de votre bourg en allant au travail, si vous êtes à l'aise dans cette situation, l'index de votre main se lève. » Lors de cette dernière question, j'effectue un ancrage marqué.

En principe, l'inconscient fait son travail et permet au patient de distinguer clairement possibilité et réalité.

L'ancrage est très important. On part d'un ancrage positif attaché à une situation de confort et de sérénité. La pression que j'exerce en même temps que je pose la question incite à répondre positivement puisque la sérénité appelle la clairvoyance. Au fur et à mesure que l'expérience se déroule, l'ancre se renforce par accumulation de réponses positives. A la fin, on peut penser que l'ancre sera suffisamment forte pour entraîner une réponse positive.

Si par hasard la réponse est négative, on fait varier les paramètres de la situation (augmenter la distance, la rapidité, la luminosité, le registre sensoriel…) de telle sorte que la réponse positive devienne possible.

Il est possible pour confirmer le changement de poser une question impliquant la perte de la sérénité : *« Vous touchez la cuvette des toilettes publiques : si vous êtes mal à l'aise dans cette situation, l'index de votre main se lève. »* Évidemment l'index se lève . Mais on repasse tout de suite à la situation engendrant une réponse positive.

Suggestions post-hypnotiques

En fin de parcours, je fais revenir le patient dans la bulle d'origine, je suggère à la patiente de faire désormais sa démarche sans plus s'en préoccuper et si l'envie de ritualiser revient, de suspendre le geste par le

PSG dès l'instant où la référence (désormais solidifiée) risque de ne pas être respectée.

> Ce travail a été un moment important dans la cure de Pascale. Les rituels de lavage chez cette patiente se sont nettement atténués. La problématique sous-jacente est apparue peu à peu. La peur d'être contaminée cachait la peur de contaminer ses enfants, c'est-à-dire de leur faire du mal. Cette peur cachait un problème difficile : Pascale souffrait de vexations cruelles et d'humiliations en provenance de sa belle-famille. C'était le nœud du problème que par la suite elle a magnifiquement dénoué en osant riposter.

CONCLUSION

Remarques sur l'usage des variantes

La méthode générale pour le traitement des rituels comportementaux est la suspension du geste. Il est parfois nécessaire d'utiliser des variantes préalables pour rendre possible le renoncement :

– Pour les rituels de vérification, le recours à la pleine conscience permet de renforcer la perception.

– Pour les rituels d'ordonnancement, de répétition et de perfection, le rituel solennel permet de limiter le nombre des rituels et éventuellement de court-circuiter la fonction magique. Le décalage dans le temps permet, de son côté, d'en différer l'exercice.

– Pour les rituels de lavage et de décontamination, le protocole antiallergique du champ des possibles permet une claire distinction entre la réalité et la possibilité et d'inscrire la référence dans le réel.

Tous les rituels, mais à des degrés divers, présentent ces caractéristiques de confondre perception et imagination, réalité et possibilité, et recourent à la fonction magique. Les techniques spécifiques, même si elles conviennent bien à un certain type de rituels, ne sont pas réservées à ce seul type.

Remarques sur la démarche générale

1. Le but de l'hypnothérapie comportementale vise à enrayer le cercle vicieux de la relance du rituel par le rituel (niveau 3). Le recours au PSG et à des techniques adjuvantes permet d'obtenir, en un nombre relativement

limité de séances espacées de 7 à 15 jours, une baisse significative de la ritualisation. Ce travail permet, en cassant le cercle de la reproduction, de libérer la vie quotidienne du patient de ses encombrants rituels. Le travail thérapeutique effectue un découplage entre certains déclencheurs d'anxiété et la ritualisation. Le but du travail sur les rituels n'est pas de modifier l'idée dérivée sous-jacente (ce que visera l'hypnothérapie cognitive) mais de limiter l'usage des rituels, de dénoncer l'usage pathogène de la ritualisation.

2. Le patient accède plus facilement aux idées obsessionnelles dérivées sous-jacentes (niveau 2). Il réalise mieux qu'auparavant que chaque rituel a pour but d'exorciser la peur d'un malheur dont il pourrait être la cause directe ou indirecte. Le travail sur les rituels conscientise la nature de ces peurs. Même si le but de d'hypnothérapie comportementale n'est pas de travailler sur les idées sous-jacentes, le travail sur les rituels a déjà un impact sur les peurs et tend à les atténuer.

3. Le patient prend conscience de ses évitements. Il devient également plus attentif aux symptômes corporels concomitants et aux mécanismes cognitifs qu'il utilise en plus des rituels pour exorciser ces peurs.

4. Une autre prise de conscience s'opère : les ritualisants remarquent que la recrudescence et l'intensité des symptômes varient en fonction des problèmes quotidiens mettant en jeu des confrontations, ce qui confirme que les symptômes ont un sens qu'il s'agit de décrypter.

> Pascale remarque que sa peur d'attraper le sida et de le communiquer à ses enfants est relancée chaque fois qu'elle esquive un conflit avec sa belle-famille.

5. En cours ou au terme du travail sur les rituels, des souvenirs proches ou récents, dans lesquels la question de l'affirmation de soi et de la confrontation à autrui s'est posée, peuvent surgir. La conscience obnubilée par le rituel tend à s'élargir. La refluence est en route vers les zones où l'isolation s'est produite.

Chapitre 2

LE TRAVAIL DES EVITEMENTS PAR L'HYPNOTHERAPIE COMPORTEMENTALE

« Ne laisse jamais la peur diriger ta vie. »

Milton Erickson

« Marche sur ta peur. »

Proverbe indien

LES DECLENCHEURS PHOBIQUES DANS LES TROUBLES OBSESSIONNELS

Dans la vie de l'obsessionnel, même si les évitements ne sont pas les symptômes les plus visibles ni les plus mentionnés, ils demeurent très fréquents. L'obsessionnel évite de sortir dans la rue parce qu'il craint d'y rencontrer des toilettes ; il évite de prendre la voiture car il craint de ne pouvoir contrôler sa conduite ; il évite de lire des livres en librairie car il craint d'être tenté d'arracher les pages des livres qu'il feuillette ; il renonce à se rendre au travail car il craint de commettre des erreurs en traitant les dossiers, etc. L'obsessionnel évite d'entrer en contact avec certains déclencheurs. Mais de quoi a-t-il peur exactement ? L'obsessionnel a d'abord peur de lui-même. Ce ne sont ni les stimuli ni les situations qui sont dangereux en eux-mêmes, mais l'effet qu'ils sont susceptibles de déclencher en lui.

Mon approche permet d'éviter une confusion possible entre symptômes phobiques et peurs obsessionnelles[307]. Certes, dans les deux cas, le patient a peur de certains stimuli qu'on nomme « déclencheurs ». Chez le phobique, c'est une expérience désagréable bien repérable qui a créé un lien entre un

[307] On pourra se reporter au document n° 24 présentant le tableau des psychonévroses.

certain type de stimulus et la peur. C'est parce que le patient a été mordu un jour par un chien dans un square qu'il se met à craindre toutes les bêtes à poil, puis, par généralisation, tout ce qui bouge dans sa direction ou tout type de jardin… L'obsessionnel, lui, craint tout stimulus susceptible d'évoquer une possibilité de faire mal. Sa crainte ne porte pas sur un déclencheur externe en soi dangereux mais sur le processus interne qui pourrait se déclencher en lui en cette circonstance, à savoir son agressivité. Le déclencheur est anxiogène à cause du processus pulsionnel interne qu'il suscite, c'est-à-dire l'activation d'une agressivité isolée, toujours susceptible de renaître.

> Pour Jean, la route est une possibilité d'écraser un passant ; pour Pascale, les toilettes de ville, une possibilité d'être contaminée et, en conséquence, de contaminer sa famille ; pour Ludivine, le couloir de la maison de retraite, la possibilité d'agresser un pensionnaire…

Au fond, pour l'obsessionnel le réel n'est pas en soi dangereux. Il le devient à partir du moment où il est « enflammé » par les idées. Le TOC est une maladie de la possibilité. Les déclencheurs sont le résultat d'une contamination du réel par la pensée. Mais un cercle vicieux s'installe. Une fois le déclencheur contaminé, il relance la pensée. C'est pourquoi, une fois allumée, l'idée persiste, bien au-delà de la présence du déclencheur. Chez le phobique, l'évitement de l'objet phobique le dispense radicalement d'avoir peur. Chez l'obsessionnel, l'évitement est modérément efficace. Dès l'instant où ce dernier entre en contact avec le déclencheur, en réalité ou en pensée, le processus mental perdure. Le déclencheur allume une peur qui n'est pas près de s'éteindre. La menace, telle une redoutable épée de Damoclès, persiste.

Si l'on parvient à obtenir que certaines situations ne soient plus enflammées par les idées et n'aient plus la faculté de les relancer, alors on délivre le patient de bien des soucis et on contribue à restaurer sa liberté. Le travail thérapeutique que l'on effectue sur les évitements vise à désenflammer le réel, à le désintoxiquer, à le requalifier. Le traitement des évitements consiste à faire en sorte que les situations déclenchantes deviennent neutres par rapport au risque ou à la possibilité de faire mal. Le patient doit pouvoir se dire : *« Je peux rouler sur une route de campagne, il ne se passera rien de particulier, je ne serai pas débordé par une pulsion à faire mal, du moins pas là car le problème peut exister ailleurs, mais il ne se posera pas dans cette circonstance.* » Le travail thérapeutique des évitements, comme celui de la ritualisation, permet de casser le lien entre le déclencheur et le risque de faire mal. Même si la peur de faire mal persiste momentanément en profondeur, elle perd son pouvoir de contamination d'une situation particulière.

Le processus de contamination du réel par la pensée est remarquable chez l'obsessionnel. La pensée du risque contamine certains lieux pour la simple raison qu'ils offrent la possibilité de faire mal. La possibilité crée le risque.

Une façon commode de montrer au patient comment une pensée peut contaminer une perception ou un souvenir est de projeter grâce à un vidéoprojecteur une image perturbatrice sur un poster ou une photo agrandie représentant le réel : par exemple, une diapositive représentant un accident sur la photo d'une route de campagne. L'exercice d'intention didactique a un impact positif dans la mesure où il facilite les expériences thérapeutiques ultérieures.

> Jean-Claude a une phobie (obsessionnelle) de la conduite. Il craint sans cesse d'être en train d'écraser ou d'avoir écrasé un passant. Il ne conduit qu'accompagné par un membre de sa famille ou un proche. J'affiche d'abord sur un mur du cabinet un poster de route de campagne, avec une vue bien dégagée de la chaussée ; puis je projette une silhouette au milieu de la route car la hantise de Jean est d'écraser un passant ; puis je projette un visage de diable car il m'a dit qu'il craignait d'être manipulé par le diable. Il sourit, amusé. *« Je vous propose de vivre des expériences qui libèrent le réel de ces images perturbatrices. »* Cette remarque annonce et facilite un travail sur les évitements.

Il n'est pas impossible de découvrir le lien symbolique entretenu par les déclencheurs avec les situations ayant déclenché l'isolation.

> Si pendant toute son enfance Jean-Claude a été contraint de « s'écraser » face à son père qui le malmenait et face à des pairs qui le harcelaient, aujourd'hui l'énergie de la lutte se porte sur le risque d'écraser les passants.

> La peur de la contamination chez Pascale est la transposition de la peur d'être intoxiquée par la méchanceté de sa belle-famille.

Certains patients, soit en début soit en cours de cure, se plaignent d'évitements gênants pour leur vie personnelle et sociale. Je ferai cependant une claire distinction entre une première classe de petits évitements peu invalidants et sans grandes conséquences qui accompagnent fréquemment la pratique des rituels (l'évitement des toilettes publiques pour un ritualisant nettoyeur) et une seconde classe d'évitements majeurs qui, eux, ont une incidence invalidante, perturbatrice et inhibitrice de la vie sociale (le refus de sortir en ville pour faire des courses par peur que certains lieux ne déclenchent le processus des pensées obsessionnelles).

Il n'a pas été suffisamment remarqué par les auteurs que certains patients obsessionnels présentaient des TOC consistant essentiellement en évitements, avec très peu de ritualisation ou même de cogitations. D'une certaine façon, le perfectionnisme et la lenteur sont des évitements généralisés du reproche et de l'erreur. L'accumulation est typiquement un évitement du risque de jeter ou de perdre quelque chose d'important. La procrastination est l'évitement d'un choix qui peut s'avérer catastrophique.

Je propose d'organiser les évitements en quatre catégories distinctes : les évitements réussis, les évitements échoués, les évitements par délégation et les évitements d'empreinte. Chacune de ces catégories justifie le recours à un traitement particulier.

1. LES EVITEMENTS REUSSIS

J'appelle « évitements réussis » tous les évitements spécifiques qu'un patient effectue avec succès grâce à son comportement, par abstention ou par prévention d'action.

Les évitements par abstention d'action

Typologie

Les évitements de ce type les plus fréquemment pratiqués sont l'évitement de prendre sa voiture sur les routes à grande circulation ou à quatre voies et l'évitement de sortir de chez soi pour aller dans la rue, au travail ou dans les magasins.

> Thérèse, souffrant de TOC de vérification, vit cloîtrée chez ses parents et n'arrive plus à sortir seule pour faire ses courses.
>
> Martine reste confinée chez elle par peur de renverser un piéton en voiture par inadvertance. Il ne cherche plus aucun travail, n'a plus aucun loisir.

Sont évitées toutes situations susceptibles de déclencher des pensées de malheurs, pensées elles-mêmes susceptibles de déclencher des rituels. Le patient s'abstient d'aller en ville, de toucher les poignées de porte, d'aller dans les toilettes publiques, de passer sous un pont, de passer à côté des produits nettoyants, de prendre l'automobile, de côtoyer les enfants, d'aller au travail, bref toute situation concrète susceptible d'offrir un risque de faire mal ou de faire du mal, matériellement ou relationnellement, donc d'activer des pensées désagréables et en conséquence de déclencher des rituels de nettoyage, de vérification, d'ordonnancement…

J'ai remarqué que les évitements tendent, comme les rituels, à proliférer et peuvent aller parfois très loin dans la complication. Il n'est pas rare que l'évitement porte sur des situations qui n'ont qu'un lien symbolique (similitude) ou métonymique (contiguïté) avec la pensée ou le rituel. Ainsi, un patient évitera de passer non seulement devant les hôpitaux ou les laveries mais aussi devant les panneaux publicitaires parce qu'ils peuvent vanter les mérites des machines à laver. L'évitement peut aussi concerner les lieux où une pensée obsessionnelle a pu jaillir et a fait crise (lien spatio-temporel). L'évitement peut aller encore plus loin quand il frappe toute sensation, toute action ayant un lien avec la situation ayant fait l'objet de l'isolation : jouer du piano évoque l'action de frapper, la sensation de chaud évoque la colère…

En résumé, le patient peut être amené à éviter toute situation qui, allumant la pensée de la peur de faire mal, évoquant les rituels qui l'exorciseraient, serait une menace pour le maintien de l'isolation. Les évitements sont tellement subtils, diffus ou cachés que le thérapeute peut mettre beaucoup de temps à les débusquer. Le patient en parle très peu. Banalisés ou justifiés par des arguments plausibles, ils échappent largement au regard de l'entourage.

Traitement

La démarche est l'inverse de celle qui est poursuivie dans le travail des rituels. La stratégie thérapeutique inspirant le PSG vise à suspendre la démarche de ritualisation, celle-ci apparaissant au sujet comme le seul moyen (magique) d'empêcher qu'un malheur n'arrive. Le thérapeute met alors le patient en situation de ne plus agir. Dans le travail des évitements par abstention, la stratégie vise au contraire à exposer le sujet à la situation anxiogène (une rue, les portes, la saleté…), bref à lever l'évitement : la thérapie met le patient en situation d'agir, d'initier une démarche, de faire quelque chose de nouveau. Il n'y a aucun geste à suspendre mais une démarche à réinstaller. Il m'est toujours apparu plus facile cliniquement d'aider un patient à suspendre un geste ou un comportement qu'à l'instituer.

J'ai d'abord essayé de travailler sur la levée des évitements avec une simple méthode de visualisation de l'action à effectuer, mais sans succès.

> Avec Thérèse, j'ai utilisé la technique de visualisation de l'action à réaliser pour réinstaller une démarche évitée : il s'agissait de jeter des déchets alimentaires et des papiers administratifs inutiles. Mais l'échec a été total. Ensuite j'ai utilisé la technique du double agissant avec beaucoup plus de succès.

J'ai mis au point un protocole largement inspiré de la PNL et plus précisément du traité d'Olivier Lockert intitulé *Hypnose*[308], dans lequel il croise habilement hypnose et PNL. Je m'inspire de la technique de désactivation d'ancre[309] et de la technique du double agissant, présentée dans le traitement des phobies et le traitement des allergies[310]. J'ai nommé ce protocole « la levée de l'évitement (PLE) ». En formule développée, il s'agit d'un « protocole de visualisation de la scène anticipée de la levée de l'évitement par la technique du double agissant avec compétence. »

Le but du travail est de faire prendre conscience au patient que la situation affrontée ne comporte plus le risque d'abolir l'isolation de l'agressivité. Si le sujet évite une situation, c'est parce qu'il craint de ne pouvoir la gérer adéquatement, c'est-à-dire avec la maîtrise nécessaire. Le travail thérapeutique vise à permettre au patient d'aborder la situation avec un sentiment de compétence. Pour être encore plus clair, le patient doit pouvoir se dire : « *Je peux vivre cette situation sans perdre la maîtrise de moi-même, en contrôlant et en gérant mon agressivité.* » Le principe du travail est de contrer l'ancre négative par une ancre positive.

Voici les étapes du protocole de la levée de l'évitement par abstention (PLE).

Calibrage de l'ancre négative

---

308 LOCKERT (2012), *Hypnose*.

309 *Ibid.*, pp. 144-152 et p. 422.

310 Cf. pp. 411-418. Voir également DILTS (1994), le chapitre sur le traitement des allergies.

Hors hypnose, j'évoque avec le sujet la situation de malaise ressenti toutes les fois qu'il se trouve dans la situation litigieuse qu'il cherche habituellement à éviter (c'est le déclencheur de l'évitement). J'effectue le calibrage de l'état ressenti dans un vécu de peur obsessionnelle. J'observe attentivement tous les indices.

Installation d'une ancre positive

J'installe le patient dans un état hypnotique de détente corporelle, dans lequel la pensée obsessionnelle est totalement absente. Je calibre l'état de bien-être en plaçant le sujet dans un contexte de détente, de plaisir, de liberté (un week-end à la plage… une soirée entre amis… un jeu en famille…). Je conseille de choisir une situation qui contienne la ressource que précisément le patient n'a plus : un état émotionnel paisible aux antipodes de l'angoisse… un silence antérieur à l'opposé de l'agitation mentale, ou encore un état de confiance en soi ou un sentiment de compétence sensori-motrice disponible avant les problèmes, puis perdu par le sujet. J'induis un état d'hypnose par l'évocation d'une scène de bien-être, de silence intérieur ou de sentiment de compétence.

J'installe le patient dans une bulle en repérant bien les indices corporels traduisant cet état. Je matérialise cette bulle psychique par une bulle de plexiglas aux parois transparentes.

Je suis placé devant lui, légèrement sur sa gauche. J'effectue un ancrage (de bien-être et de ressources) en lui touchant le bras droit, plus précisément en insérant son poignet entre mon pouce et mon index, comme si les deux doigts par leur étreinte signifiaient et garantissaient le maintien de cet état. J'invite le sujet à respirer profondément dans cet état de bien-être que je prolonge durant plusieurs minutes (au moins 30 secondes) en vérifiant bien qu'il est complètement associé à ce bien-être tout en maintenant l'ancrage. J'interroge continuellement le patient pour vérifier par un signaling (mouvement de tête) le maintien de ce bien-être.

Création du double agissant avec compétence

Je lui propose de créer dans la bulle à côté de lui son double, son jumeau, un avatar qui, idéal de lui-même ou de celui qu'il va devenir ou redevenir, va garder cet état de détente tout au long de l'expérience. Je suggère alors que ce double de lui-même se détache de lui et part faire « un petit voyage d'aventure ».

De ce havre de bien-être où il se trouve, le patient voit donc son double se déplacer et agir.

Je fais vivre à ce double les expériences de la vie quotidienne ou du passé où il a mobilisé diverses compétences qui vont être utilisées ensuite pour affronter le déclencheur.

> J'emmène le double de Jean-Claude suivant la ligne du temps vers une expérience quasi quotidienne : il est capable de manœuvrer des engins de travaux publics avec précision et dextérité en se déplaçant sur les routes, sans la moindre inquiétude.
>
> Je l'emmène ensuite dans une expérience ancienne : il y a quelques années, il a dirigé avec efficacité une entreprise avec une centaine d'employés. J'empile ce sentiment de compétence sur l'ancre du poignet.

Je commente abondamment le voyage à l'aide de détails sensoriels. Je suggère à son double de prononcer des paroles de jubilation : *« Je vois, j'entends, je sens, je gère… »*

Puis je lui fais vivre l'expérience évitée qui active généralement la peur obsessionnelle. Mais je la lui fais vivre avec les ressources utiles (lucidité… compétence…). La réussite de l'expérience devient une nouvelle ressource que j'empile sur la première ancre, toujours maintenue. Je demande au patient de m'indiquer par signaling si son double garde bien l'état de bien-être et son sentiment de compétence et si lui-même en voyant ce spectacle garde cet état. Le maintien de l'ancre garantit que perdure le bien-être et se trouve renforcé par la satisfaction de voir son double vivre une expérience positive.

Coactivité avec le double

Je passe à une autre étape. Je fais revenir le double dans la bulle. Le double propose à son jumeau resté dans la bulle de l'emmener avec lui et de le voir refaire, mais cette fois-ci à ses côtés et non pas dans la bulle, les mêmes expériences. Je maintien l'ancre. Je vérifie minutieusement par signaling que le double et son jumeau gardent un état de bien-être.

Réassociation et initiative

Je passe à la dernière étape. Le double revient avec son jumeau dans la bulle. Je demande à tous les deux de fusionner. Je propose alors au patient de refaire la même expérience. Evidemment je maintiens tout le long l'ancrage des ressources. Mais je demande au patient d'effectuer lui-même à l'aide de sa main gauche l'ancrage de la main gauche que j'effectuais jusqu'ici moi-même. Normalement, le patient, grâce à l'ancrage, reste zen. Et si les pensées habituelles de peur arrivent, elles sont neutralisées. Je commente d'ailleurs cette occurrence : *« Vous pouvez remarquer combien il est désormais facile de vous concentrer uniquement sur tout ce qui est intéressant à vivre durant cette expérience. »*

Suggestion post-hypnotique

Enfin, je suggère au patient qu'il va vivre, dans les jours qui viennent, l'expérience jusqu'ici évitée mais qu'il va la vivre avec des ressources nouvelles. Je fais une prescription : *« Aujourd'hui ou demain, en tout cas dans un avenir très proche* (je précise l'échéance), *cette expérience que vous avez vécue en séance, vous allez la vivre dans votre vie quotidienne, vous allez retrouver cette sensation de bien-être dès que votre main gauche saisira le poignet de votre main droite ; vous pourrez aussi tout le temps de l'expérience répéter comme un refrain : je vois, j'entends, je sens, je gère. »*

Le principe du travail est de désactiver l'ancre négative (par exemple, pour Jean, la vue de la route) grâce à l'effet de l'ancre positive. La dissociation par le double permet au sujet de se dissocier, de se mettre à distance de ses émotions et de récupérer le pouvoir du double qui devient une ressource nouvelle. La séance *in vitro* anticipe le futur proche et prépare *in vivo* la levée de l'évitement.

Voici un exemple développé :

> Jean-Claude, que j'ai déjà cité à plusieurs reprises, présente une problématique obsessionnelle compulsive complexe au centre de laquelle se trouve le symptôme majeur et très invalidant de ne pouvoir prendre et conduire seul sa voiture. Lorsqu'il vient me voir, il ne supporte ses trajets qu'accompagné par sa femme ou par un des membres de sa famille. Sinon, il les évite. La séance présentée ici est la neuvième. Les séances qui précèdent ont servi à calmer les cogitations mentales tous azimuts tournant autour de la peur de faire mal de multiples manières et sur la prise en

compte d'un passé traumatique ayant bloqué les réactions défensives de l'enfant et de l'adolescent qu'il était. L'état mental de ce patient est plus détendu. Ce n'est qu'à la neuvième séance que devient accessible un travail sur la levée de l'évitement. Jean-Claude accepte l'idée qu'il puisse conduire – sur des petits trajets – non accompagné. Je lui propose le protocole de la levée de l'évitement. Le but est de lui permettre de faire des petits trajets n'excédant pas 40 km.

J'installe un état d'hypnose à partir de l'évocation d'une scène de détente dont il est friand : il est installé sur son fauteuil après une journée de travail fatigant (il conduit des engins de travaux publics). Il regarde une course de voitures sur le circuit du Mans. Il me dit admirer la perfection de la conduite automobile de ces pilotes d'exception. Je calibre son état : la respiration est calme, le visage est détendu, les muscles relâchés donnant au corps une posture lascive, un léger sourire se forme sur ses lèvres… J'installe l'ancrage de cet état en suggérant le pincement du pouce et de l'index droit. Je vérifie le maintien de l'état par le signaling (un hochement de tête convenu à l'avance pour dire oui ; un mouvement de rotation pour dire non).

Je lui propose de faire apparaître son double et de le visualiser. Il me dira plus tard que c'était une *« image de lui aujourd'hui »*, sauf un bref instant dont il me parlera également. Je lui propose de regarder son double s'envoler et faire diverses expériences. Il conduit un bulldozer sur la route en direction d'un chantier. Il m'avait dit qu'il avait toutes les qualités pour manier cet énorme engin avec dextérité. Il voit son double jubiler et chantonner : *« Je vois, j'entends, je sens, je gère… »* Ensuite j'emmène son double dans une entreprise de location de matériel, entreprise de plus de 100 personnes dont il a géré avec brio et un grand sentiment de compétence toutes les facettes du travail (gestion du personnel, conseil technique, maîtrise informatique, endurance aux horaires éprouvants de travail). Je vérifie par le signaling qu'en le regardant il ratifie l'état positif de son double et le maintien pour lui-même de l'ancre positive.

J'emmène ensuite le double de Jean-Claude sur les routes de campagne où se forme la crainte d'écraser un passant. Je suggère qu'il entende son double chanter : *« Je vois, j'entends, je sens, je gère… »* Je vérifie que tout se passe bien. Le signaling le confirme.

Son double revient vers lui et celui-ci lui propose de l'emmener faire le même circuit en étant à ses côtés. Jean-Claude accepte. Je vérifie constamment le maintien de l'état positif ancré par le contact des deux doigts.

Puis au terme de ce voyage, son double lui propose d'inverser les rôles : c'est lui, Jean-Claude, qui va piloter les actions et son double qui va l'assister. Même vérification de son état par signaling. Aucune hésitation, aucune angoisse, même lorsqu'il s'agit de prendre le volant sur les trajets familiers.

Je propose à nouveau à son double de s'associer à lui et de refaire les mêmes expériences mais cette fois ci tout seul. Et en effectuant lui-même l'ancrage grâce à sa main gauche. Il accepte. Je multiplie les signalings. Tout se passe bien, sans malaise, y compris le voyage en voiture sur les trajets familiers. Je suggère qu'il chantonne lui aussi le refrain de son double. J'observe durant l'expérience que Jean a quelques petits mouvements du visage.

A la fin, je pose la suggestion post-hypnotique : « D'ici à la prochaine séance, toutes les fois que vous prendrez la voiture seul pour un trajet inférieur à 40 km, vous sentirez que vos deux doigts se touchent et contactent cet état de bien-être, ce sentiment de compétence, cette détente musculaire pour garantir un voyage agréable.

Au terme de la séance d'hypnose, lorsqu'il rouvre les yeux, il dit se sentir détendu, il a seulement un peu mal au cou. Il me dit qu'il a eu des pensées mais qu'elles ne lui faisaient rien, *« simplement un petit pincement très loin au fond de moi, mais pas très gênant »*. La refluence se manifeste à travers deux paroles spontanées : *« J'étais redevenu enfant quand je conduisais le bulldozer mais je me sentais bien... j'ai repensé aussi en superposition à vos paroles à l'émission que j'ai vue hier à la télé... c'était un criminel qui a tué des gens... comment peut-on pareillement faire le mal... »* On a là un bel effet de refluence qui nous rapproche des zones sensibles.

Lors de la séance suivante, Jean-Claude me dit : *« J'ai pu faire les petits trajets en étant à peu près détendu, je ne pensais à rien en regardant la route. Le pincement des doigts, ça m'a aidé, mais je sentais surtout mon double à mes côtés... »*

Le but de ce protocole est de réinstaller un nouveau comportement en neutralisant sa capacité à déclencher la crainte d'activer l'agressivité ; valence négative. On pourrait s'attendre à ce que ce comportement, une fois réinstallé, génère de l'angoisse et relance le besoin de ritualisation. J'ai souvent remarqué que cette technique, par surcroît, de façon surprenante, apaisait le besoin de ritualisation. Dans le cas contraire, on reprend le PSG.

Les évitements par action-prévention

Utilisation d'une variante du PSG

L'évitement par action consiste à poser un comportement dont le but est de prévenir un désagrément. On peut parler de prévention. On peut tout à fait travailler ces comportements positifs à effet préventif avec le PSG.

Un bon exemple est fourni par un comportement perfectionniste dont on peut dire qu'il vise à éviter les reproches.

> Arthur est emprisonné dans des comportements ménagers perfectionnistes, surtout à l'approche des soirées aux cours desquelles ses amis sont invités. Il s'épuise à nettoyer la moindre ombre sur le carrelage, à surprendre la moindre miette dans un coin de cuisine, à effacer le moindre cerne sur une vitre éclairée par un rayon de soleil. Le travail par le PSG été efficace. Il a réduit ses exigences domestiques de moitié.

Un autre exemple est fourni par les évitements préventifs de la contamination.

> Emma (cas n° 6) dépose sur une chaise avant d'aller aux toilettes tous ses habits – sauf sa culotte – de peur que ses habits ne soient contaminés par l'urine ou les excréments. Je travaille sur le problème avec le PSG.

Dans un premier temps, je me suis contenté d'utiliser le PSG, mais j'ai remarqué que la suspension du geste cassait la dynamique de l'action. Dans un second temps, j'ai donc veillé à ce que la durée de la suspension du geste soit très courte, marque seulement une cassure dans l'habitude, et j'ai préconisé que le patient poursuive l'action en cours sans action de précaution. J'opère en quelque sorte un raccourci : pas d'action de précaution, un bref moment de suspension de l'action, pas de temps de pause/respiration et tout de suite le sujet relance et enchaîne l'action en cours. L'enchaînement rapide de l'action empêche d'ailleurs le sujet de cogiter.

> Pour Emma, dont je vais bientôt exposer le cas, cela veut dire s'approcher des toilettes, marquer un bref temps de suspension de l'action de précaution (se dévêtir) et enchaîner tout de suite la démarche d'aller aux toilettes et de faire ses besoins.

Dotation de ressources par le double agissant

Il est aussi possible d'utiliser la technique du double agissant, qui permet d'emblée de doter le patient des ressources nécessaires pour faire une action sans avoir à prévenir les risques.

Les évitements généralisés

Je distingue trois types d'évitements en fonction de leur gravité : d'abord les évitements mineurs qui ne font pas l'objet d'un travail spécifique, la priorité étant donnée au travail des rituels, des symptômes corporels ou des cogitations ; ensuite les évitements majeurs mais donnant lieu à des symptômes précis et clairement isolables dans un contexte de vie par ailleurs ordinaire – par exemple, on pourra travailler sur les comportements d'évitement ou de prévention de la contamination avec la méthode du PSG ou du double agissant ; enfin, les évitements généralisés qui imprègnent toute la vie du patient.

Dans cette dernière situation, chaque instant, chaque comportement est marqué par le symptôme d'évitement. Dans cette catégorie, je placerai le perfectionnisme et la lenteur. Ce sont des évitements du reproche ou de l'erreur. C'est l'une des deux fonctions du perfectionnisme, l'autre versant étant la fonction magique. C'est assez compliqué de travailler sur ces formes de TOC. Dans ce cas, il s'agit d'utiliser une hypnose de confort, visant à plonger le sujet dans un bain sensoriel de bien-être, de souplesse, de détente, de liberté, de plaisir. Je terminerai ce chapitre avec un exemple de perfectionnisme généralisé (le cas Elise).

Les comportements d'accumulation entrent dans cette catégorie dans la mesure où on peut les considérer comme des évitements de la perte (de biens ou d'amour) ou d'un danger (construire une muraille de protection ou une réserve de ressources). Mais j'ai déjà indiqué que la méthode de la suspension du geste n'est pas suffisante pour ces TOC particulièrement résistants.

> Jonathan, jeune chômeur de 28 ans, subit de fréquents reproches de la part du voisinage : il laisse s'accumuler dans le sous-sol de sa maison un monceau de sacs-poubelle qu'il se donne l'obligation de trier. En fait, il évite d'aller à la cave, il remet sans cesse cette tâche à plus tard et les sacs s'entassent, finissant par empester la cave et le voisinage. J'ai utilisé à

plusieurs reprises la visualisation hypnotique de la levée de l'évitement. Ce fut toujours un échec massif. La technique ne convenait pas. J'ai toutefois réalisé progressivement que ce jeune homme souffrait par ailleurs de troubles psychotiques rendant impossible un travail sur les TOC avec le TREC.

Mon intuition est que le travail sur les TOC d'accumulation implique que le thérapeute, en lien avec la famille, se déplace sur les lieux où s'opère l'accumulation pour accompagner l'angoisse du tri et du délestage. J'ai peu d'expérience dans ce domaine.

2. LES EVITEMENTS ECHOUES

Description

J'appelle « évitements échoués » toutes les situations désagréables imposées par le contexte extérieur, insupportées par le patient et qu'il ne parvient pas à faire cesser : une goutte d'eau qui tombe inlassablement du toit ou un robinet qui fuit ; les aboiements intempestifs d'un chien dans la cour du voisin ; un spectateur qui se racle la gorge durant tout un concert ; le spectacle télévisuel permanent de l'injustice sociale… Il faut bien distinguer le vécu d'une personne normale qui, certes, va être dérangée par ces circonstances irritantes mais va savoir soit intervenir adéquatement pour faire cesser le problème, soit ne plus y faire attention, et le vécu de l'obsessionnel qui est rendu « malade » par cette contrainte à laquelle il ne peut opposer aucune action efficace pour faire cesser le dérangement mais qu'il ne parvient pas à oublier.

Alain ne supporte pas les ronflements de sa compagne et reste éveillé de longues heures.

Assad, 35 ans, informaticien, s'indigne constamment contre l'injustice socio-économique. Il la voit partout, dans la rue, dans les journaux, à la télévision. La violence et la perversité du système économique se matérialisent aussi dans son travail d'informaticien. Il est impuissant à faire changer une situation sociale qu'il décrit comme « systémique ». Je travaille son exaspération à partir des symptômes corporels qui l'expriment : une forte tension dans les épaules et le thorax.

> Christine, 40 ans, gestionnaire, ne supporte pas d'être contestée par ses enfants. Elle nourrit une véritable obsession des contrariétés qui l'obligent à sortir d'elle des pulsions mal assumées.

En fait, ce qui est en jeu se situe à un niveau profond : l'obsessionnel ne peut éviter une situation qui logiquement mobilise son agressivité. C'est bien cela qui lui est insupportable : l'agressivité isolée est sollicitée par la situation. L'isolation est mise en échec. Sa tension est extrême : son énervement est l'expression de la lutte entre l'isolation et les forces qui luttent pour son abolition. Le sujet voudrait pouvoir réagir agressivement mais l'isolation ne l'autorise pas à le faire. Il reste durablement en tension jusqu'à épuisement psychique.

Traitement

Les évitements échoués sont cliniquement très intéressants. Ce sont des brèches permettant d'accéder directement au problème de fond – que l'hypnothérapie dynamique prend en charge.

Il est possible de passer par l'intermédiaire du travail des symptômes corporels. Dans le cas des évitements échoués, l'énervement met en jeu le corps tout entier ou en partie. Il y a une excellente opportunité à travailler cet énervement par ce que j'appellerai plus loin « l'hypnothérapie corporelle », en prenant comme voie d'entrée les symptômes corporels. Les deux techniques préconisées sont la respiration accélérée et les vocalisations projetées.

3. LES EVITEMENTS PAR DELEGATION

Description

La délégation prend trois formes assez proches :

– Soit faire effectuer le rituel par un tiers. C'est une façon de se délester provisoirement de la charge de ritualiser. Le patient se repose sur un tiers, il se décharge de la pénibilité du rituel. Par exemple, le patient demande à un tiers de nettoyer à fond sa maison à sa place.

– Soit faire surveiller son comportement par un tiers, comportement supposé comporter le risque de faire mal. La garantie offerte par la surveillance dispense le patient de faire le rituel. Par exemple, faire surveiller sa conduite automobile pour éviter de renverser un passant, ce qui évite de faire demi-tour).

– Soit garantir que l'évitement a bien été respecté.

> Ben, lycéen, 17 ans, demande à sa mère d'effectuer à sa place des rituels de lavage de son propre corps ; Gustave, collégien, 15 ans, demande à sa mère de regarder derrière lui s'il n'a pas renversé quelque objet.
>
> Martine fait conduire son compagnon à sa place.
>
> Jean-Claude demande à sa femme de l'accompagner sur des trajets longs pour vérifier et garantir qu'il ne renverse aucun piéton.

Traitement

On peut rappeler à cette occasion les deux préconisations « éducatives » fondamentales que l'on donne à l'entourage de personnes souffrant de TOC : d'une part, ne jamais contraindre ou forcer à faire ou ne pas faire ; d'autre part, ne jamais faire à la place, ou le moins longtemps possible quand c'est inévitable (problème de conduite). Il est important que l'entourage comprenne que le sujet n'est pas un mystificateur ou un provocateur, mais qu'il est malade d'une contrainte qui embarrasse sa vie, que ses comportements ou ses pensées sont soumis à un blocage psychologique traduisant un manque d'affirmation de soi. Il est important que l'entourage accepte, non pas de faire à sa place, mais d'accompagner et d'encourager le sujet dans de nouvelles expériences de vie transformatrices.

En fait il y a toujours indication à conduire une analyse systémique de la délégation. Il se peut que le symptôme ait une fonction. Il faut toujours se demander quelle est l'écologie du symptôme et s'il a un lien avec la dynamique familiale. On peut découvrir que le patient réunit la famille autour de son symptôme ou bien que celui-ci agit comme une provocation et installe d'une façon très originale le problème dont souffre le patient : l'isolation de l'agressivité.

En fait les évitements par délégation offrent une excellente opportunité thérapeutique. Ils permettent d'accéder en raccourci et en ligne directe au niveau 1. J'ai peu à peu découvert que la délégation de rituels génère, derrière le rideau de la compassion, beaucoup d'agacement de la part du membre de la famille à qui cette tâche est dévolue. Mais, dans la mesure où le patient souffrant de TOC est considéré comme malade, le membre de la famille ne peut se soustraire à cette tâche et peut difficilement exprimer son agacement. L'agressivité générée par le symptôme est immédiatement neutralisée. Le TOC est utilisé pour réintroduire l'agressivité isolée. Pourtant, la plupart du temps, l'agacement finit par monter et provoquer des crises : le patient reproche au délégué de ne pas faire son travail de gaieté de cœur et le délégué en a vite marre de cette sujétion. Il en résulte le paradoxe suivant : la délégation qui a pour but d'éviter une mobilisation de l'agressivité isolée finit par la réintroduire massivement. Dans ce cas, le thérapeute doit prendre en compte le conflit sous-jacent entre patient et membre délégué et mettre au jour les conflits plus profonds qui n'arrivent pas à se dire, cachés derrière le conflit conjoncturel engendré par le symptôme. Les TOC par délégation permettent en quelque sorte l'apprentissage de la confrontation.

Dans ce cas, tout en restant dans le cadre de l'intervention systémique, je suggère une expérience familiale qui peut être vue comme une tâche. Je prescris la suspension de la délégation, et je dis : *« Pour voir ce que cela fait ! »* En fait, c'est une prescription provocante. On trouvera dans le cas Emma (cas n° 6) une excellente illustration de cette prescription.

On ne peut faire l'économie de l'analyse systémique du symptôme. Il arrive que le symptôme ait une fonction particulière qu'on ne peut éviter de prendre en compte[311].

4. LES EVITEMENTS D'EMPREINTE

Certains évitements sont liés à des traumatismes ayant laissé des traces que Dilts nomme des empreintes[312] : « Une empreinte est un évènement significatif du passé au cours duquel une croyance ou un groupe de croyances s'est formé[313]. » Le patient se trouve bloqué, à certains moments, dans des impasses comportementales ou des « blancs » qui l'immobilisent. Il évite certaines situations et ne sait pas pourquoi. Ce n'est pas au niveau comportemental que le problème sera traité mais par un travail de fond.

311 On pourra se reporter à la section sur l'accompagnement socio-éducatif dans laquelle cet aspect est traité.

312 DILTS (1994), *Croyance et santé*, cf. le chap. 4 : « La réempreinte », pp. 77-113.

313 *Ibid.*, p. 78.

– Le travail de réempreinte de Dilts est très utile. Le premier principe préconisé par ce dernier consiste à donner au patient les ressources dont il dispose aujourd'hui et qui à l'époque lui ont cruellement fait défaut. Le second consiste à doter les personnes responsables de violences de ressources dont il eût été judicieux qu'elles disposent pour éviter de créer un traumatisme au patient. On propose au patient de visualiser des scènes imaginaires remodelant le passé. Il s'agit là d'un travail en profondeur que l'on ne peut qualifier simplement de « comportemental ». On se reportera au chapitre sur l'hypnothérapie dynamique et à la présentation de la méthode MOSDAR.

– Dans ce cas de traumatismes caractérisés, on devra recourir à un travail plus radical : la méthode requise est l'EMDR ou l'IMO. Ce travail sera présenté ultérieurement dans le chapitre « hypnothérapie dynamique ».

Je termine par une remarque clinique : les TOC de procrastination sont souvent des évitements d'empreinte, évitement du reproche ou de la confrontation à autrui. Décider est toujours un engagement à risque.

Document 13 : Techniques de traitement des évitements

Les évitements réussis	évitements par abstention	- protocole de la levée de l'évitement avec double agissant (PLE)
	évitements par précaution	1. variante du PSG 2. recours au double agissant pour procurer des ressources
	Les évitements généralisés	- hypnose de bien-être sensoriel
Les évitements échoués	Techniques du travail corporel : 1. respiration accélérée et amplifiée (RAA) 2. vocalisations projetées (VOP)	
Les évitements par délégation	Travail systémique : - prescription provocante de la suspension de la délégation - analyse de la fonction systémique du symptôme	
Les évitements d'empreinte	Travail sur le trauma : - MOSDAR - IMO ou EMDR	

Cas n° 5 : Vanessa, un exemple de travail sur les TOC d'évitements réussis par abstention et précaution

« Je ne peux rien faire toute seule »

Première séance

Vanessa est une jeune femme d'une trentaine d'année, vive, pétillante et élégante. Je suis immédiatement frappé par la dépendance qu'elle manifeste à l'égard de ses parents qui l'accompagnent, en particulier à l'égard de sa mère. Celle-ci répond à la plupart des questions que je pose à Vanessa. *« Ça me fait mal que ma fille soit comme ça »*, commente la mère.

Vanessa m'est adressée par un médecin généraliste des environs pour de nombreux et d'importants TOC : lavage continu des mains ; vérification du gaz, des portes de la lumière de la voiture. Elle ajoute une peur insistante d'aspect régressif : *« La peur de faire pipi sans m'en rendre compte. »* Elle suit un traitement (alprazolam et effexor). Elle continue : *« J'ai besoin d'être accompagnée pour qu'on me dise si je fais bien ou si je fais mal, je ne peux rien faire toute seule. »* On est donc en présence de rituels et d'évitement par délégation. [Progressivement je réalise que le problème principal ce ne sont pas les rituels mais le besoin d'accompagnement pour contrôler ses faits et gestes.]

Les TOC ont débuté récemment, il y a 6 mois à peine. [L'apparition récente des TOC est généralement une excellente indication thérapeutique qui marque le fait qu'une situation n'a pu être gérée.]

Vanessa est en arrêt de travail. Elle a suivi une formation d'esthéticienne. Comme elle n'a trouvé aucun travail dans cette branche d'activité, elle est intérimaire dans une épicerie spécialisée. En fait, elle ne supporte pas son travail car elle travaille seule : *« Je ne sais jamais si je fais bien ou si je fais mal mon travail. »* Cette phrase est répétée plusieurs fois comme un leitmotiv. Alors elle vérifie toujours plus. Elle estime à 80 % le temps de travail qu'elle passe à vérifier : *« En fin de journée, je sors épuisée et énervée. »*

Vanessa vit chez ses parents avec un jeune homme qui vient d'Allemagne. Elle l'a rencontré en vacances à Berlin. Hans – c'est son prénom –, fou amoureux, a tout quitté pour la suivre en France. Les parents de Vanessa ont accepté de l'héberger. Je perçois chez le père un profond agacement par rapport à la situation. Il remarque que le jeune homme ne fait pas le nécessaire pour trouver un travail fiable, se montre très peu aidant dans la maison et s'énerve très facilement. Vanessa dit n'être pas prête à se mettre en ménage avec lui. Apparemment, la dépendance de Vanessa à l'égard de ses parents freine le déménagement du couple.

Je donne quelques précisions sur ma façon de travailler. J'enseigne les quatre niveaux en pointant la présence des nombreux évitements par délégation au niveau 4. Je ne précise pas le contenu du niveau 1.

Deuxième séance

Vanessa vient seule cette fois-ci. Elle reprécise le sens des vérifications du gaz : *« Le risque, pour moi, c'est l'explosion, et une "engueulade" de la part de mes parents ! »* Elle reprécise aussi le sens du lavage des mains : *« C'est pour ne pas transmettre les microbes que je pourrais attraper. »* Puis, avec une certaine gêne que je ne trouve d'ailleurs pas très convaincante, elle me fait part d'une peur honteuse : *« J'ai peur de mettre des objets dans les orifices de mon corps et de ne pas m'en rendre compte : télécommandes, barrettes de cheveux. »* (Mon instinct me dit que la tonalité n'est pas du tout psychotique et que la piste est obsessionnelle.) Je lui demande si elle craint les rapports sexuels. Elle me répond : *« C'est sale pour soi et pour les autres. »* Je n'en saurai pas davantage.

(Arrivé à ce stade, on pourrait être tenté de prendre une hypothèse sexuelle. Mais je suis surtout frappé par l'insistance qu'elle met dans le besoin d'accompagnement. J'ai l'impression qu'elle invente des peurs susceptibles d'imposer le besoin d'accompagnement de la part de l'entourage, sa famille, son ami…)

Je lui propose de travailler le rituel de lavage des mains par le PSG. On définit une référence, puis j'installe un état d'hypnose centré sur le regard des mains et des ongles de sa main droite levée (elle a fait une formation d'esthéticienne). J'insiste aussi sur la respiration. Je la sens faussement docile, un peu moqueuse.

Troisième séance

Elle revient sur la dernière séance. Elle me dit qu'elle est partie stressée et qu'elle a été mal toute la journée. La séance n'a pas eu d'effet positif. Elle réaffirme : *« Pour rien au monde, je ne veux rester seule, je ne peux être seule en rien. Ça m'énerve mais faut toujours que quelqu'un me surveille. »*

Donc aucune évolution par rapport au lavage des mains mais elle note la disparition de sa crainte de « faire pipi » sur elle. Je suis déconcerté, j'ai l'impression qu'elle joue avec moi « au chat et à la souris ».

Elle rappelle que ses parents ont en garde un chien : *« C'était horrible, je me lavais continuellement les mains. »* Je sens que le travail des rituels ne va pas porter de fruits, je me centre sur les évitements. Je propose la technique du double agissant pour l'aider à faire seule ce qu'elle ne parvient pas à faire. Je choisis le lavage des mains qu'elle ne fait jamais seule : elle exige qu'un proche la surveille pour valider qu'elle fait bien. L'expérience est difficile pour elle, l'énervement monte ! Elle confirme : *« Si je fais les choses seule, je vais m'énerver ! »* Je perçois bien l'importance de l'énervement derrière rituels et évitements.

Je lui demande de me parler de son énervement. J'ouvre alors un boulevard. Elle est ravie d'en parler : *« C'est curieux, je réclame la présence de quelqu'un pour me regarder, mais dès que je suis énervée, je peux faire les choses toute seule ! Plus je suis énervée, moins j'ai besoin de la présence de quelqu'un ! »* J'insiste : *« Votre remarque paraît montrer que le TOC est une affaire d'affirmation de soi. Toucherait-on là le niveau 1 ? »* Elle réagit : *« Oui, mais après, je reviens aux TOC et à mes exigences d'avoir quelqu'un, ça ne tient pas, ça ne me fait pas évoluer. »*

En fin de séance, je prends l'initiative d'introduire son ami qui l'attendait dans la salle d'attente. Je lui demande son point de vue sur l'évolution de Vanessa. Je le trouve très tendu et à cran. Il est excédé, il est à bout ! Ses propos se résument dans une phrase qu'il répète : *« Il faut que Vanessa prenne confiance en elle-même. »* Je feins de m'inquiéter : *« Ne craignez-vous pas que, si Vanessa prend confiance en elle-même, ça change la relation de couple ? »* Pas de commentaire.

Quatrième séance

La dernière séance semble avoir eu un impact. Le couple a déménagé et s'est installé dans un appartement : *« On est tous les deux seuls, j'essaie de faire les choses sans Hans, mais c'est difficile. J'ai peur de faire des bêtises qui m'échappent... par exemple... remettre des vêtements sales sur moi et en être malade. Le problème s'est accentué depuis qu'on a eu un chien en garde. »*

(Je ne sais pas très bien quelle direction prendre.) Je demande banalement en quoi ce chien lui a compliqué la vie. La réponse n'est pas banale : *« J'ai peur du sperme du chien. En fait, partout où je vais, j'ai peur de toucher du sperme. J'ai peur si je touche du sperme de tomber enceinte ! Si je tombe enceinte de mon ami, ce ne serait pas grave mais si ce n'est pas de lui, ce serait dramatique. »* Vanessa est une fille intelligente, elle sait très bien que ses propos sont étranges ; pourtant, elle paraît craindre ce qu'elle dit. Elle continue : « *En plus si j'ai un enfant, j'ai peur de lui faire du mal !* »

(Je vois un peu plus clair. On a une étonnante chaîne d'idées dérivées : peur de la saleté, peur des microbes, peur du chien, peur du sperme, peur de tomber enceinte, peur de faire mal aux enfants. Cette dernière peur est-elle la moins dérivée ? La plus proche du problème de fond ? Toutes ces peurs étant irrationnelles, il me vient l'idée d'utiliser une technique irrationnelle pour traiter des peurs irrationnelles.) Je propose la technique de modification des paramètres pour modifier l'aspect du sperme. (L'idée est saugrenue, mais serait-il possible d'atténuer ses peurs et de faire apparaître autre chose ?) Je la mets en hypnose et je joue une partition de transformation de tous les aspects du sperme (couleur, consistance, substance, etc.).

Elle rouvre les yeux, abasourdie, incapable de dire un mot.

En fin de séance, la mère de Vanessa la rejoint dans le cabinet. Elle est très remontée. Elle m'interpelle sur un ton de reproche : « *Aucune amélioration, faut toujours l'accompagner.* » La mère, de toute évidence, se fixe sur le lavage des mains et ne voit pas l'évolution des séances. Je suggère à la mère de façon provocante d'encourager Vanessa à faire les choses seule et à s'autoriser à refuser de l'accompagner. Vanessa est blême. La mère hausse les épaules.

Cinquième séance

Vanessa est contente : « *Je fais plein de choses seule... je vais chercher le courrier à la boîte à lettres... je me lave seule... j'ai eu une grosse dispute avec mon copain. On s'accroche sur tout, sur la décoration, sur plein de détails sans importance... on a quelques projets : acheter une table, visiter Paris...* »

Je propose de travailler sur la levée de l'évitement par la technique du double agissant. On choisit un objectif : marcher seule dans la rue en allant jusqu'à la boutique du boulanger. Je maintiens un ancrage positif en serrant son poignet. Comme la technique fonctionne bien, je suggère une promenade dans le parc voisin. Cette fois-ci, je n'utilise même plus la phase intermédiaire du double agissant, elle accepte de se voir agir seule.

Elle rouvre les yeux et me dit : *« J'ai envie d'avoir un enfant avec mon copain mais j'ai peur de ne pas être une bonne mère. »* La refluence se manifeste. Elle évoque aussi des souvenirs anciens : *« Au collège, j'étais très dure, j'ai beaucoup de points communs avec mon père qui a une forte personnalité. On se dispute très vite. Je traînais beaucoup avec une copine. A cette époque, j'étais très sûre de moi, pas comme je suis aujourd'hui, j'avais tendance à beaucoup déborder. »* J'interroge : *« Au fond, vous avez une forte personnalité, vous ne manquez pas d'audace, mais aujourd'hui vous vous retenez de vous vous affirmer et vous jouez à vous faire peur avec des peurs imaginaires ? »* Elle sourit…

En fin de séance la mère la rejoint une nouvelle fois. Celle-ci confirme les progrès et elle fait un surprenant aveu : *« C'est surtout moi qui ai du mal à ne pas l'accompagner, j'ai peur pour elle. »* Je réponds qu'il me semble que chacun évolue dans la famille…

Sixième séance

« J'ai réussi à aller seule à la boulangerie... je me lave seule... je me fais à manger seule... je conduis seule... » Je lui demande d'estimer ses progrès : elle est à 50 sur 100.

Que reste-t-il à reconquérir en termes d'évitement : *« Marcher seule dans la rue, faire du footing toute seule, par exemple dans le parc de la ville. Il y a un circuit de 1,5 km en forêt. J'ai très envie mais j'ai peur de toucher quelque chose de sale, ou de faire mal à quelqu'un sans m'en rendre compte. Le pire, c'est de faire mal aux enfants. »* Je demande des précisions : *« Ce serait faire des attouchements, blesser ou donner de mauvais médicaments. Jusqu'à 6 ans, ils ne peuvent pas se défendre, ils sont faibles... Si je faisais du mal, ce serait sans m'en rendre compte, j'ai peur de ne pas pouvoir me contrôler. »* Elle pense surtout à la petite fille d'une cousine qu'elle voit souvent. Elle confirme qu'elle n'a jamais fait de mal à un enfant.

Nous travaillons sur le projet de running. Après l'avoir installée en hypnose, j'utilise la technique de visualisation de la course avec la pleine conscience lui permettant d'observer elle-même si un débordement se produit ou bien, comme elle dit, d'en avoir la tentation. Au réveil, elle se met à parler de son ami. Elle se plaint : *« Il m'engueule continuellement, il me reproche de ne pas faire d'efforts alors que je fais plein de progrès. Je lui demande beaucoup moins de présence, seulement d'être là quand je fais tourner la machine à laver. J'ai peur de faire mal. »* (Je me demande si l'accompagnement réclamé est fait pour énerver son ami ou pour le retenir ?)

Septième séance

Vanessa m'annonce la nouvelle : *« Mon ami m'a quitté, il est parti chez des amis, je suis retournée chez mes parents. En fait, il est d'abord parti réfléchir à Berlin, puis il est revenu. Mais je ne le supportais plus. Il est parti au bout de 2 jours. Pourtant, j'avais changé, sans doute pas suffisamment pour lui. En fait, je crois qu'il s'en foutait. J'ai une rage intérieure, il a trahi sa promesse. Et puis, il ne m'a pas défendue alors que j'étais attaquée par ma belle-sœur. En fait, depuis plusieurs mois, il était insatisfait. Je voyais bien qu'il cherchait les problèmes. Dès le début, il ne me trouvait pas assez câline.* (Je me demande si les TOC ne sont pas apparus quand elle a senti qu'il s'éloignait de lui.)

En même temps qu'elle exprime verbalement sa rage, je perçois un certain soulagement. Il y a chez elle discordance entre l'expression verbale et l'expression corporelle.

Elle revient sur l'incident récent. Sa belle-sœur n'a pas voulu l'inviter à une fête : *« Je l'ai appris et dit à mon frère qui n'a pas réagi. J'étais très énervée contre ma belle-sœur, à la limite de la frapper. Hans ne m'a pas défendue ni soutenue. »*

Vanessa a décidé d'arrêter son travail. Elle a vu le médecin du travail et a demandé une mesure d'inaptitude à travailler dans ce type d'entreprise où elle se trouve trop seule.

Je lui demande comment ont évolué ses TOC dans ce contexte de rupture : *« Je n'ai plus peur des microbes, ni de faire pipi sur moi. Je fais de plus en plus de choses toute seule. Les rituels de lavage et les évitements sont tombés de 100 à 20. »*

Mais reste une peur diffuse (la peur de perdre le contrôle). Je lui fais remarquer que, lors de l'altercation avec sa belle-sœur, elle a failli perdre le contrôle : *« Oui ! J'ai failli péter un câble, j'ai senti une forte envie de taper mais je me suis contenue. »*

Je demande comment elle a réagi face à Hans : *« J'ai aussi failli péter un câble, mais la colère que j'ai montrée n'était pas à la hauteur de ce que je ressentais. J'ai appelé ma famille, je me tordais de douleur. Ils m'ont calmée. Je me suis apaisée mais j'avais des pensées négatives. »* Curieusement, elle conclut : *« En fait, je pense que je vais mieux, j'ai arrêté les médicaments. »* J'objecte *: « Malgré les pensées négatives ? »* Elle réplique *: « Oui ! Maintenant je n'en ai plus besoin, je m'exprime. »*

Huitième séance

Elle a eu quelques contacts avec Hans. Il lui a raconté qu'il avait trouvé une copine. Elle n'y croit pas, elle pense qu'il dit ça pour la forcer à se détacher de lui.

Elle a entamé les démarches pour une reconnaissance d'inaptitude. Elle me demande une attestation qu'après hésitation j'accepte de donner. Je prends soin d'indiquer afin de ne pas fixer une difficulté que je considère passagère et ratifier une inaptitude que l'indication des séances était les TOC mais que ceux-ci sont en évolution très favorable.

Elle a encore du mal à rester seule. Mais elle conquiert chaque jour un peu plus de liberté, elle ose des initiatives sans accompagnement : elle ne se lave plus les mains, elle va régulièrement en salle de sport, se déplace seule en voiture sur de longs trajets.

Je lui demande la raison de ce besoin d'accompagnement qui persiste : *« J'ai peur de faire quelque chose de mal avec mes mains dont je ne m'apercevrais pas. »* Je lui propose une séance d'hypnose centrée sur une séquence de la vie quotidienne (une course en ville) et vécue en pleine conscience. Elle entre bien dans l'expérience. Elle me dit qu'elle n'a pas observé d'envie de déraper et de faire n'importe quoi.

Elle s'empare d'une remarque que je lui fais incidemment : *« Un scientifique* [il s'agit de Stanislas Dehaene] *rappelle que le cerveau a une activité perceptive inconsciente et qu'il sait faire parvenir à la conscience des perceptions indiquant un danger. »* Cette remarque la rassure complètement. (Je me dis que la restructuration cognitive est parfois utile !) Elle fait remarquer qu'avant la période des TOC elle n'avait pas cette préoccupation de faire n'importe quoi. Elle savait faire parfaitement face aux risques de la vie. Il ne lui est jamais rien arrivé de grave.

Comme elle hésite encore à aller seule en salle de sport, j'utilise l'hypnose pour mobiliser les ressources dont elle disposait à 18 ans et dont elle a besoin aujourd'hui pour éviter… l'évitement !

Neuvième séance

Elle est proche de signer une rupture conventionnelle avec son entreprise pour inaptitude à travailler dans ce type d'entreprise. Elle réfléchit à revenir à une profession ayant un lien avec sa première formation (bac pro secrétariat). Elle va régulièrement à la salle de sport. Elle n'a plus aucun problème pour se déplacer.

Elle revient sur une peur bizarre qui ressurgit : *« J'ai peur de toucher mon string avec des mains sales. »* Je la pousse à préciser : *« Les mains sales, c'est des mains qui ont touché du sperme. J'ai toujours peur de tomber enceinte et d'avoir un enfant que je n'aurais pas voulu. »*

Je lui demande si elle des antécédents d'agression. Elle évoque plusieurs souvenirs :

« A 13 ans, une rencontre avec des manouches qui se sont amusés à me faire peur sur une route de campagne ; un "taré" qui m'a montré son sexe quand j'étais à l'école d'esthéticienne ; une copine qui m'a raconté avoir vu un gars qui se masturbait. » Je ne perçois aucune émotion d'origine traumatique.

Pourtant, je la vois réfléchir longuement en silence. Elle montre un visage préoccupé : *« A 14 ans, je sortais beaucoup avec une copine ; ma mère nous laissait sortir librement le week-end. En fait, à cette époque, elle n'était pas du tout protectrice. Elle ne se doutait de rien. Un jour mes parents ont été convoqués à la gendarmerie parce que je déambulais la nuit. »*

Je demande : *« Au fond, de quoi avez-vous peur ? »* Je perçois un affolement : elle m'arrête en levant la main : *« Stop, je n'aime pas parler de ça, j'ai peur de perdre le contrôle. »*

Je lui fais remarquer qu'il y a deux parties en elle : une partie inconsciente capable de prendre des risques et une partie hypervigilante. Utilisant la techniques IFS faisant dialoguer les parties de soi, je m'adresse à la partie-qui-prend-des-risques : *« Seriez-vous capable de faire n'importe quoi ? »* *« Oui, quand j'étais ado, j'ai connu de nombreux garçons, je faisais n'importe quoi.* » A la partie vigilante, je demande : *« Que lui dites-vous ? »* Réponse : *« Je crains de ne pouvoir la contrôler, heureusement que les TOC la freinent »*, et le dialogue se poursuit. Elle a contacté sa partie agressive et elle paraît maintenant apaisée. La peur de perdre le contrôle se dégonfle.

(Ainsi donc apparaît le sens du TOC : le TOC ce n'est pas le problème c'est la solution ! En fait, elle a peur d'elle-même. Je pense qu'au moment de se mettre en couple, elle a eu peur d'avoir un enfant, ne sachant pas très bien si elle contrôlerait ses réactions et doutant peut-être aussi de sa capacité à être fidèle. Si elle a peur d'elle-même, c'est que son agressivité n'a pas été suffisamment structurée par des interdits et des renoncements.)

Je lui prescris de façon paradoxale de garder ses TOC tant qu'elle n'est pas sûre d'elle-même, tant qu'elle n'a pas fait acte de responsabilité par rapport à sa vie. (Je pense au sens du travail thérapeutique avec les obsessionnels : remplacer l'isolation par la responsabilisation.)

Dixième séance

Elle revient après l'interruption des vacances. Elle est magnifique, rayonnante : *« Je fais tout toute seule, c'est bon ! Je renoue avec une vie libre ! »*

Elle n'a pas revu Hans. Celui-ci, en fait, cherche à la recontacter. Il paraît regretter la rupture. Elle ne veut plus entendre parler de lui. Elle a tourné la page. Elle vit toujours chez ses parents. Elle a obtenu une rupture conventionnelle qui lui laisse le temps de réfléchir à un travail qui lui convienne. Elle aimerait revenir à un travail de secrétariat qui correspond à sa toute première formation, ou peut-être *« vendre des fringues »*. Elle cherche un appartement. Elle a acheté une nouvelle voiture. Elle a fait du sport, elle a retrouvé des copines.

Je la provoque en lui demandant si elle prend des risques dans sa vie maintenant qu'elle n'a plus de TOC. Elle sourit *« Non ! Car je suis grande maintenant ! »*

Nous convenons qu'elle n'a plus besoin de mes services. Elle me recontactera si elle en éprouve le besoin.

[**Commentaire**

C'est un cas remarquable de TOC fondé essentiellement sur les évitements par abstention et par délégation.

Ce cas illustre aussi comment un TOC peut exprimer la peur de perdre le contrôle par manque de structuration de la personnalité, par manque d'interdits. Le problème pulsionnel concerne l'agressivité. Mais il se peut qu'il s'agisse de la sexualité régressée que Freud a identifiée dans « L'homme aux rats ».

On peut comprendre qu'un projet de couple ou d'enfant ait pu poser problème. La patiente éludait le risque de la confrontation dans la mesure où elle n'était pas sûre de pouvoir contrôler ses pulsions. Les TOC servaient à la brider et la dispensaient d'exprimer l'impétuosité pulsionnelle]

Cas n° 6 : Emma, un exemple de travail sur les TOC d'évitement par abstention, précaution et délégation

« J'ai horreur de me sentir sale »

Première séance

Emma est une jeune fille de 16 ans. Elle est en classe de terminale ES dans un lycée public de la région. Je suis frappé par le contraste entre sa petite taille et le visage résolu qu'elle affiche. Elle est accompagnée par son père qui assure le transport.

Emma est la dernière fille d'une fratrie qui comprend trois enfants. Ses deux sœurs sont nettement plus âgées qu'elle (huit, dix ans de décalage) ; le père est ingénieur dans les travaux publics et la mère est assistante maternelle et garde de trois à cinq enfants à la maison.

Le père fait les présentations : *« Ma fille souffre d'importants TOC de lavage des mains et du corps. Le problème pour nous, parents, est qu'elle nous entraîne systématiquement à vérifier qu'elle effectue correctement ce lavage. Il faut être présent et la regarder faire. D'autre part, elle change continuellement d'habits et oblige sa mère à des lavages incessants. »* Je demande à Emma ce qu'elle vérifie sans cesse et fait vérifier à ses parents : *« La vérification, c'est toujours pour vérifier que c'est propre, que c'est pas sale. J'ai horreur de la saleté, j'ai horreur de me sentir sale. »* Puis elle précise : *« Je crains toujours que mes mains ou mes habits n'aient pu toucher des excréments, de l'urine ou du vomi. Le problème se pose partout, mais c'est surtout quand je vais aux toilettes à la maison. »*

Je demande des renseignements sur les origines des TOC : *« Ça a commencé au collège, en quatrième, puis ça s'est amplifié au lycée en seconde ; c'est en début de seconde que ma famille s'est rendu compte de ces lavages de mains. »*

Le père poursuit : *« Elle a consulté il y a deux ans un psychiatre qui a prescrit du cymbalta et du xanax. Ça n'a servi à rien. Aujourd'hui, elle ne prend plus rien. Elle a été suivie ensuite par un kinésiologue qui lui a prescrit des fleurs de Bach et l'a aidée à avoir une hygiène de vie plus équilibrée et à développer un raisonnement plus rationnel. Mais ça n'a rien changé. Les TOC ont tendance à augmenter et ça perturbe la vie scolaire d'Emma, il y a beaucoup d'absentéisme et ça perturbe aussi la vie familiale à cause des exigences de surveillance et de propreté qu'elle nous impose. »* Emma approuve ce que dit le père. Les parents ont eu mon adresse par l'intermédiaire de l'AFTOC régionale.

Je demande quelques précisions à Emma sur cette peur d'être sale. Elle répond un peu agacée : *« Tout simplement, je n'aime pas me sentir sale, je n'aime pas être salie. »* Je demande si elle a peur de salir les autres. Elle fait la moue et se tord les doigts : *« J'ai surtout peur d'être salie. »* Emma est au bord des larmes mais je la sens en confiance avec moi.

Je lui explique comment je vais travailler : *« … en te* (je la tutoie) *donnant la possibilité de faire autre chose de plus intéressant que ces habitudes de lavage. »*

(En terminant cette séance, je garde l'impression qu'il y a un traumatisme caché. Je note la priorité de creuser davantage la question des origines.)

Deuxième séance

Je reçois Emma seule en séance. Son père, discrètement, lit dans la salle d'attente.

Je demande à Emma des précisions sur les circonstances du déclenchement des TOC. *« En classe de sixième, je me sentais bien au collège, j'étais comme à la maison, je suis "très famille" ; en quatrième, j'ai été séparée de ma meilleure amie Maud. Ça n'allait pas dans ma nouvelle classe. Deux élèves se sont mises à m'embêter et même à être violentes avec moi. Maud s'est fâchée avec moi et s'est mise de leur côté. Heureusement, j'ai réussi à me faire une nouvelle amie, Julie, mais elle était tout le temps stressée et son père était un peu bizarre. En troisième, je me suis fait une nouvelle amie Helena. Fallait que je me lave les mains souvent. J'avais peur des microbes, je n'aimais pas être sale, j'avais peur de ramener des microbes à la maison, de contaminer ma mère et les enfants qu'elle gardait. J'attrapais souvent la "gastro" à cause des enfants gardés à la maison. J'avais souvent la diarrhée, maman venait alors me chercher au collège mais elle en avait souvent assez d'être dérangée. »*

(Emma fait apparaître un contexte scolaire et familial conflictuel. Les TOC apparaissent dans ce contexte. Mais il n'y a pas d'évènements permettant de travailler précisément sur les traumas. De quel problème ces TOC qui surgissent assez soudainement dans une vie jusqu'ici paisible sont-ils la manifestation ?)

Je lui suggère de retrouver l'état qu'elle avait avant la quatrième, lorsqu'elle était en sixième avec son amie. J'installe une séance d'hypnose de bien-être avec une régression en âge centrée sur les scènes agréables vécues avec son amie. J'insiste sur les sensations de liberté, de souplesse, de légèreté et propose qu'elle exprime cet état dans une danse effectuée par ses mains. Je découvre qu'elle est facilement suggestionnable. Au réveil, elle dit qu'elle se sent bien mais « bizarre ». Je la sens en totale confiance.

Troisième séance

L'anamnèse n'ayant pas mis en évidence de trauma particulier pouvant justifier un travail spécifique, je me concentre sur les symptômes périphériques, c'est-à-dire sur les rituels de lavage et de déshabillage. Elle me décrit la scène : *« Avant d'aller aux toilettes, je me déshabille presque complètement, j'enlève le haut et le bas et ne garde que mon tee-shirt. Je pose mes habits sur la rampe. Faut pas que mes habits soient en contact avec l'urine ou les excréments. »* Je demande à nouveau quel est le risque. Mais sa réponse est identique : *« J'ai peur de me sentir sale, j'ai peur d'en mettre partout, ce serait dégoûtant pour moi et pour les autres. »* Il semble bien que ce qui est premier, c'est la sensation insupportable de se sentir sale et en conséquence de la faire vivre aux autres.

Considérant que le dépôt des habits est un évitement, je lui propose la technique de la levée de l'évitement avec recours au double agissant. Je m'approche d'elle et je m'assieds sur son côté droit. J'ai bien en tête le calibrage de l'angoisse : j'ai remarqué la torsion des doigts. Je la place dans une bulle transparente de bien-être, centrée sur une tranquille respiration dans un espace pur. J'installe un ancrage : la pression du pouce et de l'index de ma main droite sur son poignet gauche. Je propose qu'elle se dédouble et que la jeune fille de sixième/cinquième qu'elle était sorte d'elle-même, quitte la bulle, aille aux toilettes sans se déshabiller, librement, sans se poser de question (je maintiens fermement l'ancre). Elle suit de l'intérieur de sa bulle l'évolution de son double. Pas de trace d'angoisse. Je fais revenir son double dans la bulle et lui demande de se réassocier à son double et de profiter de la compétence qu'elle a vu s'exercer. Je propose alors qu'elle refasse la même chose. Elle accepte avec hésitation mais elle le fait sans signe d'angoisse au niveau des doigts. Puis je pose une suggestion post-hypnotique pour les jours qui suivent, c'est-à-dire la suggestion qu'elle n'enlève pas ses habits avant d'entrer dans les WC.

Quand elle ouvre les yeux, elle me dit qu'elle se sent bien mais m'avoue que, dans sa visualisation de la scène, elle avait quand même ôté le pull…

Juste après la séance, le père demande à me voir. De façon courtoise et bienveillante, le père me dit que les séances n'ont jusqu'ici apporté aucun changement, que sa femme et lui ne savent pas quoi répondre à ses demandes d'accompagner visuellement ses lavages de main et la séance de douche. Le père exprime que sa fille agace tout le monde avec ses exigences d'hygiène.

Je suggère, plutôt de se soumettre aux exigences de sa fille, qu'il est préférable, dans la mesure du possible, de tendre vers le non-accompagnement et de la renvoyer à sa propre responsabilité. D'autre part, concernant l'entretien de la maison, il est important de s'en tenir aux habitudes familiales et de laisser Emma faire plus de nettoyage, si elle le souhaite. Je dis : *« Ni faire avec, ni faire à la place… »* C'est toujours la réponse que je donne à cette question.

Emma est blême. Le père est inquiet : *« Mais ça va créer des tensions ? »* Je réponds : *« Ce sera intéressant d'expérimenter comment la famille gère les tensions. De toute façon, les exigences d'Emma créent des tensions. Je ne crois pas que ça va créer des tensions, mais plutôt les révéler. Je pense qu'il n'est pas très sain de faire comme s'il n'y avait pas de problème... »*

(Je commence à comprendre que le mot « salir » : pour elle, se sentir salie signifie se sentir « agressive ». Se sentir sale, c'est vivre un évitement échoué. En fait Emma ne veut ni se sentir agressive, ni agresser, ni être agressée, ni rendre les autres agressifs… Manquent les circonstances qui ont permis ce basculement de sens.

Quatrième séance

La technique du double agissant n'a guère modifié ses habitudes. Je pressens que je ne pourrai atteindre le nœud du problème qu'en favorisant la refluence. Il faut donc continuer à travailler les symptômes.

Je décide d'utiliser la technique du double agissant pour travailler d'autres symptômes, les symptômes du lavage des mains qui sont les plus fréquents. Elle me demande : *« Comment les autres font dans la vie ? »* Elle veut une référence. On discute ensemble. Elle convient qu'on ne se lave les mains qu'après être allé aux toilettes, après avoir fait ses besoins, dans la cabine des WC, et qu'en dehors de ces moments on ne se lave les mains que si on a été en contact avec l'urine, les excréments et le vomi, uniquement si on voit et sent ces substances. Dans son cas, elle se relave les mains après être sortie de la cabine des WC et elle le fait continuellement dans la journée. Elle me dit : *« Je réalise que je réagis à de l'urine, des excréments et du vomi que je ne vois pas, que je ne sens pas. »* Je commente : *« Oui, non pas par rapport à la réalité mais par rapport à la possibilité. »* Elle est d'accord qu'on travaille sur le lavage des mains : d'une part, elle ne se lavera les mains que dans la cabine des WC et jamais après être sortie et, d'autre part, dans la journée, uniquement si elle voit et sent des substances douteuses. J'utilise la technique du double agissant. Alors elle accepte de se visualiser se lavant les mains seulement après être allée aux toilettes et non plus, comme le faisait, après être sortie des WC, et en journée seulement si elle voit et sent des traces douteuses.

Cinquième séance

Il y a des progrès. Elle me dit que sa mère surveille moins ses gestes de déshabillage et de propreté et qu'elle ne se lave les mains que comme convenu. Mais reste l'important problème du déshabillage avant les toilettes et l'exigence qu'elle impose à sa mère de laver tous ses vêtements après chaque douche.

La séance est consacrée à la description du déshabillage avant son passage aux WC : *« Je ne veux pas que mes vêtements touchent la cuvette des toilettes car alors je me sentirais sale et j'en mettrais partout, ce qui augmenterait mon malaise. »*

(Fatigué par une journée stressante, je ne suis pas très inspiré pour lui proposer un travail sur le sujet. La séance se termine dans le flou.)

Sixième séance

Emma revient sur la question du déshabillage mais sous un autre angle. Cette fois-ci, elle insiste sur l'exigence qu'elle impose à sa mère. Il faut que sa mère la suive à proximité des toilettes, la regarde se déshabiller (elle ne garde que ses sous-vêtements) et, même, elle doit continuer à la regarder quand elle est dans les WC en gardant la porte entrouverte. Cette exigence qui transgresse l'intimité agace profondément sa mère.

Dans un souci de rappeler la référence, je lui demande comment font les gens habituellement. Elle ne répond pas. Je réponds crûment à sa place : *« Je pense qu'ils vont aux toilettes sans se déshabiller complètement, ils ferment la porte des WC dans un souci d'intimité, ils font leur besoin, puis s'essuient le sexe et les fesses avec du papier hygiénique, ils se lavent les mains, puis repartent vaquer à leurs occupations en pensant à autre chose. »* Elle bondit : *« C'est dégoûtant, la possibilité de mettre une trace de saleté, d'excréments, d'urine ou de vomi partout m'est insupportable, ça me dégoûte ! »*

Je lui propose de vivre l'expérience d'imaginer d'avoir une trace d'urine visible sur la main pour explorer cette situation qu'elle fuit, puis d'aller se laver les mains. J'ajoute que les gens ont habituellement la ressource de vivre ce petit désagrément en attendant de l'abolir en se lavant les mains. J'aurais pu lui proposer le protocole de la levée de l'évitement, en fait j'utilise un raccourci. M'appuyant sur la force de la suggestion, m'approchant d'elle pour signifier que je la crois capable de vivre cela, je lui propose de traverser l'expérience désagréable de se sentir momentanément sale. Elle accepte l'expérience mais je la vois tordre sa bouche et triturer ses mains : c'est le geste qui calibre le dégoût. Elle accepte de rester une minute avec l'urine sur la main puis d'aller se laver les mains. Je vois son soulagement sur son visage. Mais elle a accepté de vivre l'expérience.

Septième séance

Elle revient détendue. Elle me dit qu'elle se lave les mains comme convenu, uniquement après être allée aux toilettes ou seulement quand elle voit des traces d'urine sur sa main. En fait, elle me dit que ça n'arrive jamais.

Voilà enfin un progrès significatif. Les rituels liés à la peur de l'urine sont donc tombés quasiment à zéro. [Je pense qu'en acceptant de vivre la sensation d'être sale, elle est entrée en contact avec une agressivité isolée. C'est un travail effectué au niveau fondamental.] Mais il reste beaucoup à faire. Elle continue de se déshabiller avant d'aller aux toilettes, d'exiger la surveillance de sa mère et de lui imposer le lavage des habits après chaque passage aux toilettes.

Elle décrit avec plus de précision son organisation. Dans la journée, elle s'empêche d'aller aux toilettes au lycée. Elle ne va aux toilettes que le soir avant sa douche. Elle se douche longuement puis demande à sa mère de laver tous les habits utilisés dans la journée. Il devient évident que le point important c'est que tout est fait pour que le déshabillage, le passage aux WC, la douche, le rhabillage se fassent en présence des parents et de la mère en particulier, qui est très sollicitée. J'aborde avec elle la question de la réaction de ses parents. Son père ne lui dit rien. (J'ai remarqué à chaque séance de la part du père, avant et après, une impatience polie, tandis que sa mère « râle » de plus en plus. On dirait que tout est fait pour que le symptôme entretienne le conflit latent avec les parents.)

En fin de séance, je propose au père un entretien familial qu'il accepte avec empressement, comme soulagé.

Huitième séance

Les deux parents sont là, visiblement coopérants. Emma est fébrile mais plutôt contente de cet entretien.

D'emblée, la mère s'excuse : *« J'ai moins de patience qu'avant, mais c'est lourd de devoir la suivre dans tous ses rituels de lavage, d'exécuter ses exigences de propreté et de surveillance et surtout d'être obligée de laver sans cesse son linge non seulement après la douche du soir mais dès qu'elle a le moindre doute d'avoir une trace de saleté sur ses habits. Ça finit par créer de gros conflits. »*

Elle enchaîne : *« On n'était pas habitués au conflit avec Emma. C'était une adolescente douce, calme, gentille. »* Le père ajoute : *« Elle est "très famille", très proche de nous, très bien installée dans le cocon familial, ne cherchant pas tellement à en sortir. »*

La mère reprend : *« Ça nous changeait de ses sœurs. On a eu plein de problèmes avec elles. Toutes étaient rebelles. Elles se mettaient contre nous, critiquant tout, nous rendant responsables de la moindre contrariété. Avec Emma, c'était le bonheur, elle était bien avec nous, enthousiaste sur tout, associée à notre couple. Les conflits ne sont venus qu'avec les TOC. Ça m'énerve beaucoup. Son père, lui, cherche plutôt à tout atténuer. »*

Je demande à Emma si, aujourd'hui, il y a des autres sources de conflit que les TOC. Elle réfléchit : *« Avec papa, quelquefois ; il surveille de trop près mes notes en maths ; sinon, rien ! Avec maman, il n'y a rien, le conflit, c'est uniquement quand elle me dit d'arrêter de me laver les mains. »*

Le père continue : *« Emma n'était pas prête à avoir des conflits à l'extérieur, au collège, au lycée, avec ses copines. Elle n'avait jamais appris à se défendre et à se battre. Elle rapportait ses plaintes à la maison où elle se sentait bien... Je pense que la rupture avec sa copine Maud a été un moment très douloureux pour elle. Elle n'avait pas d'armes pour se battre, elle n'a pas dit grand-chose... »* Je vois des larmes perler dans les yeux d'Emma.

Je conclus en disant : *« Ce n'est pas une solution de continuer à surveiller Emma quand elle va aux toilettes ou quand elle se douche. Je vous suggère de vivre l'expérience de laisser Emma gérer ses problèmes seule, tout en l'encourageant à évoluer positivement. Je te suggère, Emma, d'apprendre à combattre à l'extérieur et d'arrêter d'encaisser les brimades et les moqueries, en particulier sur ton physique. »* Emma proteste : *« Aujourd'hui ça va mieux ! »* Le père fait remarquer qu'elle a souvent manqué le collège et le lycée quand elle n'avait pas le moral.

La famille quitte la séance. Chacun semble plutôt satisfait.

(Je réalise qu'il est sans doute vain de travailler sur les symptômes séparément mais qu'il est plus judicieux de prendre en compte les enjeux relationnels.)

Neuvième séance

Emma a la mine plutôt réjouie : *« Ça va mieux quand je vais aux toilettes, je garde les sous-vêtements, le pantalon, je n'enlève plus que le pull : je garde les mêmes habits toute la journée et le soir, après la douche, je garde certains habits pour le lendemain ; il n'y a pratiquement plus de conflit avec mes parents sur le sujet ... »*

Elle reparle de Maud : *« Ce fut une expérience difficile, déjà en classe de cinquième elle ne supportait pas que j'aie raison, elle avait parfois des gestes de violence contre moi, puis elle m'a larguée et m'a trahie. Les autres élèves, entraînés par Maud, se moquaient de moi. Aujourd'hui, j'ai de bons amis, ça va mieux. Je commence à m'affirmer, je sais répondre quand une fille de moque de mon physique. On m'appelait "la petite" et, comme je mangeais peu, on me traitait d'"anorexique". »*

Elle continue : *« Ça me fait penser à un cauchemar que j'ai fait récemment. J'étais au self à table avec un groupe de filles. Une femme de service s'approche de moi et me traite d'"anorexique" et me frappe. J'en parle à mes parents qui portent plainte. Un avocat dit... là, j'ai un blanc... soit j'ai raison... soit je n'ai pas raison... je ne sais plus ce que disait le rêve. Je retourne en cours, je suis blessée, je marche sur les genoux, j'ai mal partout, alors qu'elle ne m'avait frappée qu'à la tête, je retourne en cours... »*

Je lui propose de reprendre l'histoire et de la retravailler selon le protocole de la modification de la scène dramatique (MOSDAR). Je fais une induction hypnotique puis je lui dis de laisser son imaginaire modifier la scène. Elle marque un temps de pause. *« J'ai envie de la frapper, de lui balancer une gifle ! »* Je lui propose de faire le geste sur un cousin que j'approche de son bras. Elle balance une énorme claque sur le coussin et commente : *« La dame a cherché à me détruire physiquement, c'est mon droit de riposter... »*

[Cette scène est essentielle car elle abolit l'isolation de l'agressivité.]

Dixième séance

Emma constate : *« J'ai fait beaucoup de progrès. Je ne demande plus aucune surveillance à mon père ou à ma mère. Je ne me lave plus les mains après avoir fait ma toilette. Je me lave les mains normalement, suffisamment... Au lycée, ça va bien, je travaille bien, je prends la parole, je riposte si on m'embête, j'invite des amies à la maison J'ai accepté de dormir chez une amie.*

J'ai fait un rêve. Je rentre chez moi mais c'est plus comme avant, on rentre par un trou, j'arrive dans la chambre des parents, il y a les petits que garde ma mère, ils vont aux toilettes mais l'un pisse dans un seau, l'autre fait caca dans la litière du chat. Je suis paniquée, je ne me sens pas bien du tout... »

Je propose de travailler le rêve comme précédemment avec le protocole MOSDAR. Elle se replonge sans difficulté dans son rêve, je fais appel à son imaginaire mais elle hésite : *« Je ne sais vraiment pas quoi faire... »* Une idée me vient. Je la fais régresser à l'état d'enfant et je lui demande : *« Si tu es une enfant, qu'est-ce qu'on pourrait faire pour d'empêcher de faire des saletés ? »* Elle répond sans hésiter : *« Il faudrait qu'un adulte vienne m'engueuler ! »* Je propose qu'elle devienne l'adulte qui engueule l'enfant : Elle dit : *« Bon, bon ! Je m'arrête ! »* Elle constate alors que les enfants lui obéissent. Ils s'arrêtent de faire des bêtises. Elle se montre rassurée d'avoir un pouvoir sur eux.

[La scène est importante car elle met au jour un conflit latent qui va se révéler lors de la séance suivante.]

Emma arrive en séance très remontée. Elle est fâchée contre les enfants que garde sa mère. Hier soir, un des enfants, Tom, qui a 5 ans, *« est allé aux toilettes, il s'est mal essuyé et il m'a fait voir qu'il avait de la crotte dans sa culotte ! Ce matin Jack a fait pipi-caca dans sa couche et ça a débordé. La maison est sale par la faute des enfants, j'en ai marre, je me sens dérangée par eux, j'en ai parlé à ma mère qui s'est montré trop gentille avec les enfants, je lui ai dit : "Il ne me reste plus qu'à me taper contre les murs." Je lui ai demandé de nettoyer la maison, de laver mon manteau et mon sac et elle s'est fâchée et m'a dit : "Ras le bol" ».*

Puis Emma part dans d'étranges diatribes contre sa famille : *« Je me vois de trop dans cette famille, si je n'étais pas là, tout le monde vivrait très bien sans moi. J'ai besoin de calme pour travailler, les petits me dérangent sans cesse, je ne peux même plus aller m'isoler dans ma chambre car un enfant a son petit lit dans ma chambre... Je suis maudite... la présence de ces enfants m'em-mer-de*, dit-elle, en appuyant sur les syllabes, *les enfants me dégoûtent du métier que je voudrais faire, je voudrais faire psychologue... me dégoûtent même d'avoir des enfants... je trouve la maison crade... je ne peux que me taper la tête... »*

Je lui suggère pour valider la confrontation retrouvée de parler à sa mère du problème de sa chambre et qu'elle s'autorise à disputer les enfants quand ils font des saletés. Emma part bien décidée à parler.

[Le sens du symptôme apparaît : la peur des excréments, de l'urine et du vomi cache l'exaspération à l'égard des saletés que font les enfants et cache la colère qu'elle a à l'égard de sa mère qui ne fait rien pour garantir sa tranquillité. Le contact avec la saleté éveille l'agressivité isolée]

Douzième séance

Emma revient très contente : *« J'ai pu parler à ma mère, elle a enlevé le lit d'enfant qui était dans ma chambre ; maman sort plus souvent les enfants à l'extérieur pour me laisser tranquillement réviser. Je suis détendue. J'ai fait de grands progrès. J'ai été malade, j'avais la diarrhée, je suis allée aux toilettes et, pour la première fois, je ne me suis pas douchée après ! »*

Je pointe le lien entre la saleté et ses états d'âme : *« C'est vrai que, quand je me sens sale, je me sens aussi en colère. »* (Il devient évident que la douche, le lavage des mains, le lavage des habits sont là pour évacuer la colère et l'agressivité d'Emma.)

Emma me demande de repréciser la référence pour le lavage des mains, la douche et le lavage des habits. Pour le lavage des mains : seulement après être allée aux toilettes, quand elle a touché un chat, quand rentrant de l'extérieur elle a touché des objets visiblement sales. Pour la douche : uniquement le soir, d'une durée de 15 minutes (et non 60 minutes !), sans la présence des parents, et jamais se relaver les mains après s'être rhabillée. Pour le passage aux WC, uniquement avant d'aller aux toilettes, ne pas se déshabiller. Mais elle me dit que pour l'instant elle sent encore incapable de ne pas enlever le haut. Pour le lavage des habits : tous les jours pour le linge de corps et, pour les autres habits, uniquement si c'est visiblement sale.

Je refais une séquence de PSG à sa demande pour bien conforter la suspension des séquences de lavage des mains inutiles. [Cette séance montre bien que, même si le problème fondamental est abordé, il faut souvent retravailler les symptômes pour permettre leur élaboration.]

Treizième séance

Elle a nettement diminué le lavage des mains hors référence. Elle est au niveau 50. Les relations avec sa famille sont nettement plus détendues. De façon surprenante, elle me demande ce qu'est l'hypnose, alors que depuis le début de la cure je ne cesse d'utiliser cet état. Elle précise : *« Si je ne dors pas, est-ce que je suis en hypnose ? »* J'explique le principe de la dissociation, je donne l'exemple de l'hypnose des autoroutes. Elle retient le côté non volontaire des processus qui se déroulent en hypnose. Je réalise que, malgré les progrès du travail, elle n'entrait que dans une hypnose légère pour lui permettre de garder le contrôle.

Je lui propose une hypnose plus profonde, permettant un meilleur lâcher-prise, en utilisant la technique du double agissant, d'un double doté de la confiance en soi, d'un dynamisme lui permettant d'aller aux toilettes d'une seule traite, en n'enlevant aucun de ses habits et surtout pas le haut. Je l'installe dans une bulle de respiration/liberté/bien-être. En réassociation, elle parvient seule, sans angoisse, à effectuer la démarche.

Quatorzième séance

Elle revient ravie, elle ne se déshabille plus du tout avant d'aller aux toilettes. Elle me dit qu'elle est à 5/100 des problèmes qui l'ont amené ici ! Elle est à fond dans ses révisions de bac. Le climat familial est serein.

Je lui demande s'il reste encore un problème à résoudre : *« Oui ! C'est l'idée de changer son petit neveu quand il est en garde pendant les vacances, c'est l'idée d'avoir les mains sales. »* Je note que c'est l'idée et non pas la réalité qui lui fait peur. J'observe quelle se tord les doigts à l'évocation de ne pas enlever « le dessus », comme au plus fort de ses problèmes. On a là un symptôme corporel qui est le calibrage du malaise. Je lui propose de travailler cette crainte la fois prochaine.

Quinzième séance

J'utilise la technique du double agissant. Tandis qu'elle est placée dans une bulle (transparente) de sérénité, que je maintiens comme un ancrage par une pression de ma main sur son poignet, elle voit son double changer lentement le bébé (je prévois quelque temps d'arrêt sur image quand ses mains touchent le caca du bout des doigts), se lave les mains après l'opération de change ; et puis je la réassocie en lui demandant d'effectuer la même opération (tandis que je maintiens une pression forte sur son poignet).

Quand elle rouvre les yeux, elle est ravie et me demande : *« Vous êtes psy, vous devez savoir pourquoi je ne supporte pas de me sentir sale ? »* Je lui réponds qu'elle devrait plutôt interroger son inconscient, qui doit bien le savoir. Je lui dis que j'ai seulement remarqué qu'elle paraissait faire un lien entre la sensation de saleté et la colère. Justement, je lui demande : *« As-tu peur de te mettre en colère contre ce bébé ou contre ta sœur ? »* Elle reste sans réponse.

[Je me garde bien de trop développer, ce serait la priver de la possibilité de conscientiser ses processus internes. Je pense que se sentir sale, c'est un signal qui s'allume quand il y a risque pour elle de se sentir agressive. Dans le cadre familial, a-t-elle vécu des contrariétés qui resteraient à élaborer ?]

Seizième séance

Elle me dit qu'elle se sent mal aujourd'hui. Elle m'annonce qu'elle a ses règles : *« Je n'aime pas quand ça coule et quand ça touche mon pantalon, je dois me déshabiller. Les règles sont apparues au lycée. Les règles, ça créait du conflit avec ma mère quand je l'appelais pour qu'elle vienne me chercher. Ma mère n'était pas très contente que je la dérange quand j'avais mes règles. »*

[Les TOC ne se sont pas formés à la période de la quatrième mais ont débuté en classe de seconde. Elle dit d'ailleurs qu'en classe de seconde la peur de ramener des microbes a complètement cessé et a été remplacée par la peur des excréments, de l'urine et du vomi. Est-ce que ces peurs étaient reliées à la question des règles ? Comment se serait fait le passage d'une peur à l'autre ? Il manque un morceau du puzzle. Ce qui est sûr c'est que, très tôt, il a été difficile pour Emma de gérer les contrariétés qu'elle occasionnait à sa mère. Elle n'avait pas les ressources de s'opposer.]

Nous faisons le point sur ses TOC. Le lavage des mains : c'est résolu, elle ne se lave les mains qu'en respectant les références. Le lavage des habits : elle n'exige plus le lavage du pantalon tous les jours, seulement le tee-shirt (ce qui correspond à une hygiène basique). Le déshabillage : elle n'enlève plus son pantalon, elle enlève le pull uniquement quand elle a ses règles. La douche ne dure plus que 15 minutes. La surveillance demandée à ses parents a cessé : *« Je ne demande plus à mes parents de contrôler mes faits et gestes. »*

Je termine la séance par une séquence d'hypnose métaphorique : je lui propose d'imaginer qu'elle se douche sous une cascade qui balaie et dissout toutes les questions et qui va lui permettre de vivre « au naturel ».

Dix-septième et dernière séance

Elle vient de passer le bac. Elle est en vacances. Elle est contente : *« Je vis de mieux en mieux. Je vais aux toilettes n'importe où, n'importe quand, et je n'enlève plus rien. Je ne demande plus à mes parents de surveiller quoi que ce soit. Il n'y a plus de conflit à ce sujet. Je comme à m'occuper de moi, et j'apprends à m'occuper des autres. J'ai envie de découvrir des personnes nouvelles. Je me sens libre. Les enfants gardés par maman continuent de me saouler mais je m'autorise à dire les choses quand ils deviennent pénibles. »*

Elle dit que ça reste difficile de changer son petit neveu mais l'occasion arrive rarement. Ça ne perturbe pas sa vie (c'est le seul reliquat des TOC avec l'exception générée par les règles, mais c'est un reliquat peu invalidant.)

Elle m'annonce qu'elle s'est préinscrite à la fac de psychologie, pour la rentrée prochaine. Je lui réponds avec humour que l'expérience des TOC est effectivement une excellente préparation au métier de psychologue…

En fin de séance son père me remercie courtoisement pour le travail effectué. Je laisse cette petite jeune fille, courageuse et intelligente, s'éloigner à pas feutrés, suivi par son très discret père. Je ressens une pointe d'émotion…

[Commentaire

Il est rare d'obtenir un changement thérapeutique aussi radical et en si peu de temps. Ce cas est une bonne illustration du travail des évitements. Les évitements sont partout présents, évitement réussis par abstention et par précaution, évitement échoués, évitements par délégation… Au fond, l'essentiel réside dans la phrase : *« Je veux éviter de me sentir sale. »* C'est une idée dérivée qui a pris naissance dans une période difficile et qui cache une autre idée fondamentale : *« Je ne veux pas me sentir agressive. »* Les TOC représentent l'ultime tentative pour retarder l'expérience du conflit avec sa mère, avec sa copine, avec les élèves moqueurs, avec les jeunes enfants, la relation avec le père ayant peu été explorée.

Il aurait été tentant de prendre l'hypothèse d'une problématique sexuelle. Je ne l'ai pas fait. Je me suis centré sur la seule gestion des conflits. Mon hypothèse sous-jacente est que la sensation d'être sale est l'équivalent de la sensation de se sentir agressive. Le lien se fait sans doute par la présence des règles, qui étaient une menace de conflit avec la mère. Bien sûr, il aurait été possible de faire une analyse plus approfondie des enjeux relationnels et de la fantasmatique inconsciente. Emma me demandait de la délivrer des TOC : il a été suffisant d'aborder la question sous l'angle des conflits. Les TOC ont pu être déverrouillés par la seule expérience de la confrontation.

Chez Emma, le désir d'être psychologue recouvre le désir de se comprendre en plus grande profondeur. Peut-être fera-t-elle ce travail avec un psychanalyste ?]

Cas n° 7 : Elise, un exemple de travail sur des TOC perfectionnistes illustrant une situation d'évitements généralisés

« Une fille tellement parfaite ! »

Première séance

Elise est une femme de 40 ans. Elle est serveuse dans un bar PMU.

Elle est mariée et vit avec son compagnon et ses trois enfants. Elle est issue d'une fratrie de six enfants dont deux sont des marginaux. Son père souffre de dépression et de cardiopathie depuis de longues années. Il a fait la guerre d'Indochine. Il avait des accès de violence. Sa mère est une personne effacée, peu présente dans son enfance. Elise m'explique spontanément que, lors de son adolescence, elle a subi des attouchements de la part de deux oncles.

Elle est en arrêt de travail à cause de ses TOC de perfectionnisme. Ici, le rituel n'est pas une séquence isolée. Il porte sur la journée entière. Elle a été récemment hospitalisée à la suite d'une TS. Elle devenait incapable de gérer une brasserie à cause de son excès de rigueur dans les horaires. Si elle n'exécutait pas les choses à l'heure qu'elle avait prévue, elle faisait des crises de panique.

Elle suit un traitement à base d'antidépresseur (séroprane) et d'anxiolytique (xanax). Elle m'est adressée par son médecin généraliste avec le projet de *« faire de l'hypnose »* mais elle me dit d'emblée qu'elle craint cette technique.

C'est une femme de très belle présentation physique. Intelligente et cultivée, elle répond avec intérêt, aisance et précision à toutes mes questions. Elle se lance dans une description exhaustive des tâches qu'elle effectue en cours de journée : *« L'important, c'est que les choses soient faites aussi bien que possible mais surtout qu'elles soient faites en temps et en heure. »* Tel est le rituel généralisé.

Le minutage est impressionnant. Elle a apporté une feuille avec un minutieux pointage horaire de toutes les tâches qu'elle s'impose d'effectuer à la brasserie et à la maison. Par exemple :

- *7 h 30 : il faut que je sois dans la salle de bain*
- *7 h 45 : il faut que je fume une cigarette*
- *7 h 50 : il faut que je réveille mon fils*
- *8 h 15 : il faut qu'il ait fini son petit déjeuner, sinon tant pis pour lui*
- *8 h 30 : on met le manteau*
- *8 h 35 : on doit être dans la voiture*
- *8 h 40 : on attend dans la voiture devant l'école car bien sûr on est les premiers arrivés*
- *8 h 45 : on entre dans l'école*
- *9 h 30 : j'arrive au bar alors qu'il devrait être ouvert à 10 h ; vite, vite, je me mets en place ; vite, vite, je vais au distributeur automatique pour voir s'il ne manque pas quelque chose ou une anomalie ; s'il y a une panne, ça me déclenche une crise de panique*
- *10 h 30 : préparation des sandwichs*
- *10 h 45 : vaisselle*
- *10 h 50 : je vide l'eau de l'évier, etc.*

Elle a écrit deux pleines pages de tâches !

Elle conclut en résumant : *« Je ritualise en minutant la journée. Il faut que les choses soient faites, entièrement, pas forcément à la perfection mais à l'heure, si possible un peu avant l'heure, sinon il y a risque de les faire en retard et de ne pas avoir le temps de tout faire. Je suis obligé de faire comme ça pour me sentir bien. J'ai toujours voulu être parfaite. Ma mère m'a dit un jour : "Tu es ma satisfaction." Donc je dois être parfaite, parfaite en ménage, parfaite au travail, la femme parfaite pour ne pas décevoir mon mari, mon patron et ma mère. Vous, je vous vois comme quelqu'un de parfait. »* (Elle annonce clairement qu'elle ne veut pas me décevoir.)

Elle continue : *« J'ai voulu être différente de mon frère qui a posé beaucoup de problèmes dans l'enfance. On a souvent vu les gendarmes à la maison à cause de mon frère. J'ai voulu être parfaite pour ma mère. Ma mère et mon père étaient dépressifs. Je respectais peu mon père mais ma mère, c'était autre chose, je l'adorais ! Si je ne suis pas parfaite, je risque de les décevoir et d'accentuer leur dépression. »* (Le risque apparaît clairement.)

(Je suis embarrassé par l'ampleur du problème ; je sens que le PSG ne va pas convenir ; en plus, elle m'a annoncé qu'elle se méfiait de l'hypnose.) A tout hasard, je lui demande quelle partie du grand rituel horaire elle pourrait commencer à modifier. Elle me répond : *« Le coucher : faire varier les heures de coucher ; supprimer la pendule dans la salle à manger ; aller au bout du film que je regarde… »*

Je la laisse parler mais je ne propose rien de précis. Elle conclut : *« Je suis tout le temps en train de me dire que je vais être en retard, alors je prends tout le temps de l'avance mais ça m'empêche de faire bien ce que j'ai commencé ; je cours après le temps. »*

Deuxième séance

Elle m'apporte un feuillet sur lequel elle a écrit des souvenirs d'enfance pénibles, disposés selon l'ordre chronologique :

- *Vers 10 ans : je faisais pipi 10 fois avant de m'endormir ; je me berçais en écoutant de la musique*
- *Vers 5 ans : attouchements de la part d'un cousin de 15 ans*
- *8 ans : ma grande sœur qui était une seconde maman quitte la maison*

- *15 ans : attouchements sexuels d'un oncle*
- *16 ans : attouchements sexuels d'un autre oncle*
- *A l'adolescence : je retrouve mon père inanimé : il avait pris des comprimés ; j'appelle le SAMU*
- *Une autre fois, mon père a bu un litre de Ricard, il raconte ses souvenirs violents d'Indochine*
- *Mon frère commettant vols, trafic de drogue est interrogé par la police*
- *Après 16 ans, je me lance dans une vie sexuelle débridée, fascinée par les transgressions*

A mon grand étonnement, sans que l'on ait fait un travail précis, elle m'annonce qu'elle a réussi à coucher les enfants à des horaires variables. (Je découvre qu'elle est très suggestionnable ; en fait, elle a cherché à me faire plaisir.)

Elle m'annonce qu'elle va reprendre le travail prochainement mais n'en a pas vraiment envie : *« J'ai tendance à fuir les lieux où se produisent mes rituels. »* (Bel exemple d'évitement !)

Elle reparle de sa mère : *« Je veux être parfaite pour ma mère. Etant enfant, j'ai tout fait toute seule. J'étais très seule. Un jour ma mère m'a dit : "C'est grâce à toi que je suis encore en vie" ; c'est fou de se dire que j'ai sauvé ma mère ! Il faut que je sois une fille modèle, une employée modèle, une femme modèle. Je joue des rôles. Mon plaisir c'est de donner du plaisir aux autres. Je suis toujours à me demander ce que l'autre attend de moi, comment être parfaite à ses yeux. »*

(La présentation est très hystérique. Je me demande ce qu'aurait fait Charcot en pareille situation ! Je me demande ce qu'aurait fait Freud : va-t-il falloir prendre en compte l'œdipe et faire une lecture analytique de la problématique ?) Sans rien faire de particulier, je teste si une simple injonction à renoncer au rituel suffira. Je lui propose de travailler sur les avances horaires qui sont aussi… des retards de ce qu'elle a commencé, et de s'en tenir à quelques horaires de base dans sa journée. Je sélectionne avec elle une dizaine d'horaires incontournables.

Troisième séance

Son médecin a prolongé l'arrêt encore 15 jours. Il est convenu qu'elle reprendra à temps plein puis demandera un mi-temps pour convenance personnelle.

En journée, elle s'est tenue aux horaires que nous avons déterminés ensemble ; elle a réussi, sans difficulté particulière, à ne pas les anticiper. Elle me dit qu'il ne s'est rien passé de particulier.

(Sans utiliser de techniques hypnothérapiques précises, j'observe une évolution ; en fait, mes paroles ont un pouvoir suggestif fort : elle est très sensible à la suggestion. Cette facilité me déconcerte. Je dois surveiller le transfert et les résistances inconscientes ; elle a insinué qu'elle ne voulait pas me décevoir ! D'un autre côté, je me fais la réflexion qu'implicitement nous sommes en train de travailler sa croyance magique selon laquelle si elle n'est pas parfaite, elle entraînerait la mort de ses proches. S'appuyant sur mon autorisation, elle constate que le non-respect du rituel ne déclenche aucune catastrophe.)

On convient de trois choses : qu'elle évite de fractionner les tâches ; qu'elle ne fasse jamais les choses plus de deux fois ; qu'elle fasse les tâches en bloc, d'une seule traite. Ces perspectives ne déclenchent aucune angoisse mais semblent au contraire la libérer ! Elle me fait alors remarquer que l'alcool tend à relâcher ses tensions mentales et musculaires. Je lui propose d'utiliser l'hypnose pour parvenir au même résultat. Je me lance dans une description sur la conscience modifiée qu'elle écoute avec intérêt. Elle entre dans une profonde transe de détente. J'en profite pour conforter ses précédentes résolutions. Au réveil, elle me dit mystérieusement : *« J'ai envie de ressentir ce que je ressentais quand j'étais jeune, quand j'étais bien et que j'étais détendue sur mon lit. »*

Quatrième séance

Elise revient enchantée : *« Pendant 5 jours, je me suis sentie parfaitement bien à la maison ; j'ai réussi à me tenir aux horaires ; puis j'ai repris le travail ; mais là, je me suis sentie mal, abattue, déprimée ; je n'arrivais plus à faire mon travail ; je courais après le temps sous le prétexte de bien faire mais je faisais tout mal... Je passe par des périodes d'excitation puis de déprime. Je suis cyclique. Il y a le cycle du mois, il y a le cycle des jours bien et celui des jours mauvais ; il y a le cycle de la journée : le matin et l'après-midi je suis énervée puis excitée, le soir je suis déprimée. »* (Je me demande si elle a un fond bipolaire.)

Puis elle part dans l'expression de son vécu sexuel. Quand elle est seule, elle entretient de longues rêveries marquées par de nombreux fantasmes sexuels : *« Dès que j'apprécie quelqu'un, je ressens du désir. La sexualité, ça sert à être aimé. Je m'invente des scénarios. Je visualise les scènes, j'invente des dialogues ; l'interdit augmente l'excitation. Au retour, le réveil est rude. J'éprouve plus de plaisir dans mes fantasmes que dans ma vie conjugale ! »*

(Se dégage aussi une problématique sexuelle/hystérique : serait-on dans le cas de figure décrit par Freud avec une régression de la libido à la phase sadique anale, l'isolation prenant le relais d'un refoulement non réussi ? Serait-ce cette isolation qui produirait les TOC ? Pour l'instant, je prends en compte l'agressivité symptomatique sans travailler la question de son origine.)

Nous convenons de cinq horaires à respecter absolument dans sa journée mais sans préoccupation des autres horaires.

Je propose une séance d'hypnose sans utiliser la méthode PSG, simplement avec visualisation d'une nouvelle et globale façon de vivre marquée par la liberté, la souplesse, le plaisir sensoriel, l'initiative. Je propose une alternative à l'angoisse engendrée par la perspective du renoncement aux horaires. Je suggère le recours à des images agréables de son choix. Elle entre bien dans une auto-évaluation du degré d'anxiété et passe du degré 8/10 suscité par l'évocation d'une vie décrochée des horaires au degré 0/10 installé par l'évocation des images agréables.

Cinquième séance

« J'ai repris le travail 3 jours seulement. C'était trop dur ! J'avais l'impression de ne pas pouvoir y arriver. J'avais des idées suicidaires. J'ai été hospitalisée et de nouveau en arrêt de travail pour un mois ; je pense que mon patron ne va pas me reprendre. »

(Je me fais à part la réflexion que l'agressivité isolée doit être très forte puisqu'elle peut, par retournement contre elle, entraîner la disparition. Je fais le lien avec ses parents et surtout sa mère dont elle redoute la mort et qu'elle maintient en vie par sa perfection. Si elle n'est pas parfaite, elle tue ses parents ou elle se tue.)

Elle continue : *« Je pense que mon patron ne va pas me reprendre. Il m'a dit qu'il perdait confiance. Je me suis emportée contre lui. Si je n'ai plus confiance en lui, je vais devoir changer de boulot. J'ai besoin de quelqu'un qui croit en moi... Je prends le boulot trop à cœur. C'est toujours la même chose, je veux être exemplaire. Je fais monter la pression. Je ne me donne pas le droit à l'erreur. Au début, j'apprends à faire, puis je veux faire parfaitement. Je veux être parfaite aux yeux du patron, des clients. Au bout de 6 mois, ça devient intenable car, à vouloir bien faire, j'anticipe les horaires, je me désorganise et, moi qui veux être parfaite, je bâcle ce qui est commencé ! C'est pour cela que j'en suis à mon cinquième travail ! J'ai envie de quitter le patron du bar car à ses yeux je ne suis plus parfaite. Donc, je ne vais plus être aimée ! »* (La lecture hystérique de la problématique se justifie complètement, mais je me dis que si je propose une démarche analytique, je risque de me noyer, je ne vais pas avancer dans le traitement des TOC. Le contrat thérapeutique vise à circonscrire les TOC de perfectionnisme.)

Nous convenons (mais hors hypnose) de tâches à accomplir à la maison :

- assouplir les horaires qui ont un lien avec la vie des enfants ; ne pas entraîner les enfants dans ses rituels ;
- s'occuper des enfants non seulement pour leur plaisir mais pour son propre plaisir à elle ;
- accepter de s'exposer au regard critique de son mari, par exemple faire exprès d'être imparfaite en oubliant de saler les pâtes pour voir ce qu'il va dire…

Je l'incite à se confronter à autrui plutôt que chercher à plaire à tout prix. (Je ressens une hésitation à utiliser l'hypnose avec elle, car sa suggestibilité ne semble rien établir de durable ni de profond. L'hypnose semble viciée par l'équivalence : plaire c'est se soumettre à l'autre. Plus je fais de l'hypnose, plus elle renforce sa soumission à moi. On est dans l'évitement du problème et son prolongement.)

Sixième séance

« Je n'ai pas essayé de recontacter mon patron pour qu'il me donne une seconde chance. Je l'ai senti mécontent. Je me suis sentie blessée. Je préfère envisager un autre emploi en janvier. Maintenant que je ne travaille plus, je ne fais plus rien à la maison, sinon des tâches indispensables. Je me sens bien, même très bien. La vie est redevenue normale. Les rituels sont dissous. Je suis décontractée, cool ! »

Je lui fais remarquer qu'elle allée bien au-delà des objectifs de la dernière séance ! (Une fois de plus, la rapidité des progrès m'intrigue ; les progrès sont-ils liés à l'évitement de l'abord d'un problème plus profond ? Les propos qui suivent tendraient à le confirmer.)

« J'ai tellement souffert au travail que je sens immensément soulagée. J'ai un autre projet : rester à la maison en faisant un troisième enfant et demander un congé parental. » (Il devient évident que c'est l'évitement de la confrontation qui crée l'immense soulagement.)

Elle me reparle de ses rêveries érotiques et de sa fascination pour l'interdit : *« Je pense beaucoup à un de mes cousins. Tout ce qui est interdit est source de jouissance. Faut que je visualise mon cousin. Je ne transgresserai pas l'interdit en réalité. Je reste dans le fantasme. Je respecte l'interdit dans le réel. Je me contente de le transgresser dans le fantasme. »* (Le récit oriente l'analyse du côté œdipien. Je me demande si je vais pouvoir éviter de travailler explicitement cette problématique pour faire évoluer les TOC, l'agressivité isolée étant alimentée par le conflit œdipien et la régression subséquente.)

Elle continue *: « En fait, mon problème, c'est le travail, ça déborde ensuite sur la maison. Tout vient de ce que je veux plaire au patron. La solution serait de me dire que ce patron est pareil que moi, que c'est un être humain et pas un dieu. Faut pas que je m'abaisse devant lui, faut que je reste moi-même. J'ai du mal à faire des choses pour moi. Faudrait que je sorte plus à l'extérieur. »* (Une autre façon de voir les choses serait de se demander si les images sexuelles ne servent pas à calmer l'angoisse d'agression : il est bien connu que la sexualité est un anxiolytique.)

Septième séance

« Mon patron m'a recontactée ; Il m'a proposé un mi-temps. J'ai réagi vivement. Je n'ai pas pleuré. Je lui ai parlé nettement. J'ai pu exprimer ma colère et lui dire qu'il avait un comportement inhumain avec moi. Je lui ai parlé comme à un humain : il n'était pas supérieur à moi. J'ai refusé son offre. Je me sens libre. Je ne m'ennuie plus. Je me fiche des horaires. Je vais chercher un nouveau travail à l'ANPE en janvier. J'aimerais trouver un mi-temps dans un café-brasserie. »

(La colère exprimée à son patron l'a fait sortir de l'évitement et lui a fait vivre la confrontation ; on n'est plus dans la fuite du problème ; une partie de l'agressivité isolée se trouve libérée. Pour la première fois, elle ose la confrontation. Il en résulte une amélioration des TOC de perfectionnisme. Je me dis qu'on pourrait discerner là les raisons du choix du perfectionnisme comme symptôme : le perfectionnisme serait généré par l'image de la perfection qu'incarne le père/le patron/le mari/le thérapeute, c'est-à-dire le dieu.)

Elle continue sur le sujet de la confrontation. L'expérience avec son patron a ouvert une brèche. La refluence se poursuit : *« Il y a de la tension avec mes beaux-parents. Ils trouvent qu'on n'est pas assez sévères avec nos enfants. Leurs remarques m'énervent beaucoup, même si je pense qu'ils ont raison. Ni moi ni mon mari, on ne répond. On n'ose pas répondre ! Avec ma mère c'est pareil, on ne s'est jamais engueulées. Il faut toujours respecter ce qu'elle dit. Ma mère heureusement est devenue moins exigeante. Je la vois une fois par mois. Depuis que j'ai été hospitalisée, je me sens libre par rapport à elle. Je m'en fiche de ce qu'elle pense. Le progrès est énorme. Je ne culpabilise plus ! Je voudrais partager plus de choses avec mon mari ! Que faire de tous ces fantasmes ? Ça me donne de l'excitation mais j'ai l'impression de tromper mon mari ! »*

(La séance est tout entière une séance de libre expression. Je ne veux pas interrompre cette expérience de la liberté. Je ne propose aucune expérience. La séance de confrontation avec son patron a permis, à l'extérieur des séances (bien que préparée par elles), la levée de l'isolation de l'agressivité à l'égard de son père, de ses beaux-parents, puis de sa mère. C'est une séance cruciale qui marque un tournant.)

Huitième séance

« J'ai eu un nouvel entretien avec mon patron. Je n'ai plus peur de lui. En fait, je n'ai plus envie de chercher. Je veux faire un break. Je pense que je vais rester chez moi, pour m'occuper de mes enfants. D'ailleurs, je trouve que le petit passe trop de temps en nourrice. Mes TOC ont bien évolué. Je ne m'occupe plus de mon programme de journée mais je prends encore les choses trop à cœur, j'aimerais tellement que les choses soient parfaites ! Maintenant c'est mon mari, ce sont mes enfants que je ne veux pas décevoir ! » (Le travail effectué a permis la refluence des symptômes horaires, mais l'idéal de perfection reste une pensée forte.)

Elle poursuit *: « En fait ce sont mes enfants qui me dirigent. Le petit dort encore avec nous, mange sur mes genoux. »*

Je lui demande à quelle condition elle pourrait poser des limites au désir de l'autre. Elle reste perplexe.

« On parle d'un troisième enfant. Mon désir d'enfant est plus fort que le désir de retravailler. J'ai décliné une offre de travail. »

(Le choix d'un troisième enfant est-il de l'ordre de l'évitement ou est-ce un choix de vie ?)

Elle continue : « J'ai mis de côté mes relations avec mon cousin. »

On convient de continuer à travailler sur le perfectionnisme qui persiste à la maison et sur l'influence du regard et du désir des autres.

Neuvième séance

Elle réfléchit à un projet d'assistante maternelle, d'auxiliaire de vie ou de travailleuse familiale. Elle constate qu'elle a beaucoup atténué son perfectionnisme. Elle fait un lien : elle pense que son perfectionnisme venait de son désir de se démarquer de son frère délinquant. Elle a voulu plaire à ses parents, leur faire honneur et éviter qu'ils ne dépriment. *« En fait, mon frère a appris à l'adolescence que son père n'était pas son père. Ça l'a détruit. Il volait. Il a fait de la prison. Curieusement, mon père – c'était son beau-père – a toujours défendu mon frère. Ma mère, elle, me demandait avant tout d'être une petite fille modèle. »*

(Ce père cherchait-il à se faire pardonner de quelque chose ? En tout cas, le perfectionnisme est surdéterminé par plusieurs courants de sens : imiter Dieu-le père ; se démarquer de son frère ; éviter les reproches, plaire à sa mère et la maintenir en vie.)

Je lui dis : *« En quelque sorte, votre mère vous a demandé de jouer une partition qui n'est pas la vôtre ? »* Cette phrase la touche. Je la vois rougir légèrement. Elle acquiesce : *« Aujourd'hui, je voudrais devenir éducatrice ! »*

Dixième séance

Elle a demandé un agrément pour être assistante maternelle et/ou famille d'accueil.

« Mon problème c'est toujours la peur de décevoir en m'opposant. C'est un vrai dilemme. J'ai peur qu'on se fâche contre moi et qu'on me retire amour ou amitié. Mais je me plante ! En fait, je finis toujours par décevoir car j'en fais tellement que j'habitue l'autre à beaucoup attendre et recevoir et, comme je ne peux pas tenir dans la durée, je finis par décevoir ! »

La relation avec sa mère est devenue satisfaisante. Sa mère a toujours tendance à créer de la jalousie entre elle et sa sœur à travers des comparaisons incessantes : *« Je dois sans cesse me méfier, elle sème la zizanie ! »* Elle admet qu'elle a été et qu'elle est encore trop passive dans les relations familiales. Elle constate que, quand elle se retient de s'opposer ou qu'elle est dans la protection, sa mère ne déprime pas. Il n'y a pas de conséquences fâcheuses.

Dans une séance d'hypnose exprimant la liberté, je l'autorise à être encore plus active, à ne pas subir et à reprendre l'initiative.

Onzième séance

Un mois après, elle m'annonce qu'elle est enceinte de 2 mois. Elle constate que ça a tendance à relancer le perfectionnisme.

Je lui propose une séance d'hypnose. Elle est tourmentée (elle dit « stressée ») par la peur de parler à la nourrice et de lui imposer de s'occuper de ce troisième enfant ; elle a peur d'informer sa sœur qui risque d'être jalouse ; elle a peur de demander un service matériel à un ami. *« J'ai peur d'ennuyer, de contrarier, de recevoir un refus ou des reproches... »*

Je lui propose une séance d'hypnose pour réapprendre à faire baisser son angoisse en recourant à un bon ressenti – comme on l'avait fait dans les premières séances. (On a fréquemment le cas d'une réactivation de l'angoisse à la faveur d'une contrariété nouvelle, mais l'expérience acquise permet généralement de résoudre le problème.)

Elle passe sans difficulté en utilisant des images positives du degré 8 au degré 3 dans l'échelle d'anxiété.

Comme on est au début de l'été, elle propose de reprendre contact avec moi après les vacances.

En fait, elle ne reprendra jamais contact.

[Commentaire

Dans ce type de perfectionnisme, l'aspect évitement est primordial, l'aspect magique est moins flagrant.

Ce cas de perfectionnisme illustre bien combien le perfectionnisme peut être un évitement de la confrontation. Les séances ont préparé la levée de l'évitement en dehors des séances. La confrontation au patron, expérience cruciale, a commencé à réduire l'isolation. L'hypnose a surtout servi à faire baisser l'angoisse et à rendre possible cette confrontation.

En fait, dans cette thérapie, Elise est venue chercher auprès de moi l'autorisation de s'affronter avec les autres. Il ne faut pas oublier que le risque majeur pour cette jeune femme était la mort de ses parents, tous les deux dépressifs. Le perfectionnisme exerçait une fonction d'évitement. Il tenait sa mère en vie et c'était aussi une posture face à la figure de l'homme sur- et in-humain. Elle m'a toujours perçu comme un « sage » pouvant exorciser le danger et l'aider à se libérer.

L'isolation était liée à un conflit affectif : s'opposer/être aimé. Dans ce travail, j'ai utilisé peu de techniques : une écoute active avec surveillance du transfert. Je n'ai utilisé l'hypnose qu'avec parcimonie. Je n'ai pas eu besoin d'utiliser le protocole Rossi (avec les deux mains symbolisant les deux pôles du conflit) que j'utilise pourtant en pareil cas. Cette remarque tend à relativiser l'importance des techniques. Dans une psychothérapie, même si les techniques sont des outils très utiles, le plus important reste toujours la relation.

Le côté magique était apparemment peu présent. Elle me demandait d'exorciser le risque de mort pour sa mère. D'une certaine façon, je représentais la force supérieure que les patients invoquent dans le rituel solennel. Le transfert sur moi était important. A la fois elle s'appuyait sur mon pouvoir et en même temps, paradoxalement, elle cherchait à m'humaniser.

On a pu voir que je me suis plusieurs fois interrogé sur la nature de la problématique sexuelle. J'ai évoqué la possibilité d'une régression sadique anale pouvant générer de l'agressivité (sexualité régressée) dans le cadre d'un conflit affectif régressé. Je pense que le travail de confrontation a contribué à faire bouger une problématique pouvant aussi être lue comme œdipienne. Même si l'origine était sexuelle, le travail ne s'est pas effectué sur la sexualité mais sur l'agressivité, une agressivité peut-être sadique anale. L'expérience de confrontation a permis d'abolir les TOC de perfectionnisme. Bien évidemment, je pense que cette patiente gagnerait à clarifier sa problématique sexuelle : l'impact des abus dont elle a été l'objet, le rapport à la transgression, la fonction du fantasme.

Je pense que le travail ne me semble pas complètement achevé. Il aurait fallu explorer plus profondément le rapport au père. Elle a été confrontée à d'obscurs accès de violence. Y avait-il un lien avec son histoire de vie (la période militaire) ou avec le transgénérationnel ?]

Chapitre 3

LE TRAVAIL DES IDEES OBSESSIONNELLES PAR L'HYPNOTHERAPIE COGNITIVE

« … pressentant comme un malheur… »

Alain Souchon, in *Oiseaux malins,* Parlophone, 2014.

« Le silence de l'homme dans la nuit était juste. »

Erri De Luca, *Les poissons ne ferment pas les yeux.*

« Celui qui médite ne connaît pas le malheur. »

Deepak Chopra, *Le corps quantique,* p. 234.

TRANSITION

Les deux situations

Dès lors que le cercle de la reproduction est cassé et que, peu à peu, ces rituels s'estompent, on voit apparaître sous l'effet de la refluence des peurs obsédantes. Lors de la première séance, 80 % des patients se plaignent de leurs rituels. La thérapie va désormais devoir prendre en compte. Ces pensées que j'appelle des idées dérivées tournent autour de la peur de faire mal. Ces idées sont génératrices d'une forte anxiété.

20 % des patients mettent en avant uniquement des idées obsessives, accompagnées d'une fulmination cogitative. Chez eux, la surcogitation est le symptôme principal. On peut nommer du terme générique de « cogitateurs »

tous les patients qui se présentent à nous, thérapeutes, en mettant au premier plan des plaintes par rapport à leur activité mentale : ils cogitent sans cesse et ne parviennent pas à s'arrêter.

Les symptômes invoqués appartiennent au registre cognitif alors que les précédents symptômes affectaient plutôt le registre comportemental. Le mérite de la thérapie cognitive classique est d'avoir bien mis en évidence cette activité mentale complexe où se mélangent pensées intrusives, pensées automatiques, schémas profonds et éventuellement pensées neutralisantes. Les pensées intrusives que j'appelle « idées dérivées » sont des pensées de risque de malheur. Les pensées automatiques, comme les pensées neutralisantes, correspondent à des tentatives maladroites pour traiter, gérer les idées dérivées. Maladroites, car ces tentatives amplifient et entretiennent le problème sans pour autant le résoudre. D'après mon expérience, ces patients sont beaucoup plus difficiles à traiter que les ritualisants ou les évitants comportementaux purs. Beaucoup de thérapeutes échouent avec ce type de patients.

Le portail de l'hypnothérapie cognitive et son projet

Je nomme « hypnothérapie cognitive » le travail thérapeutique des pensées obsessionnelles par l'hypnose, qu'elles apparaissent au terme d'un travail sur les rituels ou sur les évitements (comme un effet de la refluence) ou qu'elles soient d'emblée mises en avant. C'est le second portail d'entrée des TOC proposé par le TREC.

Afin d'éviter tous les malentendus que le terme peut susciter, j'annonce immédiatement que le projet de l'hypnothérapie cognitive n'est pas de permettre aux patients de travailler sur leurs idées mais de les aider à s'en détacher. Le traitement des idées suit la même démarche logique que celui des rituels et des évitements : la thérapie libère le territoire comportemental puis le territoire cognitif des effets invasifs de l'effluence, issue de l'isolation. La thérapie vise la refluence.

Le but assigné à l'hypnothérapie cognitive n'est pas de transformer les hypercogitations des patients mais de les aider à sortir de cette situation critique. Les patients sont unanimes pour confirmer la solution : *« Je sais bien... la solution est pour moi de ne plus penser. »* Pour être encore plus précis, j'entends par « hypnothérapie cognitive » l'utilisation de l'hypnose pour permettre aux patients d'arrêter de penser et de vivre une autre expérience. Je rappelle à cette occasion que même si le plan cognitif est particulièrement affecté, la problématique des TOC n'est pas de nature cognitive mais pulsionnelle[314].

L'hypnothérapie cognitive vise à éteindre la pensée. L'objectif est double : premièrement, réduire les cogitations iatrogènes prétendant traiter les idées dérivées mais qui en fait ne font que les accentuer ; deuxièmement, effacer ces idées dérivées qui ne sont que des fausses pistes ou des avatars des peurs fondamentales. Le vrai travail consiste à retrouver le contexte problématique ayant généré l'isolation. Il offre une alternative à la cogitation. L'hypnose permet au patient de vivre une expérience exceptionnelle abolissant la cogitation.

LES IDEES OBSESSIONNELLES

Dans le champ cognitif, il est important de distinguer le noyau dur des « idées dérivées » qui sont des pensées de risque de malheur et l'agitation mentale qui les accompagne et que j'appelle « cogitations ». D'un côté, le patient vit dans la crainte omniprésente de faire mal ou de faire du mal (idées dérivées) et, d'un autre côté, il produit une hypercogitation qui est une tentative malheureuse pour échapper au risque que sa pensée évoque. Les rituels comme les évitements étaient d'autres façons d'exorciser le risque. Toutes les procédures défensives que met en place le patient obsessionnel relèvent de l'automédication iatrogène. Le cogitateur utilise prioritairement l'activité cogitative pour échapper au danger. Si, chez les ritualisants et les évitants, le symptôme n'est qu'intermittent, chez les cogitateurs, en revanche, l'activité cogitative est quasi permanente.

A. Les cogitations

Dans l'esprit de l'obsessionnel pur, ne pratiquant aucune ritualisation comportementale, on trouve rarement une idée sèche de malheur du genre *« Je pourrais contaminer mes enfants »* ou bien *« Le chaos, c'est la pire chose qui puisse arriver… »*. L'idée dérivée est toujours accompagnée d'une

[314] Les idées obsessionnelles sans rituels prolifèrent à partir de schémas mentaux profonds que le sujet va chercher en fonction de son histoire et qu'il met au service de la dramatisation. J'inverse le mouvement : les schémas ou croyances ne sont pas à l'origine de la pensée obsessionnelle mais ils ou elles l'alimentent comme des bûches alimentent un feu de bois.

activité mentale intense. La lutte contre l'idée la réinstalle sans cesse. C'est exactement ce qui se passait avec le rituel, la ritualisation renforçait le rituel.

J'appelle « cogitations » les processus cognitifs mis en œuvre par le patient obsessionnel pour échapper à la pensée du risque de faire mal. Ces processus touchent toutes les fonctions cognitives : perception, réflexion, mémoire, imagination, décision… Ce sont des tentatives maladroites, inefficaces. Elles prennent deux formes : une forme hard et une forme soft.

a) La forme hard

Dans la première catégorie dite « hard », je distingue :

– les examinateurs : ils passent leur temps à examiner dans les moindres détails ce qu'ils ont fait ou pensé, en cherchant le mal qu'ils auraient pu faire, ils repassent dans leur tête les mêmes séquences en espérant que cette reprise leur permettra de découvrir qu'ils n'ont rien fait de grave, en cherchant à discerner le détail qui les disculpera définitivement et anéantira définitivement ainsi les risques représentés par les pensées dérivées[315].

– Les ruminateurs : ils tournent en boucle les mêmes pensées ou les mêmes souvenirs ; le procédé de répétition les met à distance des pensées de malheurs qui les inquiètent et créent un écran protecteur précaire.

– Les douteurs : ils utilisent au maximum l'ambivalence pour balancer d'une impression, d'une opinion à l'autre ; passant d'un extrême à l'autre, ils évitent d'être au centre des idées dérivées.

– Les questionneurs : ils utilisent la question non pas pour résoudre des problèmes mais pour en fabriquer ; ils cherchent dans une sorte de fuite en avant tous les problèmes possibles.

– Les objecteurs : ils utilisent la contradiction pour échapper aux vrais problèmes.

– Les procrastinateurs : ils reculent au maximum le moment de décider ou d'agir, hésitent sans cesse, balancent entre des choix alternatifs, évitant ainsi la prise de risque relationnel que comporte toute prise de décision.

---

315 La répétition peut être considérée comme une forme d'évitement échoué.

– Les scrupuleux : ils recherchent systématiquement les traces d'une culpabilité possible, quêtant désespérément les preuves de l'irresponsabilité.

– Les formulateurs : ils utilisent le langage intérieur pour neutraliser magiquement les risques de malheur.

– Les contrôleurs d'impulsivité : ils ont peur de perdre le contrôle et surveillent leur pensée comme si elle annonçait le risque de passage à l'acte[316].

– Les neutralisateurs ou annulateurs : ils annulent une action en l'effaçant ou en en faisant une autre supposée plus parfaite.

b) La forme soft

La cogitation peut prendre une forme « soft » de pensée permanente, pas toujours facile à repérer, compte tenu du côté souvent anodin des sujets qui prolifèrent dans toutes les directions et qui portent sur des thèmes protéiformes pouvant n'avoir que des liens ténus avec les risques. Ces patients sont des penseurs permanents, toujours occupés à penser ; chez eux, ça pense tout le temps[317]... Je les appelle « les penseurs au long cours ». Chez eux, la pensée forme un écran au problème de fond.

Je rassemble donc dans une seule et même catégorie ces cogitateurs en tout genre qui cherchent par des procédés divers à échapper à ou à réduire les pensées dérivées de malheurs et la charge émotionnelle qu'elles comportent.

On remarquera que je place dans cette catégorie les neutralisateurs. Je considère que les pensées automatiques sont moins des procédés de dramatisation que des tentatives aussi vaines que désespérées pour neutraliser les risques évoqués par les idées dérivées. Ce ne sont pas seulement des dérapages cognitifs.

On notera toutefois un effet paradoxal de cette hypercogitation : les patients épuisés par la cogitation finissent par lâcher prise, ne plus penser à rien et même s'endormir. Ils obtiennent ainsi de façon très coûteuse la solution au

---

316 Chez ces sujets, la peur de passer à l'acte est de la pure pensée. Le risque réel est inexistant.

317 J'ai noté dans la genèse de la névrose que ce fonctionnement correspondait aussi à une étape particulière.

problème : ne plus penser. L'hypnothérapie cognitive va leur permettre plus rapidement et à un coût moindre d'obtenir ce résultat.

Le cercle de la reproduction

Le patient cherche donc à se distancier de la peur de faire mal par un jeu de questions, de doutes, d'objections, d'hésitations, de répétitions... Il utilise des mécanismes de décalage, de fragmentation, d'échappement, de contournement. Mais il y revient sans cesse. Cette activité fixe l'idée dont il cherche pourtant à l'éloigner. Se forme alors un cercle vicieux : plus le sujet cherche à dissiper son problème, plus il l'entretient. C'est le procédé F.I.R : focalisation-intensification-répétition. De la même façon que la thérapie a brisé les cercles vicieux produits par la ritualisation et l'évitement, l'hypnothérapie cognitive va devoir casser le cercle de la reproduction.

Une parenthèse sur la thérapie cognitive

La thérapie cognitive a bien repéré l'imbrication des pensées intrusives et automatiques, des croyances et des schémas profonds, des neutralisations mentales. Mais j'inverse le processus : ce ne sont pas les schémas/croyances qui créent le problème mais le sujet lui-même qui le cultive et l'alimente en allant chercher dans son histoire de quoi dramatiser et se rassurer à la fois. Il faut bien comprendre que l'obsessionnel recherche le problème avec une habileté diabolique. Ce qui l'intéresse au plus haut point, c'est de cultiver le problème qu'il tient en quelque sorte à bout de bras. Il est donc vain de lui montrer qu'il n'y a pas de problème ! En effet, pour lui, la culture du problème dérivé est la meilleure garantie de l'évitement... du problème fondamental. La seule solution serait de ne plus penser. Certes, la thérapie cognitive pointe l'effet néfaste de la neutralisation par les pensées qui relancent les pensées automatiques. Mais ce ne sont pas seulement les pensées neutralisantes qui sont pathogènes, c'est toute l'activité mentale elle-même consistant à penser (répéter, douter, décaler, fragmenter...) qui est néfaste.

B. Les idées dérivées

Les types de peur

Quelles sont donc les pensées que les obsessionnels cherchent tant à réduire par ces procédés diaboliques qui inlassablement tournent dans leur tête ? Ces idées obsessionnelles, mises au jour par un travail préalable sur les rituels ou mises en avant directement par les cogitateurs, ont toutes un point commun : elles portent sur la crainte qu'un malheur n'arrive aux personnes proches ou, moins souvent, à eux-mêmes[318]. Les obsessionnels sont toujours dans la peur de faire mal aux autres ou d'être responsables que le mal leur arrive, soit d'en être directement responsables, soit d'en être responsables uniquement pour ne pas avoir fait ce qu'il faut pour l'empêcher, physiquement ou magiquement ! Si le ritualisant cherche à éviter ou réduire ce risque par des comportements répétitifs exorcisants, si l'évitant garde prudemment la distance, le cogitateur, lui, lutte contre ce risque en y pensant sans cesse, par une étrange façon de tenir à bout de bras ses idées.

Il y a bien des façons de faire du mal à autrui. Toutefois, dans les TOC, le catalogue des peurs est finalement assez réduit. Enumérons quelques-unes des façons les plus courantes de commettre le mal en direction d'autrui :

1. agresser directement quelqu'un (un proche, un collègue, un voisin, Dieu…), soit physiquement, en le frappant, en le blessant ou en le tuant, soit moralement, en l'insultant ou en l'offensant ;
2. contaminer quelqu'un avec des substances ou des objets sales ou souillés, vecteurs de microbes, de virus ou de bactéries pouvant entraîner des maladies ;
3. détruire ou déranger les objets familiers.

La peur peut concerner une action passée, présente ou future.

La question de la responsabilité

Comment un patient s'imagine-t-il capable de commettre le mal ? Quel que soit le degré de responsabilité imaginé, le patient ne supporte pas l'idée que cela puisse arriver : *« Pour rien au monde, je ne veux me sentir responsable du malheur des autres »*, me disait un patient. On peut établir la hiérarchie suivante dans le degré de responsabilité :

1. commettre le mal volontairement et en pleine conscience ;

---

[318] J'ai déjà noté que la peur concerne fondamentalement les autres mais, par retournement contre soi, peut aussi concerner le sujet lui-même : peur de se suicider, d'attraper des maladies…

2. commettre le mal par inadvertance (par manque d'attention) ou lors de moments d'inconscience ou encore par ignorance de la gravité ou des conséquences d'un acte ;
3. commettre le mal par perte soudaine du contrôle de soi ;
4. commettre le mal parce que l'on est sous l'emprise d'un tiers ou possédé par un esprit mauvais ou parce que l'on a un pouvoir magique.

On notera que l'on peut se sentir responsable de commettre le mal parce que l'on est soi-même acteur d'une action mauvaise, mais aussi en omettant de faire ce qui est supposé pouvoir éviter un malheur ! C'est le sens de nombreux rituels à forte connotation magique.

Une pensée permanente

Précisons l'ambiguïté de cette activité mentale. D'abord cette activité cogitative autour de la crainte d'un malheur crée, entretient et fixe l'idée. L'obsessionnel tient à bout de bras cette idée comme on tient une grenade qui, si on la lâche, pourrait exploser. Il croit en effet que la pensée a le pouvoir de dégoupiller la violence. Cela crée une rigidité mentale absolue. L'esprit du patient ne pense plus qu'à cela et n'en finit pas de tourner autour de cela. Il doit y penser sans cesse et toujours, car l'alerte est permanente. Cette façon de penser a un effet suggestif puissant. Se trouvent réunies les trois conditions de la puissance suggestive : la focalisation sur une cible, l'intensification de la représentation et la répétition (effet F.I.R).

Notons aussi que cette façon de tenir l'idée à bout de bras a un côté magique, comme si, en pensant au pire, le patient tenait là le moyen de l'éviter. Le proverbe dit que « la peur n'évite pas le danger ». L'obsessionnel, lui, le croit profondément. De toute façon, a minima, la réactivation de l'idée a un côté fonctionnel : si le malheur arrive, au moins il aura été prévu et préparé et, de ce fait, il pourra être vécu moins dramatiquement ; le patient ne sera pas pris par surprise.

Le fait de toujours penser à la même chose crée une hypersensibilité à tout évènement -soit factuel soit mental- ayant un lien avec la crainte contenue dans l'idée : tout percept, toute parole, toute pensée ayant un lien ténu avec l'idée enflamme le mental. Le sujet apprend à s'hypersensibiliser à des détails minuscules de la vie quotidienne. On ne saurait trop insister sur le fait que c'est l'activité mentale qui embrase les perceptions. Un déclencheur est anxiogène non par sa réalité objective mais que parce qu'il a été embrasé par l'activité mentale. Toute situation, tout stimulus qui offre la possibilité de faire mal est susceptible d'être enflammé. Tout devient prétexte à obsession. L'obsession prolifère. L'idée imprègne toute la vie quotidienne. Le patient est dans l'attitude du patineur pratiquant le curling[319] qui frotte la glace (cogitations) pour permettre au palet (l'idée) de glisser sans obstacle indéfiniment. Rien n'arrête l'idée. Le patient a créé un autre cercle vicieux : il s'entraîne à sensibiliser sa vie au problème et à contaminer le réel !

Il en résulte une amplification du problème. On peut parler d'un véritable embrasement de la conscience autour du noyau de la peur de faire mal. Cet incendie du psychisme provient de l'effet F.I.R. L'embrasement peut se représenter par une spirale s'élargissant à partir de la base. On obtiendra la retombée de la spirale en intercalant des ruptures, en permettant au patient de vivre autre chose grâce à l'hypnose. C'est une forme d'isolation, mais une isolation thérapeutique.

En fait, le patient commet deux erreurs. La première est de ne pas se battre au bon endroit, de conduire la lutte sur des voies dérivées. La seconde est d'accentuer son problème en croyant le résoudre et de s'enfermer dans deux cercles vicieux : plus il lutte contre l'idée de malheur plus il la fixe ; plus il est vigilant au risque de faire mal, plus il est sensible à ce risque. Bref, le patient abusé par lui-même crée de toute pièce une hyperdramatisation et une hypersensibilisation.

L'idée dérive d'une peur fondamentale

J'ai posé l'hypothèse que ces peurs multiformes et proliférantes ne sont que des effluences d'une peur fondamentale de la confrontation, peur que l'isolation a neutralisée. C'est pourquoi je les appelle « idées dérivées ». Derrière le rituel ou derrière le flot de cogitations, sans relâche, cherchons ce qui est craint, c'est-à-dire l'idée de malheur (l'obsession) qui fait peur. Et, derrière cette idée dérivée, cherchons la peur fondamentale et le mouvement pulsionnel qui a été isolé. Dès qu'il y a isolation, l'énergie libérée enflamme des idées dérivées. Telles sont les deux préconisations majeures de la thérapie des TOC.

---

319 Le joueur de curling frotte devant le palet pour réchauffer la glace et créer une fine pellicule d'eau qui permet d'allonger la glisse.

Chez Vanessa (cas n° 5), la peur d'une confrontation va se porter après isolation sur différentes idées : la peur de faire mal à un enfant, la peur d'avoir un enfant, la peur du sperme, la peur du sida, la peur de toute contamination. C'est cette dernière peur qui forme l'idée dérivée et qui se donne à voir. Mais c'est l'arbre qui cache la forêt.

Deux impasses thérapeutiques à éviter

Il me semble que le thérapeute doit dès lors éviter de s'engager dans deux impasses :

1. La première consiste à chercher à restructurer la pensée du patient en cherchant à lui faire admettre que ses idées sont irrationnelles, insensées, farfelues, naïves, infantiles et qu'il n'y a pas vraiment de problème. Certes, le thérapeute peut atténuer momentanément et partiellement la charge anxiogène des pensées du patient en lui permettant de les exprimer. Après des mois ou des années de silence, le fait d'en parler à un tiers ne peut qu'atténuer la dramatisation. Mais on ne peut aller très loin dans le soulagement. Comme le l'ai déjà mentionné, il y a un contresens fondamental à effectuer ce travail en restant au plan cognitif. Le nœud du problème n'est pas situé au plan mental mais à un plan plus profond. En s'acharnant à analyser le mental, à effectuer sa critique méthodique, le thérapeute maintient le patient dans le registre où il s'égare. Il l'entraîne dans des complications intellectuelles, dans des objections subtiles sans fin. Au jeu de la cogitation, le patient aura toujours le dernier mot. Pour reprendre la métaphore célèbre de l'homme au réverbère[320], chercher la clef là où elle n'a pas été perdue est une entreprise vaine. Il faut que le thérapeute fasse autre chose que cogiter avec le patient !

Le protocole que je propose vise à permettre au patient non pas de penser autrement mais de ne plus penser, plus précisément de vivre une expérience de conscience qui sera autre chose que penser. En effet : *« Qui pense pensera... Qui cogite cogitera... Qui doute doutera... Qui questionne questionnera... »* La solution ne peut être trouvée à l'étage de la pensée mais à un autre plan, là où l'isolation primaire s'est produite. Il me semble stérile d'aider le patient à s'habituer à séjourner sur une voie sans issue. Pour l'instant, le sujet est immergé dans une pensée qui pense. Il mouline les

---

[320] Il semble que le créateur de cette métaphore souvent citée soit le facétieux poète turc Mollâ Nasreddin Hodjâ (XIIIe siècle), cf. *Le monde des religions*, juillet-août 2015.

pensées, il pense les pensées comme un moulin moud du grain. C'est de cette folle contrainte qu'il s'agit de le délivrer.

> Un jour, irrité par l'aberration de ses propos et sans doute fatigué par une journée difficile, j'ai cherché à convaincre Victor que ses peurs de contaminer les autres par un sang qu'il aurait invisiblement contracté étaient irrationnelles. Avec une logique impeccable, il est parvenu à me montrer qu'il y avait toujours un risque quelles que soient les précautions prises. Je me suis retrouvé en fin de séance désarmé et pris d'un puissant mal de tête !

2. La deuxième impasse consiste à vouloir traiter une classe de cogitations mentales que la thérapie cognitive nomme « neutralisations » comme on traite les rituels comportementaux. Mais c'est aussi vain que de vouloir aider le patient à gérer rationnellement ses pensées proliférantes. Le mental de l'obsessionnel est d'une complexité extrême[321], véritable « bouillon de culture » où il n'est pas simple de mettre de l'ordre et de la discipline ; il est extrêmement périlleux pour le thérapeute de s'orienter dans ce dédale, de distinguer les pensées intrusives, les pensées automatiques, les schémas profonds, les pensées neutralisantes… Là encore, l'exercice est épuisant et la solution est quasi impossible.

Je prends une tout autre direction thérapeutique. Je cherche plutôt à aider le patient à ralentir le flux global de ses pensées, à s'en distancier, à s'en couper *« La solution, c'est de ne plus penser. »* C'est ce que, étrangement, ils s'autorisent à vivre dans certaines circonstances de leur vie (en certains lieux, durant le temps des vacances, en cas d'impossibilité matérielle) qui sont d'étranges suspensions de l'isolation et en tout cas pour eux de délicieuses parenthèses.

Oui, mais comment ne plus penser dans le quotidien de la vie ? Par quelle expérience passer pour produire ce résultat ? Il est beaucoup plus difficile de travailler sur les idées obsessionnelles dérivées que sur les rituels. C'est là que la plupart des thérapeutes échouent, perdent pied et se lassent. Pourtant, l'entreprise n'est pas impossible. Il me semble important de disposer d'une série d'outils utilisables en fonction des particularités du patient. Le

---

321 Cette complexité justifie une démarche analytique intense longue et patiente pour reconstituer le chemin des égarements. Certains psychanalystes s'y sont essayés, Freud le premier. Le résultat peut être une satisfaction intellectuelle mais les retombées thérapeutiques de cette analyse sont loin d'être garanties. L'analyse du transfert et du contre-transfert permet heureusement de sortir du mental, mais est-ce suffisant ?

thérapeute doit tâtonner et essayer diverses voies d'entrée dans le problème. Le guide que je propose permet au thérapeute de suivre le patient sans se perdre et, à tout moment, de pouvoir faire le point sur sa pratique.

Voici, en, résumé, une sorte de *« vade-mecum »* du thérapeute. Lorsque le patient met en avant une idée obsédante, il est fécond de poser l'hypothèse que cette idée est l'idée dérivée d'une peur plus fondamentale. Il n'est généralement pas très indiqué de communiquer cette hypothèse au patient. Il la découvrira tout seul, par le jeu de la refluence. Dès lors, en lui faisant vivre l'expérience de ne plus penser, on lui donne la possibilité de se connecter avec la peur fondamentale qui a généré l'isolation et l'effluence d'idées dérivées. Les 13 cas que je présente illustrent ce processus. Celle-ci va apparaître soit sous forme de symptômes corporels (dernier combat avant l'abolition de l'isolation fondamentale), soit sous forme de souvenirs. C'est ce qui va permettre de travailler au niveau 1 en empruntant un autre portail. J'ai posé l'hypothèse que le problème primitif n'est pas cognitif mais pulsionnel, que les pensées obsessives sont poussées par-derrière. Plus on raisonne sur l'idée fausse, plus on s'éloigne de la solution. L'idée-clef, c'est donc de créer un autre état chez le patient.

Scan de l'idée obsessionnelle

Avant de présenter quelques stratégies d'hypnothérapie cognitive, je propose une sorte de « passage au scanner » de l'idée obsessionnelle dérivée pour en préciser la structure et les composants.

– Son contenu : c'est la représentation d'un malheur pouvant arriver aux personnes proches affectivement ou, par retournement, à soi-même.

– Sa forme : elle est généralement verbale (un mot ou une phrase) avec ou sans image visuelle accompagnatrice ; elle peut contenir aussi une représentation de mouvement.

– Son occurrence : elle peut être épisodique ou permanente.

– Ses déclencheurs : généralement une perception (un stimulus ou une situation) ; mais ce peut être une pensée qui traverse le champ mental. Il est important de préciser que c'est le sujet lui-même qui, investissant des stimuli internes ou externes au point de départ neutres, les enflamme, les contamine, bref leur communique la charge dramatique de l'idée.

> Voir un passant sur le bord de la route n'est pas en soi dramatique. Cela le devient pour Jean-Claude, car la peur de faire mal en perdant le contrôle a enflammé ce spectacle. Même chose pour la pensée du diable qui a subi cette même charge.

– L'affect généré par l'idée : c'est la peur (du mal) qui se décline en crainte, angoisse, panique, terreur, culpabilité, regret. Ces affects suscitent des postures corporelles de crispation ou de fuite.

– La logique modale de l'idée obsessionnelle : elle concerne l'ordre du possible/probable et non l'ordre du réel. La peur de l'obsessionnel est la peur non pas d'une réalité ayant existé ou devant absolument exister (c'est la situation phobique) mais d'une possibilité à très faible probabilité. L'obsessionnel se fixe sur cette très faible possibilité. Toute situation offrant une possibilité de faire mal a vocation à devenir déclencheur, et seulement une possibilité. La possibilité exploite la faille de toute inférence à fabriquer une certitude[322] : bien sûr, compte tenu de la situation, il a très peu de chances que le malheur arrive, mais c'est la seule possibilité qui fait peur. Non seulement la possibilité peut venir d'une exception aux règles que suivent les évènements naturels, mais l'obsessionnel va chercher la possibilité du côté de la magie : et si le patient avait des pouvoir spéciaux ou était soumis à des forces occultes? Le sujet craint non pas le réel perçu mais la représentation du possible/probable. Quoi qu'il en soit, le sujet traite le possible comme si c'était du réel et il met en route son système défensif[323] par rapport à ce qui n'est que du possible. De la même façon que la paramnésie est de la perception traitée comme un souvenir, l'obsession est de l'imaginaire traité comme du réel. Le cerveau confond les registres. Ses pensées sont des leurres qu'il traite comme du danger réel.

– Deux croyances sous-jacentes :

a) Derrière la crainte qu'un malheur n'arrive, se cache la croyance fondamentale en la causalité magique[324]. Avec cette croyance, le sujet pense entrer dans un monde échappant aux catégories classiques de l'espace-

---

322 Le philosophe anglais HUME a très bien perçu cette faille dans son *Traité de la nature humaine*.

323 Cf. le SAA (système activateur d'action) de LABORIT, in *L'inhibition de l'action.*

324 Je pense vraiment qu'il n'y a pas d'obsession sans pensée magique, de même qu'il n'y a pas d'hystérie sans possibilité de somatisation.

temps-causalité. Il entre subjectivement dans un univers acausal[325]. Il en résulte qu'il pense avoir perdu « la télécommande de sa vie ». Si la magie existe, la vie présente en permanence un risque majeur : sous des influences maléfiques, le sujet peut, d'une part, perdre le contrôle de soi et de son action sur les autres et, d'autre part, devenir malgré lui une puissance néfaste. Le risque du mal infiltre sa vie. Inversement, si la magie existe, il peut devenir une puissance bénéfique puisqu'il peut empêcher que des malheurs n'arrivent. Il se trouve placé dans l'obligation de faire le bien. La pensée obsessionnelle scrute la possibilité de faire le mal. Le rituel, l'évitement et la cogitation tentent d'exorciser le risque. On verra qu'il n'est pas facile de renoncer à une pensée traversée par la croyance magique. L'obsessionnel a probablement l'intuition de l'existence de la causalité symbolique. Mais il la comprend mal et se méprend sur son utilisation[326].

b) L'autre croyance est relative à la logique modale de la possibilité : le sujet croit que le possible est équivalent au réel.

En arrêtant de penser, le patient retourne au problème originel. C'est dans cette prise de conscience que s'effectue une complète réélaboration et perception du vrai problème, avec en particulier l'abolition de ces deux fâcheuses croyances.

LE PROJET THERAPEUTIQUE

Réflexions préalables

Le projet est double : premièrement, il s'agit de casser le cercle de la reproduction de l'idée en introduisant dans le champ mental une interruption, une césure, une zone de vacuité, une forme d'isolation thérapeutique ; deuxièmement, en privant le sujet d'une possibilité de dérivation, de favoriser la refluence en direction du problème de fond.

Mais alors, comment aider le patient à arrêter de penser, sinon définitivement, du moins provisoirement ? Il existe de multiples stratégies. Je me contenterai d'exposer celles que j'ai testées et conservées dans ma pratique en raison de leur efficacité. J'ai une préférence pour les stratégies

325 On verra en conclusion que l'obsessionnel pressent le pouvoir de l'esprit mais l'appréhende d'une façon inadéquate.

326 Se reporter au dernier chapitre du second tome.

qui permettent au sujet de dévier le faisceau de conscience vers l'expérience sensori-motrice et en particulier vers l'expérience de la respiration et du silence intérieur.

Il n'y a pas lieu de distinguer le traitement des cogitations et celui des idées dérivées. Les techniques proposées réduisent simultanément les unes et les autres. Il s'agit de faire taire l'effluence des idées dérivées et de calmer la conscience embrasée par les cogitations en tout genre.

Une difficulté thérapeutique

Le thérapeute doit savoir dès lors surmonter deux difficultés :

– Arrêter chez le patient son flux de paroles pour installer sans plus la différer une expérience alternative. Après l'avoir laissé exposer sa souffrance, il est important de savoir interrompre le patient : *« Là, nous tournons en rond... vous tournez en rond... je tourne en rond avec vous... faisons autre chose... je vous propose que nous vivions d'autres expériences. »* En général, les patients obsessionnels acceptent la proposition.

– Gérer deux attitudes contradictoires : marquer de l'empathie à l'égard du patient qui souffre et en même temps garder un constant recul vis-à-vis de son tropisme : l'entraînement vers le mental et la cogitation.

Le choix du patient

Je vais maintenant énumérer un certain nombre de protocoles qui font progresser le travail dans cette direction. Dans la thérapie des rituels, le protocole de la suspension du geste (PSG) était central. Dans celle des évitements, le protocole du double agissant l'était également. En revanche, dans le travail sur les idées, aucun des protocoles que je vais énumérer ne paraît s'imposer a priori. Tout dépend du patient : c'est lui qui, en réponse à l'offre du thérapeute, va sélectionner la démarche qui lui permet le plus efficacement de renoncer à penser. Toutefois, l'exercice des trois respirations que j'expose dans la dernière partie me paraît particulièrement opérationnel. De même, la technique de la métaphore de la ventouse est très utile.

La mauvaise et la bonne hypnose

Une fois de plus, dans ce travail, je donne beaucoup d'importance à l'hypnose. Ce n'est ni par mode ni par fantaisie mais parce que l'hypnose me semble être l'outil idéal pour permettre au patient de ne plus penser et de vivre une expérience autre que de la pensée ou, s'il y a de la pensée verbale, de donner à cette pensée un autre statut qu'un statut réflexif.

L'hypnose, je le rappelle, est l'état de conscience qui s'installe lorsque le sujet, fermant les yeux, se déconnecte de la perception externe, et s'extrait de l'action et la réflexion pour se mettre en retrait du monde, pour s'absorber dans le vécu intérieur, dans un mode involontaire, automatique. Il accueille ce qui advient en lui, tout ce monde intérieur fait de sensations corporelles, d'images, de micro-mouvements, de ressenti émotionnel, de mots ou de fragments de phrases. Le vécu d'hypnose sort le sujet de la pensée réflexive et de l'action volontaire. L'hypnose crée un état souple, fluide, changeant, ouvert à la personnalité profonde et au monde, aux antipodes de l'action volontaire et de la pensée raisonnante[327].

L'hypnose offre la garantie d'un riche « vécu de sensorialité », pour reprendre une expression chère à François Roustang. Cet état n'est pourtant pas chaotique, il est orienté car il se produit dans une relation suggestive forte, nouée entre le thérapeute et le patient, dynamisée par l'attente partagée du changement et fécondée par l'appel aux ressources.

Ce qui nous intéresse dans l'expérience de l'hypnose, c'est la possibilité donnée au patient de vivre des contenus sensori-moteurs fluides fournissant une alternative à la réflexivité et à la rigidité mentale. C'est aussi la possibilité qu'apparaissent à travers eux les nœuds de la névrose mais aussi des ressources évolutives puisant dans l'expérience de la créativité du sujet.

On dit parfois que dans le TOC, en particulier dans la pensée obsessive, le sujet est pris dans une mauvaise hypnose : il reste « scotché » à une seule chose et sa réflexion tourne inlassablement sur elle-même. Tout se passe

[327] Lorsque le sujet vit une transe hypnotique dans le cadre de rituels primitifs, dans le cadre du somnambulisme, ou encore dans un contexte de lumière et de drogues, le sujet est actif mais l'activité n'est pas volontaire. Ce qui montre bien que le point fort de l'hypnose est ce lâcher-prise par rapport à l'activité volontaire.

comme si le mental avait « bogué ». Le seul point commun de la mauvaise hypnose et de la bonne hypnose est le fait que le patient est déconnecté du réel et maintenu dans son monde intérieur. Mais ce monde est figé et pauvre. Il est statique, mono-idéique. Il fait penser à la sidération cataleptique d'un sujet humain ou animal en situation de danger. Il n'est constitué que d'une pensée verbale unique autour de laquelle moulinent d'autres pensées, comme des insectes autour d'un déchet. L'urgence est de déboguer le mental[328]. Le propre de la bonne hypnose est d'introduire le sujet dans un vécu de sensorialité fluide ouverte au changement et qui n'a rien à voir avec une fixation mentale stérile ou une activité réflexive figée.

Est-il possible de travailler sans hypnose ? Je répondrai affirmativement à cette question, comme j'y ai déjà répondu précédemment. Il est tout à fait possible pour un thérapeute qui n'a pas été formé à l'hypnose de favoriser l'hypnose naturelle sous forme de rêverie, qui est le premier stade de l'hypnose. L'hypnothérapeute ajoute la compression relationnelle naissant de la croyance partagée au changement.

Des écueils à éviter

Je rappelle quatre fausses pistes à éviter absolument :

– Il ne s'agit pas de refuser l'idée obsessionnelle, ou de dire « stop » : c'est le meilleur moyen de relancer le rebond (loi de Rachman).

– Il ne s'agit pas de restructurer l'idée car le problème n'est pas logique, il ne se joue pas au niveau du rationnel.

– Il ne s'agit pas de s'habituer au problème (flooding) car ce serait s'habituer à un égarement. La citation de Bateson mise en exergue précédemment est éloquente.

– J'émets également des réserves sur les techniques de recadrage[329] qui, si elles aident le patient à évoluer, le font cependant rester au niveau cognitif/logique.

Que faire avec les idées obsessionnelles ? Il s'agit de quitter le plan mental pour glisser vers un autre plan. Non pas transformer, restructurer la pensée,

---

[328] Revue *Sciences humaines*, novembre 2005, n° 166, « Les trois inconscients ».

[329] Cf. LOCKERT, *Hypnose*, p. 432.

mais faire autre chose que penser, avec l'hypothèse que cette réorientation vers un autre plan que le plan mental favorisera la refluence de l'énergie détournée et permettra l'accès au vrai problème.

Le déroulement des séances

La séance de contact : anamnèse et exposé didactique

Lorsqu'un travail sur l'idée découle d'un travail sur un rituel ou sur un évitement, on pourra recourir à l'une ou l'autre des techniques qui suivent sans préalable particulier.

Mais lorsqu'en début de cure le patient met directement en avant un problème d'idée obsessionnelle, le thérapeute suivra la démarche décrite précédemment pour le travail des rituels : anamnèse, analyse fonctionnelle des symptômes, exposé du schéma didactique des quatre niveaux de la névrose. Concernant ce dernier point, il insistera sur le fait que la peur du malheur pourrait bien faire écran à un autre problème. Cette situation permet d'évoquer le principe SNCF qu'un train peut en cacher un autre ! Le thérapeute peut aussi mettre une pointe d'humour en remarquant que le patient a fait l'économie des niveaux 3 et 4 !

Dans les deux cas, il est utile et nécessaire de laisser le temps au patient d'exposer ses craintes et de décrire la façon dont il opère cognitivement. Mais très vite le thérapeute insistera sur le fait que le sujet n'a pas toujours vécu avec ses craintes, qu'à certains moments de sa vie il bénéficie de temps de rémission, alors que les risques imaginés le reste du temps restent inchangés. Il suggérera au patient de consentir à reposer son esprit, à faire des pauses au moins à certains moments. Précisément, les séances peuvent servir à cela : apprendre à vivre des temps de répit. Au point de départ, le patient peut hésiter à renoncer à penser à ses craintes de façon définitive et n'accepter de prendre le risque de le faire que ponctuellement, le temps de la séance. Ce n'est que plus tard qu'il réalisera qu'il peut définitivement lâcher prise et que ses craintes ne sont que des épouvantails ou des leurres. Mais aujourd'hui, il peut s'autoriser à apprécier de vivre un moment de calme intérieur. Et j'ajoute souvent en séance : *« Peut-être que cette expérience pourra vous être utile quand vos pensées auront tendance à revenir… »*

Voici une proposition de script que j'ai inventé avec un patient (Jacques) et que j'ai reconstitué après la séance :

« La vie apporte sans cesse des problèmes. La sagesse consiste à la fois à réfléchir à ce qu'on peut faire pour éviter ou traiter un problème, à y passer un temps suffisant, puis à lâcher prise par rapport à ce qu'on ne peut résoudre. Il est important de faire comme tout le monde, c'est-à-dire d'y penser suffisamment et utilement, puis de vivre autre chose. Je ne sais pas vraiment ce que vous pouvez faire par rapport aux problèmes qui vous préoccupent. Je ne sais pas si ces peurs que vous ressentez sont fondées. Aujourd'hui, je vous propose non pas de renoncer à vos problèmes mais de retrouver la possibilité de vivre autre chose, ne serait-ce que pour reposer votre esprit et votre corps. Vous avez pu remarquer que le fait de penser à votre problème ne fait que le renforcer. De la même façon que l'on dit « qui a bu boira », de la même façon, on peut dire « qui pense pensera... qui doute doutera... qui rumine ruminera... qui hésite hésitera... ». Il est possible et même probable qu'après avoir reposé votre esprit vous puissiez voir les choses autrement. D'ailleurs, vous pouvez remarquer qu'à certains moments de votre vie, vous ne pensez pas à ce genre de chose, qu'à certains moments de vacances vous n'y pensez pas et il n'est pas forcément arrivé de grands malheurs. C'est donc possible de s'accorder le droit, au moins momentanément, de ne pas penser. Mais ne n'est pas simple d'arrêter de penser. Il faut trouvez le chemin. Etes-vous d'accord pour que nous cherchions ensemble ? »

Ces paroles préliminaires suscitent l'acquiescement et produisent déjà, par anticipation sur ce qui va suivre, un grand soulagement. Elles induisent aussi un état hypnotique. Le patient sent la justesse de la perspective et retrouve l'espoir de s'en sortir.

Chez certains patients, les réticences viennent de la référence explicite à l'hypnose. Dans ce cas, je préviens le sujet que je ne ferai d'hypnose qu'avec l'accord du patient, et, le moment venu, j'ajoute qu'une centration sur le vécu intérieur est ce qui importe au premier chef : elle induit un état d'hypnose naturel. Je fais tout pour éviter une fixation négative sur l'hypnose propre à engendrer une méfiance contreproductive.

LA SEANCE PREPARATRICE

La séance suivante recourt à des métaphores suggestives préparatrices du futur travail. Je propose – quand c'est possible – de les introduire en hypnose. La métaphore présente de nombreux avantages : elle introduit à un vécu imaginaire et sensible autre que mental ; elle favorise le décrochage de la conscience du plan mental à un autre plan ; enfin, elle reprend et illustre un aspect qui a été mis en évidence dans la discussion préliminaire, elle suggère au sujet de s'engager dans une direction importante pour lui. Le thérapeute va s'emparer de certains mots significatifs utilisés par le patient et les faire rebondir et vivre dans une métaphore.

L'induction à la séance d'hypnose peut se faire de différentes façons. Il est conseillé d'utiliser des inductions qui court-circuitent déjà la pensée. Le lâcher-prise du patient est obtenu :

– par fixation sur une image externe mais selon une modalité intenable (par exemple on demande au sujet de ne pas cligner des yeux) ;
– par confusion verbale (on désactive la pensée du patient en le soumettant à des propos au débit impossible à suivre ou se développant à partir de structures décousue et agrammaticales ou dont les termes sont contradictoires) ;
– par expérience sensorielle inaccessible (à l'aide de propos confusionnants, on invite le patient à effectuer une prise de conscience de la respiration selon des paramètres impossibles à percevoir : *« Est-ce que vous respirez plus avec la partie haute et droite ou avec la partie basse et gauche de vos poumons ou l'inverse ? »*).

Ensuite, le thérapeute introduit le patient dans une métaphore suggestive soulignant une difficulté particulière du patient.

1. Cesser de résister à l'idée : la promenade contrariée...

Le thérapeute peut métaphoriser la démarche qui illustre la loi de Rachman : une promenade au cours de laquelle le patient rencontre successivement une mouche qui revient sans cesse parce qu'il la chasse... un chat qui barre son passage et résiste quand il le tire par la tête... un petit singe facétieux qui titille ou agace tant que l'on fait attention à lui... un portail que le patient persiste à ouvrir en poussant alors qu'il s'ouvre en tirant... ; puis on métaphorise l'attitude de lâcher-prise comme la contemplation d'une étoile filante que l'on attend pas mais qui passe, qu'on ne refuse pas de voir mais qu'on laisse passer.

2. Relancer l'espoir du changement

On fait naviguer le patient dans d'autres époques : le voyage dans le temps. Le thérapeute invite le patient à voyager dans des temps et des espaces plus favorables, ce qui a pour effet de désactiver les schémas comportementaux répétitifs et de relancer l'espoir du changement :

– en le faisant régresser à un âge (enfance, adolescence…) où les TOC n'existaient pas ;
– en le projetant dans un avenir (à court ou à moyen terme ?) où il sera libéré du problème ;
– en lui suggérant de s'échapper dans des temps ou des espaces entre parenthèses où le TOC ne fonctionne pas, comme certains lieux de vacances.

3. Supposer le problème résolu : vers l'apaisement, la délivrance

Le thérapeute peut reprendre la démarche souvent préconisée par Roustang. On peut recourir à des images fortes qui concrétisent ce résultat :

– le point qui absorbe les pensées désagréables ;
– la bulle de tranquillité mais sur laquelle viennent rebondir les pensées ;
– une pluie d'orage qui gonfle la rivière et qui emporte les amas de branches et de feuilles barrant le cours de l'eau ;
– la grotte qui fournit un havre de paix pour le patient poursuivi par les insectes (les pensées obsédantes) ;
– la sortie du tunnel vers la lumière retrouvée.

4. Créer une rupture de niveau ou de registre

– faire imaginer au patient qu'il s'éveille d'un mauvais rêve (rupture par l'éveil) ;
– lui faire vivre un décrochage : le saut à l'élastique du sportif, la descente en toboggan de l'enfant (rupture par le saut ou le décrochage) ;
– délivrer le patient de l'obligation de penser en confiant les pensées à un moulin à pensées, à l'instar des moulins à prière des temples bouddhistes. Je propose une métaphore humoristique : le patient s'imagine écrire sur une feuille cartonnée la litanie des souhaits négatifs de tous les malheurs qui ne doivent pas arriver, construire un tourniquet (comme les enfants savent en

fabriquer), confier au vent le soin de faire tourner ces pensées et, ainsi, être débarrassé de la corvée d'y penser sans cesse[330].

Préalables à l'abandon de la pensée

Beaucoup de patients résistent à l'idée d'arrêter de penser car l'expérience leur paraît comporter des risques. Ils sont liés à des croyances exprimées par les objections suivantes :

« Si j'arrête de penser, il peut se passer plein de choses que je redoute... J'ai besoin de penser sans cesse aux malheurs qui peuvent arriver... J'ai besoin d'y penser sans cesse pour contrôler ce qui peut se passer... J'ai besoin de penser sans cesse que je ne veux pas qu'il arrive de malheur... Si j'arrête de penser, est-ce que je ne vais pas perdre le contrôle de moi-même ? Etc. »

Ces réticences expriment trois croyances : 1. la pensée est équivalente au réel ; 2. la possibilité est équivalente à la certitude ; 3. la pensée est équivalente à l'acte. Il y a paradoxe : la pensée est une menace et en même temps une protection par rapport aux risques de malheurs. Le patient navigue dans un univers magique. Le travail sur les rituels a permis d'aborder ces risques et de les contourner. Quand on a affaire à des patients qui n'utilisent ni les rituels ni les évitements pour prévenir les risques, il ne reste plus que les stratégies cognitives. Or le thérapeute propose au patient de renoncer à penser. On comprend son angoisse.

On ne peut pas s'attaquer directement à ces croyances. L'expérience m'a montré qu'elles s'éteignaient spontanément lorsque l'on travaille au niveau 1, par le recours à l'hypnothérapie dynamique.

Pour l'heure, que faire avec un patient qui hésite à prendre le risque de ne plus penser ? Voici ce que je dis au patient :

---

[330] Les obsessionnels n'en finissent pas de penser (au malheur, au pire...), comme si magiquement la pensée avait le pouvoir de prévenir le malheur parce qu'elle en prévoit la possibilité. La crainte superstitieuse est souvent exprimée par la négative : *« Si je ne pense pas au pire, le pire risque d'arriver ! »* J'ai quelquefois proposé la réalisation matérielle de cette tâche. Je n'ai jamais rencontré de patients qui acceptent de la réaliser de façon vécue, mais j'ai remarqué que la suggestion avait toujours un impact libérateur. Les patients acceptent bien de vivre l'expérience en hypnose. Ce protocole est comparable au rituel solennel pour son effet paradoxal.

« Je comprends vos réticences ; toutefois, vous pouvez remarquer que, dans votre vie, vous vous autorisez sans cesse à ne plus penser et à débrancher vos cogitations.

– D'abord vous pouvez vous rappeler un temps qui n'est pas si éloigné où vous ne vous préoccupiez aucunement des risques de malheurs. Vous viviez librement, naturellement, et ça ne déclenchait pas de grandes catastrophes.

– Vous me dites que quand vous changez de lieu, quand vous êtes en vacances, en France ou à l'étranger, dans un autre lieu, avec un autre rythme de vie, vous laissez vos pensées de côté.

– Vous pouvez remarquer que le sommeil de la nuit est un moment où vous lâchez vos pensées et que vous souhaitez fréquemment que ce moment arrive pour vous délivrer.

– Vous me dites aussi que, par fatigue et épuisement, vous finissez par arrêter de penser.

– Et même quand vous vivez des moments forts avec votre famille, vos amis ou vos collègues, vous oubliez de penser.

Bref, vous vous autorisez souvent à arrêter de penser. Vous prenez ce risque. Aujourd'hui, je vous propose de vivre cette expérience à travers l'expérience hypnotique[331]*. »*

CLASSIFICATION DES STRATEGIES DE TRAITEMENT DES IDEES

Après cette séance de sensibilisation par la métaphore, après la levée des réticences, il s'agit maintenant, plus directement, plus profondément, d'installer un autre vécu que le vécu cogitatif.

L'expérience hypnotique va permettre d'une part d'installer un autre vécu de conscience et d'autre part de fournir un contexte favorable à l'action de la suggestion.

---

[331] Il m'arrive de faire une proposition qui même si elle est écartée apporte un sentiment de sécurité supplémentaire : *« Si vous voulez, on peut allumer une bougie pour signifier, pendant ce temps où vous lâcherez vos pensées, combien vous voulez réaliser le bien et éviter le mal. La bougie sera le gardien de vos bonnes intentions… »*

Les techniques que je vais maintenant décrire suscitent des expériences assez proches les unes des autres. La différence vient des intentionnalités qui les traversent. Il appartient au thérapeute de discerner laquelle parmi ces expériences possibles est la meilleure voie d'entrée pour un patient donné.

1. La mobilité de l'attention

Ces expériences ont pour but de faire prendre conscience au patient que par l'attention la conscience peut se porter sur d'autres objets que des objets mentaux.

Expérience du faisceau de la conscience

Chez le patient obsessionnel, ce sont les pensées autour de la peur de faire mal qui déclenchent l'angoisse. Ce patient qui vit dans le monde des mots finit par croire qu'il n'y a de conscience que mentale ! Il est possible de lui faire prendre conscience qu'il a le pouvoir d'orienter sa conscience dans plusieurs directions en lui faisant vivre une expérience simple mais instructive : déplacer le faisceau de son attention, souplement, d'un plan à l'autre. Vivant constamment « associé » à ses pensées, il n'imagine pas qu'il puisse vivre autre chose que des pensées. Il méconnaît la fluidité de la conscience.

Dans un premier temps, hors hypnose, je demande au patient qui garde les yeux ouverts, en prenant un ton ferme, de répondre à des questions type « jeu des mille euros », puis à réfléchir avec des mots sur un sujet banal, enfin d'effectuer un calcul avec des nombres. Ensuite, après l'avoir invité à fermer les yeux pour mieux se concentrer sur son intériorité, en adoptant un style de langage hypnotique, je lui suggère de faire l'expérience de la mobilité de sa conscience : *« Le faisceau de la conscience est comme le faisceau d'une lampe torche que le promeneur nocturne déplace pour faire exister et sortir de l'ombre le chemin, le ruisseau, les arbres, une maison, un oiseau, les champs. Ce faisceau fait surgir de la nuit toutes sortes d'objets que vos yeux, qui ne voyaient que la nuit, peuvent s'habituer à voir désormais... De même, vous pouvez braquer votre attention sur les pensées verbales qui traversent votre esprit... mais aussi sur votre imaginaire... des images visuelles ou auditives... sur des souvenirs, des sensations de votre corps... comme votre respiration... ou votre façon d'être installé sur ce fauteuil... ou extérieures... les bruits de fond qui vous parviennent de la rue les yeux fermés… Il n'y a pas obligation à conscientiser toujours les mêmes contenus… vous pouvez faire l'expérience ludique de la souplesse de votre conscience… qui peut être attentive à toutes sortes de choses, et pas seulement à des pensées… »*

C'est avec étonnement et soulagement que le patient découvre que sa conscience peut s'exercer sur autre chose que sur du mental.

2. La fixation sur des contenus sensori-moteurs

Ces expériences ont pour but d'entraîner le patient à se fixer sur des contenus de conscience sensori-moteurs.

Dans les expériences qui suivent, le patient, avec l'aide du thérapeute, est entraîné vers un autre vécu que celui de la pensée obsessionnelle. Le thérapeute l'oriente vers l'imagination, la conscience corporelle, la respiration, la rêverie ou encore la vocalisation. Il en résulte un recul des pensées.

a) Le protocole du scan corporel (centration sur les sensations corporelles)

C'est une technique de méditation[332].

Le protocole est bien expliqué dans le CD joint au livre de Jon Kabat-Zinn *Méditer*[333], avec la voix de Bernard Giraudeau. On pourra se référer aussi au protocole du scan corporel décrit dans son ouvrage princeps[334]. En voici des extraits :

« Une technique très puissante que nous utilisons pour rétablir le contact avec le corps est appelé scan corporel. Caractérisée par un centrage complet et minutieux sur le corps, cette technique efficace développe simultanément la concentration et la souplesse de l'attention. Elle se pratique allongé sur le dos et consiste à déplacer votre esprit dans les différentes parties de votre corps… »

---

332 Il existe deux types de méditation : l'une se centre sur un contenu particulier de conscience, l'autre accueille et observe tous les contenus qui passent, sans en retenir aucun en particulier.

333 KABAT-ZINN (2010) [2005].

334 KABAT-ZINN (2009) [1990], p. 123.

« Nous commençons par les orteils du pied gauche et remontons lentement dans le pied et la jambe [et dans tous le corps jusqu'au sommet de la tête], éprouvant les sensations tout en remontant et en dirigeant le souffle dans puis hors des différentes régions parcourues... »

« Quand le scan se termine... on peut avoir l'impression qu'il ne reste plus que le souffle s'écoulant librement au-delà des frontières du corps... »

***b)* Le protocole de la respiration cardiaque (centration sur la respiration)**

Très tôt dans ma pratique avec les patients obsessionnels, j'ai eu recours à la respiration pour calmer le flux mental. Mais j'ai fait évoluer la technique. Au début, j'aidais le patient à vivre son idée obsédante, éventuellement un peu dépouillée de sa dramatisation cognitive, simplement, sans rien faire sinon respirer dedans. En fait, j'ai observé que cette façon de faire – très difficile à tenir – activait l'idée plutôt qu'elle ne la calmait.

La découverte de la technique de la respiration cardiaque m'a permis de modifier ma façon de travailler. Cette technique, mise au point à partir de 1991 par Doc Childre (USA) et ses collaborateurs dans le cadre de L'institut Hearth Math[335], est excellente en toute circonstance pour travailler le stress. On pourra se reporter à la méthode « Quick Cohérence »[336] qui la met en œuvre. Je l'utilise ici pour calmer l'agitation mentale, pour faire baisser l'anxiété en aidant le patient à fixer son attention sur un certain type de respiration, la respiration cardiaque. L'attention n'est plus portée sur l'idée mais sur autre chose que l'idée, en l'occurrence sur la respiration.

Le protocole que j'ai pris la liberté de modifier et d'enrichir, se déroule en trois phases :

1. J'invite le patient à entrer dans l'expérience par deux longues inspirations-expirations au terme desquelles les yeux vont naturellement se fermer.

2. Je l'invite ensuite à poser le pouce et l'index de la main gauche sous son menton, le poignet de cette main reposant sur le cœur, puis à centrer son attention sur sa respiration en imaginant respirer directement au niveau du

335 CUNGI-DEGLON (2009).

336 Deglon-McCraty-Martin, PI Conseil.

cœur, comme si l'air entrait et sortait directement au niveau de sa poitrine. Je reproduis ainsi le geste du PSG.

3. Je l'invite enfin à installer un décor mental, une image visuelle (ou sonore) de fond qui sollicite les sentiments du cœur (une fleur, un visage, un animal, un paysage, une scène de famille, une couleur, une musique...), à respirer et à ne faire que ça durant des séquences de 3, 5 ou 7 minutes selon le temps disponible (prévu au départ). Je dis au patient que, si son attention décroche, ça n'a pas d'importance : dès qu'il s'en aperçoit, il suffit qu'il revienne à la respiration cardiaque.

Les effets de cette respiration sont multiples. Une détente musculaire s'installe, les battements du cœur se ralentissent. Mais ce n'est pas là le plus important. Car l'effet attendu se situe au niveau du cœur : la cohérence cardiaque s'installe. L'intervalle entre chaque battement tend à se régulariser et provoque, selon les promoteurs de la technique, des effets physiologiques positifs à court et moyen terme (réduction de l'hormone de stress, stimulation des défenses immunitaires, baisse de la tension cardio-vasculaire, fonctionnement plus harmonieux des fonctions vitales...) et des effets psychologiques (état de bien-être, de sérénité, de lucidité...). Les promoteurs préconisent le maintien d'un état de conscience d'éveil et d'ouverture, mais je pense qu'on peut aussi l'utiliser comme induction à une conscience modifiée d'hypnose traditionnelle centrée sur l'émergence de l'inconscient. J'en profite pour faire passer quelques suggestions de lâcher-prise de la pensée et d'auto-guérison.

4. On peut y ajouter une autre étape. Elle est recommandée pour les patients chez qui l'obsession mentale est très forte. Le comptage des battements de cœur aide à fixer l'attention et à maintenir la concentration. Durant cette expérience, le rythme de respiration et celui des pulsations cardiaques tendent à se mettent en phase, mais on peut demander au patient d'accompagner cette tendance en comptant 3, 4 ou 5 battements par inspiration et par expiration, ce qui a pour effet de capter et fixer plus solidement son attention sur la respiration. La sensation des battements de cœur est soit intuitive et spontanée (les sportifs ont l'habitude de « sentir battre leur cœur »), soit perçue par contact des mains jointes (dans ce cas la main droite quitte la position initiale) ou de la main gauche avec le cou. J'ai une préférence pour la levée de la main gauche : ce qui permet à la fois le contact du bras avec le cœur et le contact des doigts avec le menton. Ce

protocole convient très bien à certains patients chez qui le fonctionnement obsessionnel crée un état composite de stress et d'anxiété permanente. Je leur conseille de vivre cette expérience plusieurs fois par jour pour apprendre à se déconnecter de leurs pensées obsessionnelles et pour vivre un autre état.

> J'ai enseigné cette technique à Assad, qui souffrait de ruminations mentales permanentes autour des dysfonctionnements socio-économiques qu'il observait quotidiennement. Il l'a utilisée pour calmer le flux de ses pensées.
>
> Lors d'une première séance au cours de laquelle Pascale manifestait un état de stress important par rapport à ses craintes de nuire aux animaux dont elle s'occupe, j'ai introduit une séquence de respiration cardiaque qu'elle conclut par une exclamation : *« Ça fait du bien de ne plus penser ! Je croyais que ce n'était plus possible ! »*

L'effet de cette expérience est double : d'une part, le sujet décroche son esprit des idées obsédantes en se centrant sur le vécu de respiration. D'autre part et en conséquence, l'état d'anxiété décroît puisqu'il n'est plus au contact de ces idées. J'ai souvent observé qu'au terme de l'expérience, des paroles ou des souvenirs émergeaient qui étaient en lien avec les zones d'isolation.

Cette technique peut être utilisée comme technique au long cours pour apprendre aux obsessionnels à quitter leur pensée mais aussi comme technique d'urgence lorsque l'oppression est très vive. Je préconise d'utiliser l'ancrage de l'état de bien-être dans le contact de l'index et du majeur sous le menton.

Si le patient dispose du logiciel Entware sur ordinateur, sur tablette ou sur smartphone, le patient peut aussi, dans les moments de crise, rechercher un effet de biofeedback. Il peut constater qu'en respirant dans son cœur et en modulant sa respiration, qu'en recourant à une imagerie positive, il favorise immédiatement la cohérence cardiaque. De la même façon qu'on apprend à un patient douloureux à moduler sa douleur (même chronique) en visualisant grâce à l'IRM la zone colorisée d'activation, de la même façon on peut utiliser le logiciel Entware pour apprendre au patient obsessionnel à sortir de sa pensée oppressante en se concentrant sur sa seule respiration.

Une objection peut être faite au comptage des battements du cœur : ne réintroduit-on pas une ritualisation… thérapeutique ? Effectivement, il y a un risque, mais que je préviens en demandant au patient de compter en chantonnant intérieurement comme si c'était une comptine rythmée, et en apportant ainsi une couleur sensori-musicale à l'expérience.

***c)* La technique de la respiration décomptée**

L'expérience est très simple mais particulièrement efficace. Le patient ferme les yeux. Il se concentre sur la respiration. Je lui demande d'opérer le compte à rebours de 60 à 0 en plaçant le nombre (énoncé en langage intérieur) sur le temps de l'expiration. Je demande au patient d'utiliser une respiration abdominale lente, centrée sur le plexus solaire. Il est convenu qu'à chaque fois que la pensée s'échappe le patient revienne au décompte, là où il s'est arrêté.

L'avantage de la technique est double : le patient quitte ses pensées habituelles pour se concentrer sur le comptage à rebours qui favorise la concentration et sur la respiration qui produit des sensations de détente et de relaxation[337].

***d)* Le protocole des vocalisations projetées avec centration sur la voix (le VOP)**

Pour certains patients sensibles à la musique, à la voix, au chant, chez qui l'affirmation de soi par la parole a tout particulièrement été bloquée par la crainte des conséquences, j'ai mis au point un protocole de vocalisation qui, associant certains sons à des zones corporelles, permet de passer de la cogitation à l'expérience de la sensorialité vocale.

J'ai remarqué chez certaines personnes côtoyées dans ma vie sociale une pratique spontanée de vocalisation ou de chantonnement dont le but inavoué paraît être est de calmer l'esprit… Ces personnes généralement font sourire mais n'en continuent pas moins leur pratique…

En séance, je propose au patient de vocaliser certains sons et de les projeter sur des zones sensibles du corps, comme si la voix sortait de cet endroit. Je m'inspire des préconisations de Philippe Barraqué[338] et de Leo Verne[339]. Dans ce type d'exercice, je choisis les zones de projection vocales alors

---

[337] J'utilise cette méthode pour favoriser l'endormissement ou le réendormissement des patients qui souffrent de troubles du sommeil. C'est une technique facile à utiliser en voiture.

[338] BARRAQUE (1999).

[339] VERNE (2003).

qu'en hypnothérapie corporelle, on le verra au chapitre suivant, je pars des zones sensibles désignées par le patient lui-même.

Je dis au patient : *« Au lieu de cogiter dans votre tête, je vous proposer de chanter dans votre corps. »* Je procède par salves de 5 vocalisations, aussi longues que possible (les poumons doivent se vider complètement), séparées par un petit temps de pause.

– Je propose la vocalisation du son « mm » (bouche fermée) projeté dans la zone frontale et temporale où, comme le disent souvent les patients, tournent les pensées. A l'aide de cette vocalisation, je suggère au patient de sentir et conscientiser au maximum la sensation d'oppression mentale.

– Puis, j'ouvre cette zone avec la vocalisation du son « A » (bouche ouverte) : cela provoque un effet de poussée des pensées vers le bas, un effet de dilution de l'oppression dans tout le corps et un soulagement général mais aussi l'activation de certaines zones corporelles concernées par le blocage de l'agressivité (zone des épaules, zone laryngée, zone du plexus solaire).

– Il est possible, pour créer un effet d'apaisement, de terminer l'expérience en vocalisant le son « OM » dans la zone du cœur.

Cette expérience facile à reproduire dans le quotidien calme les cogitations, les dissout et apaise le sujet. Le patient peut la reproduire dans les moments où il est seul, particulièrement en voiture, à l'arrêt ou même en situation de conduite.

En séance, j'ai inventé un dispositif [340] qui augmente l'effet de la vocalisation en créant une boucle audio-phonatoire. Le son produit est enregistré par un micro, transformé par une table de mixage avec effet de réverbération et réinjecté dans un casque. L'impression est surprenante. Le patient est immergé dans des sonorités qu'il produit et entraîné dans un vécu sensible alternatif à ses pensées.

On peut obtenir le même effet « cathédrale » en se bouchant les oreilles d'une façon particulière : en appuyant l'extrémité des deux index juste devant les oreilles pour obstruer le canal auditif. Le son est alors perçu en totalité par l'oreille interne avec un effet de réverbération.

---

340 On pourra se reporter à mon article « Le protocole des vocalisations projetées » (VOP), présenté dans le second tome.

Cette pratique a un effet hypnotique immédiat. Les yeux se ferment naturellement.

Le but du jeu est à la fois d'obtenir un effet d'apaisement par glissement d'un plan de conscience à un autre et un effet d'effluence vers les zones sensibles.

J'ai remarqué que certains patients utilisaient le chant pour calmer leurs pensées. Je leur suggère de chanter à voix haute quand ils sont seuls, ou dans leur tête quand ils sont en public, des chansons ou des comptines d'enfants. Le but est que le chant recouvre et dissipe les pensées. J'ai mis au point une comptine pour enfants que j'ai intitulée « Harmonia »[341] mais dont l'adulte pourra utiliser l'effet envoûtant pour quitter ses pensées obsédantes.

***e)* L'expérience de la rêverie hypnotique dans le bien-être avec un bon ressenti**

Les techniques ci-dessus décrites n'ont pas une visée spécifiquement hypnotique mais elles tendent à créer de surcroît un état d'hypnose. Il est possible évidemment d'utiliser les protocoles classiques d'hypnose pour susciter un vécu alternatif à la cogitation.

L'expérience hypnotique est une voie idéale pour permettre le passage d'un état de rumination mentale à un état de vécu de sensorialité. Grâce à l'expérience hypnotique, le sujet décroche de ses pensées et se trouve engagé dans une toute autre expérience, une expérience de vie saturée de sensori-motricité.

On se souvient que, dans la séance préparatrice, j'ai installé le sujet soit dans le passé avant le déclenchement des TOC, soit dans une séquence de vie actuelle échappant à la contrainte (un temps de vacances à l'étranger), soit enfin dans une séquence future anticipant l'état de guérison espéré ou imaginé. Il peut s'agir d'un paysage, d'une musique, d'une peinture, d'une rencontre d'un conte, d'une allégorie… L'hypnose installe alors le sujet dans autre chose que la réflexion, dans un vécu sensible où règnent la liberté, de la fluidité, du mouvement, de la spontanéité, bref tout le contraire de ce que

[341] On pourra consulter mon site : claude-michel-psy.com. Cette musique "thérapeutique" est auditionnable à la rubrique « chansons ».

l'obsession impose. Dans les séances de travail, on peut reprendre cette perspective et l'approfondir.

> Bernard rumine beaucoup sur l'obligation de perfection à laquelle il soumet sa vie. Il s'étonne d'être débarrassé de ses problèmes quand il est en vacances dans un autre lieu que sa maison. Je propose de lui faire revivre en hypnose ses dernières vacances en Martinique. La transe lui fait retrouver facilement cet état de bien-être.

Les sujets obsessionnels sont incapables de créer par eux-mêmes cet état. Ils ont besoin, au moins au point de départ, de l'aide d'un thérapeute. J'enregistre souvent la séance sur une cassette audio. Je la remets au patient pour qu'il la réécoute régulièrement chez lui. C'est ce que j'ai fait avec le patient Jacques :

> Jacques est un jeune homme de 17 ans qui, le soir avant de se coucher, fait tourner inlassablement des pensées de malheurs concernant lui-même et ses parents. Voici le script d'une séance d'hypnose (style « nouvelle hypnose ») vécue par le patient que j'ai déjà eu l'occasion d'évoquer. Je tutoie le patient pour susciter une communication plus directe. Le script, improvisé sur-le-champ et enregistré au magnétophone, vise à plonger le patient dans un bain de sensorialité. Cette séance arrive après un travail sur les rituels. Ceux-ci se sont bien atténués mais la pensée obsessionnelle est là, bien présente. J'utilise de nombreuses métaphores, mais aussi le signaling, la régression en âge et la lévitation de la main.
>
> *« Le moment est venu d'arrêter de parler... d'arrêter provisoirement de cogiter pour préparer ce moment de faire l'expérience de ce grand saut... de te laisser tomber de l'étage de la pensée où tu cogites sans répit... vers l'étage du bas où ton corps en repos va pouvoir ressentir les sensations pures de la vie et le plaisir simple d'exister...*
>
> *Es-tu d'accord pour te laisser aller à faire ce grand saut ?*
>
> *Es-tu d'accord pour te laisser glisser dans les sensations qu'éprouve ton corps comme on se glisse dans les draps après une journée bien remplie ?*
>
> *Es-tu d'accord pour quitter l'étage de la pensée et vivre un délicieux lâcher-prise ?*
>
> *Alors tu peux t'installer confortablement sur cette banquette en attendant ce moment tant souhaité où la conscience subtile bascule vers les sensations plaisantes de la vie corporelle...*

Ne te laisse pas déranger par ce que je vais faire... je prends ta main droite et je laisse ton bras dressé en attendant que...

Maintenant que tu es bien installé, tes yeux peuvent observer à 30 cm de là, ce bras dressé en attente de... ?

Je propose alors à tes paupières de tomber et à ta conscience d'observer, derrière le rideau de ces paupières désormais fermées, la multitude encombrante de tes pensées qui comme des voitures dans la ville, un jour de marché, tournent sans fin autour d'un rond-point engorgé et s'immobilisent dans des files innombrables. Regarde une dernière fois, avant de les quitter, ces pensées qui t'assaillent : elles viennent de partout, elles occupent et encombrent ton esprit, regarde, écoute, comme elles insistent, t'assiègent, te piègent, te torturent et te persécutent...

Tu sens désormais leur habileté à te persuader de les suivre, à capter ton attention, mais tu sais maintenant que plus tu penses, plus tu penseras, que plus tu réfléchis, plus tu réfléchiras, que plus tu doutes, plus tu douteras... que la solution, la libération n'est pas à cet étage... elle est en bas, là vers quoi ton regard intérieur incline désormais.

Le moment se rapproche de faire le grand plongeon, de te reposer plus bas, à l'étage où ça respire, où ça vit, où ça joue, où ça jouit...

Tu peux observer, pour mieux les démonter, comment tous les mots qui ne sont que des maux qui t'assaillent, sont fabriqués avec ces briques, ces lettres qui tu as appris à assembler quand tu étais petit. Ta mémoire se souvient quand tu étais au CP. Tu te vois, enfant dans la classe, respirer l'odeur des cartables, de la craie et de la sueur, en train de déchiffrer les lettres de distinguer le a du o, le i du j, le m du n, le b du d, le v du n, le y du h...

C'est l'époque aussi où tu apprends à lacer des chaussures, il faut te souvenir comment prendre le brin de droite, le croiser avec le brin de gauche en changeant de main et, tandis que la main droite tient le brin de gauche, la main gauche qui tient le brin droit passe sous le brin gauche pour former une boucle et durant un bref instant lâche le brin droit et le rattrape pour former un nœud simple sur lequel ensuite les deux mains vont jouer pour tisser une double boucle...

C'est l'époque aussi où, enfant, tu t'élances du toboggan et prend plaisir à te laisser glisser sur la pelouse en répétant dans ton dos les frissons de jouissance...

C'est l'époque aussi où tu apprends à sauter dans la piscine, à un endroit où tu as pied, à laisser glisser ton corps dans l'eau tiède, en même temps que ton poing droit levé qui subitement prend conscience de son poids se laisse aller à... chuter lourdement sur ta cuisse...

Voilà, très bien !

Tu peux ressentir dans ton bras, désormais au repos, toutes ces petites sensations agréables de chaleur, de lourdeur, de fourmillements, comme autant de signes de cette relaxation qui s'installent et se déploient partout.

Tu peux sentir aussi le contact de ta main droite avec ta cuisse. Comme le contact du nageur qui s'allonge sur le sable chaud, chauffé par le soleil, et se laisse aller à des rêveries agréables tout en respirant la brise marine qui monte du large et caresse le visage, tout en écoutant le claquement des vagues qui viennent s'affaler sur le rivage, tout en écoutant le rire des filles qui taquinent les garçons ou des garçons qui taquinent les filles.

Par la magie de l'ambiance, la caresse de l'air devient la caresse des filles allongées à tes côtés, la chaleur du sable devient le doux contact avec la chaleur de sa main et l'écume des vagues devient le glissement de ses cheveux au vent sur ta peau.

Peu à peu la rêverie devient sommeil et tout ton corps se laisse aller à ces sensations de la vie. Voilà que des rêves se forment. Tu es sur le tablier du viaduc de la Souleuvre[342]*, tu sais qu'aujourd'hui le moment est arrivé de faire le grand saut dans le vide parce qu'au bout du voyage amorti, sécurisé par l'élastique, il y a le sol ferme de la pelouse.*

Et ton corps se laisse aller à faire le grand saut ! Grand frisson !

Alors, maintenant que tes pieds reposent sur le sol ferme, tu peux regarder vers le ciel. Que sont devenues les pensées de tout à l'heure ? Dès l'instant où ta conscience s'en est détachée, elles se sont évanouies, volatilisées, liquéfiées, vaporisées dans le vide salutaire. Il ne reste plus rien que cette plage.

Alors toutes les sensations de la vie peuvent se déployer : la chaleur du soleil et la fraîcheur de la brise sur la peau, le vert émeraude de la mer et le rouge flamboyant du soleil qui décline, le goût salé de la mer sur les lèvres, la caresse des cheveux de la fille et l'étreinte des deux mains réunies.

---

[342] Le viaduc de la Souleuvre, bien connu des Bas-Normands, est situé à proximité de Vire (Calvados). C'est l'un des premiers ponts métalliques construit par le jeune Eiffel.

C'est comme si chaque mouvement de la respiration prenait l'énergie de la vie. Quand tout s'apaise et se repose, ne reste plus que cette respiration dans la vie et le simple plaisir de l'existence.

Je m'approche de toi et je pose ma main sur ton crâne désormais allégé pour ancrer dans ton inconscient cette bonne expérience qui t'accompagnera durant les heures et les jours qui viennent dans ton existence.

Je vais maintenant t'aider à remonter à la surface de toi-même. Lorsque tu ouvriras les yeux, tu sentiras dans quelle direction toute ton énergie retrouvée commence à s'engager.

Je vérifie l'état de détente de ton bras droit. Je le lève... et il tombe.

Maintenant tu prends de nouveau conscience de l'environnement, des bruits de l'horloge, de la rue que tu avais oubliés, derrière tes paupières tu pressens la lumière du jour et tu ouvres les yeux sur l'image de ta main d'où tu es parti pour entrer en hypnose.

Jacques se réveille, complètement libéré de ses pensées et dans un excellent ressenti. Je lui remets la cassette de l'enregistrement. La séance suivante, il me dit que l'effet de la séance a duré plusieurs jours. C'est l'état dans lequel il voudrait se trouver en permanence. Il regrette que les pensées soient revenues avec les soucis du quotidien…

f) L'expérience de la transe physique

Avec certains patients résistants, la force de la pensée est telle qu'aucune des méthodes décrites ne suffit. Ils peinent à décrocher de leur obsession : après un bref détour, ils y reviennent inéluctablement ou alors, s'ils concèdent au thérapeute un ressenti alternatif, leur pensée continue clandestinement d'obnubiler leur conscience en filigrane…

Depuis quelque temps, je teste une nouvelle méthode beaucoup plus « active » que les précédentes visant à installer un vécu sensori-moteur fort : une transe psychomotrice. Dans ce type de transe, on vit à la fois une centration sur la sensori-motricité et un état de conscience modifiée.

Un patient obsessionnel m'a dit *« se faire du bien »* en utilisant cette méthode.

Dans le contexte de l'hypnothérapie, le mot transe est utilisé de façon équivoque. Jean Godin[343] remarque que le mot est généralement synonyme d'hypnose et qu'il a trois usages :

– la transe naturelle de tous les jours : rêverie qui fait décrocher le sujet ;
– la transe provoquée et amplifiée par le cadre thérapeutique ;
– la transe somnambulique qui, à la différence des précédentes qui supposent l'immobilité, implique la mise en mouvement du corps.

Jean Godin ne mentionne pas l'usage du mot transe en ethnopsychiatrie. Il est utile de s'y référer. A ce stade, il convient de citer l'ouvrage collectif remarquable dirigé par Edouard Collot[344]. Le mot transe est utilisé en ethnopsychiatrie pour désigner des rituels traditionnels ayant fonction d'établir un culte aux divinités mais aussi de communiquer avec elles dans un but thérapeutique : libérer le malade de l'emprise des esprits. Pour produire la transe, il y a fréquemment recours à des substances psychotropes mais pas toujours. La transe est un état psychosomatique très expressif qui implique une mise en mouvement rythmique et non volontaire du corps, une forme de conscience modifiée dissociant le sujet de la vie quotidienne. L'état de transe caractérise aussi bien le gourou-chaman-guérisseur que le patient supposé malade.

Aujourd'hui, beaucoup de jeunes entrent en transe en dansant sur des rythmes et avec des lumières appropriées dans le cadre de rituels sociaux bien définis (festivals, rave-parties, boîtes de nuits, soirées privées…), sans but thérapeutique mais dans le but de vivre des expériences extatiques fortes.

Je suggère d'utiliser cet état de transe pour soulager les obsessionnels et leur donner la possibilité de bifurquer vers des expériences plus radicales.

> Un patient, Phil, 35 ans, cadre supérieur, dont la personnalité est de style obsessionnel, recourt à la transe hypnotique en utilisant la WII, plus précisément le logiciel Kinect, avec console Xbox, en version « danse » ou en version « sport ». Le sujet, porté par des sons, des rythmes et par l'image de soi qui lui est renvoyée, à condition de prolonger l'expérience longuement, entre dans un état de transe. Le rythme et la musique favorisent un vécu sensori-moteur alternatif. La vision du corps propre bougeant ou dansant hypnotise le sujet, qui se dissocie de ses pensées obsédantes.

343 GODIN (1992).
344 COLLOT (2008).

Le témoignage de ce patient m'a intéressé. La méthode reste cependant à tester.

3. La raréfaction, l'extinction ou l'amnésie des idées

D'une certaine façon, toutes les expériences précédemment décrites contribuent indirectement à limiter et raréfier le contenu du champ mental. Les expériences que je propose maintenant visent très directement ce but.

a) Expérience de Betty Erickson : 5-4-3-2-1 (centration sur les images extéroceptives)

J'ai utilisé ce protocole de nombreuses fois pour favoriser l'extinction des pensées. Je rappelle le déroulement de l'expérience : il s'agit de produire successivement 5 images sensorielles appartenant au registre de la vue, 5 au registre de l'ouïe, 5 au registre de l'odorat, 5 au registre du toucher et enfin 5 au registre du goût. A chaque fois que l'on convoque une image, on l'accompagne d'une dénomination : on prononce intérieurement *« Je vois... (une tulipe), j'entends... (sonner une cloche), je respire l'odeur ou le parfum... (d'une rose), je touche... (le velours du fauteuil), je goûte... (un morceau de chocolat) »*. Puis on produit 5 séries de 4, puis 5 séries de 3 puis 5 séries de 2, puis 5 séries de 1. Passant d'une série de 5 à une série de 4, puis de 3, puis de 2, puis de 1, il n'est pas nécessaire de recourir aux mêmes images : on peut en changer.

L'expérience crée un état d'auto-hypnose tendant à dissoudre les pensées obsédantes.

b) Expérience de l'observation du champ mental

Lorsque le sujet est pris dans ses ruminations, l'esprit conscient est comme roulé, ballotté dans ses pensées, il en perd le contrôle et ne dirige plus rien. Il souffre de pensées *« qui pensent toutes seules »*. La finalité du protocole est de permettre à l'esprit conscient de se dissocier de ses pensées, de les observer à distance, de les regarder arriver sans rien faire, sans aller les chercher ni se laisser embarquer par elles.

L'observation du champ mental est une technique de méditation bien connue des adeptes de la vie spirituelle bouddhiste[345]. Elle fait suite à la phase de concentration. Elle a pour effet de ralentir le flux mental, d'espacer les pensées et d'amener au silence intérieur. Elle suscite un profond apaisement.

Ce protocole s'inspire directement des exercices de méditation préconisés par Jon Kabat-Zinn[346] dans son ouvrage majeur présentant la démarche et la posture de la pleine conscience. Christophe André[347] a adapté ces exercices au public français dans un ouvrage poétique, illustré et sonorisé. Précédemment, j'ai déjà eu l'occasion de parler de cette sagesse de vie. La pleine conscience est une parfaite alternative à la pensée obsessionnelle. Il s'agit en effet pour le patient d'apprendre à rester au contact de l'instant présent en découvrant sa richesse, sa fluidité, de le vivre avec sensibilité et plénitude et de s'acheminer finalement vers le silence intérieur.

En introduction, pour faire comprendre la démarche, je propose au sujet quatre métaphores très utiles qui favorisent la prise de recul (dissociation) :

– la métaphore du spectateur installé dans un fauteuil d'une salle de théâtre qui regarde à distance ce qui se passe sur la scène sans y monter ;
– la métaphore du voyageur qui reste sur le quai et regarde passer « le train de ses pensées » sans monter dedans, sans se laisser embarquer ;
– la métaphore du promeneur du bord de mer qui marche à distance du rivage et regarde les vagues, les rouleaux, les déferlantes, en prenant soin de ne pas se laisser happer et rouler par eux ;
– la métaphore des insectes qui assaillent le promeneur un soir d'orage, qu'il laisse derrière lui en se réfugiant dans un lieu abrité.

J'introduis le patient dans le vécu hypnotique de l'une ou l'autre métaphore (selon sa sensibilité) puis j'accompagne son moi dans l'observation de ce qui advient dans le champ de conscience, en identifiant ces évènements psychiques et en les distinguant du moi.

Je citerai le conseil que donne Shripad Yesso Naik, ministre indien du Yoga et de l'Ayurveda, aux Occidentaux pour la pratique de la méditation :

345 KRENCHEN THRANGOU (1996) ; voir l'excellent résumé, PETIMENGIN Claire, « Qu'est-ce que méditer ? », in *Sciences humaines*, février 2013, n° 245.

346 KABAT-ZINN (2010) [2005].

347 ANDRE (2010), *Méditer jour après jour*.

« Asseyez-vous, les yeux fermés, sur une chaise ou sur le sol, et observez simplement vos pensées ; vous verrez qu'au bout d'un moment – peut-être 10 minutes –, elles tendent à ralentir et à s'espacer ; vous sortirez de cette méditation frais et reposé[348]. »

Quels sont les évènements mentaux qui parviennent dans son champ de conscience ? On utilise le terme générique de « pensées ». En fait, le terme recouvre les bruits qui viennent de l'extérieur, les sensations corporelles, les images visuelles ou auditives, les pensées verbales (le discours intérieur), les émotions et les sentiments, les besoins et les désirs. Je préconise que le patient, dans un premier temps, pour marquer et garder la distance, nomme pour lui-même en discours intérieur ces évènements : *« Là... je vois ma maison... ; là... je me dis qu'il faudrait que je fasse les courses... ; là... je ressens une pointe dans la poitrine... ; là... je suis triste d'avoir perdu mon chat... ; là... j'ai envie de me lever pour téléphoner à mon ami (e)... »* Puis, dans un second temps, le patient cesse de nommer les évènements mentaux et les laisse simplement advenir.

Cette observation a pour effet immédiat de raréfier les pensées (en particulier les idées obsédantes) et de pacifier l'esprit. La difficulté pour le patient est de respecter la consigne et de toujours rester « sur la rive ou sur le quai ». Au bout de 10 à 20 minutes, le patient parvient au silence intérieur. Lorsque par un geste le patient signale cet état, le thérapeute peut suggérer une ouverture au moi et au monde dans la direction de l'hypnose humaniste préconisée par Lockert[349]. Le patient accède alors à une intuition indicible.

c) **L'expérience de la récitation des mantras**

J'ai remarqué que certains patients réagissaient très bien à la répétition incantatoire d'une phrase ou d'une suite de mots à forte charge poétique par le symbolisme et les consonances. On peut utiliser un seul mot. Ces phrases courtes ou ces mots uniques qu'on répète inlassablement, la tradition bouddhiste les appelle « mantras ». Ce peut être un mantra connu universellement ou bien un mantra très personnalisé, fondé sur une expérience personnelle. Le mantra est utilisé en méditation[350] pour créer une

---

348 *Le monde des religions*, juillet-août 2015, p. 22.

349 *Op. cit.*

350 John MAIN (2015), *Initiation à la méditation chrétienne ;* l'auteur préconise l'usage du mantra dans la pratique spirituelle chrétienne.

expérience spirituelle : installer le silence intérieur. « Le mot mantra qui désigne la répétition d'une phrase dérive de la racine sanskrite *man*, qui se réfère à l'intellect, et du suffixe *tra*, qui indique un outil, un instrument. Le mantra est donc un outil mental, un instrument qui sert à modifier le processus de pensée[351] » et notamment à apaiser les pensées. C'est un mot ou une phrase à la fois riche de sens et présentant une phonétique à connotation poétique.

Pour Noë, c'est « *agir avec instinct...* ».

Pour Valérie, c'est « *doux velours caressant le visage...* ».

Pour Thibault, c'est « *se laisser tomber dans le courant de la vie...* ».

Pour Marie-France, *« harmonia ».*

Pour Victoria, c'est *« maranatha* ».

L'expérience peut se faire en séance mais aussi en dehors de la séance. Le risque est cependant que la formule devienne un rituel de neutralisation alors que l'effet recherché est une expérience spirituelle ou une métaphysique d'ouverture de la conscience.

***d)* Expérience d'amnésie hypnotique : la métaphore de la ventouse**

J'utilise un protocole en plusieurs étapes :

Sensibilisation hypnotique

Afin de sensibiliser le patient à l'expérience hypnotique et dans le but également de vérifier et d'accentuer son niveau de suggestibilité, je place le patient en face de la fenêtre de mon bureau et je lui demande de fixer un point lumineux de la baie vitrée. En même temps, j'installe, par un léger toucher, de la lourdeur dans ses jambes (je dis *« jambes collées au sol, lourdes comme du plomb... »*) et je lui fais vérifier l'impossibilité de lever les pieds. Puis, profitant de cette situation, je me place derrière le patient en lui faisant vivre la chute arrière, facilitée par le verrouillage des pieds au sol. Ensuite, je libère le patient de la lourdeur, je place le patient devant le fauteuil. J'utilise la technique du moulinet des mains : les mains moulinent,

---

351 Thomas Ryan, « La méditation à portée de tous », in MAIN, *op. cit.*, p. 16 ; cet auteur préconise d'utiliser le mantra *« maranatha ».*

en avant, en arrière, de plus en plus vite ; puis, sur un moulinet arrière, je frappe légèrement le front de mon patient en prononçant l'injonction *« dormir, sommeil, profond ».* Le patient chute sans difficulté, avec un total sentiment de sécurité, sur le fauteuil placé derrière lui. Je lui demande de se concentrer sur mes paroles, uniquement sur mes paroles. Je prends le temps d'installer détente, confort, bien-être dans toutes les parties du corps.

Suggestion de la métaphore

Utilisant la lévitation de la main gauche, je suggère que la paume de la main se tourne vers le visage et vienne se plaquer sur le front. Je suggère que cette main, collée avec de la glu, fasse corps avec la tête : lorsque je bouge sa main, sa tête est irrésistiblement entraînée. Puis je suggère que toutes les pensées indésirables, toutes les cogitations (telles des taches sombres) glissent dans la main. Cette main *« grâce à la puissance de l'imaginaire »* devient une ventouse qui aspire toutes ces pensées. L'esprit se vide complètement. Lorsque la main est chargée de toutes ces pensées inutiles – un hochement de la tête donne le signal convenu – j'effectue une chiquenaude sur la main en lui demandant de se décoller et d'entraîner avec elle toutes les pensées qui, en même temps que la main retombe, *« s'envolent dans les airs et s'évaporent ou suintent au bout des doigts, comme les gouttes d'eau s'enfoncent dans le sol qui les absorbe comme du papier buvard... »*

L'esprit, dès lors, s'est vidé de toutes ses pensées. J'accentue la sensation de respiration et de confort. Je suggère (suggestion post-hypnotique) que cet état perdure dans les jours qui viennent : *« Toutes pensées vont venir buter sur cette bulle de bien-être et, si certaines surgissent de l'intérieur, elles vont être immédiatement dissoutes par ce bien-être comme un sucre se dissout dans l'eau... »*

Le réveil

Au réveil j'accueille toutes les impressions qui peuvent surgir et qui peuvent avoir un lien avec le niveau 1.

Cette expérience est menée dans un style autoritaire qui favorise le lâcher-prise et emporte le sujet dans une expérience nouvelle. L'induction doit être rapide, le propos ferme et ne laisser place à aucune objection. Le thérapeute peut imaginer toutes sortes de variables pour favoriser l'effacement de la pensée et de son oubli.

***e)* Technique de transformation modale des pensées pour enlever leur côté douloureux et favoriser leur oubli**

Ce qui empêche l'oubli est le côté anxiogène voire douloureux d'une pensée – prenant la forme d'un discours intérieur – qui revient sans cesse dans l'esprit du patient : *« t'es nul »... « tu es responsable de la mort de ton frère »... « t'es capable de jeter ton fils par la fenêtre... »*, etc. Ce peut être une image désagréable : l'image d'un couteau, d'une poutre avec une corde, etc. Le principe de l'expérience est de se concentrer sur la forme de la pensée obsessionnelle et non pas sur son contenu et, par le biais d'une modification de ses paramètres, d'aboutir à son extinction. Cette technique convient aux patients obsessionnels résistants qui ne vont pas se laisser distraire facilement de leurs pensées par des techniques légères.

J'emprunte à Olivier Lockert [352] deux méthodes inspirées de la PNL (modification des submodalités et travail des phobies). La méthode consiste à modifier non pas le contenu sémantique de la pensée mais ses paramètres modaux. Je l'appelle « technique de transformation modale des pensées » (TMP). L'idée est qu'en modifiant les paramètres de la pensée et non son contenu, on en modifie l'impact anxiogène. Effectivement, si l'anxiété que suscite l'idée est liée autant à sa forme qu'à son contenu, le patient pourra d'autant plus facilement ventiler sa pensée que le thérapeute lui fait subir une transformation modale.

Le travail s'effectue en plusieurs étapes :

– Je demande au sujet quelle forme habituelle prennent les pensées obsédantes les plus habituelles : un discours intérieur verbal... des mots... des phrases ? Ou des images visuelles... auditives... tactiles... olfactives... kinesthésiques ? Si c'est du discours, je parle de « radio intérieure ». Si c'est de l'image, je parle de « vidéo intérieure ».

– Je plonge le sujet en hypnose et je l'installe dans un fauteuil au milieu d'une salle de spectacle imaginaire avec, à l'avant, une scène avec un écran

[352] LOCKERT, *Hypnose*, pp. 134 et suiv. ; pp. 411 et suiv.

et des enceintes et, juste devant lui, une table de mixage commandant le son et la lumière.

– Je suggère au patient qu'il voie et entende ses pensées obsessionnelles sur l'écran et dans des enceintes, grâce à des capteurs imaginaires placés sur son crâne qui enregistrent et projettent les sons et images de son cerveau à l'extérieur.

– Je demande au patient de projeter à l'extérieur le contenu de ses pensées obsessionnelles en sons et images. Je propose au patient de rester assis à sa place, les yeux ouverts, placé devant la table de mixage, et de manipuler les curseurs, boutons et interrupteurs de telle sorte qu'il modifie l'intensité, le timbre et les effets de la voix répercutés par les enceintes ; puis les couleurs, les formes, la brillance, le cadrage des images projetées sur l'écran, accompagnant et illustrant le propos de la voix.

– Finalement, je suggère au sujet de couper le son, d'éteindre l'image, de sortir soit dans la nuit étoilée, soit dans un paysage naturel de lumière, et de respirer dans le silence la beauté du paysage.

Le patient découvre qu'en se dissociant de ses pensées et en modifiant la forme de ses pensées, non seulement il les relativise mais il peut les dissoudre, le but de l'expérience étant moins de réduire le contenu anxiogène des pensées que de les éteindre pour favoriser la refluence.

> Bernard qui souffre de perfectionnisme aigu se répète sans cesse : *« Je dois être parfait. »* Il entend cette injonction à l'intérieur de lui, comme une voix lente, grave et saccadée. Je suggère de transformer le timbre, le débit, le rythme de la voix, de la transformer en un mince filet sonore et finalement de l'éteindre. Il s'en trouve soulagé.
>
> Marie-France est dans la crainte incessante de toucher du poison. Le poison prend la forme de grains rosés, ternes, collants et agglutinés. Il n'y a pas de discours intérieur qui accompagne sa pensée obsessionnelle. J'opère une transformation de la représentation visuelle : changement de couleur, de forme, de consistance, de brillance avec apport de sensations olfactives. L'image prend la forme d'un collier de perles nacrées, parfumées, agréables à porter, à regarder et à manipuler et qu'elle finit par ranger au fond d'un coffre fermé à clef. Il en résulte un apaisement chez la patiente.

L'expérience permet une dissociation avec des contenus de pensées désagréables et une réassociation avec ces contenus dont les paramètres ont été modifiés.

f) Protocole non spécifique pour arrêter de penser : le protocole des mains de Rossi

On peut utiliser ce protocole dans de très nombreuses situations, toutes les fois qu'il est besoin de faire appel aux ressources du patient. Ce protocole est extrêmement fort. Toutefois, il faut l'utiliser à bon escient, et non pas comme un passe-partout répondant à l'impuissance du thérapeute. Précisément dans ce protocole « non spécifique », la force de conviction du thérapeute est essentielle. Il est nécessaire non seulement que le thérapeute croie vraiment que le patient a les ressources pour changer mais qu'il croie aussi que lui, thérapeute, a la capacité de mobiliser les forces d'auto-guérison du patient en cet instant présent. La puissance de ce protocole réside dans la force de conviction du thérapeute.

Par cette expérience, le thérapeute mobilise chez le patient obsessionnel les ressources qui lui permettent d'arrêter de penser. Le thérapeute va en quelque sorte demander au cerveau du patient de faire ce qu'il faut pour délivrer le patient de la contrainte de penser. Ce protocole peut donner un coup de pouce décisif dans l'arrêt de la pensée en agissant sur la « boîte noire » de la personnalité profonde.

> J'ai utilisé aussi ce protocole avec Bernard après qu'il m'a déclaré : *« Je vois bien que ça ne sert à rien de tout faire parfaitement, mais il faudrait que je lâche l'idée que, faisant les choses suffisamment et pas parfaitement, je ne suis pas un fainéant ; il faudrait que je lâche la croyance selon laquelle mon présent engage l'avenir ! J'aimerais tant ne pas croire à ce pouvoir ou au moins ne plus penser à cela ! »* Lors de la séance suivante Bernard m'a annoncé qu'il ne croyait presque plus dans le pouvoir de sa pensée

Le protocole des mains de Rossi est une séquence d'hypnose installée à partir de quatre suggestions ouvertes en forme d'interrogations :

- *Si votre esprit conscient est d'accord pour faire un travail sur vous-même, vos deux mains (dressées à mi-hauteur) vont se rapprocher ;*

- *Si votre esprit conscient est d'accord pour examiner votre problème (on rappelle le problème : arrêter de penser), ses tenants et ses aboutissants, votre main droite va descendre se poser sur votre genou ;*

- *Quand votre esprit conscient aura trouvé dans votre expérience de vie ou dans votre imaginaire les ressources qui vont lui permettre de résoudre votre problème (c'est-à-dire de lâcher prise par rapport à vos idées), votre main gauche va descendre se poser sur votre genou;*

- *Quand votre esprit sera d'accord pour continuer, conforter, prolonger ce travail dans les jours qui viennent, vos yeux vont se rouvrir;*

J'ai toujours remarqué que ce protocole avait un pouvoir de transformation étonnant et qu'en particulier, il pouvait suspendre et même dissoudre les pensées indésirables.

Avec l'expérience, j'ai infléchi la démarche du côté du non-verbal. Je modifie le script en insistant sur le fait que le travail d'élaboration se fait en dessous du seuil de la conscience, dans la « boîte noire », en dessous des mots. Les solutions n'apparaissent pas forcément sous forme de mots mais sous forme d'intuitions infraverbales qui, seulement par la suite, pourront s'exprimer en mots. Mais pour l'heure, l'important est de sentir que la « boîte noire » est en train de travailler en dessous du seuil des mots et des images, dans le creuset de l'inconscient. C'est aussi bien pour le patient que pour le thérapeute une façon de lâcher prise par rapport aux représentations et aux théories. C'est une façon de vivre le non-penser préconisé par Rossi.

4. Vers l'inconscience

Le but du travail n'est pas de réduire les contenus de conscience mais de favoriser leur oubli dans l'inconscience du sommeil.

Certains patients disent que seul le sommeil parvient à les délivrer des pensées et des cogitations. Lors d'une journée d'étude organisée par l'Ecole des parents et des éducateurs de l'Orne, le 22 juin 2015, une conférencière, la psychiatre Chantal Henry, utilisant une métaphore informatique, rappelait que le sommeil permettait de faire « reset » par rapport à bien des états d'âme douloureux. Dormir, c'est court-circuiter ses préoccupations. Le sommeil déconnecte les programmes en cours et reconfigure le psychisme. Il est significatif que beaucoup de patients obsessionnels indiquent qu'ils ne trouvent le repos et la paix qu'en dormant. Dès lors, pourquoi ne pas utiliser l'hypnose pour plonger les patients dans un état de sommeil réparateur ? Pourquoi ne pas utiliser l'hypnose avec l'intention de les faire basculer dans un sommeil total ?

Une précision s'impose. Il faut clairement distinguer le sommeil de l'hypnose et le sommeil de la nuit. L'hypnose est un état de sommeil particulier, mais la plupart des patients – qui s'attendent à dormir – restent conscients d'être là et gardent en mémoire ce qui s'est passé durant la séquence. C'est souvent d'ailleurs pour eux une source d'étonnement et de déception. Le but de l'hypnose n'est pas de faire dormir du sommeil de l'inconscience mais de créer un état de conscience particulier[353] – obtenu par la dissociation – favorable à la suggestion et aux changements escomptés. Le fait de dormir peut être même un inconvénient pour le thérapeute qui risque de ne plus être entendu par le patient – si le sommeil est profond.

La plupart, à condition d'y mettre le temps, atteignent un sommeil plus avancé que l'on peut qualifier de somnambulique qui maintient la communication entre patient et thérapeute. Quelques rares patients (1 sur 15?) parviennent à s'endormir profondément et complètement. L'hypnose induit alors un sommeil profond qui ressemble au sommeil de la nuit. Le thérapeute perd la communication avec eux. Mais les patients y gagnent, ils cessent de penser.

Dans le cas des penseurs obsessionnels, je pense qu'il est tout à fait indiqué d'utiliser l'hypnose pour introduire un sommeil profond. Le patient y trouvera un total soulagement. Hélas, je n'ai rencontré jusqu'ici d'obsessionnels capables de s'endormir complètement qu'à deux reprises. Quand c'est possible, il ne faut pas se priver de cette opportunité qui permet dans la phase d'endormissement et immédiatement dans la phase de réveil de suggérer ultérieurement l'arrêt des pensées. Mais, comme c'est rarement possible, le thérapeute cherchera à provoquer un sommeil hypnotique aussi profond que possible marqué par l'arrêt de la pensée. Il le saturera de suggestion de sommeil (peut-être que ce sommeil sera induit !), de silence, de vide, de paix, de sérénité.

---

353 L'hypnose n'est pas que le résultat de la suggestion comme le pensait Bernheim. Charcot a montré que c'est un état spécifique. Toutefois il commettait l'erreur de le considérer comme un état pathologique (hystérique).

La plupart des patients obsessionnels dorment du sommeil ordinaire de l'hypnose qui n'est pas le vrai sommeil de la nuit. Toutefois je leur parle en sorte qu'ils s'approchent le plus près possible de la limite de l'endormissement. J'utilise la métaphore du « pays du sommeil » vers lequel ils se dirigent, dans lequel ils peuvent entrer. Je suggère que la paix attendue du sommeil se produira en tout cas lors du prochain sommeil nocturne.

J'ai mis au point un autre protocole d'endormissement ou de réendormissement que j'appelle la « relaxation suggérée ». J'ai repris une technique qu'enseignait Jean Godin dans ses stages, à savoir la suggestion de la lourdeur du bras, mais en y ajoutant la sensation de chaleur et la sensation de fourmillement dans les doigts et les orteils. Lourdeur, chaleur et fourmillements sont les trois sensations caractérisant un corps relaxé.

– Dans un premier temps, je propose au patient de prononcer sur le temps de l'expiration, à trois reprises, mentalement, la phrase *« mon bras droit est lourd »* puis de faire de même pour le bras gauche, les deux bras, la jambe droite, la jambe gauche, les deux jambes, tout le corps ;

– Dans un second temps, le patient procède de même mais en prononçant la phrase *« mon bras droit est chaud... »*, etc. ;

– Dans un troisième temps, le patient utilise la phrase *« mon bras droit fourmille... »*, etc. ;

Le principe de l'exercice est d'installer par proférence les trois sensations qui caractérisent la relaxation. L'état de relaxation est un puissant inducteur du sommeil hypnotique et du sommeil tout court.

C'est un exercice facile que le patient peut répéter hors séance pour calmer ses pensées obsessionnelles.

5. Remarques finales

Une progression adaptée à chaque patient

Le thérapeute n'est qu'une force de proposition. Il aide chaque patient à composer la progression qui lui convient le mieux pour libérer et ouvrir son esprit. L'un commencera par la respiration cardiaque (centration sur la sensation et le de respirer), puis poursuivra avec un scan du corps et enfin observera son champ mental et respirera dans le silence intérieur. Un autre préfèrera commencer par la respiration décomptée, enchaîner avec la respiration cardiaque et terminer par une séquence de mantras. L'« exercice des trois respirations[354] » assemble avec bonheur plusieurs exercices praticables séparément.

Je mentionnerai aussi l'usage qui est fait, hors contexte de thérapie, par des patients qui recourent à des substances pour s'arrêter de penser.

Préalables à la suspension de la pensée

Il n'est pas évident pour nombre d'obsessionnels d'accepter de ne plus penser durant le temps de la séance. Il n'est pas rare qu'un patient invité à suspendre sa pensée refuse de vivre cette expérience. Deux types de résistance peuvent apparaître :

1. « Si j'arrête de penser, des malheurs vont se produire »

Le penseur obsessionnel cogite sans cesse. Il agite des pensées de malheurs et cherche à les exorciser magiquement par des cogitations tous azimuts. Il se dit à peu près ceci : *« Ma pensée possède le pouvoir de faire mal aux autres ou d'empêcher que des malheurs n'arrivent aux autres. Dans ces conditions il est important de penser sans cesse que je ne veux pas le mal par action (penser mal) ou par omission (omettre d'avoir une pensée qui peut empêcher le malheur des autres). Dans ces conditions, il faut que je pense sans cesse et que j'aie de bonnes pensées. »* Le patient, prisonnier de la croyance en l'efficacité magique de sa pensée, n'ose se permettre de suspendre sa pensée de peur que le malheur arrive.

Un préalable est indispensable. Demander à un patient d'arrêter de penser implique que celui-ci se sente rassuré. On peut donc lui suggérer d'effectuer le rituel solennel en début de séance afin qu'il s'autorise à suspendre non pas un rituel mais sa pensée elle-même. Je demande au patient d'évoquer solennellement, debout, à voix haute, son désir de faire le bien et le désir surtout d'éviter le mal. Une fois le préalable posé, le patient accepte plus facilement de vivre une expérience de suspension de la pensée.

2. « Si j'arrête de penser, je vais perdre le contrôle de moi-même »

---

[354] Dans le dernier chapitre du second tome, je recommande pour son efficacité à créer le silence intérieur l'exercice des trois respirations : abdominale, cardiaque et oculaire.

Certains patients rechignent à relâcher leur attention. Ils craignent de perdre le contrôle d'eux-mêmes par inconscience, par inattention, par inadvertance, voire par instigation. Le patient doit donc se surveiller sans cesse. Il vit dans une tension extrême. Il croit que, s'il ne se surveille pas, il va faire n'importe quoi susceptible de le léser lui et de léser les autres. C'est un peu comme s'il tenait dans la main à bout de bras une grenade dégoupillée dont il doit sans cesse bloquer le mécanisme.

Dans ce cas, j'utilise le protocole des mains de Rossi avec quelques variantes :

– Je me place sur une chaise en face du patient, lui-même assis sur un fauteuil.

– J'effectue une induction hypnotique avec fixation sur une image accrochée au mur ; la fermeture des yeux marque l'entrée en hypnose.

– Je demande au patient de façon très ferme : *« Vous faites passer dans vos deux mains toute la tension du contrôle que vous effectuez sans cesse dans votre vie. Vous remarquez que vos deux mains tendent à se fermer... vous avez les deux poings serrés... vos deux poings serrés se lèvent... les bras sont parallèles... ils se placent à mi-hauteur de votre poitrine... »*

– *« Si votre personnalité profonde est d'accord pour effectuer un travail sur ce lâcher-prise que vous souhaitez, alors vos deux poings serrés vont se rapprocher jusqu'à se toucher ? »*

– *« Vous pouvez vous souvenir que vous avez vécu des périodes de votre vie sans contrôle, qu'en vacances ou dans certains lieux, quand vous êtes passionné par quelque chose, ou quand vous dormez, vous lâchez prise et vous vous arrêtez de surveiller votre vie. Si votre personnalité profonde est d'accord pour qu'ici, durant le temps de la séance, vous vous accordiez le droit de vivre un moment sans surveiller vos pensées et vos actes, alors vos poings vont s'ouvrir, vos mains se relâcher, vos bras se détendre et venir se reposer sur vos genoux »*

– Après avoir recueilli l'approbation, j'enchaîne sur une séance d'hypnose cultivant l'arrêt de la pensée. Je place une suggestion post-hypnotique pour favoriser l'arrêt de la pensée dans le quotidien.

6. Protocoles d'urgence pour traiter les attaques oppressives

L'intensité et la pénibilité de la pensée obsessionnelle sont très variables d'un patient à l'autre et d'un moment à l'autre. Avec les patients, on peut effectuer des repérages en usant d'une échelle de pénibilité de 0 à 10. A certaines heures, la pensée tourne modérément ou bien n'est qu'à l'arrière-plan et d'une pénibilité zéro ; c'est l'accalmie. A d'autres moments, la pensée est désagréable mais supportable. Mais il peut arriver qu'elle devienne immensément douloureuse et insupportable. Ce sont des périodes que l'on peut qualifier d'« embrasement ». Dans ce cas, les patients souffrent tellement qu'ils peuvent avoir des pensées suicidaires, mais je n'ai jamais rencontré de patients passant à l'acte.

Les techniques précédemment présentées conviennent aux pensées plutôt chroniques ou intermittentes et d'intensité modérée. Sur un fond de chronicité supportable, il arrive toutefois que les patients vivent de véritables attaques d'anxiété liées à leurs pensées obsessionnelles. Celles-ci s'imposent mais les patients les refusent. La lutte anxieuse est immensément douloureuse et déprimante. Que faire en tant que thérapeute lorsque le patient est en proie à ces attaques oppressives en séance ? Que conseiller aux patients de faire lorsqu'ils les vivent dans la solitude de leur domicile ? Tous disent que, s'ils parviennent à communiquer avec quelqu'un, l'anxiété décroît. Ils disent aussi que la lutte finit par s'éteindre au bout de quelques jours par épuisement…

Je pense que ces moments de crise ne sont pas les plus adéquats pour l'avancée du travail thérapeutique. Toutefois, il est légitime de rechercher des solutions pour soulager la douleur du patient. Le recours à des médicaments anxiolytiques s'impose le plus souvent. Y a-t-il des techniques psychologiques d'urgence pour traiter ces attaques ? Les techniques précédemment décrites ont un impact limité.

J'ai sélectionné quatre techniques psychologiques d'urgence permettant de faire passer les idées obsédantes. Je pense que, dans ces situations de violence interne, il faut recourir à des techniques vigoureuses centrées soit sur le souffle soit sur le contact. Mais à aucun moment on ne doit oublier que le patient ne sera définitivement soulagé qu'avec un travail fondamental sur les zones d'isolation.

a) **Techniques de respiration**

1. La suspension de la respiration (apnée contrôlée) dans l'esprit des pratiques des rishis hindous[355] provoque un apaisement.

2. Mais à l'inverse une accélération de la respiration jusqu'aux limites de l'hyperventilation permet la décharge des tensions. Je préconise des salves de 5 respirations abdominales (respiration dite « du petit chien ») avec pauses intercalées.

b) **Techniques de vocalisations projetées et accentuées**

Si le patient est seul dans sa voiture ou à son domicile, c'est-à-dire non gêné par un voisinage, il peut produire des salves de vocalisation du A, salves répétitives très accentuées, salves projetées sur les zones de tension corporelle.

c) **Techniques de mouvements accentués**

Certains patients disent parvenir à calmer leurs pensées en développant des mouvements corporels de danse ou sportifs soutenus et prolongés ou par la pratique de rythmes musicaux.

d) **Massage intense du visage**

Un auto- ou un hétéro-massage calme les pensées. Je préconise d'utiliser un vibromasseur qui peut apporter, au moins momentanément, un réel soulagement. Il suffit d'appliquer l'appareil sur toutes les zones du crâne et du visage, en insistant sur la zone frontale et temporale.

Je me suis intéressé à la méthode de réflexologie faciale exposée dans le livre de Marie-France Muller *La réflexologie faciale.* L'auteur intègre différentes approches orientales (réflexologie, massage et acupuncture) et construit une théorie originale : le Dien'Cham'. L'hypothèse est que la stimulation de certains points ou zones réflexes provoquerait des effets de changement psychocorporels quasi immédiats. Bien que non initié, je reste ouvert à ce type d'approche. Il serait intéressant de savoir si ses effets obtenus sont spécifiques ou ne sont que le résultat de l'autosuggestion.

---

355 Voir CHOPRA, *Le corps quantique.*

Le schéma ci-joint récapitule les 5 points du visage susceptibles de provoquer un effet d'apaisement de l'oppression. Ces points peuvent être stimulés manuellement par pression ou tapotement de la partie dure de l'index replié ou par un stylo à pointe arrondie, et cela pendant une dizaine de secondes pour chacun de ces points.

(D'après MULLER, *Réflexologie faciale*, p. 392, article « oppression »)

document 14 : massage des points du visage (réflexologie)

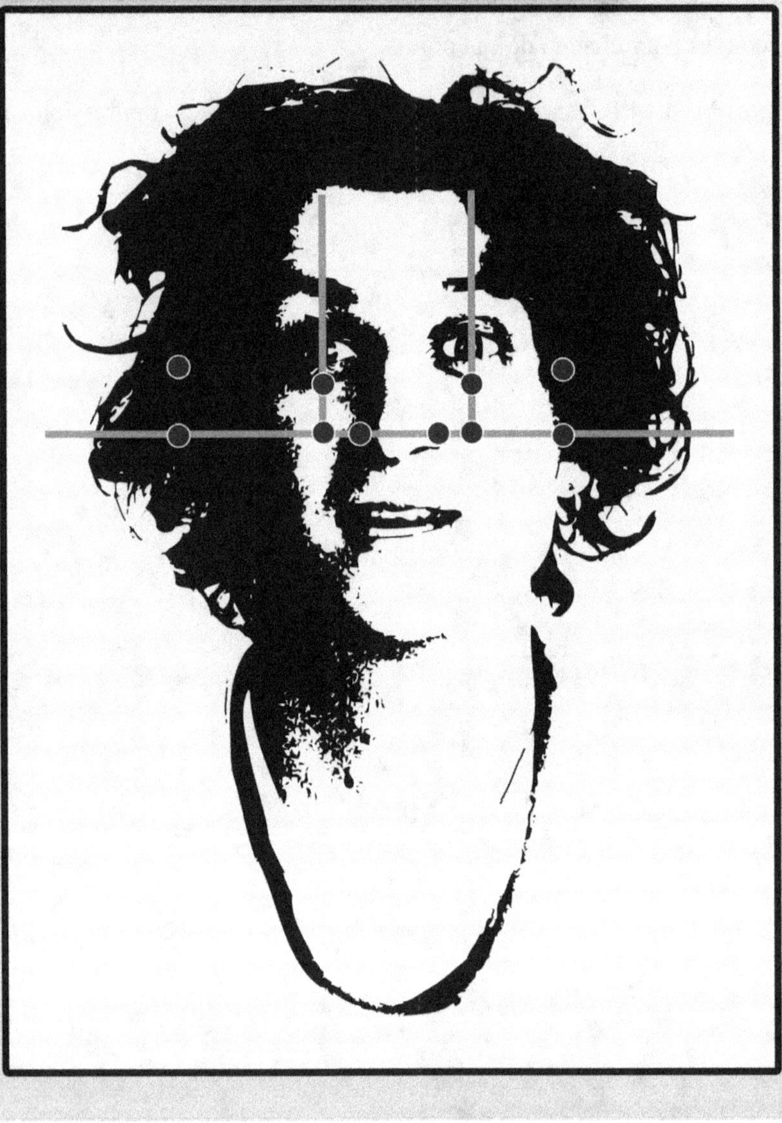

Document 15 : Les techniques d'hypnothérapie cognitive

OBJECTIFS	TECHNIQUES
1 Prise de conscience de la variété des cibles possibles pour l'attention	- expérience du faisceau de conscience
2 Entraînement à la fixation de la conscience sur des contenus sensorimoteurs.	- protocole du scan corporel - protocole de la respiration cardiaque - technique de la respiration décomptée - protocole des vocalisations projetées (VOP) - expérience de la rêverie hypnotique de bien-être - expérience de la transe physique - expérience de la récitation des mantras
3 Raréfaction, extinction et amnésie des idées	- expérience de Betty Erickson (le 5-4-3-2-1) - expérience de l'observation du champ mental - expérience d'amnésie hypnotique par la «ventouse» - technique de transformation modale des pensées - protocole des mains de Rossi
4 Préalables à la suspension de la pensée	- le rituel solennel (RS) - le relâchement des mains (RM)
5 Vers l'inconscience	- la relaxation suggérée
6 Traitement de l'urgence	- respiration accélérée - vocalisation projetées - mouvements accentués - massage du visage (réfléxologie)

Je récapitule dans ce tableau les techniques d'hypnothérapie cognitive ci-dessus décrites.

Je privilège la technique de la métaphore de la ventouse , et suggère qu'elle soit prolongé dans l'interséance par l'une ou l'autre des techniques de respiration ayant vocation à couper le patient de ses pensées et à lui faire vivre en autohypnose un état d'apaisement.

CONCLUSION : VERS LE PROBLÈME DE FOND

Les techniques d'hypnothérapie cognitive que je viens de décrire apportent un réel soulagement au patient : elles lui rappellent qu'il est possible de vivre autre chose que de la pensée, qu'il n'a pas toujours vécu dans cet état, qu'un jour il pourra vivre autrement et que dès aujourd'hui il peut sortir du labyrinthe de la pensée. Si la fonction principale du TOC est de faire diversion, de détourner l'attention, de faire écran au problème de fond, on doit reconnaître que la cogitation obsessionnelle réussit particulièrement bien.

Arrivé à ce point, le patient obsessionnel a découvert qu'un dénominateur commun réunit toutes les pensées qui le font souffrir : la peur de faire mal ou de faire du mal. Cette hantise alimente une radio intérieure lancinante, qui tourne toute seule, qui répète, questionne, objecte, doute, reproche… La pensée enflammée par les idées cultive et renforce le problème par ses cogitations. Un cercle d'amplification est créé allant jusqu'à produire un véritable embrasement de la pensée.

Les expériences dans lesquelles nous engageons les patients opèrent une véritable révolution dans leur esprit. De la même façon que le compulsif réalise que non seulement son rituel n'est d'aucune utilité mais aggrave son cas, l'obsessionnel découvre qu'il est vain de chercher le soulagement au niveau de la cogitation. La solution est de ne plus penser car penser ne sert à rien. Au bout du compte, le but poursuivi par la thérapie, c'est de décontaminer la pensée de la peur du malheur et éviter son embrasement. *In fine*, il s'agit de rendre à la pensée sa neutralité et de libérer les idées de leur charge négative. L'érosion des symptômes est progressive. De vastes pans de la pensée ont été libérés. Toutefois la contrainte à penser persiste à bas niveau tant que l'isolation n'a pas été abolie.

Les expériences que je propose soulagent le patient de la contrainte de penser. Le premier acquis de l'hypnothérapie cognitive est de délivrer l'esprit du patient de ses pensées envahissantes. Mais il y a d'autres effets à prendre en compte. Les idées dérivées se rétractent et remontent à la source, vers des peurs plus fondamentales. Les idées dérivées ne sont là que pour illustrer cette peur fondamentale. Le sujet découvre que les peurs dérivées ne sont que de la pensée, ce sont des poupées de chiffon, des épouvantails, des leurres…

L'hypnothérapie cognitive n'est qu'une étape dans le travail. Les conditions sont réunies pour aller plus loin. En privant en quelque sorte le sujet de la voie cognitive, en asséchant cette voie, le thérapeute fait régresser le patient vers la zone problématique qui a subi l'isolation. La thérapie se réoriente vers l'essentiel. Les énergies du patient se rabattent vers le bas, vers le corporel, vers le sensori-moteur. Tout se passe comme si les zones désertées du psychisme se trouvaient réinvesties. Des phénomènes corporels apparaissent : des sensations, des émotions, des tensions, des mouvements qui font partie du vécu des scènes de confrontation litigieuse. Des images-souvenirs qui avaient été oubliées surgissent. Mais ces images, le plus souvent parce qu'elles n'ont pas été oubliées comme c'est le cas dans le refoulement mais banalisées, anesthésiées par l'isolation, retrouvent leur vivacité, leur importance, leur charge dramatique. Il devient possible de déceler un lien entre les peurs obsessionnelles dérivées (déformées par les mécanismes de défense) et les peurs fondamentales. À partir de là, un autre travail devient possible. Il peut emprunter un autre portail, celui des symptômes corporels qui tentent de contenir ultimement la pression de l'agressivité isolée ou bien rejoindre directement les souvenirs de la zone primordiale d'isolation.

Il s'agit maintenant de travailler à un niveau plus profond. Les rituels ont été effacés ; les pensées commencent à s'estomper. Si l'on prend la métaphore de la marée, la mer s'est retirée sur de larges secteurs. Mais la thérapie n'est pas terminée comme le pensent les cognitivo-comportementalistes. La reconquête est fragile. Il faut travailler en profondeur pour éviter que les problèmes ne reviennent ou pour parachever l'hypnothérapie comportementale ou cognitive, certains rituels, certaines pensées ne cédant qu'avec un travail en profondeur. C'est le travail sur la confrontation qui va permettre cela.

Remarque à propos d'une distinction de Lockert concernant les types d'hypnose

Dans le travail précédent, l'hypnose joue un rôle important. Je terminerai ce chapitre par une remarque sur le sujet. Les travaux de Lockert posent la question : vers quel type de conscience le thérapeute tire-t-il le patient ? Plus précisément, quel type de conscience se trouve sollicité dans l'expérience hypnotique ? Lockert[356] distingue l'hypnose traditionnelle qui plonge l'esprit du côté de l'inconscient, celui-ci recelant à la fois les automatismes et les ressources, et l'hypnose humaniste qui élève l'esprit du côté de la conscience universelle. L'une serait une hypnose de sommeil (le sommeil étant alternativement soit une forme de conscience biologique rudimentaire soit une conscience de rêve), l'autre une hypnose d'éveil.

L'hypnose traditionnelle est thérapeutique car elle libère des automatismes névrotiques et ouvre aux ressources profondes : « L'état d'hypnose permet de s'affranchir des limitations imposées par la pathologie en mettant entre parenthèses des modes de fonctionnement sclérosés, stéréotypés, ce qui permet un renouveau de la créativité[357]. » L'hypnose humaniste l'est également mais autrement. Elle apporte une telle hauteur de vue et de lucidité que tous les problèmes se trouvent relativisés et dépassés. On aurait ainsi une thérapie tirant le sujet vers le haut et une thérapie le tirant vers le bas.

Mon approche de l'hypnose est plutôt traditionnelle lorsque je cherche à faire parler l'inconscient profond pour le libérer de ses blocages et susciter des ressources nouvelles. Mais elle est humaniste lorsque j'essaie de faire sortir le sujet de son incroyable bogage mental, d'élargir sa conscience, de le réouvrir à toutes les autres dimensions de la personnalité, y compris à la dimension transpersonnelle, de le faire accéder au silence d'où peut sortir la créativité.

Notes de lecture du livre de Stanislas Dehaene

C'est après avoir rédigé ce chapitre que j'ai effectué la lecture du livre de Stanislas Dehaene[358] *Le code de la conscience.* J'ai trouvé dans ce livre qui fait autorité la confirmation de l'orientation que je donne à l'hypnothérapie cognitive.

Stanislas Dehaene, professeur au Collège de France, est un neuroscientifique réputé, spécialiste de psychologie cognitive. Voici comme il définit l'objet

---

356 *Hypnose humaniste*, pp. 204-217.

357 « Les états de conscience modifiés », *La psychiatrie française*, p. 36.

358 DEHAENE (2014), *Le code de la conscience.*

de son livre : « Nous recherchons systématiquement quel type d'activité cérébrale apparaît exclusivement lorsque la personne qui se fait scanner rapporte avoir consciemment perçu un mot ou une image – ce que j'appelle une signature de la conscience » (31).

Il distingue d'abord trois aspects de la conscience :

– L'attention : « Le fait d'isoler un objet de conscience parmi d'autres » (44).

– L'accès à la conscience : le fait qu'une pensée ou une image sorte de l'état d'inconscience pour faire l'objet de l'expérience subjective de la prise de conscience, cet accès ne permettant que la présentation d'une seule chose à la fois.

– La vigilance ou conscience intransitive, qui comporte toute une série de degrés (éveil, sommeil, hypnose…).

Pour définir la conscience, il reprend l'expression de Bernard Baars : la conscience est un « espace neuronal global de travail… un dispositif évolué qui nous permet de maintenir l'information en ligne » (223). Il précise : « La conscience n'est rien d'autre que la diffusion globale d'une information à tout le cerveau » (228)… « le partage global d'une information… la propriété émergente d'un cerveau qui s'embrase pour communiquer une information à tout le cerveau » (223). Pour Dehaene, les concepts de « diffusion globale » (228) et de « réverbération » (219) de l'information sont essentiels pour comprendre la neurologie de la conscience.

Le cerveau est en permanente activité, mais seule une toute petite partie de cette activité devient consciente en fonction de l'utilité de la communication globale d'une information à tout le cerveau. Même si l'on fait taire un sujet, si on le met en silence intérieur : « Loin de se taire, le cortex est parcouru d'incessantes fluctuations d'activités » (256) ; « Nos ruminations mentales résultent d'incessantes décharges neuronales » (258).

L'attention que l'on accorde à une représentation tend non seulement à faire perdurer cette représentation dans le champ conscient, mais peut aussi affecter l'inconscient : « (…) l'attention peut très bien amplifier une sensation périphérique sans pour autant qu'elle suffise à la rendre accessible » (112). L'attention consciente oriente l'activité inconsciente du cerveau. J'en tire plusieurs conséquences pour le traitement des TOC. Il est important que le sujet détourne son attention de ses pensées obsessionnelles et qu'elles sortent du champ de la conscience. On évite ainsi que la pensée perdure, embrase le cerveau et oriente négativement l'activité inconsciente.

Dehaene pointe deux techniques essentielles qui permettent de faire passer une représentation de l'état conscient à l'état non conscient : le détournement de l'attention (le clignement attentionnel) et le masquage :

1. Le détournement de l'attention : « Le simple fait de prêter attention à une chose nous empêche d'en percevoir d'autres » (61) ; « Dès que notre attention est attirée vers un premier objet de pensée, nous devenons aveugles à tous les autres » (231) ; « Plus la distraction s'accroît, plus la période réfractaire s'allonge, et plus la probabilité d'un "black-out" total augmente » (59) ; « La morale est claire : en l'absence d'attention, n'importe quel objet peut disparaître de notre conscience. Le détournement de l'attention fournit ainsi une méthode remarquable pour rendre une image inconsciente » (63). Détourner l'attention, c'est permettre que le foyer de l'obsession, au lieu de s'embraser, s'éteigne.

2. Le masquage : « Cette technique consiste à présenter brièvement une image et à l'entourer des masques qui empêchent de voir. C'est une méthode pour rendre une image subliminale » (66). Le masque finit par éjecter la représentation du conscient. Dehaene propose trois méthodes de masquage : intercaler une image entre deux images, c'est-à-dire mettre en sandwich ; intercaler une image entre deux pêle-mêle d'images hétéroclites ; entourer une image de figures géométriques (66). « Prise en sandwich entre d'autres formes, une image subliminale nous échappe définitivement » et « le masque fait perdre de sa force aux représentations » (170).

Ces deux techniques sont importantes car elles permettent d'éviter l'embrasement obsessionnel de la conscience. La PNL utilise souvent cette mise en sandwich.

3. Dehaene propose une autre technique qu'il appelle « la dilution » : « Si l'information reste diluée dans de subtiles altérations des décharges de millions de neurones, cela lui interdit tout accès à la conscience » (267). Cette technique s'apparente au confusionnement utilisé comme induction et approfondissement hypnotique.

4. Enfin, Dehaene pointe une donnée essentielle : « Par définition, tout ce dont nous prenons conscience peut être formulé en mots » (155). La verbalisation accroît le degré de conscience. Mais le contraire doit être vrai. J'ai remarqué que, si l'on passe à d'un mode verbal à un mode sensori-moteur, on enlève considérablement de sa force à l'idée obsessionnelle consciente.

5. Dehaene évoque la possibilité de dire « stop » aux pensées inconscientes par des signaux perçus de façon subliminale (123). Je pense que l'hypnose utilise constamment ce type de signaux subliminaux pour stopper la prolifération des pensées obsessionnelles.

En résumé, Dehaene utilise deux techniques principales pour rendre inconscientes (préconscientes ou subliminales) certaines représentations : le déplacement de l'attention et le masquage (par superposition d'images, par mise en sandwich, par cadrage ou par dilution.) Enfin, la représentation peut disparaître à la faveur d'un changement d'état, lors du passage de l'éveil au sommeil ou à l'hypnose (qui favorise l'amnésie). Les techniques que j'ai proposées sont très proches de celles décrites par Dehaene.

D'une certaine façon, Dehaene fait l'éloge de l'activité inconsciente, qui est infiniment plus riche et plus fluide que ce que le goulet d'étranglement de la conscience laisse filtrer. Il est important que le sujet abandonne la pensée consciente obsessionnelle, pensée privilégiée et montée en puissance par erreur. Dehaene décrit l'activité inconsciente comme un flux exploratoire extrêmement riche qui en permanence explore de multiples possibilités. C'est la pensée consciente qui bloque le processus fluide et créatif de l'inconscient. Le but de l'hypnose est bien, comme Milton Erickson l'a préconisé, de permettre à un sujet de se reconnecter avec son réservoir de ressources. On a souvent décrié ce terme passe-partout, « réservoir de ressources. » Pourtant, il est fondé scientifiquement. Dehaene décrit l'inconscient comme le champ d'activité de millions de processeurs, comme une « armée d'opérateurs » (110) travaillant sur les possibles, pour ne sélectionner finalement qu'une seule chose jugée utile par le cerveau à ce moment. Ce que présente la conscience à un moment donné est tout à fait minuscule : « La boîte à outils de l'inconscient comprend une extraordinaire diversité d'opérations mentales » (125). On remarquera qu'avec l'hypnose, le sujet, en abandonnant les mots et les rigidités des pensées, libère le non-conscient des focalisations stériles. Il fait sauter le verrou conscient qui retient l'inconscient de travailler à la libération du sujet. Chez l'obsessionnel, la pensée a « bogué ». Ce travail de réélaboration se fait en dessous du seuil de la conscience. C'est exactement ce qui se passe dans le protocole des mains de Rossi. Finalement, émerge une nouvelle pensée, une intuition issue du fruit de cette activité inconsciente libérée et qui réapparaît à la conscience. Mais c'est une pensée nouvelle, utile à la relance du mental.

Ces réflexions montrent l'intérêt de la pleine conscience. La pensée obsessionnelle est une pensée étroite, rigide et limitée. La pleine conscience permet d'élargir la pensée. Pour le doute obsessionnel qui, tout particulièrement, signe un acte de conscience incomplet (cf. Janet et son concept d'incomplétude), la pleine conscience s'avère, là encore, très utile : « La conscience aide à résoudre certaines ambiguïtés » (137) ; « La résolution des ambiguïtés requiert la conscience » (137). Mais toutes ces procédures d'élargissement de la conscience ne sont pas suffisantes : seul le passage à l'inconscience permettra de restituer à la pensée sa richesse et sa pleine liberté.

Le fait que le sujet obsessionnel se concentre sur une seule idée a un impact sur le conscient et sur l'inconscient. C'est alors que peut se produire le phénomène de l'embrasement. « Le simple fait de prêter attention entraîne une amplification massive des ondes cérébrales évoquées par les stimuli présentés au moment et à l'endroit attendus. Etonnamment, les stimuli inconscients bénéficient de ce coup de projecteur attentionnel tout autant que les stimuli conscients. En d'autres termes, l'attention peut très bien amplifier une sensation périphérique, sans pour autant que cela suffise à la rendre accessible à la conscience » (112). Tout le travail thérapeutique consiste à faire passer l'idée obsessionnelle sous le seuil de la conscience à un niveau subconscient ou subliminal. On peut se demander ce que deviennent alors ces idées obsessionnelles passées sous le seuil de la conscience. Dehaene indique que les idées devenues subliminales ne durent pas, perdent très vite de leur force (170-171). On peut penser que le subconscient est délivré de cette contrainte forcée par la focalisation consciente et que l'idée désormais subliminale se banalise, se libère, se trouve recyclée par le flux neuronal tandis que les idées-souvenirs liées à de vrais problèmes non résolus émergent dans le champ conscient. Ces remarques expliquent comment la refluence rend possible l'apparition des vrais problèmes.

Une dernière remarque inspirée par la lecture de ce livre stimulant. Pour terminer, Dehaene présente la conscience comme le résultat d'une transition de phase dans laquelle une propriété émergente apparaît : « L'accès à la conscience (…) correspond à la transition soudaine vers un état plus élevé d'activité synchronisée » (254). Cette réflexion me fait penser qu'on pourrait considérer la croyance comme une transition de phase permettant au cerveau de s'auto-organiser de telle sorte qu'il capte la causalité symbolique, et d'avancer ainsi sur le chemin de l'évolution. Evidemment, je doute que Dehaene qui est un réductionnisme accepte de suivre cette interprétation…

document 16 : éteindre l'embrasement de la pensée

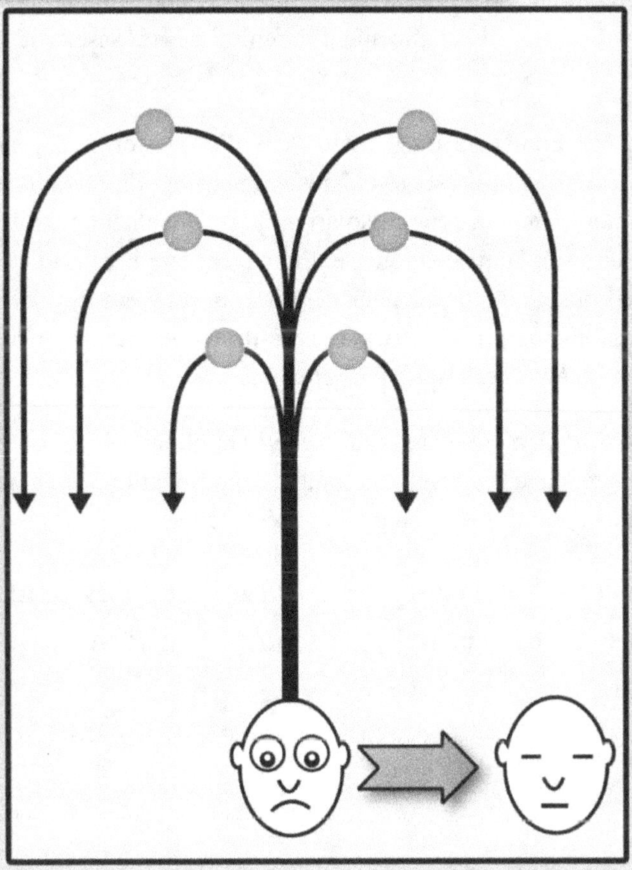

DEUX EXEMPLES CLINIQUES

Je vais maintenant présenter deux cas cliniques illustrant le travail d'« hypnothérapie cognitive », c'est-à-dire un travail centré sur les pensées obsessionnelles de patients qu'on peut appeler légitimement des cogitateurs. La thérapie poursuivant une logique récursive régressive débouche sur un travail de fond au niveau 1 requérant des techniques qui n'ont pas encore été présentées.

Le premier cas (le cas Vincent n° 8) est un cas de pensées obsessionnelles avec comme thème central la peur des catastrophes. Je le présenterai partiellement pour illustrer l'effet refluent de la suspension de la pensée qui mène assez rapidement au travail de niveau 1 que j'appelle « hypnothérapie dynamique ». Dans ce cas, l'échappement cognitif a été assez facile à obtenir.

Le second cas (le cas Françoise n° 9) est un cas d'obsession avec phobie d'impulsion agressive. Il sera présenté exhaustivement. Il illustrera aussi le mouvement de refluence vers la zone d'isolation. L'échappement cognitif est plus difficile et a nécessité la mise en œuvre d'une technologie plus élaborée. Il confirme que les obsessions avec peur d'impulsion doivent être traitées comme des obsessions parmi d'autres, c'est-à-dire comme des pensées d'impulsions et non comme des impulsions elles-mêmes.

Le cas n° 11 rentre également dans cette catégorie. Il a été choisi pour illustrer une modalité du travail sur un trauma (modification de la scène problématique), mais il aurait très bien pu être présenté ici.

Cas n° 8 : Vincent, un exemple de travail sur des pensées obsessionnelles tournant autour d'une peur catastrophique

« La fin du monde est proche… »

Première séance

Vincent est un homme d'une quarantaine d'années. Il est animateur sportif. Il m'est adressé par son psychiatre à la suite d'une rechute de dépression il y a 2 mois. Il est sous antidépresseurs (séroplex), mais les médicaments sont impuissants à endiguer ses TOC. Il vient me voir pour que je l'aide à résoudre son problème par une méthode « plus naturelle ».

De toute évidence, il est très angoissé. Son discours est décousu et brouillon. J'ai quelque difficulté à comprendre son problème. Il fait remonter ses TOC à une déception affective et un surmenage professionnel, les deux évènements se sont produits il y a 4 ans. Il fait allusion aussi à la naissance de sa fille et à une histoire de bracelet que je ne comprends pas. Il est marié et père de quatre enfants.

Quelle est la nature de ses TOC ? Il souffre surtout de surcogitations tournant autour du thème de la mort. Il est obnubilé par la pensée que la fin du monde aura bien lieu le 22 décembre de cette année comme les Mayas l'ont anticipé en arrêtant leur calendrier à cette date. Il présente aussi des rituels liés à cette peur, il se focalise sur les chiffres 6 et 7 : s'il découvre dans son quotidien une suite de 6-6-6 ou une suite de 7-7-7, *« cela va bien se passer… »*. S'il n'en trouve pas dans la réalité, il répète dans sa tête des suites de 6 ou de 7 pour compenser l'absence. Pour lui, les chiffres 6 et 7 possèdent des propriétés magiques : ils évitent la survenue de la mort. Il a vu écrit sur le bracelet de son fils à sa naissance le chiffre 6 et il a aussitôt senti que ce chiffre lui porterait chance. Aujourd'hui, c'est plutôt le 7 qui a cette propriété, *« peut-être parce que le 6 est usé ! »*. Il a aussi tendance à vérifier la fermeture des portes, mais ce rituel ne le gêne pas outre mesure. La fréquence des rituels est limitée. Ce sont les pensées qui le gênent.

Il me dit que ce n'est pas la perspective de la mort qu'il craint mais le mot lui-même. Quand il a peur, il ressent des bouffées de chaleur et des fourmillements dans les mains.

Il prend bien soin de défendre son image. Il pense qu'il est quelqu'un de bien, de correct. Il se définit comme altruiste et veut le bonheur de ceux qu'il aime et même des gens en général. Il pratique la pensée positive. Il me remet deux feuillets préparés à l'avance sur lesquels il a écrit toutes ses qualités… (De toute évidence, ce n'est pas pour se vanter qu'il les a couchées par écrit mais pour se rassurer sur lui-même et pour que j'ai de lui une image positive.)

En fin de séance, pour mettre un peu d'ordre et de clarification dans une séance confuse, je lui propose le schéma des quatre niveaux des TOC, sans préciser le contenu du premier niveau. Comme il me questionne à ce sujet, je dis seulement que ça touche à l'affirmation de soi. Il adhère complètement au schéma. Cela le soulage de savoir que les TOC ont un sens et ne sont pas une fatalité. L'image de l'écluse avec l'énergie qui monte et qui envahit le mental lui parle. Il est prêt à faire un travail avec moi pour se débarrasser de ces pensées de fin du monde qui l'obsèdent et prennent tout son esprit. Nous définissons un rythme de séances bimensuel.

Sans transition, il se décrit comme *« chanceux dans la vie »*. Par exemple, il a échappé à la mort lors de catastrophe de l'an 2000. Mais il a un doute sur l'influence qu'il aurait pu avoir sur le décès de son voisin par suicide : il regrette de ne pas l'avoir visité la veille, peut-être qu'il aurait pu empêcher son geste fatal. Puis il enchaîne sur un rêve récent insupportable où il se voit faire du mal à son fils.

La séance est extrêmement chaotique mais le patient est chaleureux et motivé. Mon contre-transfert est immédiatement positif.

(À ce stade, je ne suis pas très clair sur la façon dont je vais m'y prendre : il s'agit d'un cas où les obsessions en pensées et images dominent. Les pensées tournent sans fin et l'épuisent. La ritualisation, si elle est présente, n'est pas l'élément le plus important, ni le plus invalidant. Je m'interroge : comment vais-je m'y prendre pour favoriser la refluence, c'est-à-dire détourner le flot de pensées vers la zone d'isolation ? Je note heureusement la présence de sensations corporelles qui pourraient m'aider dans cette tâche.

L'impression de désordre tient au fait que les liens entre les causes et les effets propres à l'isolation manquent, d'où cette impression de chaos ; l'objet réel de la peur est parfaitement isolé puisqu'il s'agit d'un simple mot.)

Deuxième séance

Le patient vient avec une peur dont il ne m'avait pas parlé : chaque fois qu'il entend un klaxon, il craint d'avoir causé un accident sans s'en être rendu compte. Il croit que ce signal sonore est pour lui. C'est ce qui vient de se produire juste avant d'entrer en séance. S'il n'a pas de rituels comportementaux de vérification (il n'est pas retourné sur ses pas), les pensées tournent dans sa tête. Alors il cherche des 6 ou des 7 qui feraient signe pour lui que tout va bien ! Sinon il les récite mentalement. Les neutralisations sont donc mentales. Quand il a en trouvé ou produit, l'angoisse passe ! (Il est complètement immergé dans la pensée magique.)

Je lui demande s'il a d'autres stratégies pour dissoudre ses pensées et son angoisse. Il me dit que la masturbation lui fait du bien, le calme mais le culpabilise. Je lui confirme que des études récentes montrent que c'est un excellent anxiolytique et que beaucoup d'hommes la pratiquent[359] ! Ma remarque le rassure !

Je lui propose de lui faire vivre autre chose que ces pensées qui l'obsèdent. Il est complètement d'accord.

Je lui fais faire l'expérience du faisceau de conscience qui se déplace sur différents objets et je lui suggère de centrer sa conscience sur sa seule respiration. Il entre très bien et très vite dans un état de transe naturelle tandis qu'il centre son attention sur sa poitrine. Je lui propose d'utiliser son souffle pour vocaliser la sonorité A sur les parties tendues de son corps, par salves de 5, puis le O pour apaiser (VOP). Il entre très bien dans l'expérience et en sort ravi.

Quand il est pris dans des pensées obsessionnelles, je lui indique qu'il peut, dans l'urgence, soit vocaliser (s'il est seul), soit se masser le front et entrer dans la sensation de respirer.

Il évoque alors à nouveau le rêve de l'enfant à qui il fait du mal : *« Pour rien au monde je ne ferais du mal à ceux que j'aime. »*

(Bien que le symptôme de la pensée obsessionnelle soit massif, on peut constater qu'il n'est pas très résistant, qu'il cède facilement, ce qui me paraît être un bon présage pour la suite de la thérapie. Sa dernière remarque traduit un mouvement de refluence.)

Troisième séance

Il revient très content. Il me dit : *« L'effet de la séance a duré 3 jours... Je me rends compte que la solution à mes problèmes, c'est de ne pas penser ! »*

Je lui demande s'il traverse des moments où, très naturellement, il ne cogite pas : *« C'est,* dit-il, *dès que je m'occupe des autres pour leur faire plaisir et que je sens que je leur suis utile ; par exemple, quand je m'occupe de mes enfants ou des ados de mes clubs sportifs. »* Il poursuit : *« C'est depuis que*

[359] Je me réfère au livre récent de Philippe BRENOT (2013), *Les hommes, l'amour et le sexe.*

ma maison a été décapitée lors de la tempête fin 99 que tout a commencé. Le moment a été traumatique. J'entendais le vent qui soufflait et le toit qui faisait le yoyo. La famille est descendue au rez-de-chaussée se mettre à l'abri sous l'escalier, dans les toilettes. J'ai passé la nuit dans la terreur et la prière (il est croyant). C'est le lendemain quand on est sorti de la maison pour aller chez les voisins que j'ai réalisé que le toit avait été emporté. »

Je lui propose de travailler l'évènement traumatique avec les mouvements oculaires. J'utilise la méthode IMO. Durant une longue séquence, Vincent déroule toutes les sensations, perceptions, pensées liés à l'évènement. A la fin, il revient à un souvenir d'enfance : à la peur du noir, à la peur du diable sur le chemin de sa maison certains soirs d'hiver. Il me donne le sens de sa peur de la fin du monde : *« Pour rien au monde je ne veux que mes enfants vivent une catastrophe, je veux protéger ma famille. »* (Cette annonce de la catastrophe fonctionne comme un évitement échoué ; je me demande si ses TOC trouvent leur origine seulement dans ce traumatisme dont le souvenir est très présent ; j'ai l'impression que ce souvenir est un maillon qui ramène à l'enfance, à un vécu traumatique d'humiliation.)

[Beaucoup des séances qui vont suivre opèrent selon le même schéma en trois étapes : je commence par proposer au patient de vivre autre chose que de la cogitation par les vocalisations, par une centration sur un vécu corporel (respiration, auto-massage, souvenirs agréables) ; puis, m'appuyant sur la refluence ramenant au passé, je travaille sur des évènements traumatiques ou douloureux par la méthode IMO, méthode qui libère l'agressivité bloquée, soit par la méthode de la modification de la scène traumatique (MOSDAR). Ce cas illustre un processus précis : c'est la suspension de la pensée par un vécu non cognitif qui permet par refluence d'accéder à la zone d'isolation.]

Quatrième séance

Il arrive très content : *« Je vais exceptionnellement bien depuis 3 semaines ! »* Il me raconte ses vacances.

Il souhaite revenir sur un moment traumatique de la tempête : il était complètement paniqué de ne pouvoir contacter ses parents ; il craignait qu'ils vivent de leur côté une catastrophe et s'affolait de ne pouvoir les aider. Je retravaille avec lui cette séquence avec la méthode IMO.

Il répète qu'il ne veut faire de mal à personne. Je le provoque en lui demandant s'il lui est arrivé de faire du mal volontairement à quelqu'un. Il n'a pas de peine à évoquer trois souvenirs : en classe de CM2, il avait questionné un élève dont le père venait de se pendre en lui parlant de ses parents, ce qui ne pouvait que le blesser ; au collège, il se souvient d'avoir poussé un élève vers une voiture ; enfin, il se souvient d'avoir failli provoquer la chute d'un cycliste en traversant la route juste devant lui. Il me dit qu'il n'est pas fier d'avoir fait ça. Je le sens culpabilisé et troublé.

Cinquième séance

Il revient sur le sujet de la dernière séance : *« Les pensées sur la fin du monde ont ressurgi. Je me dis que j'ai donné naissance à des enfants et que je vais les exposer à l'apocalypse. Je me sens irresponsable. Je dois éviter les malheurs. Je veux faire le bien, quelquefois je fais le mal malgré moi, ça m'échappe. Une partie de moi est gaffeuse, inattentive, blessante, prend des risques. Je suis un Gaston Lagaffe. Je me fais peur. Faut que je me surveille. J'ai toujours peur d'être accusé de quelque chose que j'aurais fait sans en avoir conscience. C'est terrible pour moi d'être accusé à tort. Un jour, j'ai été accusé d'avoir volé dans un magasin. C'était insupportable... »*

Je lui propose de dialoguer avec cette partie de lui qui pourrait faire du mal. J'utilise la technique des parties de soi de l'IFS. Il ressort que cette partie est comme une *« force sauvage »*, tel un cheval fougueux qui aurait besoin d'être domestiqué.

Sixième séance

Il revient mécontent : *« Autant les séances sur la tempête m'ont apaisé, autant la dernière séance m'a fait du mal. Je suis ressorti de la séance avec l'idée que j'avais quelque chose de mal en moi. Ça ne me plaît pas du tout. J'étais dans la nuit, dans l'anxiété, l'apathie. Je me focalise de nouveau sur la fin du monde. »*

Je lui propose une séance d'hypnose centrée sur un vécu de sensorialité : la respiration, le chant choral. Il s'apaise peu à peu et en ouvrant les yeux il me dit : *« Faut que j'arrête de cogiter, ça ne sert à rien, faut plutôt que j'apprenne à gérer mon côté gaffeur, mon envie de faire mal... »* Je lui confirme que l'affirmation de soi, la confrontation aux autres, est une piste intéressante à explorer.

Septième séance

La séance va être consacrée à une reconstitution historique de la formation de ses TOC. J'apprends ainsi qu'avant l'épisode de la tempête il y a eu des évènements familiaux importants pour lui : il y a eu des conflits entre ses parents et ses grands-parents. *« Je plaçais haut la famille, et ça m'a blessé, j'ai été déçu, je n'ai rien pu dire, rien pu faire. Je n'aime pas les conflits, quand ma fille est née, je me suis dit qu'il fallait la protéger des catastrophes, des blessures de la vie, des conflits... »*

Et puis il y a eu une très vive contrariété avec un responsable de son association sportive. Il s'est trouvé avec la responsabilité d'organiser une compétition et n'a eu aucune aide : *« Tout seul face à un mur... je me suis senti seul, abandonné... je n'ai rien pu dire... j'ai encaissé... »*

(La refluence fait apparaître une série d'évènements douloureux qui n'ont pas été digérés. La peur des catastrophes est l'arbre qui cache la forêt. Ne pas faire vivre à ses enfants ce que lui a vécu.)

Il enchaîne sur le souvenir d'un rêve récurrent qui met au jour un épisode difficile de sa vie : *« Jusqu'en CM2, j'étais bon élève puis je suis devenu "j'm'en-foutiste". J'ai cherché à m'intégrer aux autres en rigolant, en faisant le pitre ; j'ai cherché à plaire ; j'avais l'impression de ne pas être reconnu. En primaire, on se moquait souvent de moi. Je n'étais jamais choisi dans les équipes de foot. J'ai toujours senti que j'avais une grosse force de frappe que je n'utilisais pas. Je l'ai utilisée une fois en CM1. On m'avait insulté. J'ai été réprimandé sévèrement... Je me souviens d'un rêve dans lequel j'étais accusé d'avoir tué quelqu'un. J'étais un criminel... Aujourd'hui, je n'aime pas quand on me résiste, j'ai peur de ne pas pouvoir me contrôler. J'ai une grande souffrance de ne pas être reconnu. Je ne veux pas faire revivre ça aux enfants... »*

Je lui propose de fermer les yeux et de respirer dans cette souffrance de ne pas être reconnu, et de sentir aussi en lui cette force qu'il retient.

Huitième séance

Il revient apaisé. *« Ça va beaucoup mieux, j'ai compris plein de choses. J'étais la cinquième roue du carrosse à l'école. Je n'osais pas riposter quand on me prenait pour cible. On se moquait de moi pour mon embonpoint. Et j'encaissais. Le seul endroit où j'étais reconnu, c'était ma famille. Et voilà que ma famille aussi me décevait. En 6e, j'ai voulu être reconnu en faisant le pitre. Je tournais tout en dérision. Je n'ai rien gagné avec ça. J'ai même redoublé. Je me souviens que j'avais des pensées magiques pour que ça aille bien dans ma vie, pour que les autres ne m'embêtent pas. J'ai fini par croire que j'étais fautif en tout. J'ai appris à surveiller mes pensées, je me suis mis à croire que mes pensées pouvaient déclencher des catastrophes. Même les profs ne me comprenaient pas. On m'a orienté vers une filière technique qui ne me correspondait pas. J'ai tout le temps été brimé. »*

Je lui propose qu'on retravaille désormais en priorité les situations d'embarras qu'il a vécues dans le passé et celles qu'il vit aujourd'hui.

Neuvième séance

Il déplore toujours ces cogitations de fin du monde. Mais il souhaite qu'on travaille sur une situation difficile qu'il vit aujourd'hui avec son responsable de club. Il ne sait pas comment répondre à une remarque injuste. Mais surgit en superposition le souvenir de la scène de l'anniversaire en CM1 quand il avait frappé.

Nous retravaillons la séquence avec la technique de la modification de la scène dramatique. Comme il est insupportable pour lui de revivre la scène en frappant, je lui propose de la revivre en spectateur. Il se voit en spectateur en train de frapper du poing. Il sent alors la colère monter en lui. Utilisant la technique des parties de soi de l'IFS, il parvient à se réassocier à cette partie de lui qu'il a exilée.

Dixième séance

Il est très content de la dernière séance. Les cogitations ont cessé. Il se sent mieux. Il a osé affronter son responsable (A partir de là, les pensées obsessionnelles vont nettement chuter. Les séances vont être une reprise des situations de confrontation, essentiellement celles qu'il vit dans le présent. Je vais continuer de le voir une fois par mois régulièrement pour une régulation de sa vie quotidienne. La problématique obsessionnelle s'est nettement atténuée. Chaque réapparition des pensées obsessionnelles correspond à un problème de confrontation dans le réel non identifié, non résolu, le plus souvent connecté avec un vécu passé.)

[Commentaire

Ce cas est très intéressant car il illustre la nécessité de faire taire les pensées pour accéder à la problématique de fond. Il confirme l'importance de retrouver tous les paramètres de la confrontation esquivée.]

Cas n° 9 : Françoise, un exemple de travail sur les craintes d'impulsions agressives

« J'ai peur de sauter sur les enfants dans la rue… »

Première séance

Françoise est une femme de 44 ans. De petite taille, les cheveux blonds, le visage souriant, elle fait nettement plus jeune que son âge. Elle est intendante dans une institution scolaire. Elle est mariée, elle a deux enfants de 12 et 17 ans. Elle a été orientée vers moi par un médecin psychiatre qui lui a prescrit un traitement à base de séroplex.

Peu bavarde sur sa vie professionnelle et familiale, elle s'attarde sur la description de ses symptômes : *« J'ai peur de perdre le contrôle ; j'ai de nombreux TOC d'agressivité. J'ai suivi une thérapie transactionnelle pendant deux ans, ça m'a aidée à m'affirmer et ça a réduit les TOC. Cette méthode m'a donné de la force et m'a permis de travailler certains conflits intérieurs. »* Elle précise ses peurs : *« Je suis sous pression continuellement, j'ai peur de sauter sur les gens et de les étrangler, de les empoisonner, de les renverser à vélo, de les frapper, d'envoyer des lettres d'insultes. Partout où je passe, j'ai des phrases qui surgissent... tu pourrais faire ceci ou cela... Mais c'est surtout les enfants que j'ai peur d'agresser, j'ai peur de sauter sur les enfants... »*

Je lui demande si elle est déjà passée à l'acte : *« Jamais ! »* Je demande si c'est possible : *« Non ! Je ne me mets jamais en colère, je suis quelqu'un de gentil, trop gentil... Je n'affronte jamais les gens. Je n'ai jamais été un enfant rebelle, je cherche toujours la médiation et la conciliation... »* (Elle fait le lien entre sa gentillesse et ses TOC : l'isolation de l'agressivité est ici exemplaire.)

Je lui explique le schéma des TOC sans préciser le contenu du niveau 1. Je lui fais remarquer qu'elle n'a pas de rituels, pas d'évitements, surtout des pensées de crainte : *« Oui, elles tournent continuellement dans ma tête ! C'est épuisant ! »* Elle paraît soulagée d'apprendre que chez les obsessionnels qu'il n'y a que peu de risque de passage à l'acte. L'idée que les pensées soient alimentées par quelque chose de profond lui plaît bien.

Je lui propose immédiatement une séance d'hypnose à partir d'un geste spontané de lévitation de la main qu'elle répète à plusieurs reprises en me parlant. J'amplifie la lévitation par un geste discret de ma main sous son bras pour accompagner la lévitation. Elle entre immédiatement en transe. Je suggère que le bras s'élève encore plus haut s'il veut s'affirmer face au monde. Le bras continue de s'élever et s'immobilise en catalepsie. Je suggère que le bras retombera quand elle aura retrouvé le calme intérieur. Le bras retombe lentement puis brusquement. La descente du bras prend environ 3 minutes. Puis elle reste longtemps détendue. Elle ouvre finalement les yeux en me disant : *« Je voudrais bien être tout le temps comme ça... sans pensées... »*

Nous convenons d'une séance tous les 15 jours. Mais la séance suivante est fixée à une semaine. (Dans son cas, le symptôme dominant est la prolifération des pensées. Il est de nature obsessionnelle et non compulsive. Je pressens que le travail en hypnose va très bien lui convenir pour éteindre les pensées et favoriser la refluence.)

Deuxième séance

Françoise revient très enjouée. L'état agréable a persisté une journée mais les pensées sont revenues en côtoyant les gens : *« C'est surtout aux gens que j'aime que j'ai peur de faire mal. »* Je lui demande ce qu'elle ressent dans son corps quand elle a ces pensées de peur d'agression : *« Rien... C'est dans ma tête que ça se passe. »* Mais, en même temps qu'elle me dit cela, elle bouge les bras dans tous les sens. Ma question la trouble : *« Enfin... j'ai envie de pleurer... je me sens crispée dans les poings et les bras... je tremble de partout. »* Effectivement je perçois mouvements et tremblements dans tout son corps.

Je lui propose, pour explorer ces crispations, de produire des vocalisations, de *« donner de la voix »*, de les projeter sur différentes parties du corps : le « mm » (bouche fermée) sur le front et dans le haut du crâne pour *« faire vibrer »*les pensées qui lui prennent la tête ; puis le A ouvert dans les bras et dans les mains pour détendre les crispations. Je mets donc en place le protocole des vocalisations projetées. Au terme de plusieurs salves de 5 vocalisations dans les membres, elle me dit qu'elle ressent une forte envie de frapper. Je lui propose alors de faire l'expérience de frapper sur un coussin *« pour expérimenter le geste de frapper »*. Elle éprouve une très grande difficulté – comme elle dit – *« à donner des claques au coussin »*. Je me contente de lui faire prendre conscience de cette difficulté, sachant par expérience qu'il est contre-productif de forcer l'expression de l'agressivité en début de cure. Je prescris qu'elle vocalise chaque jour quand elle se sentira tendue.

Troisième séance

Elle revient en me disant qu'elle a vocalisé chaque matin 5 minutes et ensuite a pris l'initiative de frapper un coussin : *« J'y arrive de mieux en mieux. »* Elle me dit que ça la détend de faire ce geste, mais qu'en revanche elle est constamment gênée dans la journée par ses pensées négatives, c'est-à-dire par des peurs d'agressions. Par exemple hier, elle a rencontré une voisine dans l'escalier : *« Je me suis dit que j'avais peut-être agressé cette personne sans m'en apercevoir… que quelque chose aurait pu m'échapper. J'ai peur d'avoir une partie folle en moi. Il y a des gens comme ça. »* Elle continue : *« J'ai pris l'habitude de tenir toujours quelque chose dans la main : une enveloppe, un portable, un sac à main. Je me dis que, si je fais n'importe quoi avec mes mains, l'objet va tomber et ce sera un signal ! J'ai peur d'être folle et de "péter un câble" ! »*

Je lui propose une séance d'hypnose pour observer ce qui se passe en elle et, en particulier, si une part cachée d'elle-même serait prête à faire n'importe quoi. J'utilise comme induction la catalepsie de la main, puis je l'installe en imagination dans la rue. Je conviens avec elle d'un signaling. Je la transporte dans la rue principale de la ville au contact des passants, adultes ou enfants, dans les magasins, en évoquant toutes les possibilités d'agressions. Elle ne sent en elle aucune agressivité prête à bondir. Elle perçoit bien ce qui est à voir et entendre dans ce contexte : *« Rien ne m'échappe ! Mais je n'ai pensé à rien de désagréable. »*

Puis elle poursuit : *« En fait, l'enfant que j'ai vu dans la rue… c'était mon fils et puis j'ai pensé aussi à mon père. C'est depuis son décès d'une crise cardiaque, il y a vingt ans – j'avais à cette époque 22 ans – que je me sens plus fragile. Je regrette de ne pas avoir pu lui dire au revoir. »* (La refluence est en route.)

Je lui propose alors, en hypnose, de s'adresser à son père et de lui dire ce qu'elle n'a pas pu lui dire. Elle se voit sur une plage. Elle parle à son père, de ses regrets qu'il ne soit plus là pour la voir vivre dans son actuelle famille. (Je perçois une tonalité de reproche dans ses propos.) *« Sans doute que je l'idéalise, je n'ai jamais eu de conflit avec lui. »* (On touche sans doute à une zone d'isolation.)

Elle sort de sa transe et me parle de sa dernière fille. J'apprends que c'est une fille adoptée : *« J'ai choisi l'adoption... ma fille avait 3 ans... j'avais moi-même déjà surmonté bien des épreuves dans la vie. »* (Cette dernière phrase est inattendue et me laisse perplexe. Que n'a-t-elle pas réussi à surmonter ?). Elle part en me disant qu'elle veut vraiment se prendre en main et changer sa vie.

Quatrième séance

Elle revient plus calme : *« Je sens que ça va mieux, les pensées ne viennent plus en permanence et, si elles arrivent, c'est moins dramatique. J'arrive à prendre le dessus. J'ai l'impression, quand je vois quelqu'un que je pourrais agresser, que ma façon de penser possède un pouvoir magique : il faut que je pense les choses d'une certaine façon pour que ces choses n'arrivent pas. »*

Je lui propose une séance d'hypnose visant à créer un bon ressenti. D'abord, j'accompagne une séance de respiration cardiaque visant à créer un état de sérénité, de lucidité. J'effectue un ancrage de cet état avec le geste du poing droit fermé. Puis j'accompagne une vidéo intérieure représentant une déambulation dans une grande surface, en maintenant l'ancrage du poing, en gardant un état de pleine conscience continue. Je l'incite à observer tout ce qui se passe en elle. En ouvrant les yeux, elle me dit : *« J'ai toujours gardé le contrôle de moi-même, il ne s'est rien passé. »*

Cinquième séance

Elle confirme qu'elle a de moins en moins peur de ses pensées d'agression : *« J'arrive à suivre ce qui se passe en pleine conscience.* (Elle reprend le terme technique !) *Mais je tiens toujours quelque chose dans ma main, le poing ça ne suffit pas. En fait, j'ai toujours peur de faire du mal aux autres. »*

Je lui propose de dialoguer avec la partie d'elle-même supposée avoir envie de faire mal (technique IFS du dialogue des parties de soi). Elle est d'accord. Dans cette technique, j'interpelle le leader de sa personnalité ; je demande d'identifier les parties de sa personnalité. Il y a la « Généreuse » qui fait du bien à sa famille et aux autres. Je lui demande comment elle la ressent : *« Je la sens bien, je l'aime bien cette partie... Il y a une autre partie, c'est la partie qui s'affirme. »* Je lui demande de lui donner un nom : *« C'est la "Force", je la sens dans mon ventre. »* Je vois que tout son corps se redresse. Je lui demande si elle perçoit en elle une partie qui pourrait faire du mal. Elle reste un moment sans répondre puis : *« C'est une partie bloquée en moi... »* Je lui fais remarquer qu'elle a le corps tout plié, et que ses deux épaules sont en complet déséquilibre. Elle poursuit : *« C'est la partie qui voudrait se défendre, quand il y a des conflits... quand on se moque de moi... comme le fait ma sœur... ou quand on m'abandonne... »* Je lui suggère de bien prendre soin de cette partie de soi qui souffre et de l'autoriser à moins souffrir, par exemple en rééquilibrant les épaules. Ce qu'elle fait. Puis elle rouvre les yeux et, confirmant l'état hypnotique, elle me dit : *« J'ai oublié que j'étais là ! »* (Veut-elle me dire qu'il ne se passe rien de grave même quand elle n'est pas consciente ?).

Sixième séance

« Les pensées m'assaillent de moins en moins. Je me contrôle sans avoir besoin de me contrôler (sic !)*, je me sens beaucoup mieux, je peux vivre normalement. J'ai réussi à lire un texte lors d'une cérémonie et sans angoisse. »* Je lui demande à quel niveau les symptômes ont chuté depuis la première séance. Elle me répond de 100 à 20 !

Je lui conseille de cultiver l'affirmation de soi et sa capacité à se défendre. Nous travaillons sur un petit problème qu'elle n'arrive pas à résoudre. Quand elle va chez ses beaux-parents, les apéritifs sont trop longs : *« J'aurais envie de taper sur la table et de partir... mais je n'ose pas... »* Nous travaillons sur un scénario socialement praticable. J'induis un état d'hypnose (elle y entre très bien). Je lui fais visualiser une scène (technique de la visualisation de la modification de la scène dramatique) : elle ose quitter la table, se lever et dire : *« Ça ne vous dérange pas que j'aille faire un tour dehors voir la mer ? »* (la maison est en bordure de mer). Je lui fais visualiser la rencontre avec un enfant sur la plage. Elle garde son état de sérénité.

Septième séance

Elle confirme qu'elle a de moins en moins de pensées et qu'elle ne se retourne plus (je découvre en fait qu'elle pratique à bas niveau les vérifications). Elle est parvenue à s'affirmer lors d'un rendez-vous professionnel. Elle a acheté un sac à dos pour ses prochaines vacances en Irlande. Elle veut désormais avoir les mains libres. Elle a pris plaisir à chanter lors d'un Festival de la voix. Elle continue d'ailleurs à pratiquer les vocalisations projetées *« pour se faire du bien ».*

Huitième séance

Les vacances se sont globalement bien passées. Au vu des progrès, le médecin a décidé de baisser le traitement de séroplex. Mais elle admet que certaines pensées reviennent encore, toujours les mêmes : *« J'ai peur de perdre le contrôle dans un moment d'inconscience... d'agresser les gens... les enfants... de donner la mort sans le vouloir ! »*

(Il est fréquent que les vacances soient l'occasion d'un progrès mais aussi que le retour soit l'occasion de rechute. Le travail n'est pas terminé. Il reste quelque chose à dénouer. Faut-il renforcer l'affirmation de soi ou retravailler au niveau 1 les zones d'isolation ? Je remarque qu'elle donne une tonalité dramatique au risque. Certes, elle s'affirme de plus en plus, le fait est d'autant plus notoire que par le passé elle n'a jamais su s'affirmer. Je me souviens de la première séance au cours de laquelle elle a clairement dit son aversion pour les conflits. Je me dis qu'il serait utile d'orienter ses réflexions vers le passé.)

Je l'interpelle sur la question des conflits. Elle me répond vivement : *« Je n'aime pas les conflits, j'ai peur de me fâcher avec quelqu'un. Si dans l'intervalle la mort arrivait, ce serait le drame, je le regretterais toute ma vie. »* Je lui demande s'il y a eu une mort qu'elle a regrettée : *« Oui, celle de mon père. Je n'ai pas pu lui dire au revoir. »* Puis elle me fait le récit détaillé des circonstances de la mort de son père : *« C'était à Caen. Il y a 25 ans. J'avais 22 ans. On est allés au restaurant en famille, avec mes parents, mon mari. On s'est quittés vers 18 h 30. Mon père avait mal au bras depuis*

15 jours. Mais, personne n'était inquiet pour lui. A 23 h, ma mère est venue taper au carreau : ton père n'est plus là... C'était le drame ! Mon père était gentil, pas de conflit, jovial. Un seul problème : quand il buvait, en soirée, il avait le vin mauvais, agressif... Mon père me manque ! » Mû par une intuition subite, je lui dis : *« En tout cas, vous n'êtes pour rien dans le décès de votre père ! »* Je la vois sursauter. *« Ça me fait du bien d'entendre ça ! »* Elle repart sans rien dire.

Neuvième séance

Françoise est impatiente de me revoir : *« La phrase que vous m'avez dite sur mon père m'a suivie ces 15 jours. Peut-être que je me suis sentie coupable de sa mort. Pourtant, c'est vrai, je n'y étais pour rien. Mon père nous a bien élevés. Je n'avais rien à lui reprocher sauf ses crises de violence quand il était alcoolisé mais ça n'arrivait que pendant les fêtes, surtout les fêtes de fin d'année. Il est mort juste à cette période. J'avais honte de lui. Je n'osais rien lui dire. Il m'énervait. Je lui en voulais. Je n'assumais pas cette honte que j'avais pour lui... J'avais honte d'avoir honte. Et il est mort dans ce contexte. Je n'ai pas pu lui parler et lui dire que je l'aimais. Je n'ai plus aucune pensée négative. Je pense qu'on peut arrêter les séances. »*

J'acquiesce à sa demande. Je la vois se lever et s'approcher de moi très émue et me tendre la main pour me dire au revoir : *« Est-ce que je peux vous dire merci, Claude ? »* Je suis moi-même ému : *« Bien sûr, Françoise, je vous laisse partir. »* J'ai conscience que dans cette situation finale, émotionnellement chargée, le transfert et le contre-transfert sont fortement mobilisés.)

[Commentaire

Françoise présentait certes quelques évitements et rituels de vérification. Mais ce n'était pas le plus important. J'ai choisi de travailler directement sur les peurs d'impulsion, en les traitant comme des pensées obsessionnelles. J'ai utilisé des techniques d'hypnothérapie cognitive pour faire taire ces pensées qui faisaient écran à un nœud problématique. La technique des vocalisations projetées a été déterminante. La refluence a permis de passer assez rapidement du niveau 2 au niveau 1 où se trouvait bloquée l'agressivité. Françoise était dans une situation de conflit affectif et elle craignait que l'expression de son agressivité défensive n'entraîne la mort. Les circonstances de la mort de son père alimentaient le doute.

Ce récit permet de présenter des techniques de travail en hypnothérapie corporelle et en hypnothérapie dynamique (la méthode IFS, la technique de modification de la scène dramatique). La cure n'a pas nécessité le recours à des techniques prenant en compte la pensée magique.]

Chapitre 4

LE TRAVAIL DES SYMPTÔMES CORPORELS PAR L'HYPNOTHERAPIE CORPORELLE

INDICATION DE L'HYPNOTHERAPIE CORPORELLE

Les symptômes corporels sont la quatrième voie d'entrée dans la thérapie des TOC. Chez quel type de patients les symptômes corporels sont-ils présents, faisant ou non l'objet d'une plainte explicite de leur part?

Les symptômes corporels sont généralement peu signalés par les obsessionnels. Cela tient au fait que ces patients sont complètement préoccupés par leur mental et qu'ils ne font pas ou font peu attention à leur corps. Lors de la thérapie, beaucoup de patients s'étonnent de découvrir qu'ils ont un corps ! La plupart se comportent comme de purs esprits, à la différence des hystériques qui attirent immédiatement l'attention sur le plan somatique.

Toutefois, si l'on écoute attentivement leur discours, la référence au corps n'est pas totalement absente : il arrive qu'ils se plaignent de « tensions » quand les rituels ont envahi leur vie, de « prise de tête » lorsque les obsessions sont intenses et permanentes, d'« énervement » quand ils sont sujets à des craintes d'impulsions ou d'évitements échoués. Beaucoup de thérapeutes ne s'intéressent pas à ces symptômes et n'en font rien. Je considère personnellement que ces symptômes sont très importants et sont un authentique portail d'entrée dans le travail thérapeutique.

Je distingue quatre situations au cours desquelles la prise en compte des symptômes corporels est possible et indiquée :

– J'ai plusieurs fois mentionné que ces symptômes corporels, absents au point de départ de la cure, finissent par apparaître au fil de la démarche régressive accompagnée ou suscitée par le thérapeute. Lorsque les rituels et les évitements ont fortement diminué en nombre, lorsque les idées obsédantes dérivées ont laissé place à la peur diffuse de faire mal ou de faire du mal, lorsque cette peur s'est elle-même atténuée, il est fréquent qu'au cours ou au terme de ce travail le patient témoigne de la présence de symptômes corporels. Il est important que le thérapeute y accorde la plus grande importance. On pourrait dire que c'est le dernier bastion utilisé par le patient pour maintenir une isolation fortement compromise. Dans ce cas, c'est le corps, et plus précisément la musculature, qui retient l'agressivité contenue.

– J'ai indiqué que les évitements échoués mobilisaient un fort énervement se traduisant par des symptômes corporels de colère et d'agressivité.

– J'ai observé qu'il existe une catégorie de patients dont l'agressivité est immédiatement mise en avant : ce sont les patients souffrant de la peur de commettre une agression physique ou sexuelle sur les autres. C'était le cas de la patiente Françoise (cas n° 9) dont je viens de présenter la cure. Chez ces sujets, la problématique d'agressivité affleure un peu comme ce premier pétrole que les pionniers du Venezuela découvraient sous forme d'écoulements naturels imprégnant le sol… Chez eux, la peur de l'impulsion mobilise fortement le corps dans lequel se forment des tensions et de rétentions musculaires.

– Enfin, chez les obsessionnels hypocondriaques, dont je fais l'hypothèse qu'ils retournent contre eux la pulsion agressive, les symptômes corporels sont omniprésents. A la différence de la plupart des autres patients, ceux-ci sont tout entiers tournés vers leur corps, occupés à scruter les symptômes anticipateurs de maladies perçues comme des menaces d'agressions internes. Avec ce type de patient, il est aussi inévitable qu'indispensable de se centrer sur leurs symptômes corporels, en gardant bien en tête que le danger qui pour eux vient de l'intérieur n'est que le déplacement ou la symbolisation d'un danger provenant des risques de la confrontation.

Soit en début, soit en cours de cure, selon les cas, le thérapeute se centrera sur les sensations corporelles pour les faire évoluer et les reconnecter aux scènes originelles ou cruciales de confrontation dont on est désormais très proche. C'est ce que j'appelle le travail corporel. Comme il s'effectue sous hypnose, il me paraît justifié de parler d'« hypnothérapie corporelle ».

LES STRATEGIES DE TRAVAIL DES SYMPTÔMES CORPORELS PAR L'HYPNOTHERAPIE

Les thérapies dites « psychothérapies du potentiel humain ou humanistes » vont nous servir de référence, et plus particulièrement la « bioénergie » d'Alexander Lowen et la « Gestalt-thérapie » de Frédéric Perls. Du premier, je retiens l'idée empruntée à Wilhelm Reich que l'inconscient, c'est le corps[360]. Au lieu d'utiliser l'association libre et l'analyse du transfert, le thérapeute se centre sur le corps. Il utilise l'arbre corporel comme métaphore du corps, d'un corps qui porte les stigmates d'une histoire douloureuse. Du second, j'accepte le parti pris de la centration sur l'ici et maintenant avec le projet d'aider le sujet à se reconnecter avec lui-même. Le vécu émotionnel/pulsionnel est pris en compte prioritairement.

La deuxième référence est l'hypnose. La centration sur le corps, sur les sensations et sur les mouvements, provoque immédiatement une expérience de transe hypnotique.

La technique incluant ces deux aspects est nommée par la nouvelle hypnose « le pont somato-psychique ».

LA TECHNIQUE DU PONT SOMATIQUE OU DE LA SONDE SENSORIELLE

J'emprunte à Gilbert Tordjman la définition de la technique du pont somatique : « Cette méthode part de la sensation corporelle pour retrouver les émotions réprimées. Elle est particulièrement indiquée chez les patients qui n'ont rien à dire ou qui ne ressentent aucune émotion. Elle l'est également chez des individus qui rationalisent leur problématique au point d'en exclure complètement le corps[361]. » Dans la thérapie des obsessionnels compulsifs, elle permet de se rapprocher des zones où l'isolation de l'agressivité s'est produite. Je distingue plusieurs phases dans ce travail.

---

[360] Le lecteur peut se reporter à la bibliographie sommaire de ces auteurs.

[361] TORDJMAN (1995), p. 140.

Phase 1 : Identification/centration/conscientisation par la respiration profonde et régulière

Le point de départ du travail est la centration « ici et maintenant » sur le vécu corporel, c'est-à-dire sur les zones (ou les points) où l'émotion se manifeste. Je demande au sujet de se concentrer sur ces sensations, puis de projeter une respiration profonde et régulière en cet endroit, enfin de communiquer tout ce qu'il sent dans son corps et dans son esprit[362]. On part donc de ce que le sujet appelle tension, contracture, chaleur, énervement, agacement, oppression…

> Tim (cas n° 10) me dit : *« Je sens une boule au plexus, comme une force qui cherche à sortir mais mes bras la retiennent ».* Alain me dit : *« Je sens de l'énervement dans mes mains. »*

Cette première étape vise donc à apporter un regain de conscience à ce qui se passe dans la zone sensible incriminée. Il s'agit d'élargir, de préciser, d'affiner cette conscience. Une phrase-clef donne la consigne : *« Respirer dans la conscience de… »* Et on nomme la partie du corps sur laquelle le thérapeute souhaite que le patient porte son attention.

Cette centration installe en même temps un état hypnotique favorable à l'émergence d'un vécu de sensori-motricité.

Remarques sur les points corporels

Reich a décrit les symptômes corporels de l'obsessionnel compulsif : « Le blocage affectif est une sorte d'immense spasme du moi qui sait mettre à son service des états spasmodiques du corps. Tous les muscles, mais plus particulièrement la musculature pelvienne et abdominale, les muscles des épaules et de la face, se trouvent dans un état d'hypertonie chronique. D'où le facies dur et figé et l'allure d'automate de tant que compulsifs[363]. »

Chez l'obsessionnel compulsif, je repère la présence de tensions dans quatre zones :

– Les tensions de la tête, au sommet du crâne, au niveau du front, entre les deux yeux : elles traduisent la pression à penser *(« ça me prend la tête… »).*

---

362 PERLS (1978), p. 89.

363 *Ibid.*, p. 192.

– Les contractures au niveau de la gorge, de la poitrine, du diaphragme : elles expriment l'angoisse de ce qui pourrait arriver ou la culpabilité dont le patient pourrait se sentir responsable *(« je me sens oppressé... j'ai du mal à respirer... »).*

– Les tensions au niveau du plexus solaire/nombril/partie haute du ventre : elles traduisent une retenue dans l'affirmation de soi et l'agressivité offensive/défensive *(« j'ai un nœud à l'estomac... une boule au ventre...* »).

– Les tensions des membres impliqués dans l'expression de la colère/agressivité : les épaules et la nuque (se mettre en colère...), la mâchoire (mordre, dévorer, crier, injurier...), les bras et les mains (lutter, frapper, jeter, balancer, déchirer...), plus rarement les pieds (taper, frapper...). Dans ces diverses zones, le patient dit : *« ça m'énerve... ça chauffe... ça bout...ça tiraille... ».*

Dans ces zones, se forment à la fois une poussée et une rétention, une force et une contre-force, ce qui est la définition même de la tension, qui est toujours biface. Le destin de la tension est de monter en puissance sous l'effet de la lutte exacerbée des forces opposées.

Selon l'état actuel de la science médicale, à quoi, anatomiquement, correspondent ces zones ? Ces zones correspondent à ce que l'anatomie humaine appelle « les plexi ». Selon le Petit Robert, les plexi sont des *« réseaux de nerfs ou de vaisseaux constitués par de nombreuses anastomoses »* ; une anastomose est *« une communication entre deux organes, deux vaisseaux, deux conduits de même nature ou deux nerfs ».* Ce sont des zones où probablement les neurotransmetteurs s'accumulent.

Il est intéressant de remarquer que les plexi correspondent aussi à des zones repérées par les Orientaux comme étant des chakras, sans supports anatomiques précis.

Les chakras les plus souvent impliqués dans le TOC seraient donc :

– Le chakra 6 *(ajna)* : le plexus « visuel » (le front, les tempes, les yeux) exprimant la tension obsédante de l'idée.

– Le chakra 5 *(vishudda)* : le plexus « laryngé » (la gorge avec une extension au niveau des mâchoires) exprimant l'angoisse du malheur, la rétention de la parole et de l'agressivité dentale.

– Le chakra 4 *(anahata)* : le plexus « cardiaque » exprimant la dépression par épuisement.

– Le chakra 3 *(manipura)* : le plexus « solaire » (avec des localisations différentes selon les auteurs, en principe correspondant à la zone sternum-estomac-nombril-haut du ventre) exprimant la rétention de l'affirmation de soi et de l'agressivité. Dans l'approche hindouiste et bouddhiste, le chakra *manipura* correspond au plexus solaire : c'est le centre de l'affirmation de soi. Je ne saurais trop insister sur l'importance de cette zone dans les TOC[364].

– Les chakras intermédiaires dits « scapulaires » (au niveau des deux épaules) exprimant la retenue de la colère, et « palmaires » (au niveau des mains), ou « plantaires » (les pieds avec prolongement dans les jambes) exprimant la rétention des gestes de lutte.

---

364 Lorsque la partie basse du ventre est impliquée (chakra Swadhisthana/plexus sacré), il est possible que l'on soit dans la configuration sadique anale (observée de plus en plus rarement aujourd'hui) décrite par Freud. Selon mes observations, les sujets souffrant de TOC n'invoquent jamais la zone pelvienne, comme le prétendait Reich.

document 17 : schéma de l'arbre des plexi corporels (chakras)

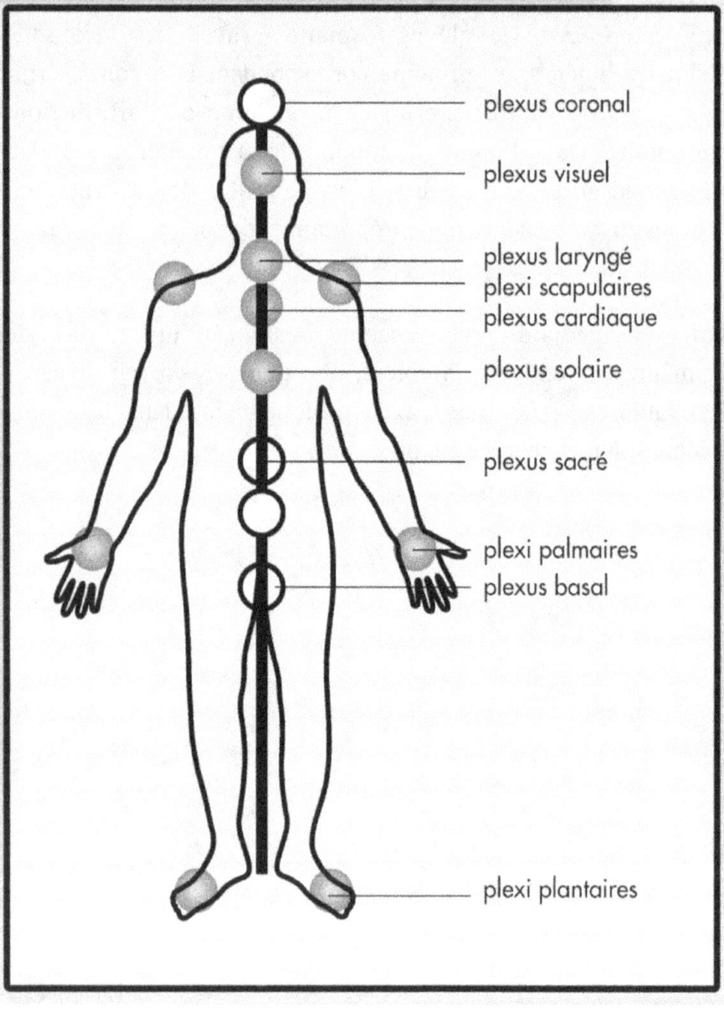

Phase 2 : Energétisation/libération par la respiration accélérée et par les vocalisations projetées

Après la phase de conscientisation, vient la phase de travail proprement dit. Le principe est de mettre en place de l'énergie dans ces zones, de faire un apport permettant un déblocage, un dénouement, bref une relance du mouvement.

Cette seconde étape vise la libération des énergies bloquées dans ces nœuds et à retrouver les images associées. On s'approche de l'abolition de l'isolation sous ses deux formes : récupération de la sensibilité et du mouvement, réinstauration du lien causal et du contact.

Selon la zone incriminée, j'utilise deux techniques :

– La respiration accélérée : je propose des salves de 5 respirations, intenses et accélérées, suivies d'une pause, un peu dans l'esprit de la respiration holotropique du Tchèque Stanislas Grof[365], mais en prenant soin de rester prudemment au seuil de l'hyperventilation.

– Les vocalisations projetées : dans ce cas, je propose au sujet de projeter très activement sur les zones sensibles le son A (sonorité exprimant la force et l'énergie ; bon médium pour l'expression de la colère et de l'agressivité) par salves de 5, entrecoupées de pauses ; je termine toujours l'exercice par la projection du A sur la zone du plexus solaire où l'affirmation de soi est bloquée[366].

Document 18 : Le travail des symptômes corporels

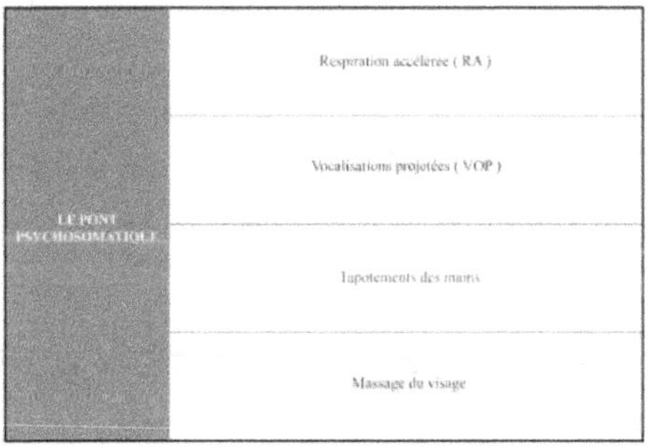

On peut utiliser aussi d'autres techniques : le tapotement des doigts ou des pieds ou l'agitation des poignets si ce sont les zones impliquées ; le

365 GROF (1992). La respiration holotropique implique un dispositif thérapeutique très particulier (entrée dans la transe par une respiration surventilée, musique de fond permanente, longue durée des séances, présence du groupe et de thérapeutes). Cf. l'excellent article de Nicolas Dumont sur le sujet, in revue *Psychiatrie française*, « Les états de conscience modifiés », novembre 2014.

366 Il est possible de conseiller au patient de prolonger les vocalisations sur le plexus solaire par un travail de yoga sur ce même plexus, visant l'affirmation de soi. Je conseille la consultation du petit livre de Farida BENET (2001), pp. 32-38. L'exercice phare consiste, position debout, tête et dos inclinés vers le sol, mains en appui sur les genoux, à vider au maximum ses poumons, à garder les poumons vides tandis que le patient gonfle et bombe le ventre par séries de 10 à 15 mouvements séparés par des pauses durant lesquelles il respire normalement. Cet exercice est très efficace pour développer l'affirmation de soi.

frappement d'un cousin pour soulager la tension. Je prescris au patient de répéter ces expériences dans la vie quotidienne et d'être attentif à tout évènement psychique se présentant en cette occasion (images, pensées, souvenirs, sensations, émotions…).

Les effets de ce travail

La centration sur les symptômes corporels crée une induction hypnotique immédiate. Cet état se trouve conforté par les répétitions (rythme respiratoire, vocalisations, mouvements…). Le patient entre dans un état de dissociation favorable au retour et à l'émergence des états rejetés.

Ce travail réinstaure de la fluidité, du jeu dans le problème de fond.

Peu à peu, le sujet se rapproche des zones sensibles où le problème de la confrontation à autrui s'est noué. Il se produit un effet d'activation des énergies bloquées (émotions/pulsions) et un effet simultané de remémoration. Le sujet entre en contact avec son histoire mais le contact n'est pas intellectuel, il est profondément vivant, sensible. Les souvenirs anesthésiés retrouvent toute leur importance, les moments de confrontation vécus dans l'impuissance sortent de l'ombre et surgissent avec force et réalisme. Le sujet se reconnecte avec l'agressivité qu'il avait isolée puis déviée.

> La centration sur des contractures dans le bras permet à Sonia de refaire surgir des scènes où sa belle-mère la frappait.
>
> La centration sur une tension du regard fait ressurgir chez Thibault le souvenir de son père le braquant avec son fusil.
>
> Une sensation de raideur dans le cou et la gorge renvoie Yannick (cas n° 2) à des scènes de classe lorsque, à l'époque adolescente où il était obèse, il subissait courageusement mais sans mot dire la moquerie de ses camarades.

Des lors que des souvenirs essentiels surgissent, il devient possible de travailler sur le problème de fond avec les techniques de l'hypnothérapie dynamique.

Il arrive que des souvenirs essentiels apparaissent précédemment, lors du travail aux autres niveaux. Il n'est pas toujours nécessaire de travailler sur les symptômes corporels pour accéder au travail de fond, mais ils sont toujours des relais très utiles. On doit toujours avoir en tête que le travail de fond s'opérant par les techniques de l'hypnothérapie dynamique se situe dans le registre sensori-moteur où la confrontation a été esquivée.

Cas n° 10 : Tim, un exemple de travail sur les TOC d'ordonnancement par la prise en compte des symptômes corporels

« Rien ne doit changer ! »

Première séance

Tim est un jeune homme de 30 ans. Il est célibataire et vit actuellement chez ses parents dans une grande ville de l'Ouest. Il a peu d'amis et vit de façon isolée. Il est à la limite de l'arrêt de travail. Il est artisan ébéniste. Il m'est adressé par son médecin généraliste pour problème de TOC. Il est sous médicaments (il a pris successivement effexor et atarax puis deroxat et alprazolam). Il se montre extrêmement tendu et c'est cet état de tension quasi permanente qui l'empêche de travailler correctement. Il est épuisé. Les médicaments l'aident à se calmer mais ne font pas évoluer ses TOC. C'est pourquoi son médecin me l'adresse. Sa présentation physique exprime son état de tension extrême. Il est raide, sur ses gardes, immobile, le regard en biais ; il répond avec parcimonie aux questions, avec un léger temps de réflexion. (Je me dis que ce corps doit être détendu en priorité.)

En fait les TOC existent depuis des années. Ce sont des TOC d'ordonnancement (d'ordre dans l'espace et de programmation dans le temps) : *« Il faut que tout soit toujours pareil : la journée doit se dérouler toujours de la même façon, sans changement ; il faut que les actions soient faites toujours à la même heure, de façon "carrée", et toujours les mêmes ; que les objets soient toujours à la même place ; il faut que tout soit fait selon mes principes. »* Je lui demande quels sont ses principes : *« Principalement, il ne faut pas faire de mal aux personnes faibles, ni aux enfants, ni aux personnes âgées ! »* (Je note que la référence au mal arrive très vite.)

Je lui suggère de me décrire une « journée type », de me donner des exemples concrets : *« Quand je rentre le soir, chez mes parents, je fais toujours les mêmes choses, de la même façon et dans le même ordre ; je prends ma douche à 3 h 30 précisément ; je prends un café 5 fois par jour, toujours à la même heure... »* Il me décrit avec précision l'immuabilité de ses journées.

Je lui demande quel est le risque de ne pas faire ses TOC. *« Je vis selon des principes stricts et je calcule tout dans ma vie ; si on m'empêche de faire mes TOC, si je n'ai pas le temps de tout faire selon mon organisation, je sens la colère monter en moi, une poussée d'adrénaline, c'est incontrôlable, j'explose, je peux devenir très violent ! »* [L'isolation de l'agressivité est donc très imparfaite ; chez ce patient l'impulsivité est une menace réelle.] Il me raconte que récemment, comme il n'avait pas eu le temps de terminer son travail comme il l'avait prévu, il a balancé un marteau dans l'atelier au risque de blesser un collègue. Il me raconte aussi qu'il est capable de se lever la nuit pour faire ou refaire ce qu'il n'a pas pu faire selon ses principes. Il m'explique que ce n'est pas tant la perfection qu'il recherche que le bon ordre, la conformité à ses principes de vie. L'agressivité surgit quand quelqu'un s'oppose à l'exécution de ses TOC.]

Il convient que cette façon de vivre est pour lui très lourde et fatigante. Il vient me voir non pas de sa propre initiative, mais uniquement parce que son médecin qui lui a conseillé de venir. Toutefois, il veut bien essayer avec moi de changer certains comportements. Comme il est en grande méfiance, j'évite de lui proposer de travailler en hypnose, ce qui représenterait pour lui une menace insupportable. Il me met d'ailleurs en garde par rapport au travail : *« Tout doit être rationnel dans votre travail. »* Je lui réponds que son exigence n'est pas pour me déplaire et j'ajoute sur le mode humoristique : *« On me reproche parfois d'être trop rationnel ! »* Nous convenons de travailler sur ses problèmes mais l'objectif n'est pas clairement défini. Il souhaite un changement dans sa vie mais ne sait pas préciser quel changement.

(Je sens d'instinct que cette première séance doit servir prioritairement à le mettre en confiance. Je dois gérer une tension que je sens se former en moi dans le contact avec ce jeune homme hyper-tendu et hyper-méfiant. Je cherche un positionnement, une distance, une relation qui me permette de travailler sereinement. Le recul qu'il prend par rapport à lui-même exclut un diagnostic de trouble grave de la personnalité.)

Je me contente de lui poser une question indirectement. Je me demande à haute voix s'il lui serait possible de prendre sa douche non pas à 3 h 30 – il a l'habitude de la prendre à cette heure-là précisément – mais immédiatement après son footing, ce qui semble correspondre à une mesure hygiénique assez basique. Il m'écoute sans répondre.

Il est convenu que nous nous rencontrions une fois tous les 15 jours.

Deuxième séance

Je suis très surpris d'entendre que, désormais, il prend sa douche après son footing et pas toujours à la même heure !

Je lui propose que nous travaillions sur ses nombreuses prises de tasses de café. Il convient qu'il prend trop de café et que ça l'énerve. Il en prend une dizaine par jour ! Il répète que s'il en prend tant, c'est uniquement parce qu'il a l'habitude de le faire. Il est pris dans un carcan dont il n'arrive pas à se défaire. Il juge – toujours selon ses principes – qu'un café le matin, un autre le midi et enfin un dernier à 16 h seraient largement suffisants.

Je lui suggère, au moment où il a envie de prendre un café, de faire autre chose, par exemple se sentir respirer ; je lui dis qu'il existe une méthode, la respiration cardiaque, qui pourrait avoir le même effet que ce qu'il recherche dans la prise de café : se déstresser. Je décris sur un ton monocorde, désengagé, les phases de cette méthode… Il veut bien essayer…

Je remarque qu'il entre tout à fait bien dans l'expérience de la respiration cardiaque, sans se rendre compte que l'état de cohérence cardiaque induit rapidement chez lui un état d'hypnose. Je suggère alors qu'il prenne plaisir à goûter 3 fois un café dans la journée et que, le reste du temps, il savoure le plaisir de respirer dans son cœur…

Lorsqu'il sort de l'état d'hypnose (état non nommé), il me donne la clef de son attitude : *« Je refuse de faire les choses par autorité, je veux faire les choses naturellement et non pas par ordre. »* Je lui fais remarquer que ses principes lui donnent des ordres… que ce serait bien qu'il leur désobéisse de temps en temps… Ma réflexion le trouble.

Troisième séance

Il confirme que le rituel de la douche à la même heure n'est plus effectué : *« J'y pense, mais j'évite. »* (Il évite les rituels.)

Quant au rituel du café, il me dit que sans difficulté il a réussi à n'en prendre que 2 ou 3 par jour : *« Je redécouvre la sensation du café que je n'avais plus. »* Je freine la progression en lui faisant remarquer que rien ne presse, qu'il a toute la vie pour changer…

Je lui demande s'il existe d'autres domaines où il aimerait récupérer du plaisir : *« Je m'interdis de dessiner ou de faire du vélo. »* Je lui demande pourquoi. La réponse tombe, inattendue : *« J'évite les domaines où je suis le plus fort. J'attise les jalousies. Quand j'étais plus jeune, j'ai fait tous types de sport. J'avais de grandes facilités. Mais j'avais des problèmes avec les autres, je déclenchais des envies, je ne veux pas être perçu comme superman, alors je freine mes capacités ; étant jeune, je me suis heurté à tout le monde ; j'ai évité les conflits avec mes parents, qui sont pourtant diplomates, en quittant très tôt la maison ; j'ai eu des bagarres avec la police, j'ai eu des conflits avec les enseignants ; mon problème, c'est l'énervement, je ne maîtrise pas, quand ça monte, je n'écoute plus rien, je ne réfléchis plus, je deviens méchant verbalement, j'en viens aux mains, je peux frapper, je peux blesser ; la respiration cardiaque me fait du bien, je la pratique plusieurs fois par jour, pas seulement avant le moment des rituels, mais à tous moments. »* (Le risque est bien nommé : la peur de perdre le contrôle de lui-même : il se définit comme potentiellement méchant : tous ses rituels d'ordre et de permanence servent à exorciser ce risque. Mais son choix de vie est de ne pas être méchant ; je devine le risque que la respiration cardiaque devienne un rituel.)

Je lui propose de pratiquer le protocole des VOP (vocalisations projetées) qui ont vocation à apaiser tout le corps. Ce jeune homme, très méfiant, sur la défensive, accepte d'en faire l'expérience !

Je sens que le moment est venu de lui proposer le schéma des quatre niveaux des TOC : les évitements, les rituels, les idées, l'agressivité… (Comme il a clairement identifié le niveau 1, je le nomme explicitement.) Le schéma lui paraît lumineux… Il voit bien chez lui combien les TOC et les évitements empêchent l'énervement mais en même temps le relancent quand il ne peut pas les exécuter. Il m'annonce qu'il va se remettre à dessiner. [Tim pressent que l'art-thérapie pourrait lui être utile.]

(Tout paraît conscient chez ce jeune homme ; l'isolation de l'agressivité semble faible ; pourtant, une part est isolée ; ce n'est certes pas l'affirmation de soi mais probablement la partie violente qu'il sent en lui. Je pense à la violence fondamentale de Bergeret. Comment agir pour assécher ses TOC ? Je constate que ce patient me fait trop réfléchir et m'entraîne dans son jeu.)

Quatrième séance

Tim revient, un peu abattu, il n'a pas réussi à dessiner, il n'a pas pu se reconnecter avec son ancienne passion. Il avoue qu'il a beaucoup d'évitements qui sont ce qu'il appelle *« des TOC d'interdiction »*. Il ne veut pas prendre de risque d'avoir des ennuis.

Puis il repart dans le récit de son adolescence : *« A 16 ans, je savais me battre et je maîtrisais la bagarre, je pouvais me contrôler mais dès que j'étais dans la bagarre, une pensée surgissait : pas question de te rabaisser devant les gars du quartier, faut que t'aies le dessus ; je pouvais aller très loin dans la bagarre ! »*

Il me parle de son travail : *« Au travail aujourd'hui, ça se passe bien, j'ai de bon contacts avec mon employeur ; mon travail est enrichissant ; c'est quand je n'arrive pas à faire les choses dans l'ordre ou à ranger au temps prévu que ma colère monte. »* [L'impossibilité de faire les TOC active l'agressivité isolée.]

Il n'a pas de conflit avec sa famille ni avec ses quelques amis. (J'ai l'impression qu'il banalise la situation.) Il a arrêté de sortir avec une petite amie pour laquelle il n'éprouvait plus de sentiments.

Je lui propose explicitement une séance d'hypnose, en lui faisant remarquer qu'il entre naturellement dans cet état quand il respire dans son cœur et que cet état lui fait du bien[367]. Il accepte sans difficulté. Je lui propose une séance avec une induction utilisant la respiration et la relaxation et je poursuis en brodant autour du thème « vivre au naturel », expression qu'il utilise lui-même souvent ; j'insiste sur les bonnes sensations éprouvées dans les activités de vélo, de dessin…

Il sort de l'expérience en partant dans des considérations philosophiques : *« Notre société évolue mal, le progrès mène à des impasses, les gens ne se*

[367] Les promoteurs de la méthode ne cherchent pas à installer un état d'hypnose classique avec la respiration cardiaque mais plutôt un éveil, une lucidité de la conscience. En fait, j'ai toujours constaté que cette méthode était un excellent inducteur d'hypnose.

parlent plus, ils n'ont plus de contact entre eux... » (Parle-t-il pour lui-même ?)

Il termine la séance en récapitulant lui-même ses objectifs thérapeutiques :

– remettre du contact dans sa vie, surtout avec ses parents ; peut-être, tenter un contact amoureux ;
– renoncer aux rituels et aux évitements qui lui pourrissent la vie ;
– retrouver de l'envie dans le sport et le dessin ;
– sortir de l'énervement en respirant.

Il conclut : *« Retrouver une vie d'envies et de sensations. »* Puis il a cette phase superbe que seul un patient est capable d'inventer : *« Je ne veux plus vivre pour le principe ! »*

(Je note en fin de séance que le risque pour lui est bien identifié : le risque de ne pas pouvoir maîtriser son agressivité, mais pas n'importe quelle agressivité : son agressivité violente. En fait, à la différence de nombreux patients, il assume plutôt bien d'être agressif mais il redoute de ne pouvoir se maîtriser et d'entraîner des conséquences fâcheuses pour les autres, mais pas pour lui car il se sent très puissant et tout à fait capable d'assurer sa sécurité. Je note aussi que les progrès n'ont pu se réaliser que grâce à la relation positive construite avec moi. Je dois constamment surveiller un transfert dont je ne fais pas l'outil thérapeutique mais qui pourrait compliquer ou arrêter la thérapie.)

Cinquième séance

Alors que je n'ai rien suggéré de tel, Tim m'annonce qu'il va s'inscrire dans un club de sport pour pratiquer la boxe : *« J'ai constaté que je supprimais les TOC en les remplaçant par de la respiration et par des activités qui me plaisent. »*

Puis il revient sur le passé : *« Les évitements m'ont servi à éviter que je me mette en colère ; et les TOC de répétition du "toujours pareil" permettent de limiter les risques de problème : si tout est pareil, je ne vais pas avoir d'ennuis et je vais maîtriser ; j'ai commencé les TOC et les évitements dès la sixième ; j'avais de grandes facilités intellectuelles et sportives et ça énervait les autres ; j'ai eu le permis sans ouvrir le bouquin ; les autres ne me comprenaient pas ; j'ai construit une seconde personnalité avec les TOC, une personnalité de façade qui m'évitait les ennuis. Les TOC, c'est comme une seconde personnalité.* » [Les TOC apparaissent comme une puissante chape de plomb contenant la violence.]

La séance porte sur des souvenirs de son enfance et de son adolescence. (Je n'ose lui poser la question qui pourtant me brûle les lèvres : comment s'y prenait-il pour agacer à ce point les autres avec ses réussites ? Je perçois des fantasmes de grandeur à l'arrière-plan.)

Je conclus la séance par une séance de respiration cardiaque pour conforter l'apaisement.

Sixième séance

Tim se sent bien et va partir en vacances. Il ressent l'envie de faire des activités.

Il me fait part de son désir de retourner vivre dans son appartement, progressivement. Depuis quelques mois, en effet, il vit chez ses parents. Il s'était rapatrié chez eux car les TOC l'envahissaient, surtout quand il se trouvait seul. Son projet est donc de réapprendre à vivre seul, sans l'appui et la protection de ses parents.

Dans le passé, il n'a pas eu de conflit majeur avec ses parents : *« Je peux être agressif, sauf avec mes parents, je ne conçois pas être en conflit avec ma famille. Je reste mutique. »* Il n'a pas de raison d'être en conflit avec ses parents qu'il décrit comme étant « sympas » mais le problème peut se poser quand ils s'opposent à ses TOC : *« Mais dès que je sens l'agressivité monter, j'arrête ça, ce n'est pas possible, on n'est pas agressif avec ses parents ! »* (L'absence d'agressivité à l'égard de ses parents signifie-t-elle qu'il n'en a jamais beaucoup eu ou qu'il y a là une zone majeure d'isolation ? La problématique semblait jusqu'ici plutôt concerner le vécu avec ses pairs. Je note aussi l'existence d'un surmoi qui refuse la violence avec les parents.)

Tim évoque alors la façon dont il gère ses TOC depuis l'adolescence : *« J'ai beaucoup fait la fête. C'était pour moi une découverte, je voyais des gens nouveaux, différents ; entre 15 et 23 ans, je vivais dans la région parisienne ; je n'avais pas d'interdits, j'aurais pu faire n'importe quoi, mais j'étais gêné par les TOC qui me retenaient. J'ai découvert aussi que l'alcool me libérait des TOC, et me soulageait de la tension de ne pouvoir les pratiquer ; comme l'alcool ça dissolvait les TOC, alors j'ai beaucoup bu ; le cannabis me soulageait de la même façon : mais d'un autre côté, comme l'alcool me désinhibait, alors je pouvais m'exciter, je me bagarrais sous alcool, souvent au sujet des filles, j'étais un "petit con" mais aujourd'hui j'ai mûri »*. [Les TOC sont multifonctionnels : ils retiennent l'agressivité et remplacent les interdits ; mais trop de TOC c'est insupportable, d'où le recours à l'alcool pour les assouplir ; mais l'alcool désinhibe et relance l'excitation ! Retour à la case départ !]

Il me confirme qu'il va s'inscrire à un club de kickboxing : *« C'est un sport de lutte et d'attaque, tous les coups sont permis sauf l'étranglement, ça me convient parfaitement, le KO c'est quand on ne peut plus rien faire ; c'est un sport qui permet d'aller très loin dans l'attaque, en toute sécurité ; j'ai besoin d'explorer cela. »* Il a repris le vélo : *« J'ai retrouvé mes sensations. »*

(Je ratifie le recours à cette technique qui semble bien lui convenir. Elle devrait lui permettre d'explorer cette part de lui qui l'inquiète.)

Je conforte sa renaissance « sensorielle » en lui proposant une séance d'hypnose, la métaphore de la grotte des vidéos : il voit défiler sur les murs toutes sortes de paysages qui stimulent sa curiosité et tous ses sens.

Septième séance

Tim a commencé la boxe, deux fois par semaine : *« C'est un sport d'homme, de contact viril, ça me libère, j'apprends à sortir et canaliser mon agressivité, j'ai toujours eu un tempérament nerveux mais je n'ai plus envie de me donner d'interdictions, ça créait une pression énorme en moi que j'ai essayé de contenir par les TOC ; si je n'avais pas posé d'interdictions, je n'aurais pas eu de TOC mais j'aurais pu faire n'importe quoi. Ce sont eux qui ont créé une pression énorme ; les TOC ça retenait la pression des interdictions ; mais quand on contrariait mes TOC, la pression augmentait ! C'était infernal ! Aujourd'hui, je veux vivre au naturel, être souple, je veux être comme je suis, vivre spontanément, sans interdiction et sans TOC ! La boxe m'aide beaucoup ! »* (La boxe l'aide à exprimer sans danger et à maîtriser sa part violente.)

[Le schéma est complexe : on aurait au point de départ une crainte de l'impulsivité à l'égard des autres, suite à un manque d'interdits ; on aurait une isolation mal réussie ; se seraient mis en place des TOC, c'est-à-dire des règles qui à la fois contiennent cette impulsivité mais fonctionnent aussi comme des exorcismes ; mais ces règles contribuent à créer chez lui une tension énorme ; ces règles l'empêchent d'être naturel ; le risque est d'éclater, c'est-à-dire de ne plus pouvoir contenir son agressivité, quand les autres l'empêchent de pratiquer ses TOC.]

Il m'explique qu'il fait coïncider ses retours dans son appartement avec les soirées de boxe : *« Je ne me donne plus d'objectifs de soirée, je ne calcule plus ma vie, je ne me fixe plus de limites, je veux vivre pour le plaisir, dans l'instant présent. »*

Je lui dis que sa recherche coïncide avec le projet de la pleine conscience. Il me dit qu'il ne veut pas se laisser influencer par des théories, il veut être libre, il a horreur de l'autorité. Je lui propose une séance d'hypnose dont le but est… d'échapper à mon influence, je lui suggère paradoxalement de chercher à résister à mes suggestions et d'utiliser mes suggestions comme une formidable occasion d'être libre, d'échapper à mon influence…

Au terme de l'expérience, il me dit qu'il ne m'a pas écouté… qu'il était ailleurs… Donc, expérience réussie !

Huitième séance

Il revient sur l'expérience la dernière séance : comment rester libre en hypnose ? La question le fascine !

Je lui demande à quel moment de sa vie il s'est senti complètement libre. Il évoque un souvenir d'enfance : à l'école primaire, il allait chaque année passer des vacances dans les Pyrénées à Bagnères-de-Bigorre ; là il se sentait parfaitement libre et heureux dans une nature merveilleuse.

Je lui propose de repartir en hypnose dans ces paysages : il y consent sans résistance et revit l'expérience avec jouissance…

Neuvième séance

Il réside de plus en plus chez lui ; son projet est d'y retourner tous les soirs ; il a repris la gestion de ses comptes. Quand il est chez lui, il essaie d'occuper son esprit *« à autre chose qu'à calculer sa vie »*.

Il insiste aujourd'hui sur sa difficulté à s'endormir. Il a une théorie sur le sommeil : *« C'est une perte de temps... il y a tant de choses intéressantes à vivre... »* Il n'est pas très disponible pour effectuer un travail sur le sommeil. Désormais, à sa demande, les séances seront espacées. Il ne viendra qu'une fois par mois.

Dixième séance

S'il passe le week-end chez ses parents, il retourne encore dormir et vivre chez lui 3 jours par semaine.

Il reprend la question du sommeil : il confirme que dormir, c'est perdre du temps. Il a besoin de peu de sommeil, il ne s'endort qu'usé, en faisant quelque chose de relaxant, lire un roman, regarder un film. Il ne souhaite pas dormir davantage.

(Si son projet est de mettre un maximum de souplesse dans sa vie, il semble me tenir à distance de sa progression : il veut avancer tout seul.)

Onzième séance

« J'ai levé les interdictions de ma vie, j'arrive à vivre sans contraintes, c'est palpable ! »

Tim passe désormais 4 jours pleins chez lui, y compris le samedi. L'activité boxe lui fait le plus grand bien : *« Je reçois des coups mais j'en donne, tout cela en sécurité ; je lis beaucoup, je me sens bien. »* Et dans un style philosophique bien à lui, il ajoute : *« Je suis dans l'être, je suis dans la vie ! »*

Il vit un véritable état de grâce. Il sent qu'il a beaucoup moins besoin de moi. Il me propose d'espacer encore les séances.

Douzième séance

Je le revois 5 semaines après. Il est tout énervé, il vient d'avoir un accident de voiture. Il a accroché une voiture qui a éraflé mais très superficiellement une gouttière d'un bâtiment de la commune. Il n'est pas content car son interlocuteur veut inscrire ce dégât sur le constat. Le constat l'a obligé à arriver en retard à son travail. *« La connerie du gars a réveillé mon agressivité et ça a fait repartir les TOC ; la bêtise m'est insupportable ! »*

Nous travaillons à ciel ouvert sur le problème : comment traiter ce problème autrement que par les TOC ? Comment trouver une riposte, une confrontation directe qui le dispense de fabriquer à nouveau une chape de plomb. Nous travaillons une procédure de riposte qui mobilise son agressivité d'une façon socialement acceptable.

Treizième séance

L'évolution suit son cours. Il ne dort chez ses parents que 2 fois par semaine. Il poursuit ses séances de boxe avec assiduité.

Il a rencontré son patron pour lui demander un changement de coefficient. Il craint un peu la réponse. Il me dit qu'il ne supporte pas de rencontrer des personnes bornées : *« Ça me met dans une rage folle et là je n'ai plus de limites ; j'ai grandi dans ce contexte où je rencontrais beaucoup de personnes bornées ; il faut à tout prix que j'évite d'être en contact avec la bêtise : je ne maîtrise pas le volcan qui explose ; heureusement que j'ai toujours eu le sommeil qui me calme, même si je ne dors pas beaucoup ; aujourd'hui, c'est beaucoup mieux, je ne calcule plus ma vie. »*

Puis il repart dans l'évocation des paysages des Pyrénées, rêverie hypnotique spontanée qui lui apporte une grande sérénité.

Quatorzième séance

Il m'annonce qu'il va changer de travail. Son patron ne lui a rien proposé. Il vient d'avoir une offre très alléchante d'une autre entreprise. Il a présenté sa démission. Il n'y a pas eu de vagues.

Il me parle de ses lectures, de ses sorties avec des amis…

Il martèle : *« Ne plus rien faire par obligation… vivre ma vie… »*

On convient d'un arrêt des séances. Il continuera de voir son généraliste pour le suivi des médicaments. Je lui demande seulement de reprendre contact avec moi dans 6 mois pour faire le point. Il est d'accord. Je le vois partir, léger, content. Fidèle à lui-même, il n'entre pas dans les remerciements : s'il a changé, il attribue le changement avant tout à lui-même…

Quinzième séance

Il revient exactement un an plus tard. Sa première parole : *« Ça va bien, je suis souple ! »* Il a changé d'entreprise. Le travail lui convient mieux, il est mieux rémunéré et a plus de responsabilités.

Comment ont évolué ses TOC ? *« Je n'ai plus de TOC permanents, ça revient quand je suis fatigué ; je trouve très marrant d'oublier mes habitudes ; je ne cherche plus la perfection. »*

Il a des projets de voyages ; il a de bons contacts avec ses parents qu'il trouve sympas ; il s'est remis enfin au dessin ; pas de petite amie en vue ; ses amis lui suffisent pour l'instant.

Il a moins d'occasions de se bagarrer et, d'ailleurs, il en a moins envie.

Il s'interroge sur lui-même. A-t-il été un enfant précoce ? Pourquoi a-t-il *« décroché »* à l'école alors qu'il était très doué ? Il revendique le droit à apprendre tout seul. Il est fier de son insatiable curiosité : *« N'importe quoi m'intrigue. »*

Il est bien comme il est. Il ne demande pas de séance supplémentaire ; il est revenu me voir pour être fidèle à son engagement.

Epilogue

J'ai revu ce jeune homme 2 ans après sa psychothérapie. Il souhaitait avoir un avis sur une orientation professionnelle. J'ai pu vérifier qu'il avait construit une vie équilibrée et que les symptômes d'ordre (ordonnancement, programmation) s'étaient transformés en style de vie mais n'étaient plus un problème. En fait, il venait chercher une autorisation à prendre certaine décision engageant son avenir professionnel et souhaitait savoir si j'y voyais un risque de déséquilibre pour sa vie. Je me suis contenté de remarquer que ce choix me paraissait dans la ligne des choix précédents…

[Commentaire

Les progrès ont été très rapides car ce jeune homme s'est complètement pris en main avec beaucoup d'intelligence. Le trouble s'est construit en plusieurs temps. D'abord, dans la petite enfance, il présente un tempérament hyper-nerveux avec déjà sans doute une tendance à la méfiance et un sentiment de grandeur ; ensuite à l'adolescence, il entre en grave conflit avec ses pairs qui, selon lui, auraient été jaloux de sa réussite ; alors, volontairement et consciemment selon lui, il se met des interdits ; mais loin de le calmer, cette pose d'interdits exaspère son agressivité qu'il doit contenir ; cela crée une pression colossale ; c'est là qu'interviendrait l'isolation visant à éteindre cette agressivité démesurée, dangereuse (risque mortel pour les autres), insupportée par une conscience morale bien présente, et c'est cette isolation qui aurait donné lieu à des TOC et des évitements ; et ce sont ces TOC qui l'ont conduit à faire un travail de thérapie visant sa libération et le retour à une vie naturelle.

Au début du travail, l'hypnose était impossible, il y avait trop de méfiance chez ce garçon. Dans une relation de confiance, il a accepté l'hypnose qui était l'outil idéal pour redécouvrir sa sensibilité. Tout son corps était contracté, figé. La respiration cardiaque a été l'outil essentiel de la thérapie, mais l'expérience de la boxe en tant que loisir l'a beaucoup aidé. Le travail d'évolution a été corporel. Il s'agissait de détendre un corps quasi minéralisé. S'il a accepté l'hypnose, c'est que loin de l'endormir, elle induisait une conscience lucide et dénouait la respiration du corps. Dans le même temps où l'agressivité se libérait, la boxe de son côté fournissait des outils d'expression socialisé de cette même agressivité. La respiration cardiaque et la boxe associée ont favorisé la défluence et permis d'abolir l'isolation.

Une question se pose : l'isolation ne s'est-elle pas produite de façon primaire à l'égard de ses parents, le problème avec les pairs cachant le problème avec les parents ? L'importante progression de Tim semblerait prouver que le travail effectué a été suffisant et qu'il n'y avait pas lieu d'approfondir ou d'aller plus loin. Mais ceci reste une hypothèse.]

Section 2

LE TRAVAIL DU PROBLEME DE FOND

Chapitre 5

L'HYPNOTHERAPIE DYNAMIQUE

L'AGRESSIVITE AU CŒUR DE LA PROBLEMATIQUE

Rappel des hypothèses

En recourant à l'hypnothérapie comportementale, le thérapeute parvient à limiter et même parfois supprimer rituels et évitements. Le patient accède au niveau des idées obsessionnelles qui, invariablement, n'ont d'autre contenu que la peur de faire mal. Demeure alors une peur diffuse de faire mal qui souvent prend la forme verbale suivante dans l'esprit du patient : *« Il se pourrait que malgré moi ou par inadvertance, inconscience ou instigation, je sois amené à faire mal »*. Dans 20 % des TOC cette peur surgit sans ritualisation ni évitements. En recourant à l'hypnothérapie cognitive, le thérapeute parvient à faire taire les idées dérivées encombrantes et les cogitations proliférantes, à désenflammer le mental. En désactivant les rituels, les évitements et les idées, par le jeu de la refluence, le patient accède à des souvenirs ou des représentations exprimant sa peur fondamentale : devoir mobiliser une agressivité insoutenable. C'est pour cette raison que l'agressivité a été neutralisée par le mécanisme de l'isolation. Dans cette conception, les rituels, les évitements, les pensées obsédantes apparaissent comme les produits dérivés ou les échappatoires à cette peur fondamentale.

Même si les mécanismes qui entretiennent les symptômes sont dénoués, si certains territoires mentaux et comportementaux sont libérés de cette peur, la peur de faire mal reste là, tapie au fond de la personnalité, prompte à repartir dans ses égarements et à déployer ses effluences et à produire des idées dérivées, car la vraie peur n'a pas encore été débusquée. Pour l'avoir constaté fréquemment, et contrairement au point de vue des comportementalistes, je pense que les symptômes ont tendance à se reformer sur d'autres territoires si un travail spécifique n'est pas effectué sur cette peur fondamentale de faire mal. L'énergie, libérée par l'isolation, cherche une voie d'expression. Une force, toujours en embuscade, pousse à la mentalisation. Grâce au TREC, la refluence nous conduit vers les zones d'isolation où l'agressivité se trouve encore neutralisée. Les symptômes corporels ont l'avantage de nous y mener rapidement et directement. Il s'agit maintenant de fournir une alternative au patient : lui donner la possibilité de vivre la confrontation initiale, de s'affirmer, et ainsi d'échapper à la solution obsessionnelle.

Passant divers portails, le travail précédent a permis l'accès à ce noyau dur qui génère le problème. Selon les cas de figure, nous y accédons plus ou moins rapidement. Dans quelques cas rares, nous accédons directement au problème fondamental (par exemple le travail sur un rituel nous mène directement au niveau 1). Dans un nombre limité de cas, la démarche régressive fait traverser de façon linéaire tous les niveaux 4, 3, 2 pour aboutir au niveau 1. Dans la grande majorité des cas, la démarche s'effectue non seulement de façon régressive mais aussi de façon récursive, c'est-à-dire qu'elle repasse plusieurs fois par les mêmes axes de travail 4, 3, 2, 1.

J'ai nommé l'approche finale de niveau 1 l'approche « dynamique » car elle touche à la vie pulsionnelle, et plus précisément – c'est l'hypothèse que je soutiens – à sa dimension non pas sexuelle mais agressive.

Dans un article placé dans le second tome de cet essai et intitulé « Qu'est-ce que l'agressivité ? », j'ai procédé à une revue de question sur l'agressivité et j'ai donné ma définition du concept en me situant par rapport aux divers courants. Pour moi, l'agressivité est une force de vie innée permettant au sujet d'affirmer son existence. C'est une fonction éminemment positive dans ses deux versants, offensif (la pugnacité, la combativité) et défensif (la réactivité sécuritaire et protectrice du moi). Elle n'est pas en soi destructrice mais peut le devenir. C'est précisément le côté destructif de l'agressivité, sa capacité à faire mal, qui est insupportable pour l'obsessionnel et qui le pousse à échafauder de complexes échappatoires, à construire une « usine à gaz », étrange assemblage d'idées, de rituels et d'évitements qui n'ont d'autre fonction que d'échapper à la confrontation agressive perçue négativement par le patient. On remarquera que la plupart du temps, quand le patient parle d'agressivité, il donne au mot ce sens négatif incluant la destructivité.

J'ai posé une première hypothèse théorique qu'une pulsion agressive mal assumée pouvait faire l'objet du mécanisme défensif de l'isolation. C'est la solution obsessionnelle. Tout se passe comme si, à un moment de son existence, le patient se disait à lui-même : « *Il est hors de question que je mobilise l'agressivité que je ressens en moi. Donc, je fais comme si de rien n'était. Je débranche mon agressivité. Je ne sens plus rien. Je banalise la situation. Je bride mon corps. Je coupe les connexions avec le souvenir litigieux. J'occupe mon esprit à penser à autre chose.* » C'est en se reconnectant à des scènes originelles ou cruciales exprimant l'isolation de l'agressivité que le sujet parvient à sortir de l'impasse des TOC et à évoluer positivement. La thérapie a pour but de réorienter le patient vers la confrontation initiale qui a été éludée. C'est le but du TREC.

L'obsessionnel est perpétuellement sur ses gardes. Toute situation offrant une possibilité de faire mal est perçue comme dangereuse car elle remet en cause le processus d'isolation. Le patient tient dans sa main une grenade qui peut exploser à tout moment. Si l'isolation était parfaitement réussie, si elle était totale, si l'énergie isolée était dissoute, le problème ne se poserait pas. Mais l'énergie de la confrontation avortée demeure. Elle est orientée vers le mental, selon le principe du moulin (voir le document n° 5). Elle sert continuellement à produire des pensées de risque de malheur, ou plus exactement – si je puis me permettre ce néologisme – à obsessionnaliser toute pensée évoquant une possibilité de malheur. On a quelque chose d'analogue avec l'échec du refoulement dans l'hystérie qui provoque une hystérisation généralisée du corps.

La problématique d'agressivité est générale quelle que soit la nature du TOC[368]. Je l'ai rencontré étonnamment chez tous les obsessionnels. Elle concerne non seulement la catégorie des obsessionnels impulsifs, dont on perçoit bien qu'ils craignent leur impulsivité (peur de blesser physiquement ou sexuellement un adulte, un enfant… de casser le matériel…), mais tous les autres obsessionnels compulsifs, même ceux qui paraissent manipuler des rituels inoffensifs de vérification ou de lavage. Tous les obsessionnels redoutent, de près ou de loin, la rencontre avec l'agressivité. Le but du travail thérapeutique est d'abolir l'isolation en permettant au sujet d'entrer en contact avec son agressivité, d'en assumer la reconnaissance et d'en garantir la maîtrise, c'est-à-dire la gestion socialisée des conséquences.

---

[368] Il est vain de vouloir établir minutieusement le catalogue des symptômes. Ce n'est pas dans l'inventaire des variétés que réside la solution thérapeutique mais dans la découverte de la fonction et du sens, dans la prise en compte de la logique obsessionnelle sous-jacente.

Je pose alors une seconde hypothèse pragmatique : cette isolation doit être travaillée au niveau corporel. L'évitement de la confrontation agressive à l'origine de l'isolation entraîne une perte de sensibilité et de motricité[369]. Le sujet ne sentant plus son agressivité, ayant perdu le contact avec les scènes litigieuses, se tient physiquement à distance de tout ce qui peut lui rappeler la confrontation, ne fait plus le lien entre ce qu'il évite et ce qu'il a évité, a perdu la notion de la chaîne causale. Le principe du travail de cette ultime étape thérapeutique est clair : il faut que le sujet apprenne à ressentir son agressivité et à la mobiliser, à retrouver le contact sensori-moteur avec le contexte dans lequel l'isolation s'est produite.

Une objection

L'isolation devrait exclure toute manifestation d'agressivité chez les obsessionnels. En effet, chez de très nombreux obsessionnels, l'isolation est tellement bien réussie qu'ils montrent à leur entourage une façade de douceur prévenante.

> C'est le cas de Françoise (cas n° 9) qui, lors de la première séance, se présentait comme une femme douce et gentille.

En fait, les obsessionnels, ponctuellement, sont capables de se donner à voir réellement agressifs dans leur vie quotidienne. D'après mes observations plusieurs cas peuvent se produire :

a) Ecartons un premier cas, celui des obsessionnels présentant des craintes d'impulsion. La réponse est simple. En fait, ces sujets ne sont pas dans l'exercice de leur agressivité : ils sont dans la crainte d'être ou de devenir agressifs. Ils sont dans le mental, ils ne sont pas dans le pulsionnel.

En dehors de ce cas, on peut observer la manifestation d'une réelle agressivité chez certains sujets. De quoi s'agit-il ?

b) Ils manifestent de l'agressivité sur des cibles anodines et évitent de le faire ailleurs sur des cibles significatives. Ils pratiquent en fait une forme de compromis.

---

369 C'est pourquoi le portail des symptômes corporels est si important. Ces symptômes nous introduisent tout de suite dans le vif du sujet.

Assam a pratiqué massivement l'isolation de l'agressivité avec tout son entourage sauf… avec ses chats qu'il s'autorise à maltraiter copieusement.

c) D'autres oscillent entre des moments de blocage ou des moments de débridage (ils peuvent « péter les plombs »). Ils passent par des moments de profonde irritation et expriment une agressivité d'irritation pour leur entourage. En fait, ils ne parviennent pas à isoler efficacement et durablement leur agressivité :

Paulette passe de moments d'hyper-retenue de l'agressivité à des moments de grand débridage.

Sonia (cas n° 11) est constamment irritée par son entourage professionnel.

Arthur, très retenu socialement, manifeste des mouvements d'impulsivité en direction de sa femme et de sa mère. Face à elles, il se contrôle mal.

Dans ce cas, l'agressivité n'est pas complètement isolée. Ses manifestations sauvages sont une grande source de culpabilité.

d) Il est possible que certains sujets sous la pression de l'agressivité fassent des crises. Dans ce cas, la crise n'est pas une libération car elle n'est ni assumée ni intégrée et, après coup, elle est généralement banalisée (isolée). Cela signifie que l'isolation est imparfaite ou insuffisante.

Jacques, dont la morale affichée est clairement pacifiste, a été tellement harcelé par un camarade qu'il a fini par le tabasser.

e) Les sujets en fin en thérapie commencent à se reconnecter avec leur agressivité, souvent d'une façon malhabile et inadéquate.

« *Je me sens devenir de plus en plus offensif* », dit ce même Jacques.

f) Il existe un autre cas paradoxal, étonnant et fréquent : le sujet utilise ses TOC pour réintroduire l'agressivité ; en se rendant désagréable, agaçant par ses rituels, par ses exigences, par ses doutes, il réintroduit par le biais l'agressivité dont les TOC était censés le dispenser. L'agressivité dans ce cas est comme blanchie puisqu'elle s'exerce sous le couvert de l'irresponsabilité due à la maladie. Elle est immédiatement isolée.

Jacques était le spécialiste du genre : par la multiplication de ses doutes, il se rendait insupportable et il finissait par se mettre en conflit avec l'entourage scolaire et familial. Il était disculpé puisque c'est la maladie qui créait l'agressivité.

Le cas Vanessa (n° 5) est particulièrement éloquent. Par ses TOC, elle suscite un conflit majeur avec sa famille.

g) L'évolution naturelle du patient (hors thérapie) peut se produire quand une meilleure affirmation de soi permet la reconquête partielle de l'agressivité.

Ces observations montrent que l'isolation est une opération qui n'est ni définitive ni exhaustive. Parfois elle est totale et l'agressivité isolée est inaccessible. D'autres fois, elle est imparfaite et soumise à des aléas[370].

En fait, si l'isolation est rarement définitive, c'est aussi parce que les circonstances de la vie interpellent sans cesse le sujet : la nécessité de se défendre et d'attaquer est permanente. Les sollicitations de la vie remettent continuellement en cause l'isolation. De plus, si l'agressivité est une pulsion endogène poussant le sujet à en découdre, on comprend la précarité de l'opération d'isolation…

LE TRAVAIL D'ELABORATION DE LA PULSION AGRESSIVE

L'accès à la zone d'isolation

Où en sommes-nous dans le processus de refluence ? Lorsque le sujet suspend ses rituels, sort de ses évitements, renonce à ses cogitations et à ses pensées dérivées, détend ses tensions, lorsqu'il réalise qu'il n'y a aucun risque à faire mal dans les territoires dérivés, surgissent des représentations qui se rapportent à la zone où l'agressivité a été isolée ou qui ont un lien direct avec elle. Il se met à évoquer des souvenirs récents ou anciens exprimant de difficiles confrontations. Le vrai problème évoqué, il devient possible de le travailler. Nous sommes alors arrivés au niveau 1.

On finit par accéder à des moments déterminants dans la constitution de la névrose[371]. Ce sont des moments où la peur de faire mal a été vécue comme insurmontable et n'a trouvé d'autre issue que le recours à l'isolation. Si le

[370] J'en ai parlé dans la première partie.

[371] Je reviendrai bientôt sur le sujet. Ces scènes déterminantes sont soit originelles, cruciales ou archétypales.

sujet a refusé l'exercice de son agressivité, c'est qu'il s'est cru méchant, destructeur et violent, a pensé qu'il ne pouvait pas contrôler cette pulsion et a craint les conséquences de ses actes.

Tantôt on assiste à une brusque reviviscence de la scène cruciale avec une abréaction émotionnelle qui abolit l'isolation. Tantôt, de façon moins bruyante, on accède à des fragments de la scène qu'il s'agit de reconstituer pas à pas et d'élaborer.

Finalités et étapes du travail thérapeutique

Je m'appuie sur trois citations pour préciser la finalité du travail thérapeutique. La première est de Winnicott : « … Si la société est menacée, ce n'est pas tant à cause du comportement agressif humain que du refoulement, chez l'individu, de sa propre agressivité [372]. » Ce qui veut dire que c'est le blocage de l'agressivité qui crée la névrose. La deuxième est d'Anthony Storr, qui confirme : « … C'est seulement lorsque la pulsion agressive a été bloquée ou frustrée qu'elle devient inadmissible ou dangereuse [373]. » La virulence de l'agressivité vient de son blocage. Un cercle vicieux se forme : plus l'agressivité est virulente, plus l'isolation se renforce. Enfin, Frédéric Perls indique, au sujet de l'agressivité : « Seul le rétablissement des fonctions biologiques de l'agressivité reste et demeure la solution du problème de l'agressivité[374]. » Cette phrase est essentielle. Elle donne la visée du TREC.

Si on veut travailler sur l'agressivité bloquée, on n'a pas le choix. Pour l'élaborer, il faut la retrouver et lui permettre de s'exercer naturellement. Le patient ne peut pas se contenter d'en parler, il faut qu'il la vive[375]. Cela veut dire que l'agressivité doit être reconnue, exprimée, domestiquée, socialisée, structurée par l'interdit, bref métabolisée. Il s'agit d'enlever à l'agressivité sa destructivité pour garder sa combativité et son énergie vitale.

---

[372] WINNICOTT, « L'agressivité et ses rapports avec le développement affectif (1950-1955) », in *De la pédiatrie à la psychanalyse*.

[373] STORR, *L'agressivité nécessaire*, p. 44.

[374] PERLS, *Le moi, la faim*… p. 140.

[375] Mais il doit l'expérimenter autrement qu'à travers le transfert. Je tiens compte du transfert parce qu'il est inévitable mais je ne l'utilise pas comme outil. Je n'essaie jamais d'installer une névrose de transfert. Je veille seulement à ce que le transfert ne m'empêche pas de travailler. J'ai le même positionnement concernant le contre-transfert.

Il n'est pas simple pour le patient d'accéder à cette zone d'isolation. C'est une sorte de point aveugle, une zone d'insensibilité, une nappe de brouillard, un trou noir, un secteur de turbulences dans lequel le sujet hésite à s'engager, craignant de manquer de lucidité, de maîtrise et d'expérience.

Les étapes du travail thérapeutique sont donc clairement définies. Il s'agit de retrouver :

– le souvenir vécu des contextes ayant suscité l'isolation et tous ses paramètres sensoriels ;
– le contact avec le vécu agressif : ressentir pleinement l'agressivité et les émotions connexes très physiquement, dans sa chair, de façon très sensible.
– l'énergie placée cette fois-ci au bon endroit, non déviée, bien ciblée, c'est-à-dire à un niveau psychomoteur.

Il s'agit :

– De mobiliser des ressources permettant de maîtriser et socialiser l'agressivité en sorte qu'il soit possible d'éviter l'isolation. Il s'agit que le patient ressente comment il a pu être amené à isoler l'agressivité mais aussi comment aujourd'hui il peut disposer de moyens nouveaux.

– Bref, d'aider le patient à retrouver tous les paramètres de la confrontation esquivée, à se réassocier pleinement avec son expérience. Si le sujet retrouve la possibilité d'exprimer et de gérer son agressivité, il se débarrasse de ses craintes de faire mal dans les situations de la vie quotidienne pouvant activer cette agressivité. S'il ne craint plus son agressivité, il n'a plus rien à redouter, ni des situations pouvant l'exprimer, encore moins des pensées concernant ces situations. La sortie de la névrose obsessionnelle implique en même temps la récupération et la reconstruction du contact : l'objectif est de remplacer l'isolation par la confrontation et la responsabilité.

L'hypnothérapie dynamique

Les techniques thérapeutiques que j'ai mises au point prennent comme référence les sources de l'isolation. On se référera au chapitre 3 de la première partie intitulée « Pour une approche intégrative » dans lequel je récapitule ces sources. La thérapie prend deux directions essentielles :

A. Elle porte tout d'abord sur la peur de la destructivité inhérente à l'exercice de l'agressivité : la peur des conséquences de la destructivité (A1) et la peur du vécu de destructivité lui-même (A2).

B. Elle porte aussi sur la situation de blocage traumatique de l'agressivité.

Il est rare qu'on ait affaire à un seul déterminant. Des facteurs multiples conjuguent la plupart du temps leurs influences, d'où l'importance de procéder par cercles concentriques allant du problème de fond aux symptômes et réciproquement, en suivant une démarche récursive. Mais certains déterminants sont centraux. Les autres s'organisent autour d'eux.

Je nomme « psychothérapie dynamique » l'ensemble de ces techniques. Mais, comme une large place est faite à l'hypnose dans ce travail, je parle d'« hypnothérapie dynamique ».

Intérêt de l'hypnose

Dans cette dernière étape du travail, l'hypnose sans être une technique exclusive garde une place privilégiée.

– L'hypnose est une garantie de sécurité pour le patient : la dissociation hypnotique permet, d'une part, d'installer le patient dans le présent de la séance, dans un lieu adapté vécu comme un havre de paix, au côté d'un thérapeute bienveillant, à un moment de l'histoire du sujet où le risque de confrontation est bien moindre que par le passé et, d'autre part, de lui faire retrouver (régressivement) des scènes difficiles appartenant au passé ou au présent dans lesquelles la question de la confrontation et de la mobilisation de l'agressivité se trouve posée.

– L'hypnose permet de revivre les situations de façon vitale, existentielle, authentique, grâce à la sensori-motricité. L'expérience hypnotique est tout le contraire d'une expérience intellectuelle ou réflexive. C'est une expérience sensible qui rétablit le contact visuel, auditif, tactile et restitue les conditions d'une confrontation véritable, sans esquive ni échappatoire. Elle est l'outil approprié pour expérimenter la teneur profonde de l'agressivité, ses tenants et ses aboutissants.

– L'hypnose est un état spécifique particulièrement favorable à l'exercice de la suggestion.

– L'hypnose est pourvoyeuse de ressources. A quoi cela servirait-il au patient de revivre à l'identique les situations d'impuissance ? L'hypnose, grâce à sa puissance de suggestion, stimule toutes les ressources de l'imagination et mobilise l'énergie de réalisation. Ces ressources sont de trois ordres : ce sont celles dont le sujet disposait au moment du problème et qu'il n'a pas su ou pu mobiliser ; les ressources qu'il a conquises par la suite dans son histoire de vie ; enfin, celles que son imagination créatrice peut tirer du champ des possibles. Le protocole de visualisation hypnotique vise à faire revivre au patient les scènes originelles ou cruciales d'une façon radicalement transformée : la confrontation est restituée, l'isolation est abolie, une lutte socialement adaptée devient envisageable au présent et au futur.

Il est tout à fait possible de travailler sur ces problématiques de fond sans recourir à l'hypnose. Dans plusieurs cas, quand le patient est réticent à l'hypnose, j'annonce par respect pour lui que je travaille en visualisation simple ou en rêve éveillé ; quelquefois, j'utilise le psychodrame analytique ; d'autres fois, un dialogue socratique fort, mobilisant l'émotionnel. D'autres fois, l'hypnose n'intervient qu'en phase finale d'un travail qui n'est pas spécifiquement hypnotique (IMO, IFS, Gestalt-thérapie).

En revanche, il me paraît impossible de faire évoluer un sujet obsessionnel en me contentant de parler avec lui. A un moment ou à un autre, il faut passer par le corps, le solliciter, le mobiliser. Quelquefois, le travail corporel se fait à l'extérieur des séances à travers des techniques parallèles pratiquées par le patient de sa libre initiative.

> Bernard utilise la méthode Vittoz en parallèle aux séances.
>
> Tim cas (n° 10) utilise la boxe.
>
> Assad participe à des séances de qwan ki do.

Reprécisons bien l'objectif du travail de niveau 1. Par l'effet de la refluence, le patient finit par évoquer des scènes d'un passé plus ou moins lointain. Il fournit à la fois des éléments représentatifs (de l'information) et des émotions associées (de l'énergie). Le thérapeute ne s'intéresse plus aux rituels, ni aux évitements, ni aux pensées dérivées, mais à des séquences de sa vie passée ou présente qui ont donné lieu à la formation de l'isolation. En hypnothérapie dynamique, on travaille sur le passé proche ou lointain et on vise la reviviscence des scènes de confrontation esquivées. On gardera bien en tête que les scènes du passé sur lesquelles on va travailler sont moins une sortie de l'amnésie qu'une reviviscence du souvenir qui tout à coup, par l'effet de la refluence, va se trouver investi d'une plus grande vivacité, d'une plus grande émotivité. Tout se passe comme si les souvenirs retrouvaient leur pleine dimension sensori-motrice[376].

A. LA PEUR DE LA DESTRUCTIVITE

La peur de la destructivité inhérente à l'agressivité est le premier motif d'isolation. Le sujet isole son agressivité pour deux raisons conjointes : il redoute les conséquences destructrices de l'exercice de l'agressivité (A1) ; il ne supporte pas le vécu agressif lui-même (A2). Généralement, le patient commence par évoquer la peur des conséquences, puis il en vient, plus fondamentalement, à la question du vécu.

A1. La peur des conséquences destructrices dans l'exercice de l'agressivité

J'ai distingué quatre situations pouvant contribuer à bloquer l'agressivité de confrontation avec autrui : la peur du patient d'être détruit par autrui en cas de riposte ; la peur du patient de détruire autrui en réagissant ; la peur du patient de perdre l'amour d'autrui dans un conflit aux enjeux affectifs ; enfin, la peur du patient d'être trop faible pour faire face à autrui et gérer la lutte avec lui. Je propose trois techniques pour modifier la peur des conséquences de la confrontation, l'une générique, les deux autres plus spécifiques.

Une remarque avant de commencer. Je fais une claire distinction entre les traumas de type 1 qui sont occasionnés par un évènement unique et qui génèrent un stress post-traumatique et les traumatismes de type 2 qui proviennent de séquences répétées durant une phase de la vie et qui génèrent des troubles émotionnels à incidence narcissique et des troubles identitaires[377]. Dans cette première section A1, je m'intéresse au traitement des traumatismes de type 2 en reportant le lecteur à une section ultérieure qui traitera des traumas de type 1. Je propose d'ailleurs d'utiliser le terme de

376 Dans les développements ultérieurs, je montrerai qu'il n'est cependant pas toujours possible de travailler sur les évènements fondateurs.

377 LOPEZ (1997), *Victimes et victimologie*, PUF, « Que-sais-je ? ».

« traumas » pour qualifier les troubles de type 1 (évènement violent unique) et le terme de « traumatismes » (évènements répétés) pour qualifier ceux du second type. Les victimes de type 2 utilisent l'isolation pour échapper à la souffrance, tandis que les victimes de type 1 vivent une dissociation forcée.

***a)* La technique de MOdification de la Scène Dramatique avec Appel aux Ressources (MOSDAR)**

Ce travail s'inspire directement de la technique décrite par Dilts dans son ouvrage *Croyance et santé* et qu'il nomme « réempreinte »[378].

Voici les étapes du travail :

– Lors du travail précédent, le patient a évoqué une scène passée au cours de laquelle il n'a pas pu se confronter efficacement à une personne de son entourage, craignant soit les conséquences d'une riposte, soit de faire mal. La reviviscence du souvenir marque l'effritement de l'isolation. La scène commence à être plus précise et à se charger d'affect. Le travail va accentuer ce réinvestissement et précipiter l'abolition de l'isolation.

– J'invite d'abord le patient à donner quelques détails sur la scène évoquée, telle qu'elle s'est déroulée dans le passé.

– J'installe le patient dans une scène de sa vie récente ou passée à forte valeur positive : ce sera une sorte de refuge ; il pourra toujours quitter la scène dramatique et retourner à cette scène pour retrouver un sentiment de sécurité et de bien-être.

– Après une induction hypnotique, j'installe une visualisation de la scène dramatique paramétrée par les remarques précédentes.

– Il ne s'agit pas de faire revivre au patient la scène passée en tant que telle : ce serait réactiver une souffrance insupportable qui est précisément à l'origine de l'isolation. Il s'agit de la lui faire revivre avec des ressources nouvelles. Dans un premier temps, je demande au patient de visualiser à distance la scène qu'il voit sur l'écran de ses paupières. C'est uniquement lorsqu'il aura à disposition des ressources nouvelles que je le ferai entrer dans la scène pour se réassocier à sa personne projetée.

378 DILTS et al. (1994), chap. 4, pp. 77-113.

Première possibilité : je propose une substitution de personnages. L'adulte d'aujourd'hui va venir aider l'enfant de jadis à trouver des forces nouvelles, soit des forces existantes alors mais inutilisées, soit des forces acquises à l'âge adulte. Le patient peut alors agir de façon différente parce qu'il est désormais doté de ressources nouvelles. On peut utiliser la technique de l'ancrage des ressources dès qu'une ressource est repérée en cours de travail. Le patient d'abord se voit avec les ressources nouvelles, ensuite il devient la personne de l'écran.

Deuxième possibilité : je propose de faire revivre l'évènement en imaginant que les protagonistes ont eu une attitude radicalement différente, limitant les risques de la confrontation. On peut aussi permettre à l'adulte d'aujourd'hui de convoquer en imagination les personnages du passé (s'ils sont décédés, cette rencontre intervient quelque part dans un lieu réel ou imaginé) pour leur dire la souffrance qu'ils vont engendrer chez le patient et leur demander, en reprenant la scène à zéro, de se comporter autrement. La scène est d'abord visualisée ; ensuite le patient entre dans la scène.

Dans les deux cas, la scène est alors revécue en hypnose (ou en visualisation simple). L'apport de ressources selon ces diverses modalités permet que soit retrouvée et acceptée toute la charge émotionnelle et affective de la confrontation vécue activement et efficacement dans le registre sensori-moteur.

Les modifications introduites dans la scène abolissent l'isolation. Une sorte de court-circuit sur la ligne du temps s'opère entre le passé et le présent. Le patient vit la scène de confrontation d'une autre façon que la première fois. Tout se passe comme si l'isolation se trouvait déprogrammée. Le sujet sort de l'impuissance. Le patient récupère l'agressivité suspendue à cause des menaces destructrices et la réengage dans la vie. Nul besoin désormais d'opérer un traitement magique de la confrontation, par exemple par des rituels.

> Un bel exemple de ce travail est fourni par le cas Sonia (cas n° 11) que je présente exhaustivement plus loin. J'en fais ici un bref résumé. L'arrêt de sa radio mentale (ses obsessions d'être « folle ») va s'effectuer par un travail de visualisation (méthode MOSDAR). Au terme d'un long périple thérapeutique, Sonia, qui est médecin psychiatre, découvre que toutes ses pensées obsessionnelles – ce qu'elle appelle « sa radio dans la tête » – prolifèrent dans le cadre professionnel et personnel (peur d'être critiquée

par ses collègues, peur de rester seule à la maison et d'être agressée, peur de devenir folle) et dérivent d'un passé difficile marqué par une succession de dramatiques conflits avec sa belle-mère. Nous mettons au jour une scène qui, sans être unique, est cruciale. De retour d'une sortie non autorisée, elle subit à 16 ans une cascade de gifles, auxquelles, terrorisée, elle se montre impuissante à répondre. Sa peur fondamentale est de subir gravement les conséquences d'une riposte.

Nous travaillons la scène. Je lui propose de se dédoubler, de revivre la scène passée alors qu'elle est enfant mais, en tant qu'adulte expérimentée, d'aller aider la petite fille à riposter. Nous travaillons la scène en visualisation car, jusque-là, elle se montrait réticente face à l'hypnose. Elle découvre qu'étant en légitime défense, elle avait le droit de riposter ; elle imagine alors qu'elle fait face à la belle-mère, en s'appuyant sur ce sentiment de droit et sur la force physique qu'elle a acquise par la suite. Elle imagine un combat au cours duquel elle met KO son redoutable adversaire. Elle réalise combien elle s'est toujours retenue de faire mal, combien elle a toujours eu peur de blesser les autres dans ses ripostes et d'aller trop loin dans l'expression de ses haines. L'évocation de cette scène qui s'accompagne d'une intense émotion a fait complètement cesser « sa radio ». Après cette séance, le travail s'est déplacé en direction du père avec qui elle nourrissait aussi un important contentieux, généré dans le passé mais toujours présent.

b) La technique du théâtre des mains de Rossi pour le traitement spécifique des conflits affectifs

Suite à une frustration ou une maltraitance de la part d'un membre de la famille, d'un ami ou d'un partenaire, le patient, craignant des conséquences relationnelles négatives, a bloqué son agressivité. L'agressivité est perçue comme étant destructrice de la relation, incompatible avec des sentiments positifs voués à la personne frustrante ou maltraitante. L'agressivité est refusée car elle peut détruire l'amour. Le sujet se trouve dans une situation d'ambivalence, l'ambivalence pouvant être définie comme « un conflit entre un mouvement d'amour et un mouvement de haine à l'égard d'une seule et même personne [379] ». Il peut en résulter un processus d'isolation de l'agressivité.

379 PERLS (1978), p. 193.

La pulsion agressive n'est pas forcément conçue comme une force destructrice mais son exercice est redouté pour ses conséquences affectives : le risque de rejet et d'abandon[380].

On peut d'abord distinguer deux situations déterminant deux orientations thérapeutiques différentes :

Référence à un problème passé

Si les personnages du passé, frustrants, indifférents, maltraitants ne sont plus présents ni accessibles, il s'agit d'aider le patient à sortir du blocage qui s'est formé à l'époque passée en provoquant la décharge émotionnelle. La technique MOSDAR est utilisable.

S'appuyant sur les ressources dont dispose le patient actuellement, on confère au patient du passé – souvent l'enfant ou l'adolescent – la force d'affronter la difficulté. L'adulte d'aujourd'hui se penche en quelque sorte sur l'enfant qu'il a été pour l'aider, le conseiller et lui insuffler sa force. Cela permet à l'enfant de découvrir qu'il disposait d'une marge d'action ou d'user imaginairement de procédés de riposte nouveaux.

Référence à un problème passé mais encore actuel

Si les personnages du passé sont toujours présents, le conflit reste actuel. Dans ce cas tout se mélange, le passé contamine le présent, même si les personnes ont changé.

Je préconise d'utiliser la technique du théâtre des mains de Rossi[381]. On peut confier aux mains le soin de trouver une solution. Chaque main représente une alternative : affronter la personne aimée ou risquer de perdre l'amour ou s'abstenir de riposter pour garder l'amour. D'un côté l'amour, de l'autre la haine. Le théâtre des mains matérialise ces deux parties de soi qui hésitent. Sous hypnose, les mains se rapprochent, s'éloignent, transigent jusqu'à trouver un compromis, une solution.

---

380 La situation œdipienne est un cas particulier. Rappelons que Freud a bâti toute sa théorie des névroses sur cette configuration. J'y reviendrai ultérieurement.

381 La technique des mains de Rossi est largement exposée dans de nombreux traités d'hypnose. On trouvera des éléments dans l'ouvrage essentiel de l'auteur, *Du symptôme à la lumière* (pp. 241 et suiv.). J'ai eu le bonheur d'assister à une belle démonstration par Rossi lui-même lors d'une invitation par l'Institut Milton Erickson, salle des congrès de la porte Maillot en 2003.

J'ai utilisé cette technique avec Martine, qui présente des peurs d'écraser les passants et de nombreux rituels de vérification. Au moment où j'utilise cette technique, les symptômes convergent au niveau 1 vers la peur du conflit avec son père. Ce conflit est ancien mais reste toujours actuel. Elle pratique une isolation massive de son agressivité en direction de sa mère. Elle est enfermée dans une alternative : ou bien « envoyer promener » sa mère et lui dire « m... » car sa mère utilise ses services sans avoir beaucoup de considération pour elle ; ou bien tout encaisser, sans rien dire. Le risque, si elle riposte, est de vivre l'abandon. Le travail des mains fait apparaître une issue intéressante. Le vrai problème n'est pas sa relation avec sa mère mais la relation avec son père. Elle a l'impression que si elle parle à son père, elle saura parler à sa mère.

J'ai utilisé cette technique avec Arthur. La refluence a fait apparaître l'isolation de son agressivité à l'égard de son frère qu'il aime profondément mais qui l'a toujours malmené. Un travail avec les mains dégage une issue : non pas lui parler mais lui écrire une lettre dans laquelle il exprimera tout son ressenti. Ce travail finit par rompre les digues au cours de la séance.

Marie souffre de perfectionnisme. Ses problèmes viennent de ce qu'elle n'a pas réussi à exprimer à ses parents son ressentiment pour leur passivité à l'égard d'une agression ou plutôt d'un début d'agression sexuelle de la part de son frère dans l'enfance. Elle vit un conflit interne déchirant. J'utilise la technique du théâtre des mains. Elle exprime un balancement entre la colère et la compassion : *« Si je ne parle pas, je vais être malheureuse, si je leur parle, c'est eux qui seront malheureux et mes parents ont assez vécu de choses difficiles dans leur vie ; si je leur parle, ils vont me détester. »* Le théâtre des mains dégage une solution : pardonner.

Emprisonné dans un conflit affectif, refusant que la confrontation détruise l'amour, le patient a bloqué et isolé son agressivité. Lorsqu'il perçoit une issue acceptable au conflit, il peut alors libérer son agressivité vers des voies socialement acceptables.

c) La technique de l'ancrage de ressources pour traiter une faiblesse personnelle

Dans le protocole MOSDAR, il est prévu de faire appel aux ressources. Il arrive que certains patients se sentent tellement dépourvus de forces qu'ils en font le motif principal de leur blocage. Le sentiment de faiblesse interdit d'oser toute riposte. On touche là à un aspect de l'agressivité que j'ai défini comme force de vie. Le sujet n'ose pas se battre par manque de force personnelle. Manquant de force vitale, il craint les conséquences d'une action trop peu efficace. Il s'agit alors d'effectuer une séance centrée sur le renforcement de l'affirmation de soi. C'est à ce prix qu'il pourra libérer son agressivité isolée. Dans ce cas il faut apporter une attention toute particulière à l'ancrage des ressources, préoccupation déjà présente dans le protocole MOSDAR.

La technique de l'ancrage[382] est bien connue des adeptes de la PNL. L'ancrage établit un pont entre deux termes par un lien de contiguïté.

– On repère par un entretien préalable toutes les circonstances de la vie au cours desquelles le patient a osé s'affirmer[383] ou bien on lui propose de s'approprier les ressources d'une personne qu'il admire dans la réalité ou qu'il a découverte lors d'un rêve.

– On touche une partie du corps et on y dépose les ressources acquises au fil du temps grâce auxquelles l'affirmation de soi s'est déjà exprimée. Un lien associatif est ainsi créé. Pour effectuer l'ancrage, on choisira de préférence une partie du corps impliquée par le symptôme (par exemple les mains pour le lavage). Avant d'engager le patient dans une scène de confrontation, on équipe le patient de ressources que l'on empile sur l'ancre choisie[384]. Le thérapeute touche la partie du corps pour garantir le contact avec les ressources lors de la confrontation retrouvée.

– On engage ensuite le patient, en maintenant l'ancrage, dans les situations de confrontation redoutée qui avaient favorisé l'isolation.

> J'incite Thibault à parler à son père aujourd'hui décédé, en s'appuyant sur le courage qu'il a appris à mobiliser dans sa vie sociale. Ainsi parvient-il à revenir à l'épisode où son père braquait son fusil sur l'adolescent qu'il était alors.

En conclusion à cette section (A1), deux remarques :

---

382 Voir en particulier : BANDLER & GRINGER (1982) ; LOCKERT (2012) ; READY & BURTON (2008).

383 On peut se référer à tous les ouvrages – et ils sont nombreux – traitant le sujet de l'affirmation de soi. Cf. en particulier FANGUET (2000 et 2003) ; COTTRAUX (2010).

384 Je choisis souvent le poignet (que je serre) ou le genou ou l'épaule (que je touche). Hors séance, le patient pourra utiliser lui-même cet ancrage.

– Ce travail, centré sur les conséquences redoutées de la destructivité, recourent à trois techniques, généraliste ou spécifiques. Il vise à abolir l'isolation en ouvrant des voies nouvelles à l'expression agressive. Il s'agit d'aider le patient à sortir de la situation d'impuissance, telle qu'il l'a vécue ou telle qu'il se la représente aujourd'hui. L'agressivité libérée peut s'ouvrir à l'expérience de la socialisation.

– Ce travail abolit également la généralisation : ce n'est pas parce qu'avec certaines personnes la confrontation a été difficile et a entraîné des conséquences dévastatrices qu'il en est de même avec toute personne rencontrée. Tous les cas cliniques développés dans cet essai abordent, à un moment ou à un autre, la crainte des conséquences. Le cas Sonia est particulièrement intéressant car le recours à la technique MOSDAR a été déterminant.

A2. La peur du vécu de destructivité lui-même

La peur de se sentir agressif

Le patient commence le plus souvent à exprimer la peur des conséquences de l'agressivité avant d'exprimer la peur connexe ou plus fondamentale de la destructivité elle-même.

Dans la première partie, j'ai énuméré trois facteurs subjectifs freinant l'usage de l'agressivité : la crainte éthique de la transgression agressive, la peur de la perte de contrôle inhérente au vécu agressif et la peur de reconnaître et d'assumer une part mauvaise de soi. Confondant l'agressivité et la destructivité, le patient ne se supporte pas de se sentir agressif.

L'isolation de l'agressivité doit beaucoup à cette peur. Celle-ci se décline en différents états d'âme, formant un subtil nuancier. Elle peut prendre la forme :

– d'une réticence éthique (culpabilité, scrupules, honte, remords…) : *« Je me sens fautif, coupable »* ;
– d'une crainte de perdre le contrôle lorsqu'il s'agit de mobiliser de l'agressivité : *« Je me sens impuissant, faible, désarmé »* ;
– d'une crainte à reconnaître en soi une part mauvaise : *« Je me sens mauvais »* ;
– d'une peur d'être foncièrement destructeur : *« Je me sens destructeur »*.

Evelyne : *« Je sens la rage de détruire et c'est très désagréable, c'est comme un volcan... »*

Assam : *« Quand je me sens agressif, c'est comme une tempête où on perd pied, où l'on maîtrise ni ce qui va arriver, ni ce qu'on fait... »*

Fabienne : *« Je sens comme une force aveugle, pourtant je ne vois rien, je suis aveugle, c'est un blanc... »*

Marie-Jo : *« C'est comme un vide dans lequel je bascule, je ne contrôle plus rien... »*

Bernard : *« Quand je me sens agressif, je suis comme dans un trou noir, c'est la terreur... »*

Une phrase générique résume la peur initiale des obsessionnels dont ils rendent compte après coup : *« Devant la difficulté de m'affirmer ou de me défendre, j'étais terrifié à l'idée d'avoir en moi une force mauvaise et destructrice me poussant à commettre le mal ; je me sentais trop faible et incapable de contrôler cette force. »*

La terreur extrême de la destructivité fait écho à la panique extrême de l'hystérique face à la jouissance sexuelle.

Référence à Bergeret

Si l'on se réfère à Bergeret, l'agressivité peut prendre deux formes : une forme objectale *« Je hais l'autre »* et une forme de violence fondamentale anobjectale : *« Mon instinct me pousse à me défendre. »* Cet auteur soutient une thèse essentielle : « L'hypothèse centrale (...) postule l'existence d'une violence fondamentale considérée comme un instinct de type animal et non comme une pulsion au statut économique et relationnel plus élaboré[385]... » Une autre idée-clef de Bergeret est que cette violence fondamentale va s'apaiser au fil des années en se fondant dans la libido. Précisément, le sujet craint d'autant plus l'anéantissement de l'être aimé que la fusion n'a pas été opérée.

Si l'on accepte cette théorie psychanalytique, la carence de fond de l'obsessionnel serait de ne pas avoir pu ou su effectuer cet étayage sur la libido et il s'en affolerait. Dans ce cas, s'il existe des points de fixation, il

385 BERGERET (2000), p. 22.

faudrait les chercher non pas à la phase œdipienne mais dans la toute petite enfance. La crainte des conséquences traduirait l'accès au stade objectal, tandis que la crainte de la destructivité s'enracinerait dans la violence fondamentale anobjectale.

La solution suggérée par Bergeret est d'aider le sujet à reconnaître son agressivité, à l'élaborer, à la dépouiller de sa destructivité en l'engageant dans des transactions objectales régulées et pacifiées par la libido.

Que l'on adhère ou non à cette théorie, on doit reconnaître que la lutte pour la vie – le désamour vengeur par exemple – a un côté destructeur que le sujet obsessionnel redoute de reconnaître et de vivre. Celui-ci, parce qu'il ne veut être ni violent ni destructeur, parce qu'il se sent trop faible face à une pareille force et dépourvu de moyen de gestion, parce qu'il ne supporte pas de reconnaître en lui une motion présentant une pareille négativité[386], a pu être tenté de recourir à l'isolation.

Comme le remarque judicieusement Castel, la névrose obsessionnelle s'est formée autour de types de peurs qui ont évolué au cours des âges et qui sont à l'origine de mécanismes de défense. Ces peurs concernent le risque de possessivité, de culpabilité, de destructivité. Castel place la honte à l'origine de la névrose obsessionnelle contemporaine. Je pense qu'aujourd'hui c'est plutôt la peur de la destructivité qui rend l'agressivité si difficile à supporter. En fait, l'obsessionnel craint la destructivité mais en aucun cas n'y adhère. C'est ce qui le différencie du paranoïaque ou du pervers. Il est terrifié à l'idée de basculer dans quelque chose à la limite de l'humain auquel il n'adhère pas et qu'il continue de juger monstrueux. Ce positionnement est bien illustré par le cas Tim (n° 10).

L'approche de l'agressivité par le modèle du Système Familial Intérieur (IFS)

J'ai longuement tâtonné avant de trouver une approche pratique de ce problème. Comment faire reconnaître, vivre et explorer au patient son agressivité ? La meilleure technique me paraît être celle du Système Familial

---

386 Selon Castel, ce qui effraie l'obsessionnel, c'est la résonance perverse de l'agressivité : « L'obsessionnel freudien (…) refoule une pulsionnalité dont la face de perversité l'angoisse. » (CASTEL, 2011, p. 336).

Intérieur (IFS). Il s'agit tout à la fois d'une modélisation théorique et d'une démarche thérapeutique.

Cette méthode introduite en France par François Ledoze a été créée par Richard Schwarz (USA) en 1995. La lecture de son livre *Système familial intérieur : blessures et guérison* (1995, 2009 pour la traduction française) est particulièrement stimulante, éclairante et riche en ressources.

La méthode, initialement créée pour la thérapie des boulimiques, est utilisable dans de nombreuses situations cliniques. Elle considère la personnalité comme un système. De la même façon qu'une famille est composée de membres, on peut considérer que la personnalité est une famille composée de parties. L'approche systémique est ici appliquée non seulement aux groupes sociaux mais à la personnalité humaine. Selon Schwarz, les parties de la personnalité sont de trois types : les exilés, les managers et les pompiers, termes imagés pour décrire des fonctions régulatrices. Elles sont placées sous la gouvernance arbitrale du Self.

La méthode consiste à faire dialoguer entre elles les parties de soi en remettant chacune à sa juste place et à restituer au Self sa fonction régulatrice souvent usurpée par une partie. Je cite l'auteur : « Il existe deux méthodes principalement utilisées pour accéder et intervenir dans le système intérieur du patient :

– L'une d'elles est appelée "accès direct[387]". Le thérapeute parle directement à une ou plusieurs parties et demande aux parties de dialoguer les unes avec les autres ou avec le Self en utilisant la technique de la chaise vide (Gestalt-thérapie).

– L'autre méthode est appelée "regard intérieur". Le patient, dans une attitude d'introspection, porte son attention sur ses pensées et ses émotions et entre en relation avec les parties qu'il voit ou ressent et qu'il peut décrire[388]. »

387 Il s'agit de l'accès direct par le thérapeute.

388 *Ibid.*, p. 111.

1. L'accès direct

En première approche, j'utilise la méthode dite de l'« accès direct ». Le but du travail est de permettre au patient de contacter son agressivité isolée, de l'identifier et de l'élaborer. J'invite le patient à se pencher sur son monde intérieur et à porter son attention sur ses différentes parties et à leur demander si elles seraient intéressées et prêtes à parler avec moi[389]. Je fais donc dialoguer les parties entre elles sous l'arbitrage du Self. Je m'adresse évidemment de façon privilégiée aux parties de soi concernées par la problématique agressive et en particulier à la partie considérée comme « mauvaise » par le patient. J'interpelle, je questionne toutes ces parties en faisant preuve d'empathie. Je reste en position d'observateur tandis que les parties interpellées se parlent les unes aux autres ou dialoguent avec le Self. Le patient n'a pas besoin de s'introspecter, comme c'est le cas avec la méthode du regard intérieur. Placé lui-même en position d'observateur, il fait simplement parler les parties entre elles[390].

Dans la pratique, je donne la parole à deux parties de Soi. L'une est la partie supposée mauvaise (dans la terminologie de Schwarz, c'est une partie « exilée ») à laquelle le patient peut donner un nom : le Monstre, le Loup, la Tempête, le Méchant, le Volcan… L'autre est la partie réprobatrice (dans le langage de l'auteur, c'est un « manager ») que le patient peut nommer : le Contrôleur, le Gardien, le Juge… Enfin, je fais exister un troisième personnage central et essentiel, le Self, c'est-à-dire le moi, instance supervisant le dialogue. Il est possible de faire déplacer le patient sur trois chaises selon la partie interlocutrice à laquelle on s'adresse. Ou bien, plus simplement, je module le timbre de ma voix ou ma gestuelle ou ma posture selon la partie à laquelle je m'adresse.

N'oublions pas que ce dialogue avec la partie agressive est rendue possible par le travail de refluence effectué précédemment. On aboutit à des scènes essentielles au cours desquelles l'isolation de l'agressivité s'est produite. Maintenant que l'agressivité préoccupante est identifiée, qu'en fait-on ? Il s'agit de faire préciser au patient les motifs de l'isolation et, pour cela, il faut qu'il prenne en compte cette agressivité qui lui fait si peur. Je pose plusieurs

389 *Ibid.*, p. 146.
390 *Ibid.*, p. 143.

questions à la fois au Self et à la partie de soi agressive ; je dialogue avec elle.

Voici plusieurs scripts avec des entrées différentes dans le questionnement :

Script 1

– Pouvez-vous entrer en contact avec cette partie de vous-même que vous considérez agressive pour vérifier ce qu'elle a de mauvais ?
– Pouvez-vous donner un nom à cette partie ?
– A quel âge s'est formée cette partie agressive ?
– Pourquoi cette partie veut-elle faire mal ?
– Pourquoi se sent-elle obligée d'agir ainsi et de tenir ce rôle extrême de destruction ?
– Quelle partie de vous s'oppose à l'expression de cette agressivité ?
– Comment cette nouvelle partie préférerait que l'agressivité s'exprime ?
– Etc.

Script 2

– Vous dites souvent que vous avez peur de faire mal. Vous pouvez remarquer que c'est une part de vous seulement qui est susceptible de faire mal et qu'il y a tout une part de vous qui n'a pas envie de faire mal. Je propose d'explorer cette part de vous. Pouvez-vous y donner un nom ?
– Je vous propose que l'on donne une place à cette part de vous qui a envie de faire mal (choix d'un siège) *et une autre place à la partie qui n'a pas envie de faire mal* (choix d'un autre siège).
– Pouvez-vous faire parler cette part de vous qui ne veut pas faire mal en vous plaçant sur son siège ?
– Je vous propose de faire connaissance avec cette part de vous qui s'exerce dans certaines situations préoccupantes (je nomme, selon les cas, la peur d'écraser un passant, la peur de frapper un enfant, la peur de contaminer ses proches…).
– Maintenant vous allez vous déplacer et faire connaissance avec cette part de vous qui pourrait faire mal.
– Je suggère de vous référer à certaines situations qui activent la peur de faire mal. Pouvez-vous la décrire et la nommer ? (Les patients parlent d'une partie perverse, méchante, coupable, fautive, faible, inattentive, maladroite, incontrôlable…)

– Pouvez-vous la faire parler et dialoguer avec les autres parties de vous et avec votre moi (ce Self qui dirige toutes ces parties) ?

Script 3

– Je voudrais que vous contactiez la partie de vous qui peine à s'affirmer face aux autres et à vous défendre ; pouvez-vous donner des exemples de situations récentes dans lesquelles le problème s'est posé ?
– Est-ce que cette partie cherche à faire le bien ou à faire le mal ?
– Vous la sentez plutôt forte ou faible?
– Alors pourquoi votre moi (le self dans la terminologie de Schwarz) craint-il tant de faire du mal aux autres ?
– Est-ce qu'il y aurait en vous une partie mauvaise qui chercherait à faire le mal ?
– Est-ce qu'il y aurait une force extérieure qui profiterait de votre faiblesse, de votre inattention, du hasard ?
– Je m'adresse à cette force extérieure : ainsi voulez-vous faire faire le mal à mon patient ?
– Etc.

Je vais donner maintenant un exemple de ce travail effectué avec le patient Vincent (cas n° 8).

– Vous dites souvent que vous avez peur de faire mal aux gens de votre entourage. Vous supposez donc qu'il y aurait une part de vous qui pourrait faire mal et une part de vous qui refuserait cela ?
– Oui, c'est à peu près cela...
– Je vous propose que votre moi nomme ces deux parties...Comment pourrait-il les appeler ?
– (Longue réflexion…). *Je pense que j'appellerais la partie qui pourrait faire du mal LE GAMIN et la partie qui le refuse LE JUGE. Je repense au mal que j'ai pu faire parfois étant gamin... Je m'étais moqué d'un handicapé... C'était de l'inconscience !*
– C'est votre JUGE qui parle ?...
– Oui, mon JUGE est très sévère.
– Alors votre MOI peut-il maintenant contacter le GAMIN ?... accepte-t-il que je m'adresse à lui ?
– Oui, il accepte.

– Pouvez-vous vous déplacer sur ce fauteuil ? Ce sera le fauteuil du GAMIN... Est-ce que votre MOI peut lui demander pourquoi il a fait ça ?
– Il dit qu'il n'a pas réfléchi, que c'est venu comme ça mais qu'il n'a pas le fond méchant.
– Alors, pourquoi a-t-il fait ça ?
– A cette époque, le GAMIN était malheureux, on se moquait toujours de lui.
– Peut-on demander l'avis du JUGE ? Déplacez-vous sur l'autre fauteuil...
– Il dit qu'on ne doit pas moquer, c'est la morale chrétienne.
– Maintenant, revenez sur le premier fauteuil. Demandez au GAMIN ce qu'il ressent...
– Il ressent de la profonde tristesse (le patient est très ému), *il se sent fautif...*
– Aujourd'hui votre MOI adulte a un point de vue sur ce qui s'est passé ?
– Mon MOI pense qu'il faut être indulgent avec le GAMIN, il est malheureux, il souffre.
– Alors aujourd'hui, quand vous craignez de faire le mal, vous craignez que ce soit le GAMIN qui commette le mal ?
– Oui... je le sens toujours en embuscade...
– Qu'en pense le JUGE ? (Déplacement.)
– Le JUGE pense que quand le GAMIN pointe son nez, c'est qu'il y a peut-être de la souffrance quelque part.
– Qu'en pense votre MOI ?
– Faut remercier le JUGE de sa compréhension.
– Est-ce que le GAMIN peut retrouver cette souffrance et la vivre quelques instants ?
(Le patient reste longuement dans le silence avec des larmes qui perlent dans ses yeux.)

On voit dans cet exemple que la transaction entre les parties, entre le moi et les parties, débouche sur une solution. Le GAMIN n'est pas pervers, il souffre et il peut avoir envie de se défaire de sa souffrance par projection. La peur de faire mal trouve là son fondement et sa solution. La réassociation avec la tristesse offre une alternative à l'agressivité violente refusée.

Dans ce travail on cherche à mettre de la clarté (identifier la partie agressive), de la maîtrise, de la socialisation.

Le dialogue abolit le clivage entre les parties (et les risques d'isolation) et suscite une interactivité intégrative.

Des précautions doivent être prises : il est important que le Self soit bien identifié comme un personnage qui ne se réduit à aucune des parties du moi mais qui est capable de s'adresser à toutes. C'est précisément l'instance qui regarde vers l'intérieur et voit ce qui se joue. Généralement, le Self a tendance à s'identifier à une partie de soi : par exemple le moi n'est plus que censeur. Il est rare que ce travail soit possible au début de la cure : il faut que le patient soit capable d'identifier, au terme de la refluence, les forces mauvaises qu'il craint de rencontrer en lui.

– Au début, je faisais parler les parties de soi en utilisant le « je ». En fait j'utilisais la technique que Schwarz nomme le regard intérieur. J'ai remarqué que non seulement le patient éprouvait quelque difficulté technique à exécuter l'exercice (tendance à s'embrouiller dans les phrases) mais aussi subissait une forte montée de l'angoisse. Il est important qu'au point de départ le patient se dissocie de ses parties et ne s'identifie à aucune, ce que l'usage du « je » peut provoquer. C'est une façon pédagogique de prolonger l'isolation, le temps de voir ce qui se trame. En disant « je », la partie de soi risque de se ré-identifier avec le Self. C'est pourquoi je préfère dialoguer avec le Self (que j'appelle « vous » ou « tu » selon les cas) et je demande au Self de parler avec ses parties.

> Par exemple à une jeune femme (la patiente Cécile), je demande : *« A quel moment votre Louve cherche-t-elle à sortir de son trou ?... Pouvez-vous demander à votre Censeur pourquoi il ne supporte pas les faiblesses de votre Petite Fille ? »* La patiente répond : *« Ma Louve se cache et ne sort que la nuit... Mon Censeur voudrait anéantir ma Petite Fille quand elle se laisse aller... »*

Ce protocole de l'accès direct[391] soutient une énonciation garantissant une bonne distanciation. Le patient se dissocie momentanément de la partie mauvaise qu'il lui est si difficile d'assumer. On remarquera que ce type de travail installe automatiquement une dissociation hypnotique. Il n'est pas besoin de faire une induction spéciale. Simplement, en tant qu'hypnothérapeute, on prend toujours soin de mobiliser les attentes au changement.

---

391 Lors d'une rencontre le 14 juin 2013 avec François Ledoze, j'ai reçu confirmation de ce point de vue.

De son côté, en suivant cette méthode, le thérapeute évite l'écueil de l'analyse et de l'interprétation : il n'a pas besoin de tout savoir sur ce que vit le patient quand il s'adresse à l'une ou l'autre de ses parties, il laisse au Self du patient le soin d'effectuer le travail d'interaction et de négociation permettant une élaboration de ce qui s'agite dans la « boîte noire ».

Le but du travail est de permettre au patient d'approcher sans danger cette partie mauvaise de soi qui est supposée vouloir faire du mal, identification au Mal qui fait si peur à l'obsessionnel, et de bien identifier ce dont il s'agit. Quand j'ai tenté de faire vivre directement cette agressivité tellement redoutée par le patient, dans tous les cas j'ai déclenché une angoisse perturbatrice considérable.

> Evelyne, toutes les fois qu'elle s'approchait de sa « rage destructrice », vivait un véritable état de panique. Elle parlait d'un volcan interne terrifiant dont il ne fallait surtout pas s'approcher…
>
> Jacques évoquait un vide, un blanc dans lequel il n'était plus rien, ou ne maîtrisait plus rien…
>
> Assad parlait d'un point de folie, d'un grand vertige, d'un risque de chute libre…
>
> Vincent parlait d'un trou noir, d'un brouillard, d'un tourbillon qui entraîne…

L'obsessionnel ne veut pas devenir violent. L'obsessionnel est dans une profonde méprise, il ne croit pas pouvoir échapper au mal ni le contrôler. L'élaboration effectuée par l'accès direct va consister à lui faire vivre qu'il peut y échapper, à lui montrer par exemple que ce qu'il prend pour le mal n'est pas le mal, que l'expression de la défense ne passe pas forcément par le mal, qu'il peut échapper à un mal qui vient d'ailleurs, qu'il n'est pas foncièrement mauvais, etc.[392].

2. La phase de réassociation

Il est important dans un premier temps qu'il reste dissocié de ce qui lui apparaît comme une force du mal pour qu'ensuite, ayant fait la part des

---

[392] Je m'éloigne radicalement en cela des psychanalystes qui considèrent que le sujet est en proie à l'instinct de mort.

choses, il puisse se réassocier à une agressivité devenue acceptable, parce qu'elle a été dépouillée du risque de destructivité.

Lors de cette phase de réassociation, je ne pense pas qu'il soit utile, dans un premier temps, de continuer à travailler avec les parties de soi. Autant il me semble pédagogiquement judicieux d'utiliser la dissociation des parties de soi pour approcher la partie agressive, autant je pense que, dans une seconde phase, il faut permettre au patient de se réassocier avec son agressivité devenue désormais assumable. Donc je n'utilise pas la technique du regard intérieur préconisée par Schwarz, technique qui risque de maintenir la dissociation. Le patient a besoin de vivre complètement son agressivité, sans distance, en écartant le risque de l'isolation. Il est important qu'il la traverse de part en part. L'effet de ce travail d'accès direct est très puissant. Le dialogue interne et distancié opère une dédramatisation du risque de destructivité.

Au terme de la refluence, le patient est parvenu au souvenir d'un processus qui se donne à voir comme un désir et une crainte de faire mal. Que trouve-t-on derrière l'agressivité destructrice incarnée par la partie mauvaise de soi ? C'est ce que les développements qui suivent vont préciser. Une fois que le sujet a été mis en contact avec cette partie et l'a bien identifiée, il s'agira de faire en sorte qu'il l'élabore. Plusieurs cas de figure peuvent se produire. Pour chacun de ces cas, je préciserai en quoi consistera la réassociation ou le refus.

Les grandes découvertes

a) Le patient identifie une agressivité effectivement allumée en lui par la légitime défense. Il réalise que, dans certains cas, il est normal de ressentir une agressivité violente et d'y donner suite parce qu'elle est la seule possibilité d'assurer sa survie.

La réassociation visera l'acceptation de cette agressivité légitime par le patient : *« Je me sens légitime à être violent pour défendre ma vie*[393]*. »*

---

[393] Evidemment le sujet peut prendre une position non violente plus ou moins sacrificielle, proche de la figure de Jésus présentée dans les Evangiles.

Thibault prend conscience qu'il était en légitime défense face à un père le braquant avec un fusil ou face aux camarades du collège qui l'attachaient à un arbre pour le torturer et l'humilier.

b) Le patient découvre que son agressivité est une agressivité de défense qui n'est pas destructrice en soi. C'est le regard que le milieu familial ou social a porté sur elle qui l'a connotée comme quelque chose de mauvais. Il peut se défendre, lutter, combattre, riposter sans être destructeur. L'isolation s'étant opérée au prix d'une confusion entre agressivité et violence, il peut désormais apprendre à se défendre en usant de conduites de riposte socialement adaptées.

La réassociation visera l'acceptation d'une agressivité combative, non destructrice, marquée par la responsabilisation et façonnée par la socialisation : *« Non ! Ce n'est pas mal de savoir se défendre, je m'autorise à le faire ! »*

Victor s'émancipe de la croyance religieuse selon laquelle il est mal de riposter face à autrui.

c) Le patient découvre que le risque de violence est attaché à l'agressivité parce que l'interdit de la violence n'a jamais été posé clairement et que ce travail d'élaboration psychique n'a jamais été effectué. On peut incriminer le laxisme du milieu qui a entraîné une carence dans la structuration du sujet. Il en résulte que toute agressivité est prise dans un fantasme de violence destructrice insoutenable.

L'élaboration consistera alors à accepter l'interdit de la violence, ce qui entraînera *de facto* la possibilité d'y renoncer et de ne se battre qu'en recourant à des méthodes socialement acceptables. L'identification transférentielle avec le thérapeute peut faciliter cette intériorisation : *« Je refuse l'usage de la violence. »*

Ce fut une vraie révélation chez Philémon, chef d'équipe, souffrant de perfectionnisme, baignant dans un milieu professionnel policier, de découvrir qu'il n'avait jamais vraiment renoncé à la violence, avec la conséquence qu'il vivait toute situation de conflit comme une redoutable menace.

d) Le patient découvre bien en lui une rage destructrice, mais cette violence reconnue se métamorphose peu à peu en tristesse, rapportée à un vécu douloureux de rejet, d'abandon ou de vide : *« Ma violence n'est que le masque de ma souffrance. »*

> Chez Vincent (cas n° 8), l'agressivité redoutée cache un profond sentiment de vide affectif

e) Une autre découverte à laquelle j'attache une importance croissante est que cette rage destructrice n'est que la fermentation d'une simple colère qui, continuellement bloquée, est devenue violence. Les obsessionnels sont des gens qui ont passé leur vie à « encaisser ». Ils retiennent en eux un « paquet » de colère qui se transforme en rage. Winnicott affirmait que le problème de l'agressivité n'est pas l'agressivité elle-même mais son refoulement, c'est-à-dire sa non-expression. Je répète souvent au patient qu'en matière d'hygiène de vie émotionnelle, il ne faut jamais encaisser les contrariétés : *« Si on ne peut pas changer les situations, au moins doit-on s'autoriser à exprimer son désaccord. »*

f) Le patient découvre que sa peur d'agresser prend sa source dans un sentiment de faiblesse. Il y a deux situations possibles, l'une réactionnelle, l'autre congénitale : ou bien le patient a très tôt été anéanti, « cassé » par un évènement ou un personnage destructeur, ou bien il peine à mobiliser sa force de vie [394]. La conséquence est que, pour lui, toute confrontation présente un haut risque.

La réassociation visera dans ce cas à renforcer l'affirmation de soi par appel aux ressources.

> C'est un aspect que j'ai travaillé avec Charles, agriculteur, souffrant de TOC perfectionnistes : il a découvert à l'origine de ses problèmes une constitution chétive (faible tonus, manque d'énergie…) : *« Si je me sens violent, c'est d'abord parce que je me sens faible et impuissant. »*

g) Il est fréquent que le patient découvre que son agressivité n'est pas réellement la sienne mais se trouve importée de l'extérieur : elle est l'émanation d'un tiers, généralement d'un être aimé, d'un parent ou d'un

---

394 Dans un article récent, Mathias Germain relate une découverte faite par des généticiens : « des souris traumatisées par une expérience liée à une odeur transmettent les réactions comportementales de ce traumatisme à leur progéniture. La transmission du stress s'exercerait par épigenèse, par le truchement de la méthylation de l'ADN. Prouvera-t-on un jour que les humains transmettent également des peurs intergénérationnelles par voie génétique ? » (GERMAIN, « La peur en héritage », *La Recherche*, n° 495, janvier 2015, pp. 50-52).

proche. Et c'est bien pour cette raison qu'il ne veut pas la mettre à exécution, surtout lorsqu'elle comporte une dimension violente.

L'opération se fait :

– Par identification à l'être aimé : si le patient s'identifie à un tiers agressif, il devra devenir agressif comme lui, ce que le patient refuse.

> Maud, conseillère, s'identifiait à un grand-père violent mais qu'elle admirait.

– Par instigation de l'être aimé : le tiers pousse le patient à devenir agressif.

> Gustave se trouvait poussé à la violence par la crainte de sa mère qu'il ne ressemble à son grand-père.

– Par défausse du tiers qui se décharge : le tiers, sans pousser le patient à être agressif, se décharge sur lui de son agressivité

> Dans le cas Marguerite (n° 1), on retrouve ce processus.

– Par croyance en une possession démoniaque : ce cas est moins fréquent aujourd'hui qu'au XVIIe ou au XVIIIe siècle, mais j'ai rencontré plusieurs fois cette croyance affleurante. Jeanne Favret-Saada [395] a étudié ces croyances dans le Bocage normand. Le sujet poussé à faire le mal pense être possédé par le diable, par une puissance maléfique, ou par un sorcier.

> J'ai trouvé cette croyance au diable chez le patient Vincent (cas n° 8).

Comment intervenir dans ces divers cas de figures ? Il s'agira toujours de favoriser la dissociation avec l'agressivité destructrice importée de l'extérieur, de réaliser une exfiltration, puis, dans un second temps, de favoriser une réassociation avec une agressivité combative légitime. Que faire pratiquement ? Je suggère plusieurs directions :

J'utilise deux techniques (hypnotiques) complémentaires :

Technique de la dissociation des mains jointes

Le but est clairement d'éloigner le sujet du tiers envahissant et d'expulser l'agressivité importée (et les croyances qui vont avec) vers l'envoyeur. On

---

[395] FAVRET-SAADA (1977 et 2009).

s'appuie sur le désir d'autonomie du sujet qui a commencé à la naissance et sur le mouvement de la respiration qui, métaphoriquement, à la fois sépare les deux mains (les deux sujets) et expulse l'agressivité importée. Le travail en hypnose consiste principalement en visualisation. On visualise le processus d'éloignement des deux mains. On peut utiliser la technique de la ventouse, une des mains venant extraire du cerveau l'agressivité importée.

> J'ai utilisé une technique de visualisation pour aider la patiente Sonia (cas n° 11) à réadresser son agressivité instillée par son père et sa belle-mère.

Technique de la reconstruction d'un moi-peau protecteur

On aide le patient à construire une peau protectrice, compacte, imperméable aux contaminations agressives en provenance de l'autre. Les patients adorent la métaphore de la balle de ping-pong qui rebondit sur le moi-peau ou celle de la cuirasse protectrice résistant à tous les assauts. On apprend au patient à se protéger contre l'agressivité que les autres veulent infiltrer : c'est leur problème à eux, on ne prend pas leur agressivité.

h) Découverte que l'agressivité qui a été isolée est à référer à des points de fixation archaïques correspondant à la violence fondamentale.

Il s'agit d'aider le patient à objectiver sa relation en s'appuyant sur la considération affective de l'autre.

i) Le travail peut déboucher aussi sur la découverte d'une sexualité refoulée.

C'est la forme freudienne de l'obsession. J'ai déjà dit qu'il y aurait intérêt à réserver le terme de « névrose obsessionnelle » à ce cas de figure, en mémoire de Freud, en réservant l'appellation TOC aux autres cas qui n'ont rien à voir avec la sexualité.

Je n'ai fait l'hypothèse d'une problématique sexuelle à l'origine des TOC qu'une seule fois sur 70 cas (cas Elise n° 7). Dans quelques autres cas résistant à la cure, je me suis posé la question de l'opportunité de faire jouer l'hypothèse freudienne classique ou l'hypothèse de l'œdipe inversé du Congrès d'Amsterdam[396].

---

[396] Cité par CASTEL (2012).

Dans la version freudienne, l'hostilité faisant l'objet d'isolation provient de la conjonction d'une sexualité/amour régressée pour le parent de sexe opposée et de la haine pour le parent de même sexe. Dans la version du Congrès d'Amsterdam, l'œdipe est inversé mais l'hostilité n'en est pas moins insupportée.

Que faire lorsqu'un conflit d'ordre sexuel est à l'origine du trouble obsessionnel ? Quel travail peut-on imaginer ? La psychanalyse classique fondée sur l'association libre et l'analyse du transfert a souvent échoué. Il faut donc faire autre chose.

Dans l'hystérie, il s'agit de reconstruire du sens par la parole, de traduire le langage du corps (somatisation) par des mots, replacer le refoulement par le jugement et, finalement, afin d'élaborer l'œdipe, permettre au sujet de renoncer à la double transgression : interdit de l'inceste, interdit de la violence. L'analyse verbale des manifestations corporelles est parfaitement indiquée : elle décrypte le sens et prépare le renoncement à la double transgression.

Dans la névrose obsessionnelle, le besoin est inverse. Là où il y a des mots et de la pensée, il faut mettre du contact, mais un contact traversé par l'interdit de l'inceste et l'interdit de la violence.

Pratiquement et idéalement on pourrait prévoir deux phases :

Phase A : On procède à un travail identique à celui décrit dans cet ouvrage. Par la refluence, on aboutit au vécu de l'agressivité destructrice. Derrière cette agressivité se cache le courant régressé mêlant le courant hostile et le courant libidinal.

Phase B : D'une part, on travaille le courant hostile (œdipien) en cherchant à rétablir un contact structuré par l'interdit de la violence, on remplace l'isolation par la confrontation ; d'autre part, on travaille le courant libidinal, là encore en mettant du contact mais structuré par l'interdit de l'inceste avec acheminement vers des formes de contact libidinales autorisées. Dans les deux cas, on ne se contente pas d'analyser mais on interpelle le corps au niveau de la sensori-motricité.

Ce plan est une hypothèse de travail car je n'ai pas vraiment eu l'occasion de l'effectuer. L'arrêt de la thérapie dans le cas Elise (cas n° 7) a interrompu une cure qui aurait pu se développer dans ce sens.

j) Découverte qu'une maladie corporelle est à l'origine de l'isolation. Le mécanisme est le suivant : le patient subit une attaque corporelle, soit qu'il identifie (par exemple des crises d'épilepsie connues), soit qu'il ressent confusément mais qu'il n'identifie pas encore. Il peut alors projeter l'attaque sur l'extérieur : c'est l'environnement qui devient agresseur et non pas la maladie.

Que faire ? Dans ce cas, il peut sentir confusément qu'une riposte à une attaque de l'extérieur n'est ni fondée ni justifiée. L'isolation peut être un moyen d'éteindre une agressivité dont il pressent qu'elle se trompe de cible.

> J'ai rencontré deux cas troublants de patients souffrant de TOC et venant me consulter juste avant que ne soit découverte chez eux une maladie grave. Dans les deux cas, il y a eu arrêt unilatéral des séances car je ne voyais pas à quoi rapporter les symptômes. Apprenant après coup par leur médecin la déclaration de la maladie (dans le premier cas une épilepsie, dans l'autre une tumeur), j'ai fait le rapprochement. Je pense en particulier à une jeune fille qui me disait ne pas comprendre son agressivité à l'égard de ses parents qu'elle qualifiait de « sympas ».

k) Je n'exclus pas que la peur de la non-maîtrise puisse chez certains sujets se fonder ou s'étayer sur une faiblesse organique, sur une défaillance cérébrale dans le contrôle de l'agressivité. La peur de la destructivité viendrait de la peur du manque de contrôle lié à un problème organique (lésion, dysfonctionnement dans la production de sérotonine, défaillance génétique...). S'il n'y a pas contrôle, l'agressivité peut devenir dévastatrice. Le sujet sentirait qu'il ne maîtrise pas structurellement son impulsivité agressive et s'en trouverait profondément angoissé. Il s'agirait d'autre chose que de la baisse de la sérotonine consécutive au processus d'isolation dont j'ai fait l'hypothèse. Ce serait une faiblesse organique spécifique, n'affectant que l'impulsivité agressive, car le patient peut se montrer tout à fait opérant dans le contrôle d'autres comportements. On aurait affaire à une fragilité correspondant au degré zéro de la problématique et favorisant l'isolation se formant au niveau 1. Mais je refuse de réduire le TOC à cette hypothèse strictement biologique.

l) J'ajoute un dernier cas qui trouve sa référence chez Jung. J'ai souvent eu le sentiment que certains patients étaient pris dans un fantasme de violence comme un promeneur peut être pris dans un orage. De la même façon que les patients hystériques sont pris dans un fantasme œdipien marqué par la double transgression du désir de la mère et du meurtre du père, fantasme qui structure leur vie affective, de la même façon, certains patients semblent pris dans un fantasme de violence mortifère qui a pour conséquence de dramatiser et d'amplifier toute forme de confrontation avec autrui. L'enjeu est la mort. Toute forme de lutte est connotée par le risque de mort et de destruction.

Les patients pris dans ce fantasme monstrueux (ou cet archétype ambigu) sont comme noyés, dépersonnalisés dans cette tourmente. Il s'agit, dans une perspective d'individuation, d'aider la personne à retrouver son identité, son individualité, ses limites, sa pensée et son pouvoir d'agir. Il s'agit de différencier le réel de l'imaginaire. C'est ce que Jung nomme le processus d'individuation. Une métaphore exprime ce processus : sortir du trou noir et opaque du mal, le regarder à distance puis le traverser, s'en dégager, comme on se dégage d'une zone de turbulences en avion ou de l'œil du cyclone sous les tropiques. La technique d'imagination active préconisée par Jung pourrait fournir une voie d'entrée dans ce travail de traversée et d'élaboration[397].

> J'ai ressenti la présence d'un puissant fantasme de violence chez la patiente Evelyne.

Les découvertes du patient sont donc multiples. Le travail thérapeutique alimente ces découvertes. Le thérapeute permet au patient :

– d'adhérer à une agressivité destructrice justifiée par la légitime défense ;
– de prendre conscience que son agressivité violente n'est qu'un moment provisoire faisant écran à sa souffrance et que ce n'est qu'un moment provisoire à traverser ;
– de refuser l'agressivité destructrice et de ne garder qu'une combativité positive mobilisant des ressources adéquates et suscitant l'apprentissage d'une socialisation adaptée ;
– de prendre conscience que l'agressivité destructrice qu'il ressent en lui est importée d'ailleurs ou seulement rencontrée dans l'imaginaire.

397 CHAUVIN (2011), *Dans les forges primaires de l'être*. Gap : Le Souffle d'or.

Il s'agit d'aider le patient, en le faisant parler de ce qu'il ressent, à se réassocier à cette partie de lui qu'il refuse. Etre associé, c'est être acteur de ce qui est vécu. On n'est plus spectateur. Il s'agit pour le patient non pas de se réassocier à la violence – sauf dans le cas de légitime défense – mais de se réassocier à sa combativité légitime et socialisée. On passe de l'isolation (et de l'isolement social qui en découle) à la responsabilité de soi et de sa vie.

Toutes ces découvertes apportées par le travail des parties de soi permettent une identification de la nature agressive et son élaboration. Elles permettent au patient de redonner à l'agressivité un statut positif excluant la destructivité et donc de se réassocier avec une agressivité positivée.

Dans aucun des cas considérés, la destructivité des obsessionnels ne s'enracine dans une pulsion native à faire mal. Chez le paranoïaque ou chez le pervers, on découvre une destructivité structurelle avec comme mécanismes de défense principaux – respectivement – la projection et le déni. Chez l'obsessionnel, jamais le désir de faire mal n'est natif ou revendiqué. Le désir de faire mal n'est chez lui qu'une erreur de parcours, l'avatar d'une souffrance, un manque provisoire de maîtrise, une intrusion indésirable.

C'est pourquoi je pense que c'est toujours une erreur de faire vivre à un obsessionnel l'expérience de faire mal[398]. Il s'agit au contraire de l'aider à échapper à cette issue fatale et de lui faire vivre une autre expérience : *« Je suis capable de m'affirmer et de me confronter aux autres ; je suis capable de me défendre en me contrôlant, sans avoir à mobiliser la destructivité et la violence. »*

Cas n° 11 : Sonia, un exemple de travail sur des peurs obsessionnelles de troubles mentaux avec recours au protocole MOSDAR

« Une radio permanente… »

Première séance

Sonia est une jeune femme de 36 ans. Elle est médecin dans une institution recevant des adultes handicapés. Elle vit en couple marital depuis 4 ans.

---

398 J'ai commis cette erreur avec le patient Jean-Claude, à qui j'ai malencontreusement suggéré d'imaginer qu'il écrasait ses ennemis.

C'est une personne en léger surpoids, embarrassée par son corps. Son angoisse est très perceptible. Ses propos traduisent une intelligence vive, une communication très réactive et une grande sensibilité. De toute évidence, elle a beaucoup réfléchi sur elle-même. Elle refuse catégoriquement de prendre des médicaments qu'elle a pourtant elle-même l'occasion de prescrire car elle a sous les yeux constamment leurs effets indésirables : *« Je ne veux pas être transformée en zombie. »* Elle s'autorise à prendre occasionnellement quelques anxiolytiques.

En prononçant sa toute première phrase, *« Je viens pour des angoisses »,* elle éclate en sanglots : *« J'ai toujours peur d'être comme mes patients ; par exemple, si un patient est suicidaire, j'ai peur d'être suicidaire ; je suis dans l'attente anxieuse du mal que je pourrais me faire ; si un patient a des hallucinations, je crains d'avoir des hallucinations et je scrute tout ce qui pourrait les annoncer en moi ; je suis hypersensible à l'autre, je suis passive et pétrifiée face à mon anxiété. »*

(Avec cette patiente qui fait fonctionner au maximum l'autosuggestion négative, je me dis que l'hypnose pourrait être une bonne indication.)

Je lui demande quelques précisions concernant son histoire. De toute évidence, son enfance a été difficile. Après une phase qu'elle décrit comme paradisiaque, *« J'étais la déesse de maman »*, à l'âge de 4 ans elle perd sa mère, suite à un cancer. Elle n'a pas vu sa mère morte. *« On m'a placée chez des voisins sans me dire la vérité, vérité que je n'ai apprise que plusieurs mois après. »* Son père rencontre rapidement une compagne. *« J'ai vécu l'enfer de 4 à 20 ans ; mon père me frappait, m'enfermait, me "claquait" ; j'ai vécu la maltraitance physique de mon père et la maltraitance morale de ma belle-mère qui m'humiliait sans cesse ; mon père buvait ; personne dans mon enfance ne m'a protégée. D'ailleurs, l'entourage ne savait rien ; j'en suis même venue à me demander si je ne me faisais pas des films ! »*

Sonia est toujours en contact avec son père et sa belle-mère, qu'elle voit épisodiquement. Ils continuent de la malmener au téléphone ou en direct par leurs paroles et leurs attitudes, mais elle n'arrive pas à leur répondre ou à leur dire non ; elle continue de les craindre et refuse de les affronter.

Elle évoque des petits problèmes organiques qui pourraient contrarier son projet – très fort – d'avoir un enfant. Elle évoque une divergence sur ce point avec son mari qui n'est pas du tout pressé d'en faire un. Elle déplore aussi que son mari se dévalorise sans cesse sur ses propres capacités.

Elle conclut *: « Je fabrique de l'angoisse surtout quand je me retrouve seule ; c'est une radio permanente dans ma tête ; j'imagine les pires choses "psy" qui puissent m'arriver ! »*

Nous convenons de nous rencontrer tous les 15 jours pour travailler en priorité sur cette anxiété qu'elle craint de devoir rapporter à des troubles psychotiques. Il me semble évident, compte tenu des premières descriptions, que la problématique est obsessionnelle, mais l'hypothèse que je soumets à cette professionnelle la laisse profondément sceptique.

Deuxième séance

Après avoir évoqué une précédente thérapie qui, selon elle, *« était plus du conseil que de la thérapie »* et qui ne lui convenait pas, elle détermine sa priorité : *« Je voudrais apprendre à "dire non" aux gens que je côtoie, mais aussi "dire non" à ces idées folles que je peux avoir dans ma tête ; j'ai peur de tomber folle de trop penser ; je pense tout le temps, je n'ai pas de limites, je voudrais construire des limites à ma pensée. »*

Je lui propose une séquence au cours de laquelle elle ferait autre chose que penser. Mais elle ne m'écoute pas, cette proposition l'affole, elle a surtout envie de parler, parler pour se rassurer.

(Je me sens verrouillé par son anxiété ; elle ne laisse aucune place à la moindre expérience ; je sens que la moindre contrariété la ferait fuir. La priorité est de construire un sentiment de sécurité. En fait, Sonia est dans l'évitement de la séance, même si elle est présente physiquement, elle évite le contact verbal et physique avec moi et me tient à une distance respectable.)

Troisième séance

Sonia élabore sa pensée toute seule à haute voix. Elle a conscience que la peur d'avoir les troubles de ses patients génère l'angoisse qui préfigure les troubles qu'elle craint. Les craintes sont surtout tournées vers elle-même : *« Je crains de me faire du mal, de m'autodétruire ; j'ai des anticipations noires et ça me fait flipper ; je sens bien que ce désir de destruction fait écran à quelque chose, mais quoi ? »*

Puis elle aborde un autre sujet : son surpoids. Elle l'attribue à un excès de nourriture et de graisses en particulier. Il y a un an, elle a été capable de suivre un régime qui lui a fait perdre 7 kg, mais elle les a vite repris. Elle a l'intention de se réinscrire aux séances collectives. Elle n'a pour remède à son anxiété que *« manger et dormir. C'est le seul traitement à l'anxiété que j'aie trouvé ».* Elle n'a pas véritablement de demande sur ce point. Mais son motif principal en venant me voir n'est ni esthétique ni hygiénique, c'est son désir d'enfant.

Elle a reparlé à son mari : *« Je me suis dit que j'étais responsable de ses réticences, j'en ai reparlé avec lui ; il a dit "oui, c'est possible" et j'ai senti que mon angoisse montait. »*

Puis elle repart sur les craintes d'anticipation. Si un jour elle a un enfant, elle aura une grossesse difficile, elle paniquera à l'accouchement, elle fera une psychose puerpérale, elle sera une mauvaise mère… (Les pensées intrusives et automatiques vont bon train !)

Puis elle change de sujet. Elle parle de son travail. Paradoxalement, malgré des angoisses, elle fait du bon travail. *« Je suis très estimée dans mon travail, mais récemment je n'ai pas supporté d'avoir cette bonne image, je devenais la référence, alors j'ai demandé à changer de service. »* Dans ce nouveau service, c'est beaucoup plus difficile avec les soignants ; elle assiste à des anomalies de fonctionnement mais elle ne dit rien.

(J'ai l'impression désagréable de ne rien piloter dans le déroulement de la thérapie ; je me sens quelque peu frustré par cette professionnelle de la santé qui ne me laisse aucune place. Pourtant elle « s'accroche » aux séances et son besoin de me parler est intense. Je me dis que je dois moi-même lâcher prise par rapport à mes habitudes de travail. Mais, d'un autre côté, je constate que, sans intervention de ma part, elle entretiendra ses propres résistances à avancer.)

Quatrième séance

« J'ai continuellement des pensées suicidaires, surtout quand je suis seule ; j'ai peur pour mon mari qui a subi un refus de changement de poste ; j'ai la

hantise de la mort ; le mot "mort" ou le mot "suicide" suffisent à me faire peur, comme si ma seule pensée pouvait déclencher la mort ou le suicide ; à partir de là, la radio envahit complètement ma tête. »

Elle convient qu'elle est prise dans une pensée magique. En fait, elle ne m'écoute pas, elle dit avoir peur de mes mots ; je n'ai aucune prise sur elle.

Elle est victime de deux pensées intrusives principales. La première : *« Il se pourrait que je me suicide ou que mon mari se suicide »* ; la seconde : *« Il se pourrait que je souffre d'une psychose ».* Son esprit est embrasé à partir de ces deux pensées qui sont dramatisées à outrance par toute sorte de cogitations ; elle a peu de rituels comportementaux, plutôt des évitements ; elle pratique des neutralisations mentales qu'elle ne consent pas à livrer.

Cinquième séance

Elle évoque une réunion de professionnels : *« J'étais mal à l'aise, avec l'envie de vomir ; je me suis mise à côté de collègues rassurants et qui me connaissent très peu ; je me suis immiscée dans leur conversation avec des propos rigolos pour faire bonne figure, mais au fond de moi les pensées se bousculaient... »* Elle poursuit : *« Je me dis par exemple : si t'as des pensées farfelues, si tu joues la rigolote, t'es pas quelqu'un de normal ; si t'as des pensées suicidaires, c'est que tu "travailles du chapeau". Si je suis approximative dans la description clinique de mes patients, je me dis t'es nulle, avec l'ancienneté que tu as, tu devrais être plus compétente, mais je me dis, alors oui, mais tout le monde a des failles ; tu ferais mieux de dire des choses sérieuses mais, si tu ne dis que des choses agréables, tu vas paraître louche, c'est bien la preuve que t'es une "sous-merde", oui, mais ton mari reconnaît tes qualités, oui, mais c'est pour cacher qu'il a envie de se suicider... »*

(Comment travailler dans un tel embrouillamini, qu'elle appelle sa « radio » et qui n'a rien à voir avec un fonctionnement psychotique ; il faudrait la faire glisser sur un autre plan de conscience ; mais elle ne me laisse aucun accès à son mental.) Je décide de l'orienter vers des faits, sur un terrain plus ferme, moins marécageux, à partir duquel un vrai dialogue pourrait s'établir : le contact avec ses parents.

Je lui demande comment ça se passe avec ses parents : *« Mon père a cherché à me téléphoner. Je cours toujours après sa reconnaissance. En fait, j'ai la haine de mon père, je veux le tuer ; je les déteste tous les deux, rien ne va jamais ; je réussi parfois à laisser éclater ma colère avec mon père mais, la plupart du temps, je me contiens, j'ai peur d'aller trop loin ; avec ma belle-mère, c'est encore autre chose ; il y a quelques semaines, elle m'a fait des remarques, m'a dit que je repassais mal le linge ; j'étais dans l'incapacité absolue de me défendre ; j'avais comme une agitation corporelle intérieure, comme si le corps bouillait ; avec mon père, je me retiens par peur d'aller trop loin, avec ma belle-mère, je coupe tout, c'est impensable de vivre ça. Ça a des répercutions au niveau professionnel : quand une patiente m'énerve, je me contiens, alors ça se transpose dans des obsessions et c'est mon mari qui prend ou qui m'inquiète. »*

(On voit ici poindre l'isolation, qui en fait est assez faible et qui consiste surtout en la retenue de ce qui est éprouvé : avec son père, elle ressent colère et désir de mort mais elle freine son agressivité ; avec sa belle-mère, le désir de mort est comme éteint avant qu'il ne surgisse, on a une zone vide ; je repère deux degrés de l'isolation. Jusqu'ici, la thérapie fonctionne comme une analyse. Certes, un travail s'effectue sur le mode transférentiel et contre-transférentiel. Je constate que ce type de séance ne permet aucune avancée. Sonia pourrait passer des décennies à raconter ses pensées sans que psychiquement rien ne bouge ! Jusqu'ici, je n'ai rien pu mobiliser de ma méthode visant la refluence. Je l'écoute et je pointe quelques éléments… Est-ce un passage obligé pour construire un cadre de sécurité ?)

Sixième séance

Aujourd'hui, Sonia m'apparaît plus communicante, moins défensive : *« Dans mon travail, je me sens très irritable, de moins en moins patiente. En réunion de service, je prends nettement position mais, après, je me sens mal. Mais c'est là pourtant ma vraie nature ; à l'adolescence, jusqu'à 13 ans, j'étais une petite fille hyper-énergique, très bavarde, assez capricieuse ; je faisais plein d'activités, en particulier du vélo ; mais je me suis repliée ; ma belle-mère m'a sans cesse humiliée, alors, comme je suis hypersensible, je me suis repliée dans une coquille ; je me suis mise à beaucoup manger ; ma belle-mère m'a donné l'image d'une "grosse vache". Mais le problème venait d'avant. Au décès de ma mère (j'avais 4 ans), j'ai perdu la place de princesse, on m'a donné tout de suite la mauvaise place, j'étais de trop, je rappelais le passé. Mon père et ma belle-mère m'ont cassée, broyée. J'ai tenu le coup jusqu'à l'adolescence mais, après, je me suis complètement écrasée et éteinte, j'ai cessé de lutter... Heureusement, à 18 ans je suis partie et ça m'a sauvée ! »*

Elle poursuit : *« Je voudrais retrouver ma vraie nature combative ; il va falloir habituer les gens à me voir autrement. Jusqu'ici, je me suis écrasée devant l'autorité ; je sentais le côté délirant de mon père quand il avait bu, j'ai accepté et même soutenu toutes ses conneries mais il faut que ça change ; mon père m'a fait peur physiquement pendant des années, il faisait régner la terreur ; je lui donnais toujours raison car j'avais peur qu'il me frappe ; il m'a claquée plusieurs fois. Le risque était réel. Je commence à réagir avec lui ; je lui ai dit récemment qu'il était hors de question qu'il vienne "bourré" à la maison ; je commence à l'affronter... »* (J'ai noté précédemment que l'isolation de l'agressivité à l'égard de son père est faible.) Elle conclut, désespérée : *« Ça ne va pas bien dans ma tête, j'ai toujours cette radio. Ces jours-ci, j'ai peur de m'évanouir devant le sang ; ça tourne indéfiniment dans ma tête ; tout est objet de souci ; j'ai peur de m'évanouir, de vomir, de perdre la face pour un oui pour un non. C'est invivable ! »*

J'ose lui proposer de faire un travail sur ses pensées qui tournent et retournent dans sa tête. Je lui dis que l'hypnose (elle sait que je pratique cette technique) rend de grands services pour aider à vivre autre chose que de la pensée. Elle répond vivement : *« Si vous m'obligez à faire de l'hypnose, je partirai en courant ! »* (Elle me perçoit transférentiellement comme un persécuteur ! Si l'exposition de la problématique est de plus en plus claire, son accès reste impossible !)

Septième séance

Premier temps

Elle arrive très agitée. Elle vient de vivre un drame avec son mari. Elle s'est fâchée avec lui. Elle lui a reproché d'être tout le temps sur son ordinateur et peu disponible à elle. *« Il s'est mis en colère et il a balancé l'ordinateur par la fenêtre. Il s'est cassé en mille morceaux ; mes angoisses se sont accentuées très fortement, c'est intenable, on n'arrive plus à se parler ! »*

Mû par une intuition subite, je lui propose de les recevoir elle et son mari ce soir même. Je me dis qu'on pourrait traiter *in vivo* un conflit et sortir de l'isolation de l'agressivité qui s'est mise en place dans le couple depuis plusieurs mois. Sonia accepte sans difficulté et même avec empressement, ce qui confirme que l'initiative était bonne. Sonia a l'impression que le travail qu'elle fait ici met le couple en crise ; elle me laisse entendre qu'elle ne peut évoluer que si le couple parvient à gérer ses conflits.

(Dans le cadre d'une analyse classique orthodoxe où le transfert est l'outil du travail primordial, ce genre d'invitation est impensable ; elle est possible dans le cadre d'une thérapie intégrative et plurielle. Jusqu'ici, la thérapie ne fonctionnait que de façon analytique… mais par défaut !)

Deuxième temps

Son mari se présente en séance relativement à l'aise, détendu, content de pouvoir exprimer ce qu'il ressent. Je pose la question-clef : *« Avez-vous l'impression que le travail que Sonia fait en séance met en difficulté le couple ? »* La réponse de son mari est claire et pertinente En substance, il rappelle d'abord que Sonia l'a beaucoup aidé au début du couple à gérer les problèmes qu'il rencontrait avec sa propre famille, son père en particulier ; il souhaite que sa femme arrête de « grogner » sans cesse, de se montrer irritable et de se défouler à la maison des contrariétés de son travail. Il souhaite qu'elle règle seule ses problèmes. Je fais remarquer à Sonia sur le ton de l'humour que les séances sont effectivement le lieu adéquat pour exprimer, travailler et régler ses problèmes.

Je pose la question symétrique à Sonia : *« Quel changement attendez-vous de votre mari? »* Elle souhaite qu'il arrête de *« faire l'autiste »* avec son ordinateur et qu'il s'occupe d'elle.

Tous les deux conviennent qu'ils ont un sérieux problème de communication. Il me paraît évident que le couple est un support de projection pour des problèmes qui viennent d'ailleurs : des familles, des lieux de travail. Je suggère : *« Le couple n'est peut-être pas le meilleur lieu pour résoudre des problèmes qui ne le concernent pas. Quels sont les vrais problèmes du couple ? Je vous prescris la tâche d'en parler entre vous régulièrement, c'est-à-dire quotidiennement. »* Ils repartent, préoccupés et dubitatifs…

Huitième séance

Sonia revient très agitée et fâchée. Elle exprime son ambivalence à l'égard de son mari : de l'amour, de la haine. Elle trouve qu'à certains moments il est méchant avec elle : *« On va divorcer, c'est la fin du couple. »* La séance précédente a accentué la crise du couple !

Elle continue : *« Je sens l'agressivité monter, il va falloir que je reprenne des anxiolytiques pour me calmer, j'ai envie de vomir, j'ai envie de pleurer... »* Puis elle évoque une magnifique métaphore de l'isolation : *« J'ai plein de trous noirs dans ma vie, il va falloir les retrouver et les explorer ! »*

Je sens que le moment est venu de lui proposer un travail. Pour la première fois, elle accepte de faire un travail en hypnose. La séance précédente n'a donc pas été vaine : *« Je vous suggère de remonter vers ces trous noirs pour les explorer. »* Elle accepte enfin !

J'utilise l'induction par fixation sur une image placée derrière mon fauteuil. A la fermeture des yeux, elle glisse facilement dans un état second, tout en continuant de me parler : *« Je vois le visage d'un homme... je touche son visage... j'ai le visage tout engourdi... je vois mon bébé, le bébé que j'aurai, qui vole dans les airs... je sens ma mère, elle tourne dernière moi, je sens sa présence... je vois mon père comme dans une fresque, son motif se répète à l'infini... »* Elle rouvre les yeux, apaisée, étonnée par l'expérience qu'elle vient de faire. Propos totalement énigmatiques. Je n'ai strictement rien dit. Quelque chose s'est élaborée en elle dans la boîte noire de son inconscient.

Neuvième séance

« La séance m'a fait du bien, j'ai vécu une séance sympa, j'ai eu beaucoup moins d'angoisses. Mais des souvenirs d'enfance reviennent et ce n'est que du négatif. »

(Le besoin de parler est intense. La précédente séance a ouvert la porte aux souvenirs. La défluence des pensées est en route. Elle me présente avec force et émotion une cascade de souvenirs en tous genres. L'isolation des souvenirs (hiatus dans la chaîne des souvenirs et atténuation des affects) s'érode ; des liens se font entre eux, les souvenirs retrouvent leur intensité dramatique.)

« Ma belle-mère a appelé, j'ai pu lui dire que j'avais vécu une enfance difficile. La théorie de ma belle-mère consiste à dire que je n'ai pas fait le deuil de ma mère. C'est un peu facile ! Ça ne justifie pas que j'aie été son souffre-douleur. Je n'ai pas osé lui dire... J'ai plein de souvenirs qui reviennent. Un jour, à un repas de famille, j'ai dû m'excuser pour une faute que ne n'avais pas commise. Étant enfant et ado, on m'habillait comme une "grosse vache", les photos sont horribles, je mangeais beaucoup mais je n'ai commencé à grossir qu'au début de mes études... Je me souviens d'un épisode. J'avais mal au ventre, mon père m'a conduite à l'hôpital sans rien me dire, je ne savais pas que j'allais être opérée, je suis reste seule un week-end entier. Comme je posais trop de questions, j'ai reçu une baffe d'un infirmier, j'ai été opérée le lundi et ma belle-mère a osé parler d'opération "de complaisance" ; on m'accusait de mentir, de fabuler...

L'agressivité me gonfle ; j'ai la haine. Je vais voir mes parents prochainement pour la fête de Pâques. Je ne sais comment leur parler, ma parole ne porte pas, n'a pas de prise, ils ont toujours raison. Héritière de ma mère, je subis des pressions au sujet de cet héritage... J'en veux à mon père d'avoir épousé cette femme. »

Je propose que la prochaine fois on reprenne un épisode douloureux pour le travailler. Elle me dit que ça lui fait du bien de parler de tout cela : *« On verra bien la prochaine fois dans quel état d'esprit je me trouverai. »*

(Je sens qu'il faut continuer d'y aller très doucement, je respecte son rythme sans forcer le travail)

Dixième séance

« Le week-end s'est bien passé. Mon père et ma belle-mère étaient contents de voir leurs enfants ; ma belle-mère a deux enfants dont un handicapé physique qui a toujours eu le droit de tout faire...

Mais la radio a repris de plus belle. Je n'en finis pas de dramatiser autour de mon couple ; je crois que c'est fini, les idées tournent et retournent quand je me retrouve seule, surtout le soir, ça me ramène à la solitude de mon enfance et de mon adolescence. Je suis seule, je vais me retrouver seule et ça tourne en boucle, je me déprime. Impossible d'arrêter. Combien de fois je me suis retrouvée seule ! » Elle est au bord des larmes. La souffrance est intense.

Je propose un travail sur sa souffrance avec la méthode de l'IMO, en recourant aux mouvements oculaires ; elle accepte car elle est à bout. J'utilise un script simple qui s'applique à une quantité de situations vécues : *« Je suis adolescente... je suis dans ma maison... j'entends mes parents qui parlent à la cuisine... je suis seule dans ma chambre... j'attends que quelqu'un vienne me voir... personne ne vient ; je reste seule toute la soirée. »* Durant l'exercice, au moment de la pause, elle évoque parcimonieusement des images mais abondamment avec des sensations corporelles de tristesse ; l'émotion est intense, elle a les larmes aux yeux. Ses yeux se ferment. Elle s'apaise peu à peu.

Onzième séance

Elle arrive triomphante : *« C'est silence radio ; j'ai arrêté de délirer ; j'ai réussi à travailler sereinement, à écouter mon mari ; ça a calmé mon agressivité et mon sentiment de solitude ; je me sens remplie de tout ce que je recherche par ma boulimie ! »*

Puis, curieusement, elle part sur un autre sujet qui n'avait jamais été évoqué : la souffrance de son mari suite à deux opérations du nerf cubital qui n'ont pas réussi et qui ont entraîné des douleurs permanentes très gênantes pour sa vie quotidienne. Elle raconte comment elle lui a servi d'infirmière, comme si l'évocation de sa souffrance à elle permettait de ressentir la souffrance de son mari. (Le couple semble s'être fondé sur une compassion réciproque.)

Douzième séance

Elle me dit que la radio revient épisodiquement, mais elle y adhère moins : *« J'ai trouvé une technique : quand une idée vient, mentalement je lui tape dessus avec une raquette ! Ça fait disparaître l'idée. Je sens un gros volcan en moi qui pousse dans les profondeurs. Mes idées viennent de là. »*

A la différence des séances précédentes, aujourd'hui elle est tout à fait disponible pour décrire en détail les idées qui obsèdent son esprit :

– D'abord, des pensées suicidaires : *« Il se pourrait que je me suicide ; il y a l'idée que moi ou mon mari, on ne pourrait pas se contrôler, si l'idée venait ; j'ai l'idée très forte que je ne contrôle pas ma vie, que je peux avoir des impulsions ; j'ai l'idée que mon mari pourrait également se suicider. C'est une pensée qui est apparue au boulot lors de l'hospitalisation d'une patiente suicidaire. »* (L'idée dérivée fondamentale est bien là : peur qu'elle-même ne puisse pas se contrôler et par projection que son mari ne puisse pas se contrôler.)

– Ensuite, d'autres pensées morbides : *« J'ai une maladie mentale, probablement une schizophrénie. »* Je lui fais remarquer que c'est un diagnostic évoqué pour le fils de sa belle-mère. (On est ici dans les cogitations explicatives du risque.)

– Enfin, des prévisions pessimistes : *« Mon couple est fini, il n'y a plus rien à faire ! L'idée est venue lorsque mon mari a cassé l'ordinateur, j'ai eu peur qu'il me frappe. »* (C'est une cogitation qui évoque et qui cache la question de l'agressivité de son père.)

Sonia évoque alors des souvenirs de violence avec son père : *« A l'âge de 19 ans dans le garage, j'ai dit à mon père "T'es con !", il n'a rien fait mais j'étais liquéfiée de peur devant sa colère ; quelque temps après, aux sports d'hiver, il m'a frappée, il m'a "beurré" la tête. Une autre fois, après une séance de leçon de maths, il m'a giflée ; une autre fois, il m'a enfermée dans le grenier pendant 2 heures ; une autre fois, il m'a donné des coups de chaussure dans le dos ; mon demi-frère m'a vomi dessus sans qu'ils disent quelque chose ; une autre fois, je voulais aller chez ma tante, je me suis pris une grosse vanne de la part de ma belle-mère ; quand j'ai fait des études, ils m'ont laissée crever de faim...*

Tout ça a été réactivé par la scène de l'ordinateur ! J'ai eu peur d'être frappée par mon mari. J'ai eu envie de fuir, de partir. Quand je pense à cela, ça fait revenir la radio. Ça tourne dans ma tête : partir, fuir, prendre les devants, anticiper, partir avant que lui ne parte ; j'ai terriblement peur de la solitude...

J'ai de la colère contre lui surtout parce qu'il ne veut pas avoir d'enfant, c'est ça qui est derrière ma colère. »

Je lui propose de choisir une scène parmi celles qu'elle a évoquées pour qu'on la travaille en IMO. Elle refuse catégoriquement : *« Ça m'angoisse trop aujourd'hui ! »*

(C'est le conflit avec son mari, refus d'enfant puis acte de violence, qui la fait régresser vers la violence de son père et de sa belle-mère. Elle bute sur quelque chose. Il y a une partie de son agressivité qui reste isolée. Certes, elle récupère de plus en plus de souvenirs, les connexions se font mais il y a quelque chose d'insoutenable qui la terrorise, dès qu'on s'approche du noyau central.)

Treizième séance

L'écoute attentive de ses souvenirs a fonctionné comme une IMO à bas niveau car elle me dit que, après une recrudescence d'angoisse pendant 2 jours, celle-ci s'est dissipée : *« Le silence radio s'est fait dans ma tête. »* Elle confirme, mais cette fois-ci paisiblement : *« C'est le refus d'enfant, suivi par l'épisode de l'ordinateur qui m'a fait exploser. »* Elle se souvient de la phrase de son mari : *« Un enfant, ça ne m'intéresse pas. A partir de là, j'ai monté en épingle toutes sortes de pensées, j'ai dramatisé dans ma tête des attitudes, j'ai tendance à oublier que je l'ai choisi pour son extrême gentillesse, son romantisme, son originalité et même sa marginalité. Alors, je ne comprends plus… »*

(La thérapie piétine. Je vois bien dans quelle direction il faudrait aller : explorer plus avant le ressenti de Sonia à l'égard de son mari, ce qui la mènerait sans doute vers le passé et vers les zones d'isolation. Des progrès ont déjà été accomplis dans ce sens : des souvenirs ont été récupérés avec leur force émotionnelle, mais il manque quelque chose. Elle a mis en avant ses peurs à l'égard de ses parents, elle a mis au jour sa colère à l'égard de son mari. Elle est moins dans la peur du suicide : du sien, qui retourne contre elle-même une agressivité tournée vers l'extérieur ; de son mari, qui exprime la peur des conséquences de sa propre colère. Tous ces processus font-ils écran à quelque chose qu'elle ressentirait en profondeur et qu'elle craindrait de ne pas maîtriser ?)

Quatorzième séance

Après la dernière séance, les angoisses ont repris de plus belle, toujours tournant autour de son mari.

Puis il s'est passé quelque chose. Elle a eu une grande explication avec lui. *« Nous avons pu nous parler sans exploser et se mettre d'accord sur un projet de bébé. Il a bien senti que je me préparais à une séparation. Il fait des efforts. Il a pris l'initiative de m'inviter au restaurant, il s'occupe de moi, il fait de la cuisine… Je me sens reconnue comme femme. Ça entraîne de bonnes conséquences sur notre vie intime. Je me sens plus calme, apaisée dans mes idées. Je trouve moins de raisons de lui en vouloir. Et lui peut mieux accepter l'idée d'avoir un enfant si sa mère est paisible. En fait, on peut faire un parallèle entre nos deux vies : lui aussi a été cassé dans son adolescence. Il était champion sportif. Ses parents ont refusé qu'il aille dans un lycée spécialisé. Ça l'a complètement anéanti. »*

Quinzième séance

« C'est presque le silence radio ; j'ai été parfaitement bien pendant 5 jours après la dernière séance. Ça m'apaise de parler. Il reste un petit bruit de fond. C'est toujours cette problématique de l'enfance, cette peur de tomber folle qui ont tendance à revenir ; c'est comme si j'étais étourdie, comme si j'avais bu un petit verre et que la pression artérielle montait. Mon enfance est là, elle n'est pas digérée !

Je remarque que la radio revient dès que je vis une frustration, dès que je subis une contrariété ou bien dès qu'il faut que je fasse quelque chose de pénible ; par exemple, je suis incapable de piquer un patient. C'est la panique et j'ai honte de montrer cette faiblesse ; je quitte le présent et je régresse vers le passé. Je culpabilise, je me reproche d'être incapable de supporter les difficultés de la vie. »

Je lui demande :

- *Vous dites que chaque frustration, chaque contrariété vous fait retourner vers le passé, mais qu'est-ce que vous allez rechercher dans le passé ?*
- *Je ne supporte pas de vivre l'agressivité ; je ressens le malaise dans mon corps.*
- *Que faites-vous de cette agressivité ?*
- *L'agressivité, je l'ai enfouie dans ma cervelle et mes chevilles ; ça sort aujourd'hui par rapport aux bonnes personnes.*
- *Que voulez-vous dire ?*
- *Je commence à parler aux personnes qui sont bonnes ; avec ces personnes, je peux sortir mon agressivité, j'assure, il ne se passera rien de grave !*
- *Et avec les autres personnes ?*
- *Dans l'enfance, j'ai essayé de répondre, de riposter mais avec mes parents ça n'avançait à rien, c'était trop dangereux, je recevais des*

coups. Aujourd'hui j'anticipe que mes réponses ne vont pas fonctionner, que je vais à nouveau en prendre plein la tronche ! Avec les bonnes personnes, je gère de mieux en mieux ; je voudrais affronter mon père et ma belle-mère.

(La patiente conscientise de mieux en mieux sa problématique, mais j'ai le sentiment que les paroles ne suffisent pas ; le fond du problème n'est pas atteint par un discours analysant ; j'ai conscience que le transfert parental qu'elle effectue sur moi freine considérablement le travail ; je tiens compte du transfert sans travailler dessus, mon cadre de travail n'étant pas analytique ; j'attends l'opportunité d'avancer, de l'orienter vers les confrontations esquivées.)

Seizième séance

« La radio a repris car j'ai eu une altercation violente avec une collègue. » En fait, ce qui l'a déconcertée, c'est moins l'objet du conflit (une sombre histoire de repas non adapté à une patiente !) que la façon dont elle a été traitée : *« Elle m'a traitée d'"ambivalente", d'"accaparante", de "non collaborante", tout ce que je ne veux pas être ! Elle m'a désavouée : à ces yeux j'ai senti que je ne valais rien, que j'étais une mauvaise fille ; j'ai fini par dire n'importe quoi, ce qui a confirmé ma stupidité aux yeux de ma collègue ! »*

Sonia ne souhaite pas faire un travail spécifique sur ce problème. Je dis : *« Vous pensez que moi aussi je vais vous faire du mal ? »* Boudeuse, elle ne répond pas. J'ajoute, réellement découragé : *« Comment vous faire comprendre que je ne suis pas là pour vous faire du mal mais pour vous aider à avancer et que parfois souffrir 10 minutes dispense de souffrir pendant des mois. »* Elle m'écoute, renfrognée, et ne répond pas.

Dix-septième séance

Je la sens très en colère contre moi. Elle est de nouveau envahie par la radio : *« Heureusement que j'ai le xanax »*, me lance-t-elle agressivement. Elle me reproche alors de vouloir *« l'enfermer »* dans une problématique obsessionnelle alors qu'elle pense qu'elle est plutôt psychotique. Le conflit avec moi devient un conflit diagnostique ! Je lui fais remarquer que, par-delà les questions de nosographie, elle a réalisé des avancées importantes. Je lui réponds, de façon paradoxale, que ça ne me gêne pas qu'elle se pense délirante si ça lui permet de ne pas l'être !

Elle me dit que son problème c'est qu'elle craint, ici comme ailleurs, d'être débordée par son agressivité. Je lui suggère de faire l'expérience de taper ici sur un coussin. Elle prend la panique : *« Pas devant vous, pas avec vous ! »* La tentative est un échec.

(Ne veut-elle pas prendre le risque de me faire mal ? Craint-elle de détruire son thérapeute ? Veut-elle que je conserve une bonne image d'elle-même ? Le transfert est une entrave au travail.)

Dix-huitième séance

– *Je sens une tension permanente à l'intérieur de moi, surtout au ventre ; elle augmente quand j'ai des frustrations, elle se relâche quand je me défoule ; il faudrait que je puisse taper et pleurer.*
– *Volontiers ! Qu'est-ce qui vous empêche de le faire ici et maintenant ? Il y a tout le matériel utile : des coussins, des kleenex...*
– *J'ai peur de perdre le contrôle ; j'ai peur d'utiliser ma violence de façon perverse ; mon père avait de la jouissance à exercer sa violence contre moi ; je me souviens d'un soir de fête où j'étais arrivée en retard... j'avais fait un coma éthylique... je ne veux pas découvrir que je suis comme lui ! »*

Il y a une forte intensité dramatique dans ce qu'elle exprime, et en même temps il a un bon rapport de confiance. Je sens que le moment est venu d'aller plus loin.

D'autorité, j'arrête ses paroles, je la fais taire, je lui demande de se concentrer sur la sensation dont elle se plaint au plexus solaire (elle dit : *« Ça tire ! Ça chauffe ! »*), de poser sa main droite en cet endroit, de respirer lentement sous sa main et d'imaginer une scène qui lui permettrait de défouler cette tension. Elle part dans un état de transe. Elle imagine alors qu'elle saute sur un rocher dans un torrent : *« J'ai 11 ans, mon père et ma belle-mère me gueulent dessus... je continue de sauter sans les écouter... mes parents disparaissent... je rentre à la maison... ma belle-mère m'attend : elle veut me balancer un rocher sur ma tête... j'ai mal... »* Je lui suggère, en mobilisant toutes les ressources qu'elle a acquises dans sa vie et celles qui restent latentes et prêtes à jaillir, de riposter et d'utiliser sa violence légitime puisqu'elle est en légitime défense. Alors, sans hésiter, elle imagine qu'elle fonce sur sa belle-mère, tape sur elle avec ses pieds, écrase sa tête et l'extirpe de ce lieu en la projetant au loin… Elle commente en même temps à voix haute ce qu'elle est en train de vivre.

Sonia reste longuement immobile, les yeux fermés, en silence. C'est le début des vacances d'été. Je lui fixe un RV pour la rentrée.

(J'ai utilisé la méthode MOSDAR, modification de la scène dramatique avec appel aux ressources, méthode que j'ai perfectionnée par la suite.)

Dis-neuvième séance

Sonia revient à la date fixée, exactement 6 semaines après la précédente séance. Elle est en arrêt de travail mais… pour une entorse au genou ! Elle va bien, même très bien. La radio ne s'est pratiquement plus manifestée pendant ces 6 semaines. Elle se sent reposée. Son couple va bien. Elle a pris plaisir à faire toutes sortes de bricolages.

Quand elle sent une tension se former au plexus solaire, elle respire dans cette tension et la fait monter au plexus cardiaque. Ça la fait pleurer et ça lui fait du bien. Souvent, après, elle a une remontée de souvenirs.

« Maintenant je sais que je suis intolérante à la frustration. Chaque frustration a tendance à produire de la tension au ventre et à produire des pensées. Mais maintenant je me dis : "Tu peux gérer ton problème." Il faut que j'arrête de cogiter et que j'apprenne à gérer mon agressivité. »

Sonia souhaite continuer à venir me voir. Elle a confiance en moi. Effectivement, je vais continuer de la voir tous les mois pendant 3 années pour une régulation de sa vie. L'objectif n'est plus de travailler sur ses pensées obsessionnelles, qui ne rejaillissent plus qu'en cas de frustrations importantes car elle sait les gérer. Nous travaillons sur les situations professionnelles et conjugales de sa vie et sur des problèmes de santé qui se sont greffés en cours de route.

[Commentaire

C'est un bel exemple de pensée obsessionnelle sans rituels, avec quelques évitements – dont l'évitement thérapeutique – et essentiellement des cogitations. L'essentiel des symptômes était l'embrasement de son esprit par des pensées obsessionnelles qu'elle appelait « sa radio ». La peur principale était de perdre la raison ou le contrôle dans un état de folie. En fait, il s'agissait d'une idée dérivée : la peur fondamentale était la peur de développer sans contrôle son agressivité. Cette cure confirme la problématique agressive sous-jacente aux TOC.

Cette cure montre la nécessité de tenir compte du transfert même si celui-ci n'est pas l'outil du travail. Elle illustre aussi le fait qu'il est tout à fait possible et souhaitable de respecter le rythme d'évolution du patient. Bien sûr, avec une patiente moins résistante, j'aurais pu aller beaucoup plus vite au but, j'aurais pu utiliser d'autres techniques, mais j'ai respecté sa personne et sa parole. La parole écoutée a été l'instrument premier d'évolution. Mais il est arrivé un moment où l'écoute ne suffisait plus. Une séance d'hypnose a été très utile mais c'est surtout l'IMO puis le protocole MOSDAR qui ont été les méthodes décisives : l'IMO a libéré l'agressivité bloquée par le traumatisme ; le protocole MOSDAR a permis de défluer l'énergie alimentant la radio et de la réorienter, selon la démarche régressive, vers les zones d'isolation. Ce qui maintenait l'isolation, c'était la peur des conséquences d'une riposte en direction du père (la peur d'être détruite), mais surtout, *in fine*, la peur de mobiliser à l'égard de ses adversaires une agressivité perçue comme perverse, de la même nature que celle de ses parents. Elle a osé utiliser et assumer son agressivité dans un seul cas légitime à ses yeux : la riposte à l'égard de sa belle-mère ; c'était le seul cas où elle pouvait s'autoriser à lâcher (de façon imaginaire) une violence totale. À partir de là, elle a découvert que son agressivité – le travail des 3 années suivantes l'a confirmé – n'était absolument pas de nature perverse.

Peut-on ici parler d'une pensée magique ? Oui, mais à faible niveau. On retrouve ici cette façon qu'ont les patients de sans cesse cogiter comme pour exorciser, tenir à distance, déjouer le malheur : ici, la peur de se confronter à ses parents. Les pensées obsessives ont quelque chose d'incantatoire.

On notera aussi l'intérêt de s'appuyer à certains moments sur les symptômes corporels.]

B. LE BLOCAGE TRAUMATIQUE (de type 1)

La distinction des deux types de traumatismes

Certains TOC proviennent de traumatismes caractérisés. Il est utile de rappeler la distinction entre deux sortes de traumatismes : les traumatismes de type 1, qui correspondent à un évènement traumatique unique et violent réalisant une effraction dans la personnalité ; les traumatismes de type 2, qui résultent d'évènements dramatiques répétés, laissant des traces et des empreintes dans la personnalité. A ce sujet, je préfère parler d'évènements dramatiques que traumatiques.

Le travail des traumatismes de type 2

En principe, la plupart des traumatismes de type 2 peuvent être travaillés avec la méthode MOSDAR. Nous avons vu que certains patients ont redouté les conséquences d'une riposte sans les vivre et que d'autres les ont vécues réellement en en mesurant les risques. La méthode MOSDAR permet de travailler aussi bien les situations dans lesquelles le patient a suspendu son agressivité parce qu'il a pressenti les conséquences d'une riposte que les situations dans lesquelles il a subi réellement – qu'il ait riposté ou non – une maltraitance durable et des évènements répétitifs difficiles. Le cas Sonia fournit une bonne illustration de circonstances répétées ayant entraîné une suspension de l'agressivité.

Le travail des traumatismes de type 1

Certains TOC trouvent directement leur source dans des traumas de type 1. Ceux-ci résultent d'agressions violentes et uniques effectuées le plus souvent par des personnes de l'entourage ; ils ont engendré un trouble précis que l'on nomme « stress post-traumatique » avec des symptômes bien caractérisés (flashs diurnes, troubles du sommeil avec cauchemars, phobies, excitation/nervosité). Ces traumas ont pour effet de provoquer une isolation spéciale que l'on appelle dissociation[399]. Dans ce cas, l'agressivité n'est pas refusée mais elle est bloquée, confisquée. Ce processus particulier peut aussi engendrer des TOC.

Dans les situations des traumas de type 1, c'est-à-dire lorsque le sujet a subi une effraction caractérisée dans sa personne, celui-ci n'en finit pas de se remémorer l'incident. Je propose de recourir à une des techniques[400] fondée sur les mouvements oculaires, la méthode IMO (intégration par les mouvements oculaires de Danie Beaulieu). Cette méthode, sans être

[399] Cf. première partie, pp. 92 et suiv.

[400] L'IMO et l'EMDR sont les deux techniques de travail des traumatismes par les mouvements oculaires.

intentionnellement un protocole hypnotique, s'effectue le plus souvent dans un état d'hypnose spontanée.

Dans l'expérience dont je peux me prévaloir, je constate que la distinction entre les deux types de traumatismes n'est pas aussi tranchée. Une suite répétée de traumatismes, à la faveur d'un traumatisme plus important que les autres, peut générer un stress post-traumatique. La méthode IMO peut donc s'appliquer à une scène cruciale dans une situation de traumatismes de type II.

Mais revenons au traumatisme de type I ayant engendré des TOC. Je rappelle quel en est le processus de formation :

– D'une part, lors de l'évènement traumatique, le sujet a été privé de la possibilité de réagir. Le trauma était tellement inattendu, impensable, violent et massif qu'il a bloqué toute possibilité de réaction. Le trauma réalise de ce fait une isolation forcée, qu'on peut distinguer de l'isolation induite par les situations précédentes. L'agressivité suspendue n'a jamais été déchargée. Je fais l'hypothèse que l'énergie bloquée alimente des pensées de craintes : le sujet redoute qu'un malheur semblable ne se reproduise. Les rituels servent à écarter magiquement ce risque.

– D'autre part, le souvenir traumatique demeure dans le psychisme comme une marque indésirable : il est comme un corps étranger inassimilable. Non seulement le trauma a bloqué toute possibilité de réaction sur le moment, mais il demeure inassimilable par la suite. L'inscription mnésique s'est effectuée directement dans l'hippocampe, c'est-à-dire hors zones cervicales. Il n'a pas été assimilé par la pensée. Ce corps étranger que le sujet ne parvient pas à éliminer génère une irritabilité permanente à l'égard de l'entourage. C'est une sorte d'agressivité défensive aveugle à laquelle le patient ne peut consentir car la cible de son agressivité n'est pas légitime. Cette agressivité d'irritation peut faire l'objet d'une isolation.

Ainsi donc, un double courant énergétique naît du traumatisme et contribue à activer des pensées obsessionnelles de malheurs, donnant lieu ensuite à des rituels et des évitements. C'est la situation que réalise le stress post-traumatique. Cette situation implique un travail de débriefing et d'abréaction particulier.

Dans le cas de la crainte de la destructivité et de ses conséquences (traumatismes de type II), l'agressivité est refusée. Dans le cas des traumas de type I, l'agressivité est bloquée et en quelque sorte confisquée.

La technique de l'IMO[401]

Le recours à la méthode IMO, basée sur les mouvements oculaires, permet la récupération de toutes les données sensori-motrices liées au trauma et leur assimilation émotionnelle et cognitive par les aires cervicales. J'ai eu l'occasion d'utiliser cette méthode dans de nombreux cas d'obsessionnels ayant vécu des traumatismes. Ce travail s'effectue rarement lors des premières séances, sauf dans le cas où le patient rapporte ses TOC à un traumatisme clairement identifiable. Ce travail permet d'abolir l'isolation forcée réalisée par le traumatisme. D'une part, il redonne au patient la possibilité de libérer et d'utiliser son agressivité défensive face aux agresseurs responsables de la situation traumatique. D'autre part, il débarrasse le sujet de l'agressivité irritative diffuse, ciblée sur un environnement innocent. J'ai obtenu des résultats spectaculaires à la suite de ce travail, à savoir la levée radicale d'obsessions et de rituels subséquents. Les cas Philippe (n° 12) et Gabriel (n° 13) sont, de ce point de vue, très éloquents.

Le sigle IMO est l'acronyme d'« Intégration par les Mouvements Oculaires ». L'IMO a été créé et adapté par Danie Beaulieu, psychothérapeute québécoise. Il s'agit d'une neurothérapie. Elle est indiquée dans le travail des traumatismes mais plus généralement dans tous les cas où des points douloureux liés à des évènements difficiles ne sont pas intégrés par le sujet et restent enkystés. Le traumatisme réalise une situation d'isolation qu'on pourrait presque qualifier d'exemplaire au sens où le souvenir n'est pas intégré à l'expérience de vie. Les mouvements oculaires du patient provoqués par la poursuite des mouvements de la main du thérapeute stimulent les zones archaïques du cerveau (l'hippocampe), qui restitue alors des informations isolées, parcellaires, en suspension, non intégrés par les aires corticales. Le but de cette neurothérapie est de faire apparaître des informations (images, pensées, sensations corporelles, émotions/sentiments), de diluer le traumatisme en élargissant les

[401] La méthode EMDR est plus connue et pratiquée que l'IMO. Les deux méthodes sont fondées sur les mouvements oculaires.

informations qui y sont associées, et de permettre son assimilation psychique et de s'en détacher. Bref, l'IMO provoque ce que Danie Beaulieu appelle un « nettoyage du passé ». Techniquement, le travail s'effectue de la façon suivante :

– Le thérapeute conduit des séries de mouvements (horizontaux, verticaux et obliques) couvrant la fenêtre visuelle du patient, qui doit suivre ces mouvements avec les yeux sans bouger la tête. La progression des mouvements est bien codifiée. Tandis qu'il effectue ce balayage, le thérapeute prononce fermement mais de façon monocorde quelques phrases incisives et percutantes qui décrivent en abrégé la scène traumatique dans les termes mêmes où le patient l'a racontée, comme si c'était le patient lui-même qui parlait. Les phrases prononcées par le thérapeute doivent être purement factuelles, sans expression d'émotion ni interprétation.

– Chaque série de mouvements dure environ 20 minutes ; le thérapeute s'arrête et demande au patient : *« Qu'est-ce qu'il y a dans votre champ de conscience : des images... des pensées... des sensations corporelles... des émotions... des mouvements... des envies... ? »* Les séries sont répétées.

– La séquence dure de 45 à 90 minutes.

– L'émergence de ressources pour intégrer la scène marque la fin du processus.

– Un mouvement circulaire récapitulant la situation et les ressources conclut la séquence.

Le thérapeute recueille des paroles sur lesquelles la prochaine séquence pourra rebondir.

– En principe on ne travaille qu'une ou deux fois sur la même scène.

Voici trois exemples de ce travail par IMO. Dans le premier cas, on a affaire à un évènement traumatique unique ; dans les deux autres, le travail porte sur une scène cruciale appartenant à une longue série.

> – Avec Thérèse, j'ai pu travailler très vite (au bout de 3 séances) en IMO sur le traumatisme à l'origine de ses TOC de contact (obsession de la contamination). Ses TOC avaient commencé à une date précise suite à une agression sexuelle commise par un ami. Le script est très simple : *« Ce soir-*

là, il me pousse sur le lit, il me déshabille brutalement, il me bloque, j'étouffe. » En cours de séance, elle me dit : *« J'ai envie d'agresser mon ami. »* L'isolation est abolie par la représentation mentale complète de l'agression : elle parvient, en mobilisant ses forces actuelles, à imaginer qu'elle repousse brutalement son agresseur. Ce travail fait baisser les TOC de 80 à 30 %. (Par la suite j'aurai beaucoup plus de difficulté à faire évoluer des TOC d'accumulation. Le travail sera interrompu suite à une discussion malheureuse avec la mère : celle-ci a interprété mes propos comme une accusation et a empêché sa fille de poursuivre les séances.)

– Etienne, étudiant en échec, souffre de TOC perfectionnistes. Il a vécu de nombreux traumatismes liés au comportement violent de son frère ; nous décidons de travailler sur une scène qui remonte à deux ans ; il s'agit d'une scène cruciale dont je prononce le script : *« Je suis dans la maison de campagne, maman est écroulée sur le sol, mon frère dit n'importe quoi, papa pleure, moi, je soutiens tout le monde... »*

– Les premières séances avec Gabriel (cas n° 13) portent sur les rituels de lavage des mains et de vérification de la route. Son problème est la violence. Il craint de ne pouvoir contenir son comportement. Des séances s'intercalent pour travailler sur l'arrêt de la pensée et l'installation d'un vécu sensoriel apaisant (vision de paysages naturels). Gabriel finit par mettre au jour ce qui avait été complètement occulté : les scènes de violence entre son père et sa mère dont il a été le témoin impuissant dans l'enfance et l'adolescence. Nous choisissons de travailler une scène cruciale encore très douloureuse : le jour où son père décide de quitter sa femme, celle-ci exerçant sur lui une violence constante. Je répète la description de la scène : *« C'est un jour d'été... on déjeune dehors dans le jardin... papa se lève de table... il dit qu'il va partir... maman hurle et balance des assiettes, je me mets à l'écart avec mon frère sur un talus... je vois papa qui s'éloigne... »* La séquence d'IMO dure 45 minutes jusqu'à ce qu'il me dise : *« Aujourd'hui, je me dis que c'est passé et que ça n'arrivera plus. »* Avant cette séquence, les rituels de vérification de la route avaient presque disparu mais persistaient encore ; les rituels de lavage n'avaient diminué que de moitié. Avec le travail en IMO, ceux-ci vont chuter à 5 %. Il me dit que les rituels de vérification de la route sont au point zéro sauf quand il a des contrariétés dans la journée.

Il s'agit d'une méthode extrêmement puissante. Elle a en particulier le pouvoir de faire cesser les ruminations. Je fais l'hypothèse d'une possibilité d'assèchement des rituels et des idées par ce travail à la source. Deux effets se produisent : le traumatisme enkysté n'est plus vécu comme un corps étranger agressif : il est reconstitué et digéré par les aires cervicales ; l'agressivité est libérée et se porte sur les cibles concernées.

Cas n° 12 : Philippe, un exemple de travail sur des TOC de procrastination liés à des traumatismes avec utilisation de la méthode IMO

« Comment faire un bon choix ? »

Première séance

Philippe est un jeune homme de 32 ans, marié et père de quatre enfants ; il travaille comme agent commercial dans un grand garage de la région. Le regard vif, très communicant et réactif, il dégage une forte présence.

Il m'expose son problème, problème en parfait décalage avec l'allure assurée qu'il donne à voir : *« Je suis un indécis, je change d'avis constamment, je diffère les décisions et, quand il m'arrive de décider, je culpabilise car je me dis que j'aurais pu mieux choisir ; le problème se pose pour moi uniquement dans le privé pour l'achat des biens, j'ai toujours besoin de l'aval de quelqu'un, ma femme en est exaspérée, c'est elle d'ailleurs qui m'a poussé à venir vous voir ; au travail, je suis très sûr de moi, je sais prendre seul et rapidement des décisions toujours judicieuses. Mais, dans le privé, je sens bien que je suis irritant. »*

L'achat des véhicules (voiture, moto ou camping-car) est pour lui un véritable calvaire : *« Ça prend des proportions énormes, ça envahit ma vie, ça me ronge, c'est devenu obsessionnel ; c'est un problème que je traîne depuis longtemps, j'ai toujours été comme ça, surtout depuis le collège. »* Il vient me voir pour que je l'aide à sortir de ce problème.

Je demande quel est pour lui le risque de décider rapidement : *« C'est de décevoir l'autre ; je me dis que je devrais toujours pouvoir trouver mieux pour faire plaisir à l'autre. »* Je m'enquiers, puisque le problème est ancien, s'il a un lien avec son histoire familiale : *« Probablement... Je n'ai pas de référent masculin, je me suis débrouillé tout seul ; ma mère était alcoolique ; mon père qui était marin a été très longuement absent ; il me mettait tout sur le dos ; selon lui, c'est parce que soi-disant nous, les enfants (il a un frère et une sœur plus jeunes), faisions les 400 coups quand ma mère s'alcoolisait ;*

c'était archi-faux, on était des enfants très sages ! J'étais quelqu'un de très dévoué et je le reste aujourd'hui ! »

Je perçois immédiatement à l'intensité émotionnelle suscitée par l'évocation de l'enfance que Philippe a vécu d'importants traumatismes et qu'ils ne sont pas digérés. L'indignation est patente : *« Mon père, quand il revenait de voyages au long cours, couvrait ma mère d'or et de cadeaux ; mais nous, on n'avait rien, tout juste de quoi manger ; il n'a jamais reconnu tout ce que j'ai fait pour mon frère et ma sœur ; c'est moi qui tenais le ménage, organisais les repas, faisais les courses, et cela depuis très jeune ; je surveillais les moindres faits et gestes de ma mère, j'étais sans cesse sur le « qui-vive », je cachais les bouteilles et quand elle réussissait à s'alcooliser, je protégeais mon frère et ma sœur des graves conséquences ! »*

Je lui demande s'il a pu un jour exprimer son ressentiment à ses parents : *« Non ! J'ai appliqué la loi du respect : on doit toujours respecter ses parents. Pourtant, j'étais en rogne et je n'avais pas de défouloir à ma colère ; je suis profondément déçu que mes parents soient passés à côté de ce que j'ai fait ; et je suis en colère contre moi d'avoir à être en colère contre eux. »*

(Le lien entre la procrastination et l'histoire familiale commence à apparaître ; la façon de parler de Philippe traduit l'isolation de l'agressivité. Il la nomme mais il tient à distance les affects ; à ce stade, j'ai l'intuition qu'il ne sera possible de faire évoluer les TOC qu'en effectuant un travail sur les traumatismes. Mais quelle méthode utiliser ?

Deuxième séance

Philippe revient sur ses TOC : *« Je n'ai jamais réussi à contenter mon père, je cherchais toujours à faire mieux mais en vain ; j'étais bon à l'école, ça ne l'a jamais contenté ; je faisais plein de choses bien pour la famille, il ne le voyait pas ; aujourd'hui, je veux toujours avoir mieux ; au moment de décider un achat, je me dis qu'on peut toujours faire mieux, que ça pourrait ne pas plaire à ma femme ou à mes enfants ! »* (Il fait clairement le lien entre la problématique et le choix du symptôme.)

Il m'explique qu'il a une boule au ventre chaque fois qu'il parle de ses parents. L'émotion est palpable quand il aborde ce sujet. Même si les traumatismes sont répétés, ils apparaissent extrêmement virulents et se rapportent à des souvenirs du même type. Ils se donnent à voir quasiment comme des traumatismes de type 1.

Je lui propose de vivre une expérience qui l'aide à digérer la souffrance de son passé qui est encore très présente. Je lui demande de choisir la scène de son enfance qui pour lui a été la plus difficile. Je note le script de la scène (uniquement des faits), que je vais travailler avec les mouvements oculaires selon le protocole IMO. Cette scène est le prototype de ce qu'il a vécu plusieurs fois. Je lui explique le principe. Il se montre très friand d'explications psychologiques. Voici le script retenu :

« J'ai 12 ans ; je rentre du collège, je suis dans la rue ; je vérifie dans la poubelle du dehors s'il y a une bouteille ; ce jour-là, il y a une bouteille, ma mère a donc bu ; je rentre dans la maison, ma mère n'est pas là ; mon frère et ma sœur me disent que maman est sortie ; je sais très bien où elle est ; je vais dans son bar préféré ; elle est accoudée au bar, elle déblatère avec des hommes ; je la prends par le bras et j'essaie de l'entraîner ; elle ne veut pas sortir ; les clients et le barman rigolent ; je demande au barman à téléphoner à un taxi ; je connais le numéro par cœur ; le taxi arrive, je pousse maman dans la voiture, elle râle ; on arrive devant la maison ; je la sors de la voiture ; je la couche à la maison ; j'ai du mal à dormir. »

Je répète une quinzaine de fois le script avec la gestuelle prévue par l'IMO. Chaque pause permet l'émergence de détails extrêmement précis ; la respiration est forte. Philippe entre de mieux en mieux en connexion avec sa colère qui monte ; puis la colère s'apaise ; il pense à ses enfants. Après le mouvement circulaire final, il reste longuement les yeux fermés au contact cette image.

Troisième séance

Il revient complètement détendu. Il me dit que la séance l'a apaisé. Il est intrigué par la méthode.

Il prolonge la séance précédente par un long commentaire sur ses parents : *« Mes parents habitent dans le Sud, je les vois peu, je suis peu enclin à discuter avec eux ; ma mère est très "séries télé", mon père a toujours "tout vu, tout entendu" ; c'est curieux, mon frère et ma sœur ont gardé de bons contacts avec eux ; moi, je n'ai rien à dire à mes parents, on n'a rien à se dire ; ils sont toujours en train de se plaindre ; ils ont complètement occulté les problèmes du passé ; chez moi ces problèmes restent très présents. Le couple de mes parents est très uni ; je ne sais pas trop si ma mère continue à s'alcooliser ; depuis le retour de mon père, ça s'est bien calmé ; ma mère dirige le couple, mon père s'est éteint peu à peu, il s'est mis sous la coupe de ma mère... »*

Philippe continue : *« Au fait, monsieur Michel, je n'ai plus d'indécisions comme j'en ai eu depuis l'enfance, je décide, je navigue, je me lance dans plein de choses ; je viens d'acheter un camping-car et sans hésitation, sans regret ! Je vais bien, c'est zen ! »* (C'est le scoop ! Ainsi donc, une seule séance a libéré sa colère bloquée ! Il ne semble plus craindre de déplaire ? La suite des séances confirmera complètement ce progrès. Le travail en IMO a permis à Philippe de récupérer sa colère à l'égard de ses parents en la ressentant pleinement et du coup a aboli l'isolation (traumatique) que subissait son agressivité et qui se trouvait déviée vers des cibles extérieures ; son indécision n'était qu'une suspension de l'action, un suprême évitement de déclencher des contrariétés, mais c'était aussi une forme de provocation ! Dans l'enfance, prendre une décision était pour lui un acte lourd de conséquences ! La vie peut désormais reprendre son cours normal.)

Quatrième séance

Je dois d'abord mentionner un incident qui m'a beaucoup interpellé : j'avais cru comprendre en fin de séance qu'il avait décidé d'arrêter les séances et, en conséquence, j'avais rayé sa séance de mon agenda. Or Philippe se présente à l'heure initialement prévue, surpris de ne pas être attendu, et nous discutons du malentendu. Il s'avère que j'ai fait un lapsus auditif, lapsus qui me place symboliquement du côté du père rejetant et indifférent. Dans un article reproduit dans le second tome, j'ai développé la notion de résonance. Comme toujours en pareil cas, je reconnais mon erreur et j'essaie d'en faire quelque chose. Comme Philippe est quelqu'un plein d'humour, je commente : *« Au moment où vous cherchez une pleine reconnaissance, avec votre thérapeute qui vous oublie, vous risquez le traumatisme ! »* Et il part d'un large éclat de rire !

Philippe me raconte ensuite qu'il a des soucis avec la voiture de sa femme. Le véhicule fait des secousses. Je remarque qu'il tousse en même temps qu'il me parle ! C'est lui qui s'occupe de l'entretien des véhicules. Il commente :

« Ma femme m'a engueulé mais j'ai répondu que je n'avais rien fait de mal, que ce n'était peut-être pas si méchant que ça ! »

(Je constate à la fois qu'il tient tête à sa femme mais qu'il exprime aussi une interrogation, un doute sur sa capacité à faire du mal : maintenant qu'il a récupéré ses forces bloquées par le traumatisme, que va-t-il en faire ?)

Philippe repart sur le sujet de ses parents : *« Je viens de téléphoner pour les fêtes ; mon père a refusé comme cadeau de Noël une webcam pour voir les enfants ; « ils » se plaignent de ne pas assez voir les enfants mais ne font rien pour ça ; ça me met en colère et ça me blesse ; je suis une bonne personne, ils continuent de me voir comme un paria ; ils ne me connaissent pas ; ils n'ont rien à faire de nous ; ils s'occupent du chien qu'ils appellent "mon fils" ! Un jour ma mère m'a dit qu'on était des accidents ! Sympa ! Mon père – qui était un homme très vivant – s'est renfermé peu à peu, surtout depuis la naissance de son deuxième enfant ; il a perdu sa joie de vivre ; si ma mère mourait, je crois qu'il pourrait refaire sa vie ; si ma mère meurt, je m'en fous, je ne lui pardonne pas ; avec mon père, il y a eu plein d'occasions ratées ; c'est dommage, il a été embarqué par ma mère ; il ne voit pas qu'il a un fils ; j'attends… »*

(La colère contre son père et sa mère, désormais mise au jour, est bien assumée ; mais derrière la colère se cachent une agressivité, une haine qui, elles, ne sont pas reconnues.)

Cinquième séance

Philippe vient de vivre la vente de son ancienne voiture et l'achat d'une nouvelle. Il a réussi à s'affranchir du *« choisir toujours mieux »* en prenant tranquillement l'avis du vendeur et de sa femme. Il a fait confiance : *« Ça m'a déchargé ! »* Il fait spontanément le lien entre ses précédentes difficultés et l'attitude de son père qui recherche toujours de belles choses. Il ne veut plus être comme son père. S'il recherche une belle voiture, un beau camping-car, ce n'est pas ça qui le rapprochera de ses parents.

Sixième séance

Il est fatigué par son travail qui le stresse. Il se pose beaucoup de questions sur l'accomplissement de soi. *« Dans ma vie, j'ai réussi à me sortir de situations incroyables. Mais maintenant, comment vivre bien ! Il y a des erreurs à ne pas commettre ; par exemple quand les enfants sont pénibles et qu'ils nous mettent en colère, ma femme et moi, on sort de la maison pour se calmer ; l'infanticide est la pire des choses ! »*

(Philippe se pose beaucoup de questions sur sa personne, sur la dangerosité et le contrôle de son agressivité en particulier.)

Septième séance

Je lui demande ce qui le met en colère dans sa vie. Il énumère : *« J'ai trop de travail ; récemment j'ai eu une cliente agressive ; en pareille situation, j'ai un temps d'arrêt, je sens ma colère, je ne supporte pas qu'on m'agresse sans comprendre le pourquoi ; tout de suite, je me ferme, je sens l'agressivité qui monte et je réponds sèchement, mais je dois me contrôler... Je n'aime pas le conflit ; quand c'est avec une personne qui m'indiffère, je peux laisser filer ; quand j'apprécie la personne, comme c'est le cas de ma femme, je saisis toutes les occasions pour éclaircir la situation et sortir du conflit... Curieusement, les situations de l'enfance n'ont pas allumé d'agressivité sur le moment. J'ai compris que l'agressivité n'apporterait rien. Je n'étais pas agressif. Je lisais beaucoup. Je m'intéressais à l'histoire. Ça m'a permis de ne pas être le sale gamin que j'aurais pu devenir...* (Voilà une extraordinaire description de l'isolation de l'agressivité !)

Mon frère, lui, a évolué sur un mode agressif. Il frappait ma mère. Pour moi ce n'était pas possible : on respecte ses parents... Je regrette que mon père se soit mis sous le joug de ma mère. Il était aveugle à ses manœuvres. Il ne voulait rien voir. Pourtant, à son retour, ma mère continuait à boire. Mon père peut être quelqu'un de super ! Il est très apprécié à l'extérieur. Je regrette qu'on ne se soit pas rencontrés. Il est sous l'influence de ma mère. Ma mère n'est pour moi qu'une génitrice, elle n'est rien pour moi. » (Cette remarque m'incite à être vigilant concernant le transfert et le contre-transfert.)

Huitième séance

Philippe me parle de façon libre et détendue de sa vie, de ses passions. *« J'ai acheté une moto, sans hésitation. C'est une Harley-Davidson 1903. J'ai un esprit collectionneur. Je la restaure. Je rêve souvent de motos fantastiques. »*

Neuvième séance

Philippe prend conscience que son travail lui convient moins. Il examine des projets de réorientation en passant des concours.

Dixième séance

Philippe exprime une immense déception à l'égard de ses parents. Il avait organisé un déplacement en camping-car dans le Sud pour les rencontrer. En fait, le séjour s'est très mal passé. Ses parents souhaitaient que leur famille reste dans leur maison et ne bouge pratiquement pas. Lui et sa famille souhaitaient visiter la région et associer au maximum ses parents à ces visites *« pour passer des bons moments ensemble »*. En fait, ses parents ne se sont pas du tout s'intéressés à ses enfants : *« C'est ça qui m'a le plus choqué ; ça m'a rendu triste, en colère, et fait pitié. Mes parents n'ont rien compris. J'ai senti que je voulais leur mettre une baffe. J'ai senti toute ma violence mais j'ai dit non. Je n'aime pas la violence. Je refuse la violence. Mon entourage me trouve sévère, autoritaire, mais, comme mes enfants m'adorent, ça me rassure. »* (Cet épisode de vacances lui a enfin permis d'entrer en contact avec la violence à l'arrière-plan de la colère ; et il a su la maîtriser grâce au balisage de l'interdit de la violence.)

Il examine un projet de réorientation dans le milieu scolaire.

Il souhaite continuer à venir me rencontrer, *« Je veux venir simplement pour parler de mes projets car mon problème est résolu. »*

[Commentaire

Le cas est spectaculaire. On accède directement au niveau 1 ! L'isolation de l'agressivité alimentait le symptôme, c'est-à-dire l'hésitation. Comment la comprendre ? L'hésitation suspend la confrontation à un problème majeur : s'il ne choisit pas à la perfection, il va déplaire et va se trouver confronté au profond ressentiment qu'il voue à son père et à sa mère. Une fois encore, il va déplaire à ses parents à qui il n'a jamais su plaire, et ça le blesse et le révolte. Cela le ramène au fond de lui à une violence qui le ronge et lui fait très peur. La procrastination suspend le problème.

Colère et agressivité ont été bloquées d'une double façon :

Premièrement par l'ambivalence des sentiments, compte tenu de l'éthique de référence : on ne doit pas être agressif avec ses parents. L'hésitation d'aujourd'hui porte sur deux alternatives : imiter son père qui choisit toujours le plus beau et peut-être se donner des chances de se rapprocher de lui par complicité ; refuser de lui ressembler compte tenu de l'absence de reconnaissance dont il fait l'objet.

Deuxièmement par les traumatismes de l'enfance : les nombreuses expériences vécues ont plongé Philippe dans l'impuissance et la sidération et ont provoqué une dissociation le privant de la possibilité de ressentir et de réagir. C'est sans doute ce que vivait Philippe dans les moments d'hésitation : il paraissait planer au-dessus des choix évités.

Le travail par IMO a été rapidement décisif. Le patient a récupéré son énergie agressive isolée et bloquée. À partir de là, la thérapie a permis à Philippe de « recontacter sa colère », puis son agressivité (haine et violence) à l'égard de ses parents, cette reconquête ne se posant pas exactement de la même façon à l'égard du père (ambivalence/déception) et à l'égard de la mère (haine, souhait de mort). Dans un premier temps, le travail sur le trauma a libéré la colère. Les séances suivantes ont permis l'expression, la reconnaissance, l'élaboration de la violence. La première partie de la thérapie a été technique (IMO). La seconde partie l'a été beaucoup moins. L'élaboration s'est faite à travers des récits de vie sur la base d'un transfert positif.

Le côté magique est peu présent. Il a sans doute été présent, à l'époque de l'enfance, dans le choix d'une déconnexion brutale de l'agressivité : on n'agresse pas ses parents, un point c'est tout, et on fait comme si de rien n'était !]

Cas n° 13 : Gabriel, un exemple de travail sur des scènes traumatiques à l'origine de TOC de lavage et de vérification

« Je m'en lave les mains »

Première séance

Gabriel est un jeune homme de 33 ans, marié, père de deux enfants de 4 et 2 ans. Il se présente comme un technicien hautement spécialisé dans l'industrie du nucléaire ; il réside dans un petit village et doit effectuer un trajet de 60 km tous les jours pour se rendre à son travail dans une ville industrielle. C'est un grand et bel homme, d'allure athlétique, dégageant une grande force, mais sa démarche voûtée et son regard inquiet contrarient l'impression positive qu'il diffuse.

Il m'explique : *« Je ne me sens pas très bien dans ma peau, j'ai des angoisses, je souffre de TOC ; je vérifie sans cesse et je psychote. »* C'est son médecin traitant qui l'a envoyé à moi. Il est sous paroxétine mais, malgré ce traitement, les symptômes n'évoluent guère.

Gabriel présente deux sortes de TOC. D'abord des TOC de lavage : il se lave les mains 10 à 15 fois par jour, toutes les fois qu'il touche quelque chose de sale ou toxique (poubelles, déchets…). La peur sous-jacente est précise : il n'a aucune crainte pour lui-même, il craint de contaminer les autres.

Le TOC est très ancien : quand il avait 14-17 ans, il a eu un premier accès : il passait jusqu'à 3 heures par jour à se laver les mains, il refaisait 10 fois ses lacets, il avait la psychose du sida : *« C'était l'enfer ! »* Il a réussi par lui-même à *« prendre le dessus »* mais les TOC sont revenus de plus belle depuis quelques mois.

Ensuite, il souffre de TOC de vérification : *« Lorsque je conduis, j'ai sans cesse peur de blesser quelqu'un ; dès que j'ai un doute, j'effectue un demi-tour et je refais la route en sens inverse. »* Ce comportement a des conséquences négatives : il arrive constamment en retard à son travail et à la maison. Il est à la limite d'avoir des ennuis avec sa direction. C'est pourquoi il a consulté mais les médicaments n'ont pas d'impact sur son trouble.

Dans sa tête, le sens des symptômes est clair : *« J'ai sans cesse peur qu'il n'arrive malheur à mes proches. »*

Il révèle un autre souci qu'il ne relie pas aux TOC : il culpabilise de ne pas pouvoir contrôler ses énervements : *« J'ai eu la main lourde sur ma fille, entre 0 et 2 ans, j'étais trop sévère, il y avait des fessées, des gifles qui partaient parce qu'elle pleurait beaucoup, je n'arrivais pas à me contrôler. »* En fait, sa fille souffrait de graves difficultés de développement. Une suspicion d'autisme a été émise. Il se culpabilise d'avoir été à l'origine du problème de sa fille. Je lui fais remarquer que, si vraiment un diagnostic d'autisme est posé, il faut prendre en compte la dimension génétique du problème. Ma parole ne le rassure pas vraiment. Il y a donc un troisième symptôme latent : la crainte de ne pouvoir contrôler son impulsivité. (Chez lui, le risque de passage à l'acte a bien existé à un moment de son histoire ; les TOC ont pu servir à contrôler le risque que son agressivité faisait encourir à sa fille.)

Il me parle de son passé familial. Il a vécu une histoire très tourmentée. A l'adolescence, il a vécu la séparation de ses parents. *« Ma mère était hyper-violente : elle me giflait souvent et mon père, de son côté, me dénigrait constamment ; mes parents se disputaient sans cesse ; j'étais le "vilain petit canard" de la famille ; ma mère était très colérique, elle balançait des assiettes contre nous tous ; quand j'étais adolescent, ma mère a fini par nous quitter, elle est partie dans un quartier populaire d'une ville proche, elle a fait trois tentatives de suicide ; puis ça s'est terminé par une demande de divorce de sa part ; elle m'a obligé à écrire que mon père avait une maîtresse ; mon père était fou contre moi, il s'est défendu et il a gagné le divorce ; par la suite je me suis réconcilié avec lui ; d'ailleurs, depuis quelque temps, mes parents se reparlent et se revoient ; j'ai eu beaucoup de difficulté à suivre des études, j'étais très nerveux, j'ai redoublé de nombreuses fois, mais j'ai réussi à arracher un BTS ; j'ai aujourd'hui un travail très valorisant touchant à la haute technologie ; après la séparation de mes parents, j'ai réussi à me calmer ; mon couple m'a fait du bien ; avant la naissance des enfants, j'étais euphorique, mais tout est redevenu très compliqué à la naissance des enfants, les TOC sont alors apparus. »*

S'il vient me voir, c'est parce que son médecin lui a dit que je pouvais l'aider à se débarrasser de ses TOC. Il commente ses troubles : *« Je rechute dans des comportements que je juge idiots mais nécessaires : mais comment passer outre ? »*

Comme Gabriel est quelqu'un de très ouvert et qu'il dispose d'une bonne capacité d'auto-observation, je lui enseigne le schéma des TOC : il adhère tout à fait à l'idée que les TOC servent à éviter que des malheurs n'arrivent à ses proches. Il veut au contraire du bien à ses proches, à sa fille en particulier. Je lui suggère de garder cette préoccupation qui l'honore, mais lui propose que nous recherchions ensemble un moyen plus économique que les TOC pour y parvenir. De cet échange, il repart avec un soulagement considérable : il réalise que ses fonctionnements ont un sens et il a le sentiment d'avoir été compris.

Deuxième séance

Il me dit que la première séance lui a beaucoup plu, d'autant plus qu'il craignait de venir : *« J'avais peur de ce que vous alliez me faire... »* J'interroge en complétant l'interrogation : *« Vous critiquer ?... Vous frapper ?... Vous violenter ?... »* Il sourit et me dit qu'il a été « frappé » par une phrase que je lui avais dite incidemment lors de la première séance : *« Vous me parlez comme s'il y avait comme un volcan en moi. »* Il poursuit : *« Moi qui ne veux faire aucun mal à une mouche, je me reproche de m'être énervé sur ma fille, d'avoir été violent avec elle ; il y a des jours où je sens que ça monte en moi comme un volcan... faut que je retienne le volcan. »*

Il est resté enthousiaste et détendu un jour durant après la séance : *« Le volcan était calme puis les TOC ont repris. »* (Les TOC paraissent servir à contenir le risque de violence.)

Je lui demande de faire un récit plus détaillé de ses TOC.

– Ses TOC sur la route : *« En fait, je cogite tout le temps ; par exemple, je me dis, il se peut qu'un scooter suicidaire arrive sur la droite à toute vitesse, alors je serai en tort ; je cogite tout le temps et je ne regarde pas la route ; mais pour rien au monde je ne veux être responsable de la mort de quelqu'un, je ne veux prendre aucun risque pour les autres ; mais comme je n'ai pas regardé attentivement la route à certains croisements, je me dis que j'ai peut-être blessé quelqu'un ; je ne sais plus ce que c'est que regarder normalement, comme font les autres conducteurs ; la pensée, le doute, me suit ; si au bout d'une heure la pensée me suit toujours, je fais demi-tour ; quelquefois ça se passe tout seul ; mais je perds beaucoup de temps, surtout au retour, ma femme s'en plaint de plus en plus ! »*

– Ses TOC de lavage : *« C'est en permanence que je me lave les mains ; il suffit que j'aie le contact avec un objet sale, j'éprouve aussitôt le besoin de me laver. Je me lave tout le temps, quand je vais aux toilettes, quand je mets la main dans la poubelle, quand j'ai touché le sol et surtout quand je rentre du travail car au travail je touche sans cesse plein de matériaux toxiques ; je me dis, je ne veux pas contaminer mes enfants. Il suffit que je passe devant la porte des WC où se trouve le lavabo, même sans raison particulière, j'éprouve le besoin de me laver les mains. »*

C'est ce TOC qui le préoccupe le plus. Je propose de travailler sur ce TOC de lavage des mains avec le PSG. Nous convenons d'abord d'une norme. Je l'interroge : *« Quand est-il socialement normal de se laver les mains ? »* Il me répond : *« Avant les repas (c'est une question de convenance sociale) ; quand on va aux toilettes (c'est une question d'hygiène) ; quand on met les mains dans la poubelle (c'est une question de prudence). » « OK*, dis-je, *vous disposerez de ces trois jokers ; mais, lorsque vous vous trouverez devant la porte des WC où se trouve le lavabo, en l'absence d'une de ces raisons, vous suspendrez votre geste ! »* Il est d'accord.

Dans une phase de préparation, je développe le protocole suivant, en prenant bien soin de lui laisser entendre qu'il ne va pas vivre un acte de volonté mais quelque chose qui va lui arriver (dissociation) :

– il va se trouver devant la porte des WC, en l'absence de motif de se laver les mains ;
– son bras va se lever et va toucher son menton, mais le geste d'ouvrir la porte va se trouver suspendu ;
– il sentira sa respiration traverser le malaise ;
– après une phase de montée, de plafonnement du malaise, il va sentir que celui-ci décroît ;
– il sentira son bras s'abaisser en même temps que baissera le malaise ;
– lorsque le bras sera retombé, alors tout son corps se remettra en mouvement pour faire autre chose et passer outre.

[J'utilise ici un protocole assez proche de celui qui est préconisé par la thérapie comportementale. Par la suite, j'insisterai davantage sur la bulle hypnotique qui crée une césure que sur la réduction de l'angoisse qui baisse avec le temps.]

Dans une seconde phase, je commence le récit de l'expérience imminente qui va se dérouler dès son retour à la maison ; je parle de façon assez autoritaire : *« Vous êtes devant la porte des WC… votre main s'est levée et touche votre menton, votre corps est immobile, vos yeux fixent la poignée. »* Ses yeux restent fixés dans le vide ; je perçois une angoisse intense ; la main s'abaisse tandis que je me contente de répéter : *« Votre respiration accompagne le mouvement de votre main. »* La main finit par s'abaisser. Il pousse un grand soupir et me dit à nouveau : *« J'avais peur de ce que vous alliez me faire. »* L'expérience a duré 3 minutes environ.

Troisième séance

Il revient et me raconte ses expériences. Il a réussi à diminuer les lavages de 50 %. Le soir de la séance, c'était difficile : *« L'idée de renoncer au lavage me fait frissonner car je sens un risque : c'est la mort, je peux donner la mort. »* (Il perçoit bien que, s'il renonce au TOC qui maîtrise magiquement la mort, il va se trouver confronté au risque de donner la mort à des inconnus et à ceux qu'il aime.)

Durant la séance, il produit des images qui le font effectivement frissonner : il se voit *« toucher »* ses enfants, sa femme avec des mains sales. Malencontreusement, je lui demande s'il peut s'habituer en les regardant longuement à ce genre d'images : il ne veut pas aller dans cette direction. Impossible de s'habituer à de telles images ! Il me dit même : *« C'est malsain de s'habituer à ça ! »* (Un flooding serait insupportable. Le problème n'est pas tant de s'habituer à des images négatives, agressives que d'avoir le sentiment de pouvoir maîtriser l'agressivité.) Comme l'angoisse a beaucoup monté, Je termine la séance en le mettant simplement au contact de sa respiration, expérience qui l'apaise.

(Je perçois combien le risque de faire mal est anxiogène ; dans ce cas, l'agressivité ne semble pas très isolée, de toute évidence elle affleure. Le problème n'est sans doute pas tant de la ressentir que de pouvoir la maîtriser ou de la diriger dans la bonne direction)

Quatrième séance

En fait, il me dit qu'il va beaucoup mieux sur la route. Or nous n'avons pas vraiment travaillé sur le sujet ! Quand il conduit, il se raccroche à cette pensée (qui est une forme de neutralisation) : *« Ce n'est pas si grave, je ne suis pas un mauvais garçon. »* Il déplore d'être sans cesse *« dans la lune »* ; il cherche à être plus conscient, à être plus attentif à la route. Il recherche un emploi plus proche de chez lui.

Si globalement il ressent moins de craintes, il précise dans quel sens elles vont maintenant : *« Je me sens capable de faire du mal à la maison ; la preuve, c'est que j'ai été capable de faire du mal à ma fille. La violence ça peut m'échapper car je suis très impulsif ; c'est ça qui m'angoisse ! »* (C'est la contamination par les mains qui fait problème. Il est moins inquiet par le mal qu'il peut faire sur la route que par le mal qu'il peut faire à la maison. Tout se passe comme si la saleté le mettait en contact avec son agressivité bloquée.)

Je lui propose une séance d'hypnose à partir d'une métaphore : il s'envole sur une planète où ses problèmes sont résolus : il développe une acuité visuelle et auditive très performante, il se meut avec liberté et aisance, avec la conscience de faire de bonnes choses. Il se réveille en me disant : *« Je me sentais libre et bon. »*

Cinquième séance

Il confirme qu'il pratique moins de vérifications sur la route. Il ne fait pratiquement plus demi-tour. Il me décrit comment il s'apaise : il cherche des pensées positives : *« Ce n'est pas si grave, je ne suis pas un si mauvais bougre. »* (Ce sont encore des neutralisations.) Mais surtout, il apprend à être attentif et découvre de mieux en mieux comment il fait pour être inattentif. Il constate aussi l'importance du sommeil. Quand il a bien dormi, il se maîtrise mieux, il est moins angoissé. (Avec la réduction des rituels de vérification, avec la pacification de certaines pensées, la refluence se poursuit. A quoi va-t-elle mener ?)

Gabriel confirme qu'il cherche un autre travail, certes pour se rapprocher mais aussi parce qu'il veut quitter un travail *« qui peut servir à tuer »* (il est dans le nucléaire).

Il se questionne : *« Qu'est-ce qui allume mon impulsivité ?... C'est quand quelqu'un fait n'importe quoi, alors j'ai envie de faire justice moi-même par la force et la violence. »* Il évoque alors longuement la violence de sa mère : *« Je sentais la colère de maman monter et ça partait ! Elle m'a donné des gifles jusqu'à 17 ans et je me laissais faire ! »*

Sixième séance

« Ça va de mieux en mieux, Les TOC ont tendance à se réduire. Mais ça continue à me démanger dans les mains, la saleté allume mes mains, ça me soulage de me laver les mains. » (Ici, le rapport entre l'agressivité et le lavage des mains apparaît nettement.)

Gabriel reprend l'histoire du divorce. Il n'aurait jamais pu vivre avec sa mère : *« Aujourd'hui, ça reste encore très difficile quand ma mère cherche à me commander, et puis j'ai peur de ce qui peut se passer quand je suis avec elle lors d'un repas. Quand elle me commande, elle me bloque. Le contact avec elle est très difficile. Ça me renvoie au passé. J'ai comme des flashs. »* (La dimension traumatique du TOC devient une hypothèse plausible. Quelque chose n'est pas élaboré dans son rapport à sa mère.)

Je propose alors de travailler le traumatisme avec la méthode IMO. Nous choisissons une scène cruciale, la plus violente à laquelle il ait assisté. Voici le script construit à partir de ses propres phrases, script que je lui répète en dessinant les figures préconisées par Danie Beaulieu : *« Le repas a commencé, mon père veut s'en aller, je suis sous le noyer avec mon frère et ma sœur. Le ton monte, ma mère se met à balancer des verres, elle crie, insulte mon père, je suis sur la rocaille, je regarde la scène de loin, c'est dangereux, je finis par partir. »*

La séquence dure 40 minutes. Gabriel produit une grande quantité de pensées, de sensations, d'émotions, il associe plusieurs souvenirs. Il libère et exprime une puissante haine pour sa mère, de la tristesse pour son père et un sentiment de protection pour sa sœur. La séance présente une grande intensité émotionnelle. Il sort comme « lessivé ». Il constate : *« Mes mains cherchent à éteindre la haine. »* Il convient que ce qui bloquait son agressivité, c'est sa culpabilité de haïr sa mère et la peur de subir ses terribles représailles.

(Comment expliquer ses passages à l'acte sur sa fille ? Je parlerai d'évitements échoués. Les pleurs de sa fille ont pu lui rappeler le comportement irrationnel et un peu fou de sa mère. L'attitude de sa fille le ramenait à la haine bloquée contre sa mère et à l'envie de la frapper. Au fond, il en voulait à sa fille de le reconnecter à des pulsions qui n'étaient pas élaborées et qui étaient faiblement isolées. Mais, fondamentalement, c'est à sa mère qu'il vouait de la haine, pas à sa fille).

Septième séance

Gabriel revient apaisé. Les rituels de la route, déjà bien estompés depuis quelque temps, ont presque totalement cessé. Ce qui est nouveau, en revanche, c'est la quasi-disparition du lavage des mains, leur effacement à 95 % ! (Tout se passe comme si l'agressivité bloquée à l'encontre de sa mère avait été isolée et avait provoqué, comme effluences, des pensées dérivées de peur d'écraser des passants ou de contaminer ses proches. Dès l'instant où la haine pour la mère a été libérée, l'agressivité stagnant dans les mains a été asséchée.)

Gabriel remarque que certains jours, quand il est fatigué ou quand il rencontre une contrariété, il se remet à « psychoter ». Mais pas pour longtemps, il sait mieux comment s'apaiser.

Il me dit aussi qu'il voudrait travailler dans le social. Il a réussi à parler à sa mère, calmement. Celle-ci commence à s'interroger au sujet du passé. Il remarque qu'au fil des années elle s'est peu à peu apaisée. La présence de ses petits-enfants lui a fait du bien.

Il n'était pas prévu les séances s'arrêtent. En fait, sans explication, Gabriel n'est pas venu à la séance suivante. Il n'a pas répondu à mon appel téléphonique. A ce jour, j'ignore totalement sa situation. Je ne sais absolument pas où il en est.

[Commentaire

Ce cas confirme l'existence d'une hiérarchie dans les symptômes : chez Gabriel, c'est le rituel du lavage qui était le plus important et le plus proche de la source. Il illustre aussi le blocage de l'agressivité par l'effet du traumatisme et la production d'effluences sous forme de pensées d'accident et de contamination. Enfin, le cas Gabriel montre que l'isolation peut être partielle et même légère. Elle n'est pas une affaire de tout ou rien.]

Document 19 : Les techniques d'hypnothérapie dynamique pour le traitement de l'agressivité

Traitement de l'agressivité neutralisée par l'isolation	par la peur des conséquences d'une mobilisation agressive	- modification du déroulement de la scène dramatique avec appel aux ressources (MOSDAR) - théâtre des mains de Rossi pour le traitement des conflits - ancrage des ressources pour le traitement du sentiment de faiblesse
	par la peur de la destructivité elle-même	- identification et dialogue des parties de soi agressives (méthode IFS : accès direct)
Traitement de l'agressivité confisquée par les traumatismes	traitement des traumatismes de type II (répetés)	- modification de la scène dramatique avec appel aux ressources (MOSDAR)
	traitement des traumatismes de type I (un unique traumatisme)	- techniques de l'IMO ou de l'EMDR

CONCLUSIONS À L'HYPNOTHERAPIE DYNAMIQUE

1. Scène originelle, cruciale ou archétypale ?

L'isolation, réalisant un processus de dissociation entre l'affect et la représentation, neutralise une agressivité perçue et vécue comme insupportable. La représentation demeure, mais l'énergie libérée alimente un mouvement d'effluence ou de dérivation en direction du mental.

La démarche thérapeutique (le TREC) inverse le processus et initie un mouvement de refluence vers les origines du problème. Elle est régressive puisqu'elle part des symptômes les plus superficiels pour aller vers les fondements. Elle n'est récursive qu'au sens où elle passe plusieurs fois par les mêmes axes de travail.

Sous l'effet de la refluence, des souvenirs décisifs apparaissent, visant les moments où l'isolation s'est produite. Certains déjà connus prennent un relief particulier. Ils correspondent à des scènes au cours desquelles le patient s'est confronté à son entourage. Je les appelle « scènes originelles ». Plusieurs cas peuvent se produire :

– Dans le cas des TOC produits par un trauma unique ou par des traumatismes répétés, on travaille toujours des scènes primitives historiquement situées. Si l'isolation s'est produite massivement et instantanément, on travaille alors sur l'unique évènement qui a provoqué le traumatisme ; ou bien alors – et c'est le cas le plus fréquent –, si l'isolation s'est produite à la suite de traumatismes répétés, on travaille sur une scène particulièrement marquante qui représente toutes celles qui l'ont précédée et qu'on peut appeler « cruciale ».

– Dans les autres cas (peur des conséquences de la destructivité et peur de la destructivité elle-même), il est quasiment impossible de décider si telle ou telle scène marquante évoquée par le patient est à l'origine de l'isolation. J'ai peu à peu réalisé qu'il était difficile d'arriver à un évènement fondateur, historiquement situé, d'autant plus que l'imagination et la fantasmatisation peuvent aussi affecter la mémoire. La scène évoquée paraît avoir une fonction de représentation ou d'illustration de moments qui n'affleurent pas forcément à la mémoire. À l'instar des précédentes, on peut décider d'appeler ces scènes des « scènes cruciales ». C'est le travail de ces scènes qui va permettre l'abolition de l'isolation.

– Il est des cas où l'isolation est si forte qu'il n'est possible de l'atteindre et de la déjouer que par scène interposée. J'ai observé plusieurs cas dans lesquels le contenu isolé était inaccessible. Tout est lisse, rien ne transparaît. On peut supposer son existence, mais on ne parvient pas à travailler directement sur elle. J'ai souvent eu l'impression que l'isolation était comme un trou noir inaccessible, un point aveugle, dans lequel viennent s'évanouir les agressivités ou les velléités d'agressivité subséquentes.

– Il y a des cas où le travail de refluence ne mène pas à proprement parler à des souvenirs mais plutôt à des scénarios imaginaires de violence, mixte de fantasmes et d'éléments empruntés à la réalité, scénarios dans lesquels le patient dit être dramatiquement immergé, avec un vécu de menace de destruction de soi et/ou d'autrui. Je les appelle des « scènes archétypales ». Elles sont du même ordre que le fantasme œdipien qui structure le vécu des patients hystériques. Les évènements réels se trouvent alors complètement transformés par l'imaginaire.

Ainsi, on rencontre trois sortes de scènes primitives ou premières[402] :

a) Des scènes originelles, soit ponctuelles, soit répétées, au cours desquelles l'isolation s'est produite.

b) Des scènes exemplaires, souvent plus tardives, plus récentes, que nous appellerons « cruciales » et qui, sans être primitives, représentent ou condensent la problématique d'une difficile confrontation.

c) Des scènes archétypales qui ne sont pas datables mais davantage le fruit d'un imaginaire qui structure la vie du patient. Elles ont un statut emblématique exprimant les données du problème.

2. Le dénouement de sept cercles

A chaque étape du travail, on doit non seulement contrarier le processus de dérivation de l'énergie libérée par l'isolation mais aussi dénouer des nœuds qui se forment à sept niveaux. La métaphore triviale de l'ouverture de la

402 On peut les appeler « premières » pour éviter la confusion avec la scène primitive freudienne.

fermeture éclair d'un blouson illustre le processus : le mouvement d'ouverture (la refluence) de haut en bas est malaisé car des boutons à pression (les cercles) sont disposés le long de la fermeture et freinent la descente. Il faut donc que le geste d'ouverture s'accompagne d'un geste spécifique qui décroche les boutons de pression. C'est ce qui se passe dans le traitement des TOC. On observe sept nœuds formés par des boucles qui freinent le processus de refluence et qui s'auto-entretiennent :

1. *Le cercle émotionnel de la transformation de la colère en agressivité*, ou de l'agressivité simple en agressivité destructrice (processus pointé par Winnicott) : plus la colère est bloquée, plus elle tend à se métaboliser en violence, plus la violence monte, plus le sujet la refuse et se retient de l'exercer, ce qui la rend encore plus virulente, etc.

2. *Le cercle cognitif des cogitations :* en fonction du processus F.I.R. (focalisation/intensification/répétition), toute cogitation visant à concasser, triturer l'idée dérivée dans le but d'obtenir sa neutralisation la rappelle inexorablement. Quand on veut éviter à tout prix de penser à quelque chose, on finit par ne plus penser qu'à ça : *« Qui cogite, cogitera ! »*

3. *Le cercle de la croyance magique :* le sujet craint tellement de faire mal qu'il recourt à l'ultime solution des situations urgentes : la pensée magique. Seulement, un cercle se forme : s'il a le pouvoir d'empêcher que le mal n'advienne par la pensée magique, dans la mesure où en même temps il sent qu'il ne contrôle rien de ses pensées, il craint que son pouvoir magique ne s'exerce malgré lui de façon inconsciente. Il craint sans cesse d'être magicien malgré lui.

4. *Le cercle psycho-physiologique de la perte de contrôle :* il s'agit là d'une hypothèse qui reste à valider, mais toutes mes observations vont dans ce sens. Si l'acte psychique d'isolation provoque le processus physiologique de baisse de sérotonine, il est reconnu que ce processus physiologique crée une situation objective de manque de contrôle, mais la peur de perdre le contrôle tend à renforcer l'isolation psychique qui génère un manque de contrôle, etc. L'apport de sérotonine par médicament et le travail psychologique d'abolition de l'isolation permettent au patient de sortir de ce cercle.

5. *Le cercle comportemental des rituels :* l'efficacité du rituel pour soulager l'angoisse et le malaise par un traitement magique de la crainte du malheur

(jeu du renforcement) appelle sa reproduction : *« Qui ritualise ritualisera ! »*

6. *Le cercle comportemental des évitements :* l'évitement du problème entretient le problème. Une pression s'exerce qui s'oppose au traitement du problème : *« Qui évite évitera ! »*

7. *Le cercle de la tension musculaire :* la tendance à la libération de l'agressivité par un mouvement musculaire provoque un rebond d'opposition qui appelle un mouvement de libération supérieur, etc. Le système formé par la tension et la rétention musculaire, résultat d'une force et d'une contre-force, n'est pas stable : il tend à s'amplifier pour se maintenir. L'insistance crée la résistance et réciproquement. Cette tension existe avant même le travail thérapeutique, mais elle tend à s'accentuer au cours de ce travail comme une ultime résistance avant la levée de l'isolation.

3. Effet d'amplification et d'embrasement

La causalité circulaire (A produit B qui produit A, etc.) génère deux effets :

– un effet d'amplification : non seulement le phénomène se reproduit mais il s'amplifie ;
– un effet de crise : le psychisme s'embrase *(« Ça flambe dans ma tête »)*, le comportement s'emballe *(« J'affole complètement »)*. La crise conduit à l'épuisement, qui laisse le patient anéanti mais calmé jusqu'à la prochaine crise.

4. Le huitième cercle de la cohérence systémique

Il serait judicieux de parler d'un huitième cercle : *le cercle de la cohérence systémique.* Chaque névrose peut être conçue comme un système de vie. Le TOC est une étonnante « usine à gaz » dans laquelle tout se tient. Les fonctions personnelles et interpersonnelles sont liées entre elles : le comportemental, le cognitif, l'affectif, le physiologique... De plus, la personnalité est composée aussi de sous-systèmes de vie interfonctionnels. C'est ce que Schwarz a voulu représenter avec son modèle IFS. Dans deux articles de 1985 et de 1986, j'ai pour ma part traité la question en recourant au concept de « système de vie[403] ». On notera une propriété de tout

[403] MICHEL (1985 et 1986).

système : un système a une naissance mais il tient tout seul ; indépendant de ses origines, il est équifinal[404].

Les mêmes conséquences peuvent avoir des origines différentes. Un système ouvert peut parvenir à un état temporellement autonome indépendant des conditions initiales d'origine et fonctionner par rapport à des paramètres spécifiques internes. C'est la raison pour laquelle les symptômes résistent aux efforts de changement car ils font partie d'un système équilibré qui tend à la persistance.

[404] L'équifinalité est une des quatre propriétés des systèmes, aux côtés de la circularité, de la totalité et de la rétroaction (WATZLAWICK et al., 1972, pp. 123-129).

document 20 : les 8 cercles vicieux : du maintien pathologique au dénouement thérapeutique

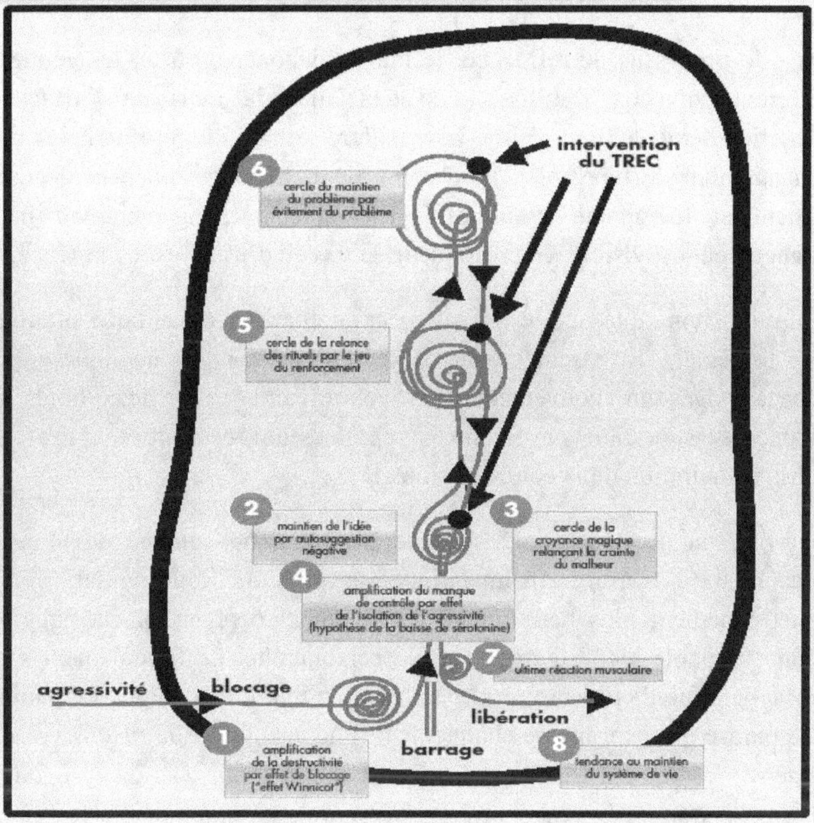

5. Le grand basculement

Dans le processus de refluence, le fait de dénouer un à un les cercles aux différents niveaux fragilise le système de vie mais ne l'affecte que superficiellement. Il en résulte que, malgré le travail approfondi sur un axe (changement de type 1[405]), le système tient. C'est ce qui peut décourager patient et thérapeute. Pourtant, même aucun changement ou peu de changement est visible, en profondeur, le travail d'usure est commencé.

J'ai aussi remarqué que le travail en hypnothérapie dynamique n'entraînait pas forcément le basculement. La thérapie passe par une phase où les séances, dans un mouvement de yoyo, travaillent aux deux bouts de la chaîne : en superficie sur certains symptômes qui résistent et en profondeur sur la restauration de la confrontation.

Il arrive un moment où le système pathologique, attaqué de toute part, succombe à l'usure thérapeutique et bascule tout entier vers un fonctionnement plus harmonieux (changement de type 2). On peut parler d'une véritable reconfiguration de la personnalité. Le basculement s'opère de façon imprédictible à l'un des niveaux de la problématique. Le patient dit une phrase qui exprime ce changement fondamental : *« Je ne crois plus aux rituels, c'est du n'importe quoi… Ça ne sert à rien… j'ai compris que tout cela n'est que de la pensée… c'est du vent… je passe outre… je prends le dessus… je reprends la main… je me sens fort désormais… je refuse d'encaisser… »* Ce basculement ressemble au mouvement soudain d'un iceberg qui, déséquilibré par sa fonte dans une eau tiède, finit par se retourner.

Si, pour Freud, la thérapie de l'hystérie consiste à passer du refoulement au jugement, dans la névrose obsessionnelle, le mouvement de la cure consiste à passer de l'isolation qui nie en quelque sorte le problème à la responsabilité[406]. C'est ce grand basculement qui marque l'abolition de l'isolation, la restauration de l'agressivité et l'engagement dans la vie réelle. On trouvera dans chaque cas présenté dans cet ouvrage ces moments de grâce où tout finit par basculer.

---

405 WATZLAWICK (1980).

406 FRANKL (2012).

L'existence de ce processus fait apparaître l'erreur de la prétention à vouloir régler les TOC de façon linéaire en suivant une programmation stricte. Le changement s'effectue le plus souvent lentement et en douceur.

6. Le TOC est un syndrome

Le TOC est un fonctionnement qui articule, de façon complexe, les cinq éléments de la vie psychique : le sensori-moteur, le cognitif, le comportemental, l'émotionnel, le pulsionnel. Il ne s'agit pas d'un agrégat composite mais d'un syndrome. Les conditions nécessaires et suffisantes pour qu'un TOC se forme sont au nombre de trois : il faut un problème pulsionnel d'agressivité (le refus de la confrontation par peur de faire mal), le recours à l'isolation comme mécanisme de défense et enfin l'existence d'une pensée magique[407]. On peut relier ces trois éléments sous la forme d'un triangle. L'interactivité de ces trois éléments crée une figure stable et originale et l'émergence d'un vécu spécifique. Si l'on définit un syndrome par l'assemblage de plusieurs symptômes reliés par un lien stable, on peut considérer que le TOC est bel et bien un syndrome.

[407] Sans doute faut-il ajouter une quatrième condition d'ordre neurologique : une difficulté des aires cervicales impliquées dans le contrôle de l'agressivité. Cette faiblesse crée une prédisposition mais n'explique pas la formation du trouble qui doit beaucoup aux facteurs contextuels. Je ne souscris pas à la thèse des chercheurs qui posent que le TOC n'est qu'une affaire de manque de sérotonine…

document 21 : le syndrôme obsessionnel/compulsif

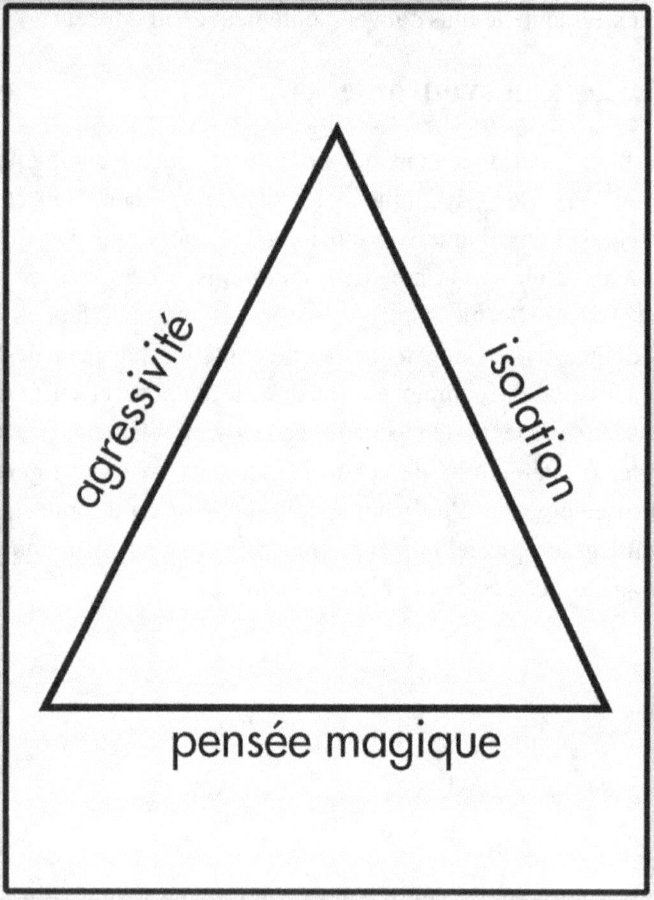

Si les trois conditions sont réunies, un TOC peut se former, faire système et se développer indépendamment de ses origines, et oublier les conditions initiales. Toutefois, le retour aux conditions premières à travers le travail des scènes originelles, cruciales, archétypales demeure le principe du travail thérapeutique permettant de réinitialiser l'agressivité.

7. La fin de l'isolation et ses conséquences

Le travail symptomatique sur les rituels, les évitements et les idées dérivées a permis, par refluence, de libérer de vastes espaces comportementaux et cognitifs placés sous le régime de contrainte intérieure. Ce résultat a été rendu possible par l'émergence d'indices se rapportant à des scènes originelles, cruciales ou archétypales. L'apparition de ces indices représentatifs chargés d'affects marquait déjà un premier recul de l'isolation puisque la connexion s'effectuait avec des évènements importants qui se trouvaient réinvestis.

L'hypnothérapie dynamique s'empare de ces indices et, en usant de techniques spécifiques, achève le travail :

– D'une part, grâce à la levée de l'isolation, la névrose est démontée, désactivée : plus besoin d'isolation pour gérer l'agressivité.

– D'autre part, l'agressivité, désormais ressentie, reconnue, peut être assumée. Cette reconnaissance débouche sur un autre travail thérapeutique : la gestion de l'agressivité, qui, à cause de sa mise à l'index, est demeurée à l'état brut et n'a pas été exercée. Elle a besoin d'être socialisée.

L'abolition de l'isolation n'est pas une affaire facile. Elle est un mécanisme assez astucieux, mais heureusement assez imparfait et rarement définitif.

– Si l'on pose que tout sujet humain a besoin d'« en découdre » et d'exercer sa combativité, l'isolation, est constamment remise en cause par ce besoin qui renaît perpétuellement.

– Les circonstances de la vie obligent sans cesse à reposer la question de la confrontation. Chaque besoin de confrontation est une menace permanente pour l'isolation. Dans certains cas d'isolation radicale, on a l'impression que la zone d'isolation est comme un trou noir, une sorte d'attracteur où viennent s'échouer tous les mouvements agressifs de la vie ordinaire ; dans d'autres cas, l'isolation, plutôt fragile, paraît devoir faire l'objet d'une réinstallation permanente et doit sans cesse protéger son maintien.

– Comme l'isolation affecte rarement la totalité de la vie, le sujet vit la dysharmonie de savoir se défendre et lutter en certaines circonstances et de veiller à l'isolation totale en d'autres endroits.

– En fait, l'isolation est un leurre : elle apporte le contraire ce qu'elle veut produire. Dans la mesure où elle s'accompagne d'une baisse de la sérotonine, agent chimique qui garantit le contrôle du comportement, l'obsessionnel qui cherche tant la maîtrise se trouve paradoxalement privé du pouvoir de contrôler sa vie. Plus il isole son agressivité, plus il perd le contrôle de ce qu'il veut maîtriser.

Par peur de commettre le mal, le patient a organisé toute sa vie pour éviter de se retrouver dans les circonstances qui ont nécessité l'isolation. Un jour, il a découvert qu'il avait en sa possession le pouvoir de faire mal et il ne se remet pas de cette découverte de la destructivité qui l'effraie terriblement. Pour lui, s'approcher de la zone d'isolation est redoutable. La métaphore de la tempête illustre le danger qu'il pressent : perdre pied, ne plus rien maîtriser, ni son comportement ni les conséquences de son comportement. La zone d'isolation apparaît de façon terrifiante. Comme dans cette zone de turbulences et d'impuissance, tout est à craindre, le possible bien autant et même plus encore que le réel.

J'ose une métaphore qui me paraît illustrer parfaitement le vécu de l'obsessionnel. Celui-ci est comme un soldat qui tient dans sa main une grenade dégoupillée et qu'il doit sans cesse comprimer pour éviter qu'elle n'explose. Il redoute que toute pensée et tout acte mettent le feu aux poudres de sa violence contenue et d'abolir l'isolation. En fait, l'obsessionnel a installé et construit à l'intérieur de lui-même une poudrière avec une charge d'agressivité non exprimée, charge que la fermentation et la compression ont rendue dangereuse. L'obsessionnel n'a cessé toute sa vie d'encaisser des contrariétés et des chocs, en s'abstenant le plus souvent de répondre. Il vit dans un état d'alerte permanente.

document 22 : les métaphores du baril de poudre et de la grenade

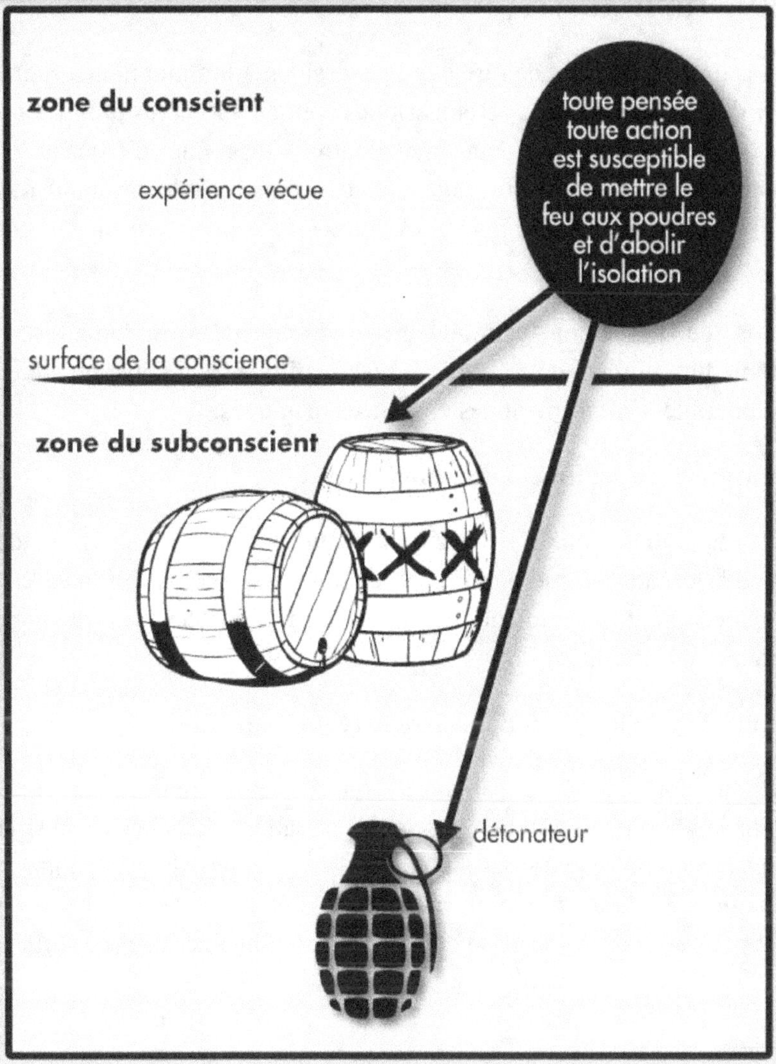

Si toute situation offrant l'occasion de faire mal est perçue comme potentiellement dangereuse, il est intéressant de constater que l'obsessionnel ne se fixe que sur certaines situations privilégiées : détruire le matériel… balancer un enfant par la fenêtre… écraser un passant… blesser en parole ou

en acte… offenser Dieu…[408]. La peur de perdre le contrôle ne concerne que certaines situations très ciblées. Le manque de sérotonine n'explique pas le pourquoi de cette sélection.

Il n'est pas tout à fait exact de dire que l'obsessionnel fait tout pour éviter de mobiliser de l'agressivité, car certains rituels sont de véritables provocations en direction de l'entourage qui n'a d'autre choix que d'étouffer son énervement puisque le patient est jugé malade. Comme me le disait une mère de famille à propos de son fils : *« Ce serait lui faire subir une double peine ! »*

L'abolition de l'isolation entraîne trois conséquences importantes : la restauration du sentiment de contrôle, la restauration de la distinction entre le réel et le possible, l'effacement des croyances magiques.

La restauration du sentiment de contrôle

J'ai fait l'hypothèse que la restauration du pouvoir de confrontation reconstituait le taux de sérotonine et en conséquence, selon un cercle vertueux, redonnait au patient le pouvoir de contrôler ses relations : opposition, refus, conflit, etc.

La restauration de la distinction entre le réel et le possible

A partir du moment où le patient a conscience de pouvoir gérer son agressivité, il n'a plus besoin de craindre les situations difficiles ou hostiles. Il n'a plus besoin de redouter les situations offrant la possibilité de lutter, ni de les imaginer, ni de les supposer, plus besoin d'être sans cesse sur le « qui-vive », et par l'effet d'une fixation délétère de les halluciner comme réelles.

---

408 Comment s'est effectué le choix de la modalité du « faire mal »? Chez mes patients, ce choix paraît s'être opéré de trois façons principales :
– par un lien symbolique porté par un mot : si le patient a dû longuement « s'écraser » dans sa vie, il peut craindre « d'écraser » un passant ;
– à la faveur d'un évènement fortuit : un désir de mort ou un mouvement de colère coïncide avec un malheur arrivant à l'autre ;
– en fonction des valeurs sociales ambiantes : écologiques (souci de propreté), économiques (maîtrise/évaluation/contrôle/qualité), sanitaires (asepsie, propreté, santé). A contrario, dans un monde d'incroyance, les peurs liées aux croyances religieuses ne font plus recette ; ni les peurs liées au sexe dans un monde de libération sexuelle. Dans la difficulté d'assumer l'agressivité, ni la possessivité ni la culpabilité ne sont plus au centre : dans un monde capable de s'autodétruire, c'est beaucoup plus la destructivité qui fait peur.

L'effacement des croyances magiques

Rappelons comment le patient utilise la pensée magique. Cette pensée a un statut ambigu : elle est à la fois la solution mais aussi le problème. D'un côté la croyance magique permet d'éviter, grâce au rituel et à l'incantation cogitative, que les malheurs redoutés se produisent. D'un autre côté, si l'acte magique n'est pas posé, il risque soit comme sanction d'entraîner le malheur, soit par défaut de ne pas empêcher que le malheur n'arrive.

Quand on y regarde de plus près, on se rend compte que la croyance magique est une stratégie ultime pour empêcher que l'agressivité isolée ne soit mobilisée. Si la pensée ou l'action peut entraîner des conséquences néfastes, non seulement causalement mais magiquement, il ne reste plus pour le patient qu'à s'immobiliser.

On comprend dans ces conditions pourquoi, il est si important pour le patient de faire appel à la croyance magique. Pour ce faire, il peut invoquer l'expérience des coïncidences, l'attachement à une personne qui croit dans ce pouvoir, le souvenir de la pensée participative de l'enfance ou l'esprit de jeu. Il fait flèche de tout bois. Ces croyances sont surinvesties par le processus de mentalisation. Mais c'est bien le patient qui va les chercher. Ce sont toutes ces croyances qui s'effacent lorsque le patient arrive au terme du TREC. Il n'a plus besoin d'aller chercher ces croyances puisqu'il sait désormais gérer son agressivité et qu'en conséquence le courant de surinvestissement de la croyance est tari[409].

8. Oser l'affirmation de soi dans la confrontation

Abolir l'isolation, c'est ressentir, s'approprier la motion agressive, se réassocier à elle. C'est trouver un acte adéquat qui pourra l'exprimer sur un mode socialement acceptable. Cette abolition n'est pas un acte intellectuel : c'est le recouvrement d'une expérience sensori-motrice, c'est l'adoption d'une posture de confrontation face à la vie et ses contrariétés. C'est accéder à la responsabilité aux deux sens du terme : je suis l'auteur de mes actes et

[409] Dans le dernier chapitre du second tome, j'ai fait l'hypothèse d'une causalité symbolique, influencé en cela par le côté « numineux » de certaine croyance invoquée. Si cette causalité existe, il n'est pas surprenant que l'obsessionnel, à l'affût de tout ce qui peut alimenter sa croyance magique, intuitionne l'existence de cette causalité. Autant le thérapeute peut aider le patient à lâcher ses croyances magiques d'inspiration douteuse, autant il me paraîtrait abusif qu'il l'incite à méconnaître la causalité symbolique. Mais il sera alors de la plus haute importance de préciser avec lui quel peut en être l'usage spirituel et non pas obsessionnel.

j'assume. C'est seulement quand l'isolation a été abolie que le risque du mal peut être abordé, géré et dépassé.

Une fois l'isolation levée, le sujet quitte le champ mental où il s'était égaré et retourne dans le réel pour exercer une agressivité dépouillée de sa destructivité et dont l'étiage est redevenu naturel. Sa combativité est une lutte pour affirmer et défendre la vie. La vie quotidienne devient le champ d'exercice d'une saine agressivité.

> La thérapie de Sonia (cas n° 11) est instructive. Une fois sa « radio » levée, tout restait à faire : comment désormais gérer son agressivité dans sa vie personnelle et professionnelle.

En séance, il est possible de préparer la réintroduction d'une saine agressivité bien calibrée socialement dans les différents sites de la vie quotidienne du patient où se pose la question de la confrontation aux autres. Le thérapeute peut recourir à des suggestions hypnotiques favorisant l'affirmation de soi. Il est possible aussi en séance d'utiliser l'outil du psychodrame pédagogique pour accompagner les initiatives quotidiennes.

Au terme d'un processus thérapeutique qui s'étale sur 6 à 20 séances en moyenne, la restauration de la confrontation se trouve réalisée. Le training est achevé.

9. La question des rechutes

C'est une très intéressante question qui tend à valider l'hypothèse qui traverse tout ce livre. La rechute peut se produire soit en cours, soit en fin de cure, soit plusieurs mois ou plusieurs années après son achèvement. Dans le premier cas, la rechute signifie que des aspects importants du fonctionnement obsessionnel n'ont pas été pris en compte. Le processus de refluence doit affecter des zones essentielles qui jusqu'ici ont été évitées par le patient ou négligées par le thérapeute. On en trouvera de nombreux exemples dans les divers récits de cure. Dans le second cas, la rechute signifie que le patient se trouve confronté à des situations difficiles qui tendent à remettre en place la solution de l'isolation et donc sa kyrielle de conséquences en termes de cogitations et de rituels. Le cas n° 1 illustre parfaitement cette occurrence. Il s'agit donc en priorité de discerner la zone de turbulences mal gérée. Souvent, d'ailleurs, la reprise du problème permet d'approfondir un aspect de la problématique qui précédemment avait été insuffisamment travaillé.

Cette approche permet d'accueillir le patient en rechute non pas avec un sentiment d'échec mais avec la tranquille certitude de pouvoir saisir l'opportunité d'un approfondissement.

10. La question des échecs

Parmi les 70 cas traités à ce jour, j'ai noté 6 échecs flagrants :

– Dans 3 cas, les patients ont interrompu unilatéralement leur thérapie avec sentiment de ne pas avancer suffisamment vite. Ils ont préféré soit s'adresser à un autre thérapeute qui leur avait été recommandé, soit s'en tenir à un suivi psychiatrique avec prise de médicaments.

– Dans 3 autres cas, j'ai eu affaire à des ROC, avec troubles psychiatriques conjoints : une paranoïa, une schizophrénie, des troubles bipolaires. Dans l'un de ces cas, il s'agissait d'un TOC d'accumulation pour lequel je ne disposais pas de technique efficace [410] . Dans le cas des troubles psychiatriques, il peut être dangereux de chercher à réduire les TOC. Le patient en a souvent besoin pour garder son équilibre et ne pas se fissurer.

Il est arrivé plusieurs fois que des patients, mal à l'aise dans la démarche psychothérapique, se contentent de progrès superficiels et interrompent prématurément la thérapie.

Note sur les traitements médicamenteux

Dans cet essai, je me suis centré sur la psychothérapie. Mais je n'oublie pas que le traitement des TOC est triple : il est médicamenteux (souvent), psychothérapique (toujours) et psycho-éducatif (optionnel mais fortement utile). Le traitement par médicaments améliore les rigidités, assouplit la contrainte en permettant la reconstitution d'un taux de sérotonine adéquat. Mais cette reconstitution par voie chimique est rarement suffisante. Inversement, certains TOC résistant à la psychothérapie sont améliorés par

---

410 Récemment, la prise en charge de patients souffrant de TOC mais présentant en même temps des troubles psychotiques ou bipolaires me laisse penser que, dans ces cas graves, la problématique du TOC n'est pas l'isolation de l'agressivité. Le TOC est plutôt utilisé pour assurer stabilisation et continuité dans des personnalités fissurées ou instables ou pour détourner l'attention d'une angoisse existentielle majeure.

les médicaments et permettent la relance de la psychothérapie. La double prise en charge est donc souvent nécessaire.

Le chapitre suivant traite de l'accompagnement psycho-éducatif.

Document 23 : Sélection des 13 techniques essentielles du TREC :
(pour un programme de formation de 4 demies journées)

Le travail des rituels	1. protocole de la suspension du geste pour tout ritualisant (PSG) 2. la pleine conscience pour les vérificateurs (PC) 3. le rituel solennel pour les ordonnateurs, programmateurs et perfectionnistes (RS) 4. le protocole antiallergique pour les phobiques de la contamination (PAAP)
Le travail des évitements	5. le recours au double agissant pour lever les abstentions (PLE)
Le travail des pensées obsessionnelles	6. technique des trois respirations (abdominale, cardiaque et oculaire) 7. expérience d'amnésie hypnotique par la métaphore de la ventouse 8. techniques d'urgence
Le travail des symptômes corporels	9. respiration accélérée (RA) 10. vocalisations projetées (VOP)
Le travail de fond sur l'agressivité isolée ou confisquée	11. modification du déroulement de la scène dramatique avec appel aux ressources (MOSDAR) 12. accès direct à la partie de soi agressive (méthode IFS)
	13. technique des mouvements oculaires (IMO)

Chapitre 6

LES MESURES D'ACCOMPAGNEMENT PSYCHO-EDUCATIVES

1. L'ENVIRONNEMENT FAMILIAL OU CONJUGAL

Face aux TOC, il est impossible d'ignorer les réactions du milieu familial ou conjugal dans lequel le patient évolue. Les réactions les plus habituelles de l'entourage sont l'ignorance ou le déni, l'énervement ou l'hostilité, la complaisance ou l'approbation, la culpabilité ou la honte, l'angoisse ou la souffrance.

Les TOC présentent un aspect bizarre et irrationnel qui, d'une certaine manière, évoque la folie. Les proches, gênés, n'en parlent qu'à mots couverts, évitent d'ébruiter le problème à l'extérieur. L'attitude peut ressembler à celle que l'on a vis-à-vis d'une personne alcoolique dont l'addiction dérange.

J'ai précédemment indiqué que la pire attitude de la part de l'entourage consistait à interdire les rituels et les cogitations. Je recommande une attitude compréhensive visant non pas à « faire à la place » dans le cas des rituels ni à encourager dans le cas des évitements, mais à faire preuve de tolérance et de bienveillance, et plutôt à aider le patient à temporiser, à renoncer, à expérimenter de nouveaux comportements. Quant aux cogitations qui restent la plupart du temps cachées et qui ne sont pas vraiment une gêne, elles font assez peu l'objet de remarques de la part de l'entourage.

Si le thérapeute prend une posture systémique, il réfléchira dans deux directions :

1. Il peut évidemment se demander dans quelle mesure le milieu actuel dans lequel vit le patient pourrait être à l'origine du TOC et l'entretenir par des règles façonnées par l'inconscient groupal. Le thérapeute est souvent dans la

difficulté de conseiller l'entourage dans la mesure où le statut exact de ce dernier (bourreau, victime ou élément neutre ?) n'est pas facile à déterminer.

Le thérapeute observe alors plusieurs cas de figure :

– Le patient se donne la mission sacrificielle de recueillir l'agressivité d'un groupe violent, de détourner l'attention en offrant au regard des conduites bizarres et de la réguler en quelque sorte par ses TOC.

– Inversement, il provoque un groupe familial immobile par la rigidité des TOC.

– Par ses TOC, il tente de réunir une famille en voie d'éclatement ou, si celle-ci est chaotique, de l'organiser autour de ses symptômes.

– Toujours sous le couvert de ses TOC, il affronte et provoque un membre de la famille autoritaire régentant despotiquement le groupe.

Si le TOC s'inscrit dans un fonctionnement systémique actuel, il serait imprudent et dommageable de ne pas en tenir compte. J'ai souvent convoqué les familles ou les couples pour vérifier cette hypothèse. On se trouve là devant un autre verrou systémique (le 9e !) qui bride le travail de refluence.

Mais ce serait une lourde erreur que de vouloir attribuer systématiquement la responsabilité des TOC au groupe dans lequel vit le patient. D'abord parce que le groupe familial ou la dyade conjugale actuels pouvaient fort bien ne pas exister au moment de la constitution des TOC. Le problème peut être ancien et s'être formé dans des contextes différents, avec des personnes qui ne sont plus là. Et, dans ce cas, le groupe actuel ne fait que s'adapter au problème du patient. Ensuite, parce que la plupart des TOC résultent d'une problématique que le patient s'est créée lui-même, certes dans un contexte favorable mais pas nécessairement déterminant.

2. L'autre direction consiste à considérer le patient comme un acteur tendant à imposer son trouble au milieu dans lequel il vit. On voit en effet des familles (souvent bienveillantes) structurées par la névrose d'un de ses membres. Celles-ci, troublées, culpabilisées, emboîtent le « pas de danse » de la névrose et se mettent à fonctionner systémiquement au rythme des états d'âme de l'obsessionnel et à ritualiser avec lui en créant une étonnante chorégraphie familiale. Dans ce cas, il n'est pas inutile d'autoriser le système à s'émanciper par rapport à la névrose de l'un des siens.

J'ai traité le cas particulier des évitements par délégation. Leur but est de provoquer une réaction agressive de la part de l'entourage, faisant ainsi apparaître un conflit (sur un autre sujet) qui n'arrive pas à se dire. D'une certaine façon, le patient adresse à son entourage, par la provocation que représentent les TOC, une agressivité isolée. Il s'oppose à la famille à travers des TOC considérés comme une maladie et donc à l'abri de tout reproche. C'est un cas étrange mais plutôt facile à traiter. On pourra se rapporter au cas Emma n° 6.

Bien souvent, les familles me demandent une explication sur la nature des TOC. J'évite de me lancer dans des explications théoriques. Je me contente de dire que les TOC, *« c'est un problème d'affirmation de soi et de confrontation aux autres »,* ou je réponds par une pirouette : *« J'ai souvent remarqué une intéressante corrélation : dans la vie quotidienne, les TOC augmentent en quantité et intensité lorsque le patient est énervé, contrarié par quelque chose, encaisse la contrariété en se retenant d'exprimer ses émotions ; inversement, plus le patient exprime ses émotions, plus les TOC ont tendance à s'assécher. En famille ou en couple, il est préférable d'exprimer ce qu'on ressent. »*

2. L'HYGIENE DE VIE

La question de l'hygiène de vie présente deux volets :

– Le premier concerne la socialisation de l'agressivité lorsque celle-ci, délivrée de l'isolation qui l'étouffait et la neutralisait, parvenue à un étiage ordinaire, peut enfin se déployer sainement dans la vie sociale, fermement mais sans violence.

– Le second concerne la gestion d'un excès d'agressivité qui, lié à un passé pesant, n'en finit pas de se décharger, même si la problématique a été dénouée. Il s'agit pour le patient d'évacuer une agressivité ancienne ou de soulager un tempérament fougueux.

A. Une gestion saine de l'agressivité ordinaire. Vers une sagesse de vie

Je donne à mes patients quelques éclairages (nous sommes dans le domaine de la « psycho-éducation ») pour qu'ils puissent rester dans le registre d'une agressivité saine. Les conseils valent en particulier pour les tempéraments hyper-combatifs qui veulent à tout prix en découdre et ne trouvent pas dans la vie sociale un terrain d'expression à la mesure de leur énergie.

1. Je rappelle que l'agressivité est une fonction saine de la personnalité. L'agressivité est un besoin inné et une fonction positive de lutte et de défense. Chaque être humain a besoin de s'affirmer face aux autres et de se confronter à eux.

2. Je souligne que l'agressivité ne doit pas être confondue avec la violence, dont elle n'est qu'un cas très particulier. J'admets que le mot « agressivité » a souvent une connotation négative et que le mot « combativité » conviendrait mieux au propos. L'agressivité est affirmation de soi face à l'autre, la violence est destruction dirigée contre autrui. La colère qui peut accompagner la combativité quand elle exprime un refus est une réaction saine, éminemment positive, et ne doit pas être confondue avec l'agressivité destructrice qui fait mal et qui détruit.

3. Il est toujours très important pour un patient d'apprendre à exprimer cette combativité, de communiquer à son sujet. L'expression est verbale et émotionnelle. S'exprimer est toujours une meilleure chose que de ne pas s'exprimer. Le silence émotionnel est psychologiquement la pire des choses. Il existe une règle d'or dans la vie sociale : *« Il ne faut jamais encaisser. »* Il ne faut jamais se soumettre à l'inacceptable. Au mieux, on peut combattre pour faire changer les situations. Au pire, si l'on n'a pas ce pouvoir, on peut toujours exprimer verbalement que l'on n'est pas d'accord. Les obsessionnels ont passé leur vie à « encaisser » et ronger leur frein. On connaît la suite.

4. Je rappelle les bienfaits d'une vie équilibrée (bien manger, bien dormir, bien « bouger ») qui tempère la combativité. A l'inverse, les excitants, les psychotropes, l'alcool en particulier transforment la combativité positive en agressivité destructrice, soit en l'exacerbant soit en la désinhibant[411].

5. Je fais remarquer qu'un stress excessif et prolongé rend irritable et que les frustrations injustes rendent méchant. On peut inviter le patient à freiner son

[411] Il est vrai aussi que certaines substances endorment et éteignent artificiellement l'agressivité. C'est le cas du cannabis.

hyperactivité pour limiter son stress, et à réduire ses besoins pour éviter la frustration.

6. En multipliant les expériences sensori-motrices du corps, en préférant le contact relationnel réel au contact virtuel, le patient favorise un équilibre personnel.

7. En s'ouvrant à la culture du silence, la réflexion philosophique, la contemplation du beau (des paysages, des œuvres d'art, de la musique en particulier), la méditation, le patient accède à l'apaisement. La participation à des groupes de développement personnel (sophrologie, reiki, qi kong...) désactive aussi l'agressivité négative.

8. Je cite la méthode non violente de Rosenberg[412] qui peut inspirer le travail de règlement des conflits.

Ce sont des points de repère fournissant les bases d'une sagesse de vie. Je n'oublie jamais que seul le patient sait ce qui est bon pour lui.

B. La gestion des excès d'agressivité

Certains patients ont à gérer des remontées d'agressivité encore marquées par les circonstances qui ont entraîné l'isolation. Le travail de refluence a permis de libérer une agressivité violente venant de très loin. Le patient paraît toucher un puits sans fond. L'abréaction continue longuement. Les effluves du passé, tel un geyser libéré, n'en finissent pas de remonter. Certes, le sujet n'est plus dans l'isolation. Il doit donc gérer et élaborer des forces négatives que l'exercice de la vie quotidienne ne suffit pas à étancher. Le patient a besoin de temps pour vider l'abcès et retrouver la paix. Le geyser est d'autant plus important que le sujet possède un tempérament énergique et nerveux.

Je propose quatre voies d'élaboration pour éponger ce débordement ou cet excès d'agressivité virulente[413] :

1. La voie du défoulement

412 ROSENBERG (2003).

413 Je n'oublie pas qu'il existe des fragilités organiques gênant le contrôle du comportement. Mais je refuse d'en faire la règle générale.

Le sujet trouve dans les sports collectifs, les sports de lutte, les sports extrêmes le moyen de canaliser ces poussées virulentes.

Tim : (cas n° 10) a trouvé dans la boxe un excellent dérivatif.

Assad s'est passionné pour un sport vietnamien le qwan ki do et y a trouvé un excellent mode d'expression corporelle

2. La voie de la sublimation

– La sublimation peut s'effectuer par le travail. Mais il y a un risque : le travail se prête à l'obsessionnalisation et peut devenir une névrose sociale servant le productivisme en s'appuyant sur le perfectionnisme. En revanche, la sublimation par l'art est une voie plus féconde. C'est une voie de dérivation et aussi l'occasion d'un acte créateur éminemment thérapeutique.

– La sublimation s'exerce dans toute forme de passion. J'aime répéter que la passion est l'inverse de l'obsession : elle se centre sur un objet unique et y revient sans cesse. Mais c'est une démarche ouverte, féconde, dynamique, créative, sensible. Le passage à la passion marque le dépassement de l'obsession. Inversement, on peut dire que les obsessionnels sont des passionnés égarés ou des passionnés qui s'ignorent. Le torrent de vie emporte tous les blocages, le mouvement du cycliste donne l'équilibre. Le but de la thérapie est de redonner mouvement et vie. J'aime beaucoup cette phrase de Rossi que je trouve très juste : « Les problèmes sont des sentiers qui nous relient aux zones de développement personnel du patient. Les symptômes signalent souvent un besoin de croissance personnelle[414]. »

3. La métabolisation de l'agressivité en sexualité

---

414 ROSSI (1994), *Psychobiologie de la guérison,* p. 132.
Une remarque complémentaire : on peut travailler les rituels en inclusion positive en les référant aux passions. On crée un contexte très positif (par exemple ayant un lien avec une passion du sujet). On introduit une lucarne dans laquelle on travaille sur le rituel renoncé ou l'évitement évité avec les méthodes préconisées, puis on revient au contexte positif et passionné. On obtient une contamination positive, une sorte d'amnésie structurée des symptômes. Il est important à tout moment de permettre au patient de se reconnecter aux sources de plaisir et de joie qui correspondent à ses lignes profondes de vie. Je le fais à chaque fois que l'état d'hypnose est intense.

Il est traditionnel de citer les bonobos[415], qui ont la sagesse de terminer leurs conflits par des pratiques sexuelles au moment où ils deviennent dangereux pour les autres. On peut aussi citer l'adage du New Age : « Faites l'amour et pas la guerre. » On rejoint la préconisation de Bergeret : fondre la violence fondamentale dans les relations objectales marquées par l'amour.

415 Jean-Marie PELT consacre un chapitre à ce sujet dans son livre *La loi de la jungle* (2003).

Chapitre 7

REMARQUES CONCLUSIVES

LA CONSTRUCTION DE CET ESSAI

Ce livre est le résultat d'une recherche qui s'est étalée sur une longue période. J'ai commencé à réfléchir au sujet à partir de 1996, date de la fin de ma formation d'hypnothérapeute. Je n'ai commencé à écrire qu'à partir de 2004, date de ma première communication à L'Institut Milton Erickson de Paris. Très tôt, j'ai émis l'hypothèse que le TOC était une névrose pulsionnelle, et plus précisément un problème de gestion de l'agressivité. Très tôt, j'ai découvert que l'hypnose était un outil remarquable dans le traitement de cette névrose. À partir de cette date, j'ai commencé à collecter les études de cas pour préciser la problématique et inventer des techniques psychothérapiques.

Ma recherche a été un processus relativement lent. J'ai effectué un méticuleux travail par notes de séances, fiches de réflexion. Les idées importantes surgissaient spontanément, souvent dans les phases de repos, après des longs temps de réflexion clinique sur mes patients ou de lectures parallèles. La plupart de mes idées, en réalité, m'ont été soufflées par mes patients. La difficulté pour moi était de bien savoir écouter.

Finalement, mon travail s'est déployé comme un arbre poussant ses branches dans plusieurs directions. J'avais le souci de rester complètement disponible aux observations cliniques ouvrant sans cesse de nouvelles perspectives mais, en même temps, je voulais rester cohérent dans la démarche.

Ma préoccupation première était de valider mes hypothèses par l'observation de nouveaux patients. Chaque nouveau cas était une mise à l'épreuve. Mais le modèle a tenu bon.

SYNTHESE

Au terme de ce long travail d'enquête, je suis en mesure de résumer par quelques phrases l'essentiel de mon propos. Ce résumé peut servir d'abstract.

Le TOC est un problème de gestion de l'agressivité.

C'est parce que l'obsessionnel a isolé son agressivité perçue comme destructrice et non maîtrisable qu'il vit désormais dans la hantise de commettre le mal. Dès lors, toute possibilité – offerte par les circonstances de la vie – de commettre le mal en action ou seulement en pensée devient source d'une profonde inquiétude.

C'est pour se protéger de la possibilité de faire le mal que l'obsessionnel monte cette étrange machinerie psycho-comportementale, faite d'évitements, de ritualisations magiques ou d'agitation cognitive.

L'obsessionnel dont l'agressivité est maintenue isolée par crainte de la destructivité et de ses conséquences ou par l'effet d'un trauma est assis sur une poudrière. Il vit dans la crainte qu'une étincelle n'abolisse l'isolation et ne fasse exploser une agressivité retenue et comprimée.

L'isolation a libéré une énergie qui a investi le mental et produit des idées dérivées de malheur (processus d'effluence). La contrainte ressentie par l'obsessionnel compulsif provient de cette dérivation qui force les idées et le comportement.

Le travail thérapeutique consiste à provoquer la régression de cette énergie en direction des zones où l'isolation s'est produite (processus de refluence). Le but de la thérapie est de retrouver les conditions initiales (réelles et imaginaires) qui ont entraîné l'isolation et de remplacer l'isolation par la confrontation qui avait été esquivée. Le processus de refluence passe par le dénouement de cercles vicieux qui tendent à fixer le sujet dans ses symptômes et à les amplifier.

Le patient peut ainsi se réapproprier une agressivité dépouillée de sa destructivité et l'exprimer dans des conduites socialisées. Il libère sa pensée et ses comportements des embarras qui ont rigidifié sa vie au fil des années.

Bref, il sort d'un blocage généralisé. La thérapie redonne au patient la liberté de penser et d'agir.

Cet essai est une description du Training pour la REstauration de la Confrontation (le TREC) permettant au patient de passer du non-contrôle de sa vie à la responsabilité.

L'élaboration de la problématique d'un patient, plus précisément la construction des logiques de fonctionnement du patient s'exerçant à différents niveaux de la personnalité et à certains moments de son existence, requiert une démarche intégrative.

En conséquence, le travail thérapeutique fait appel à diverses techniques et suit une démarche plurielle. A toutes les étapes de ce travail, l'hypnothérapie est un outil décisif. L'état de conscience modifiée qu'on appelle « hypnose » est éminemment utile au dénouement des automatismes et à l'accession du patient à un vécu alternatif[416].

Obsession, hystérie[417] et phobie

Selon Freud, l'hystérique se trouve devant un choix éclairé par l'analyse du transfert : *« Que faire de ma sexualité débordante et qui peut être transgressive ? Je concède ou je refoule ? »* L'hystérique a choisi de refouler. Freud disait qu'au terme de l'analyse il fallait remplacer le refoulement par le jugement : « Elle *[l'analyse]* (…) remplace le refoulement, qui est un processus automatique et excessif, par une maîtrise tempérée et appropriée des instincts exercée à l'aide des plus hautes instances psychiques ; en un mot, elle remplace le refoulement par la condamnation[418]. » De la même façon, l'obsessionnel se trouve confronté à un choix quasi philosophique ou existentiel : *« Que faire de mon agressivité ? Je donne libre cours ou j'isole ? »* L'obsessionnel choisit d'isoler. Au terme du TREC, le patient reconnaît et assume son agressivité. Il pose un acte de responsabilité.

---

416 Dans ce travail, le thérapeute utilise au maximum ce que le patient sait faire. Les compétences que celui-ci exerce pour construire une pathologie, celui-là peut les utiliser pour la thérapie. La bulle hypnotique est une forme d'isolation du vécu pathologique.

417 Les DSM IV et V n'utilisent plus le terme « hystérie » mais préfèrent l'appellation « troubles somatoformes ».

418 FREUD, « Le petit Hans », in *Cinq psychanalyses*, p. 296.

Si l'on adhère à l'hypothèse qui sous-tend cet essai, le thérapeute se trouve confronté à deux névroses pulsionnelles : l'une relative à la sexualité, l'autre, à l'agressivité. Chaque névrose produit un type de phobie de nature spécifiquement pulsionnelle : du côté de l'hystérie, on trouve des phobies d'origine sexuelle, correspondant non pas tant à la peur d'un objet extérieur mais à la peur interne de la mobilisation d'une sexualité transgressive (c'est le cas du petit Hans) ; du côté de l'obsession, on trouve des phobies provoquées par des déclencheurs externes (le sang, les toilettes, l'explosion…) mais qui ne sont craints que dans la mesure où ils pourraient être à l'origine d'une mobilisation de l'agressivité et donc de la levée très redoutée de l'isolation.

A côté de ces phobies d'origine pulsionnelle, on trouve des phobies simples de nature émotionnelle : elles sont générées par des expériences désagréables mettant en péril la vie du sujet. Leur origine est purement externe. Elles sont apprises par conditionnement. Dans ce cas, les sujets n'ont pas peur d'eux-mêmes mais d'un agent extérieur. Le danger est en dehors du sujet.

Document 24 : Tableau des psychonévroses

NEVROSE	HYSTERIE	PHOBIE SIMPLE	NEVROSE OBSESSIONNELLE
PULSION	sexualité		agressivité
EMOTION		peur	
MECANISME DE DEFENSE PRINCIPAL	refoulement	déplacement	isolation

Document 25 : Les phobies

	dans l'hystérie	dans la phobie simple	dans la névrose obsessionnelle
situation secondaire déclenchant la phobie	un déclencheur externe *(le cheval du «Petit Hans»)* ou interne *(une pensée érotique)* remet en cause le refoulement ► **phobie hystérique**	toute situation externe ayant un lien de contiguité ou de similitude provoque des peurs ► **phobie simple**	un déclencheur externe *(robinet d'eau)* ou interne *(la pensée de la possibilité de faire mal)* remet en cause l'isolation ► **phobie obsessionnelle**
Situation initiale	le mécanisme de défense est le refoulementde la pulsion sexuelle réprimée	un évènement dangereux fait peur au sujet	le mécanisme de défense est l'isolation de la pulsion agressive
Problématique	Dans l'hystérie, le sujet a peur de lui-même : de remettre en cause une sexualité refoulée	Dans la phobie simple, le sujet a peur d'une situation extérieure neutre ressemblant ou en lien avec un danger initial extérieur	Dans la névrose obsessionnelle, le sujet a peur de lui-même : de remettre en cause son agressivité isolée

Cette présentation a l'avantage de la clarté et de la simplicité. Guillaume d'Occam (1285-1349) disait : « Les hypothèses suffisantes les plus simples sont les plus vraisemblables. » Etienne Klein rappelait la conviction de Dirac selon laquelle « (…) le beau et le vrai sont deux facettes d'une même réalité[419] ».

QUESTIONS D'ACTUALITE

Le TOC interpelle le monde contemporain sur trois sujets : la violence, la conscience et le pouvoir de l'esprit.

2. La violence dans le monde

Le XXe siècle a libéré la sexualité des interdits sociaux oppressifs. L'hystérie était la forme que prenait le refoulement de la sexualité bridée par un surmoi frustrant et interdicteur. La jouissance est devenue possible. Tandis que l'interdiction et la brimade sociale volaient en éclats, se précisait l'interdit de l'inceste. Tout est plus clair désormais. Aujourd'hui le problème n'est plus là. Il y aura toujours une névrose hystérique, mais elle prendra des formes différentes selon les contextes sociaux. Aujourd'hui, la sexualité a conquis la

419 KLEIN (2005), *Il était 7 fois la révolution*, p. 91.

jouissance mais semble avoir perdu la relation à autrui (en particulier à travers la pornographie, les sex toys, les bons plans…) et la mesure. On peut s'attendre à la renaissance d'une hystérie nouvelle. Il y aura toujours à dire ou à redire à propos de la sexualité. Par rapport à la sexualité, première et incontournable dimension anthropologique, les époques se positionnent de façon différente.

Il existe une seconde dimension anthropologique aussi importante que la première : l'agressivité. Le XXe siècle a connu les pires horreurs en matière de violence. Le XXIe ne semble pas parti pour faire mieux. Le problème est l'inverse de celui posé par la névrose sexuelle. L'interdit de la violence est inscrit dans la loi mais son respect n'est pas assuré. Les droits de l'homme sont reconnus mais sont loin d'être respectés. La démocratie existe dans de nombreux pays mais elle demeure souvent formelle, dévoyée par les oligarchies financières. Les inégalités et les injustices nourrissent comme des symptômes le fanatisme et a violence.

La névrose obsessionnelle, ou névrose agressive, a le mérite de poser le problème de la violence dans le monde. L'obsessionnel aurait pu être tenté d'user de la violence destructive. En parfaite contradiction avec les complaisances malsaines d'une société permissive, l'obsessionnel a fait son choix : il renonce au mal[420]. D'une certaine façon, son choix exprime le refus radical de la violence, de la perversité, et exclut leur banalisation. Il respecte l'interdit de la violence. Il est en quelque sorte en avance sur son temps. L'obsessionnel, s'il a la capacité et même la tentation de faire mal, n'aime pas faire mal. Il se pose en rupture avec l'esprit du temps. Mais il jette le bébé avec l'eau du bain, il renonce à l'instinct de lutte au nom du refus de la violence. Ne sachant comment faire avec une agressivité dont il redoute le risque destructif, il préfère renoncer à cette fonction adaptative nécessaire.

Concernant l'agressivité, l'obsessionnel pose de bonnes questions. Il est réducteur d'ignorer la dimension philosophique, existentielle du questionnement qui traverse tous ses symptômes et de ne faire du TOC qu'une affaire de « mauvaise habitude » ou de « carence neurobiologique ».

---

420 L'obsessionnel « rame » à contre-courant des tendances du monde actuel. Seules les études statistiques pourront dire si notre société fabrique plus d'obsessionnels qu'auparavant.

La névrose hystérique et la névrose obsessionnelle ont encore de beaux jours devant elles. Elles expriment la difficile gestion de deux dimensions incontournables de l'homme : la sexualité et l'agressivité. Quand ces deux fonctions se bloquent, leur thérapie suit des chemins inverses : dans l'hystérie, partant d'un corps qui parle par ses symptômes, elle reconstruit du sens par la seule parole ; dans le TOC, partant d'une parole affolée, elle restaure le contact avec le corps.

Il est intéressant de constater – en suivant les judicieuses observations de Castel[421] – que le blocage de l'agressivité s'est effectué pour des motifs différents selon les époques : la possessivité, la culpabilité, la fragilité, la destructivité. Castel pense qu'aujourd'hui c'est la honte qui devient le motif principal. Je pense que la destructivité reste toujours le motif principal et je fais l'hypothèse que c'est « l'illimitude » (j'ose ce néologisme), c'est-à-dire l'absence de limite, qui pourrait bien être le motif principal d'angoisse des décennies à venir : la jouissance totale, la puissance totale.

2. Le besoin d'un surplus de conscience

L'obsessionnel pose le problème de la conscience. A la fois, sa pensée reste bloquée sur des idées étroites mais en même temps elle prolifère dans sa tentative désespérée de sortir de l'impasse. Quelle est la fonction juste de la conscience ?

Au niveau économique, on peut remarquer un processus semblable. Aux idées fixes de la productivité et du profit, correspondent l'hyper-agitation, l'hyper-mentalisation des agents économiques. L'obsessionnel trouve la solution à ses problèmes en arrêtant de s'agiter et de penser, bref en élargissant et approfondissant sa conscience. Le courant de la pleine conscience l'invite à élargir son champ de conscience pour capter la richesse de l'instant. La méditation suggère d'obturer la conscience d'éveil, de réduire ses contenus de pensée, de faire silence, pour conquérir d'autres formes de conscience ou d'inconscience lui permettant d'accéder à d'autres réalités. Je cite la phrase de Chopra : « Celui qui médite ne connaît pas le

[421] CASTEL (2011et 2012), *passim.*

malheur[422]. » La solution que trouve l'obsessionnel pour conjurer le malheur n'est pas d'hypercogiter mais d'arrêter de penser.

Ceci peut être une piste à suivre dans un monde contemporain obsédé par l'économique et étourdi par l'agitation mentale : donner à la société une autre forme de conscience, l'ouvrir à d'autres finalités existentielles.

3. Le problème de la pensée magique

L'obsessionnel croit à la pensée magique. Les thérapeutes prennent les croyances magiques pour de la pensée puérile, archaïque ou mythologique. Dans le dernier article du second tome, article que je n'ai rédigé que tardivement, j'ouvre d'autres perspectives : et si l'obsessionnel, craignant avant tout de ne pouvoir contrôler des forces inconscientes le poussant à faire mal, pressentait le pouvoir de l'esprit – et de la croyance en particulier –, le pouvoir des mots et des images ? Et s'il pressentait l'existence d'une causalité symbolique[423]activée par la suggestion ?

> Pierre, en fin de thérapie, me dit une parole d'une puissance étonnante, comme les obsessionnels en ont le secret : *« Il faut toujours être obsessionnel par rapport à ce qu'on désire ! »*

L'obsessionnel craint d'utiliser ce pouvoir pour commettre le mal. Il sera utile de préciser avec lui dans quelles conditions la causalité symbolique peut s'exercer et surtout dans quelles conditions il est illusoire de penser qu'elle puisse s'exercer.

Par son intérêt pour la pensée et le pouvoir magique, l'obsessionnel remet en cause la suprématie de la causalité classique et oriente la réflexion vers une autre forme de causalité.

---

422 CHOPRA (1990), *Le corps quantique*, p. 234.

423 La causalité symbolique est la tendance des formes à se propager directement d'un système à l'autre en ignorant les contraintes de l'espace et le temps de la physique classique.

LE PROBLEME DE L'EVALUATION

Une modélisation à valider

Dès l'introduction, j'ai précisé que je considérais ce livre comme un essai. Sur la base d'observations cliniques, j'ai construit un modèle théorique[424] qui sert de guide pour la thérapie des TOC. Ce modèle permet une bonne efficacité thérapeutique. Mais la validité d'un modèle ne peut pas se fonder uniquement sur son efficacité. La force de conviction que le thérapeute déploie peut avoir un effet de suggestion et créer un biais.

C'est pourquoi j'aimerais que trois processus puissent être vérifiés :

1. Peut-on considérer que le mécanisme d'isolation de l'agressivité[425] est fondamentalement à l'origine des TOC ? Cela poserait l'origine pulsionnelle du TOC, origine ni émotionnelle, ni cognitive, ni comportementale, le TOC n'étant référé par ailleurs non à la sexualité mais à l'agressivité.

2. La réduction des rituels, des évitements et des cogitations passe-t-elle obligatoirement ou au moins utilement par la restauration de la confrontation ? La grande question est de savoir si les techniques psychothérapiques sur le rituel, l'idée, l'évitement, les symptômes corporels se suffisent à elles-mêmes (comme le pensent les comportementalistes) ou si elles doivent s'accompagner d'un travail plus fondamental.

3. L'isolation, mécanisme psychologique, s'accompagne-t-elle d'une baisse de la sérotonine, processus biochimique ?

Pour vérifier ces trois points, il conviendrait d'inventer des dispositifs adéquats permettant d'établir la pertinence du modèle (le modèle a un lien avec le problème traité, à savoir les TOC), sa validité (le modèle permet d'établir un lien stable entre des phénomènes, une différence avec d'autres catégories pathologiques et une différence entre le normal et le pathologique) et sa fiabilité (le modèle permet le même constat de la part de personnes différentes).

---

424 C'est un double modèle : un modèle théorique représentant le TOC et un modèle d'intervention thérapeutique.

425 Cette hypothèse selon laquelle l'énergie libérée par l'isolation investit le mental s'appuie sur la judicieuse intuition de Freud constatant la dissociation de la représentation et de l'affect. Je m'inspire sur ce point des remarques de CASTEL (2011 et 2012).

A l'heure où je termine ce travail, un jeune et nouveau patient – que je vais appeler Antoine – me sollicite pour effectuer un travail sur ses TOC. Il ne sait pas que je suis spécialisé dans ce type de problème et se présente à moi naïvement, sans idée préconçue. Dès la première séance, il résume en trois phrases sa problématique : *« Je souffre de TOC de vérification ; j'ai peur qu'un malheur arrive à mes proches ; dans ma vie j'ai toujours dit amen à tout »* (et à sa femme en particulier, qui vient de le quitter). Quand je lui montre le tableau des quatre niveaux de la problématique du TOC, il commente : *« C'est évident ! »* En cette fin de rédaction, je reçois ce témoignage comme un signe. Mon approche permet de gagner un temps considérable et d'aller à l'essentiel. Je n'ai jamais rencontré de cas invalidant mon hypothèse. J'ai observé de très nombreuses variantes dans l'expression de la problématique, mais le modèle de référence ne varie pas. Les techniques pertinentes permettant le basculement de la névrose, elles, sont différentes d'un patient à l'autre.

L'efficacité du TREC

Dans les trois quarts des cas, le TREC s'est avéré efficace. Je me fonde sur les appréciations subjectives des patients. Elles prennent en compte la fréquence, la variété et l'intensité douloureuse des symptômes. Considérant que les patients arrivent lors de la première séance avec un niveau de problème qu'on peut convenir de désigner par le niveau 100, le profil de leur évolution est le suivant :

1. Un premier quart des patients a quasiment supprimé la totalité de ses TOC (passant du niveau 100 au niveau 5) ; ces patients ne conservent que de petites habitudes non invalidantes ; ils ont appris qu'en cas de récidive leurs symptômes étaient le signe d'une confrontation actuelle esquivée, qu'ils n'étaient pas le problème mais le signal d'un problème.

2. Une moitié a réduit ses TOC et est passée du niveau 100 au niveau 50 et même à 25.

3. Un dernier quart a faiblement réduit ses TOC, passant du niveau 100 au niveau 75 seulement.

4. La méthode a échoué complètement pour 6 patients qui ont très vite arrêté les séances ou les ont prolongées en transformant la thérapie en

accompagnement du trouble psychiatrique, le TOC leur étant essentiel pour subsister.

En résumé, les trois quarts de mes patients ont bien ou très bien évolué, ce qui justifie que l'on puisse considérer cette méthode comme valide, utilisable par d'autres thérapeutes.

Une objection

Si je m'applique à moi-même la théorie de la croyance et de la suggestion, je devrais m'objecter que mon modèle fonctionne parce que j'y crois et que le patient y croit aussi… On a coutume de dire que toute méthode, à condition que le thérapeute y croie, quel qu'en soit le contenu, a 30 % de chances de réussir. Or je constate avoir obtenu des résultats bien supérieurs à ce pourcentage. D'où vient la différence ? N'est-il pas légitime de penser qu'elle est imputable à la pertinence de la méthode ? Ou alors, si elle tient au pouvoir d'une suggestion puissante, cela voudrait dire que le TREC, en tant que mythe ou parcours symbolique, serait particulièrement apte à activer ce que j'appelle la causalité symbolique ? Dans le champ de la thérapie, on retrouve ici l'éternelle oscillation entre deux explications de l'efficacité thérapeutique : l'activation d'une causalité classique ou l'activation de la causalité symbolique (imputable la plupart du temps à la personnalité du thérapeute, sa connivence avec le patient, sa force de conviction et la puissance de l'imaginaire). Il me semble que la vérité réside dans l'articulation des deux causalités : dans la mesure où une thérapie est efficace en mobilisant des processus classiques, elle peut fonctionner aussi comme une rampe de lancement pour activer la causalité symbolique. Les thérapies fonctionnent la plupart du temps comme des placebos impurs.

Evolution de la technique

Je note quatre tournants importants dans ce travail de recherche s'étalant sur une quinzaine d'années.

1. J'ai assez vite réalisé que l'isolation, mécanisme de défense onéreux, pouvait être utilisée comme une ressource paradoxale par le patient, lui permettant de neutraliser ses troubles.

2. Au point de départ, j'utilisais l'hypnose pour booster (potentialiser) certaines techniques non hypnotiques. Peu à peu, j'ai découvert que

l'hypnose était un outil idéal pour permettre aux patients d'arrêter de penser et de ritualiser, et finalement d'accéder à leur problématique de fond, à savoir l'évitement de la confrontation.

3. Plus récemment, j'ai accédé au concept de causalité symbolique, considérant que le patient en perçoit l'existence mais l'utilise à mauvais escient. J'ai décelé dans la croyance magique de l'obsessionnel la possibilité de gravissimes égarements mais aussi une voie d'accès à la causalité symbolique. Dès lors, j'ai pu donner à la suggestion les titres de noblesse qui lui reviennent.

4. Plus récemment encore, j'ai perçu l'intérêt d'utiliser l'hypnose des séances comme un entraînement à une auto-hypnose se développant hors séance.

DE L'IMPLICATION AU LACHER-PRISE

Je reconnais volontiers être un thérapeute impliqué. Je le suis doublement :

– D'abord, j'ai payé de ma personne. Toute mon activité professionnelle a été traversée par l'esprit de recherche. J'ai passé beaucoup de mon temps personnel à réfléchir ou méditer au détriment d'autres occupations. J'ai beaucoup douté, hésité. J'ai souvent été décontenancé ou troublé par la complexité clinique de mes patients. J'ai résisté au scepticisme d'un certain nombre de professionnels. Mais que de gratifications en retour quand surgissaient des intuitions ou s'opéraient des changements !

– Mes patients reconnaissent que je suis un thérapeute engagé dans le soin. Dans le mieux-être : c'est dire que les résultats m'importent au plus haut point. Cela ne signifie pas que je connaisse le chemin qui mène à la guérison, encore moins que je le détermine unilatéralement, mais la guérison ou l'amélioration que mes patients gèrent eux-mêmes est ma préoccupation première.

Ma méthode soulèvera peut-être des objections :

– De la part des psychanalystes : *« Que faites-vous du transfert et du contre-transfert ? »* J'y répondrai en indiquant que, si je n'en fais pas des outils, je les surveille et les contrôle étroitement[426] pour qu'ils ne m'empêchent pas de travailler.

– De la part des adeptes de la nouvelle hypnose : *« Vous suivez une ligne, vous ne laissez pas le patient suivre son propre chemin ! »* Cette objection me donne l'occasion de faire une importante mise au point. Il m'a fallu un certain temps pour réaliser que le modèle que je construisais et qui guidait mon regard, à vrai dire, n'était pas le mien mais celui qu'implicitement les patients me renvoyaient. En fait, c'est leurs représentations que je recueillais et que je mettais en quelque sorte en forme.

Il est remarquable que les patients disent tous à peu près la même chose. Dans un premier temps, j'apprends à parler la même langue qu'eux et à évoluer dans leur monde et à me mettre en phase avec eux. Mais le changement thérapeutique ne peut s'opérer chez eux que si le thérapeute est en capacité à certains moments décisifs de lâcher la théorie qui reflète les représentations du patient pour partager avec lui une expérience inédite et ineffable. Je rejoins sur ce point ce que préconise Roustang : il est décisif qu'*in fine* le thérapeute lâche prise par rapport à la théorie, en même temps que le patient lâche prise par rapport à ses représentations. Le patient ne parviendra à faire silence que s'il sent que le thérapeute fait lui-même silence. Mais la phase préalable de construction de la problématique est utile. C'est la phase d'apprentissage d'un langage commun. Pour ce faire, je m'appuie sur le malaise que le patient en souffrance installe en moi. Pour ne plus souffrir de ce malaise[427], je sens que je dois lâcher mes représentations et accueillir le patient dans la profondeur de son être. Ce moment de lâcher-

---

426 J'ai toujours été attentif à la possibilité de projeter sur mes patients ma propre problématique. Le risque aurait été grand si ma personnalité avait été foncièrement obsessionnelle. Même si passagèrement, à certaines périodes de ma vie, j'ai présenté des fonctionnements obsessionnels, je pense que les risques de projection étaient d'un autre registre… Toutefois mon préfacier note le côté perfectionniste dans le soin que j'ai apporté à la rédaction de cet essai ! Ce qui est clair, c'est la question de l'agressivité m'intéresse.

427 La difficulté de lâcher prise est d'autant plus forte que le thérapeute cherche à décoder le fonctionnement du patient en même temps qu'il cherche à la modifier. C'est une posture inconfortable. Je note un paradoxe. J'ai souvent été gêné par la double approche de tout chercheur-praticien engageant une recherche-action. Le double regard de thérapeute et de chercheur me freinait. Si je prends la posture du chercheur, je travaille avec une théorie : or l'avancée de la psychothérapie passe par le lâcher-prise théorique, à l'instar du patient qui doit lâcher sa pensée.

prise (suscitant un laisser-faire) partagé par le thérapeute et le patient est un moment essentiel dans le cheminement thérapeutique.

Le silence intérieur permet que s'opère le changement. Dans ce silence, s'abolissent les automatismes pathologiques. Il est aussi la matrice de nouvelles façons de vivre.

Epilogue

J'ai rédigé cet essai, pour l'essentiel, à Landisacq dans le calme des collines normandes.

Je le termine aujourd'hui dans ce Jura natal qui m'est cher : face au Meix Musy, couvert de ces hauts sapins mythiques qui tressent des voûtes enneigées aux skieurs de fond, et où, dit-on, les loups commencent à revenir.

Villers-le-Lac, le 28 novembre 2015

LEXIQUE

Agressivité : pulsion de vie, force interne propre à chaque individu, poussant à l'affirmation et au développement de soi dans la confrontation aux autres. C'est une force positive mais qui parfois, sous l'effet des circonstances de la vie, évolue vers la destructivité.

Causalité symbolique : forme de causalité qui, s'affranchissant des contraintes de l'espace-temps et de la causalité classique, affecte directement les évènements en créant des écarts dans les régularités et en organisant le chaos autour d'attracteurs. La croyance en cette causalité active son expression.

Confrontation : posture prise par un sujet mobilisant son agressivité (sa combativité), c'est-à-dire sa force de vie, en s'affirmant face aux autres, en se défendant et en luttant.

Effluence : processus pathologique par lequel l'énergie agressive libérée par l'isolation investit des idées, des rituels et des évitements.

Evitement : processus par lequel un sujet obsessionnel fuit systématiquement toute situation évoquant directement ou indirectement la confrontation esquivée et susceptible de remettre en cause l'isolation qui en a résulté.

Force symbolique : force à l'œuvre dans le monde tendant à l'expression des archétypes et à la diffusion de formes semblables.

Idées dérivées (ou obsessions) : pensées de malheurs redoutées par le sujet obsessionnel, issues du processus de l'isolation de l'agressivité bloquée.

Isolation : mécanisme de défense fondamental dans le TOC, consistant à désactiver l'agressivité requise par la confrontation à autrui, avec comme conséquences la neutralisation de l'affect agressif et la perte de conscience des tenants et des aboutissants de cette confrontation refusée et la dérivation de l'énergie combative vers le mental.

Pensée magique : croyance selon laquelle une pensée, une parole ou un acte peuvent influencer (par-delà les contraintes de l'espace-temps-causalité) l'état des personnes ou infléchir les évènements du monde.

Refluence : processus thérapeutique par lequel l'énergie issue de l'isolation désinvestit les évitements, les rituels et les idées et se réoriente vers la confrontation esquivée.

Rituels (ou compulsions) : comportements ou pensées ayant pour but d'exorciser les risques évoqués par les idées dérivées.

Suggestion : acte intentionnel posé par un sujet qui cherche par une pensée, une parole ou un geste à obtenir un changement en lui-même ou chez un tiers, en vivant la croyance de pouvoir obtenir ce résultat par l'effet de cette seule croyance.

TOC : le trouble obsessionnel compulsif, de type névrotique, comportant trois types de symptômes : des idées obsédantes ou obsessions qui sont des pensées répétitives, contraintes et angoissantes évoquant un risque de malheur ; des compulsions ou rituels qui sont des processus comportementaux ou mentaux répétitifs, irrationnels et contraignants visant à exorciser les risques évoqués par les pensées de malheurs ; des évitements comportementaux ou mentaux qui éloignent les patients des contextes ou des pensées pouvant activer obsessions ou compulsions.

TREC ou Training pour la REstauration de la Confrontation : protocole thérapeutique suivant une démarche régressive/récursive souple et qui, partant des symptômes, vise à abolir l'isolation de l'agressivité et rendre possible la confrontation à autrui.

BIBLIOGRAPHIE

ADLER A. (1957). *Névrose obsessionnelle, les classiques des sciences sociales* (H. Schäffer, trad.). *S.L. :* édition électronique (œuvre originale publiée en 1931)

AGNEL A. (dir.) (2005). *Le vocabulaire de Jung.* Paris : Ellipses

ANCELIN-SCHÜTZENBERGER A. (1993). *Aïe mes aïeux.* Paris : La Méridienne

ANDRE C. (2010). *Méditer jour après jour, 25 leçons de pleine conscience*. Paris : L'Iconoclaste

A.P.A. (1996). *DSM IV mini, critères diagnostiques* (P. Boyer et al., trad.). Paris : Masson (œuvre originale publiée en 1994)

ARDOINO J. et al. (1980). *Education et relations.* Paris : Gauthier-Villars/Unesco

BACHELARD G. (1969). *La formation de l'esprit scientifique.* Paris : Librairie philosophique Vrin

BANDLER R. & GRINGER J. (1982). *Le développement de la personne* (L.-B. Lalanne, trad.). Paris : Le Jour éditeur (œuvre originale publiée en 1981)

BARRAQUE P. (1999). *La voix qui guérit, techniques de guérison par les thérapies vocales.* Saint-Julien-en-Genevois : Editions Jouvence

BATESON G. (1977). *Vers une écologie de l'esprit,* tome 1 (F. Drosso, L. Lot & E. Simion, trad.). Paris : Le Seuil (œuvre originale publiée en 1970)

BAUDIN P. (2009). *Aux sources de la guérison, les états modifiés de conscience*. Paris : Editions Médicis

BEAUGENDRE M. (2014). « Intégration de l'initiation chamanique dans la pratique psychothérapique », in « Les états de conscience modifiés », *Psychiatrie française*, novembre 2014

BEAULIEU D. (2005). *L'intégration par les mouvements oculaires, manuel pratique de la thérapie IMO.* Barret-sur-Méouge : Le Souffle d'Or

BECK A. T., EMERY G. & GREENBERG R. L. (1985). *Anxiety disorders and phobias : a cognitive perspective.* New York : Basis Books

BENET F. (2001). *Activer et rééquilibrer notre centre d'énergie : les chakras.* Romont : Editions Recto Verseau

BERGERET J. (1994). *La violence et la vie, la face cachée de l'œdipe.* Paris : Payot

BERGERET J. (2000). *La violence fondamentale.* Paris : Dunod

BERGSON H. (1963). *Œuvres.* Paris : PUF, édition du Centenaire (œuvre originale publiée en 1959)

BERKOWITZ L. (1962). *Aggression : a social psychological analysis.* New York : Mac Gray-Hill

BERNE E. (1971). *Analyse transactionnelle et psychothérapie* (trad.). Paris : Payot (œuvre originale publiée en 1961)

BERTHOZ A. (2009). *La simplexité.* Paris : Odile Jacob

BERTHOZ A. & PETIT J.-L. (2006). *Phénoménologie et physiologie de l'action.* Paris : Odile Jacob

BOLTANSKI L. (1990). *L'amour et la justice comme compétences, trois essais de sociologie de l'action.* Paris : Editions Métailié

BORCH-JACOBSEN M. (2015). *Sigmund Freud, l'hypnose, textes 1886/1893.* Paris : L'Iconoclaste

BORNE E. (1958). *Le problème du mal.* Paris : PUF

BOUVARD M. et al. (2003). *Les troubles obsessionnels compulsifs*. Paris : Masson

CARRERE E. (2014). *Le royaume*. Paris : POL

CASTEL P.-H. (2011). *Ames scrupuleuses, vies d'angoisse, tristes obsédés : obsessions et contrainte intérieure de l'Antiquité à Freud*, tome 1. Paris : Editions Ithaque

CASTEL P.-H. (2012). *La fin des coupables, suivi du cas Paramord, obsessions et contrainte intérieure de la psychanalyse aux neurosciences*, tome 2. Paris : Editions Ithaque

CAYROL A. & DE SAINT PAUL J. (1984). *Derrière la magie, la PNL.* Paris : InterEditions

CHAMBON O. & MARIE-CARDINE M. (2003). *Les bases de la psychothérapie, approche intégrative et éclectique*. Paris : Dunod

CHAUCHARD P. (1970). *Hypnose et suggestion.* Paris : PUF/Que sais-je ?

CHAUVIN M.-A. (2011). *Dans les forges primaires de l'être.* Gap : Le Souffle d'or

CHOPRA D. (1990). *Le corps quantique* (N. Romain-Hartvick, trad.). Paris : InterEditions (œuvre originale publiée en 1989)

CHOPRA D. (2004). *Le livre des coïncidences* (N. Koralnik, trad.). Paris : InterEditions (œuvre originale publiée en 2003)

CLAIR A.-H. & TRYBOU V. (2013). *Comprendre et traiter les troubles obsessionnels compulsifs, nouvelles approches*. Paris : Dunod

COLLOT E. et al. (dir.) (2008). *Hypnose et pensée magique*. Paris : Editions Imago

COSTA J.-P. (2007). *Les chamans*. Paris : Alphée

COTTRAUX J. (1998). *Les ennemis intérieurs, obsessions et compulsions*. Paris : Odile Jacob

COTTRAUX J. (2001). *Les thérapies comportementales et cognitives.* Paris : Masson

COTTRAUX J. (2010). *La force avec soi, pour une psychologie positive.* Paris : Odile Jacob

CUNGI C. & DEGLON C. (2009). *Cohérence cardiaque, nouvelles techniques pour faire face au stress.* Paris : Editions Retz

DE MARTINO E. (1971). *Le monde magique* (M. Baudoux, trad.). Verviers : Marabout Université (œuvre originale publiée en 1948)

DEBRAY Q., GRANGER B. & AZAÏS F. (dir.) (2010). *Traité de psychopathologie de l'adulte.* Paris : Masson

DEHAENE S. (2014). *Le code de la conscience.* Paris : Odile Jacob

DELACROIX J.-M. (2006). *La troisième histoire, patient-psychothérapeute : fonds et formes du processus relationnel.* Saint-Jean-de-Braye : Dangles Editions

DELOURME A. (dir.) (2001). *Pour une psychothérapie plurielle.* Paris : Retz

DILTS R., HALLBOM T. & SMITH S. (1994). *Croyances et santé* (D. Blaess, trad.). Paris : La Méridienne/Desclée de Brouwer (œuvre originale publiée en 1990)

DOLLARD J., DOOB L., MILLER N., MOWRER O. H. & SEARS R. R. (1939). *Frustration and aggression.* New Haven : Yale University Press

DUBOIS J. & CHALINE J. (2006). *Le monde des fractales, la géométrie cachée de la nature.* Paris : Ellipses

DUMONT N. (2014). « La respiration holotropique », in « Les états de conscience modifiés », *Psychiatrie française*, novembre 2014

DURAND G. (1984). *L'imagination symbolique.* Paris : PUF (œuvre originale publiée en 1964)

DURAND G. (1992). *Les structures anthropologiques de l'imaginaire, Introduction à une archéologie générale.* Paris : Dunod (œuvre originale publiée en 1969 chez Bordas)

ECCLES J. C. (1997). *Comment la conscience contrôle le cerveau* (B. Laroche & J.-M. Luccioni, trad.). Paris : Fayard (œuvre originale publiée en 1994)

ELKAIM M. (1989). *Si tu m'aimes, ne m'aime pas, approche systémique et psychothérapie*. Paris : Le Seuil

ELKAIM M. (dir.) (1999). *La thérapie familiale en changement.* Le Plessis-Robinson : Les Empêcheurs de penser en rond

ERICKSON M. H. (2000). *Altération par l'hypnose des processus sensoriels, perceptifs et psychophysiologiques, l'intégrale des articles de M. H. Erickson sur l'hypnose,* tome 2 (J. Taillandier & A. Tourayot, trad.). Bruxelles : Editions Satas (œuvre originale publiée en 1980)

FANGET F. (2000). *Affirmez-vous ! Pour mieux vivre avec les autres.* Paris : Odile Jacob

FANGET F. (2003). *Oser, thérapie de la confiance en soi.* Paris : Odile Jacob

FAVRET-SAADA J. (1977). *Les mots, la mort, les sorts, la sorcellerie dans le Bocage*. Paris : Gallimard

FAVRET-SAADA J. (2009). *Désorceler*. Paris : Editions de l'Olivier

FENICHEL O. (1987). *La théorie psychanalytique des névroses,* tome 1 (M. Schlumberger, C. Pidoux, M. Cahen & Fain, trad.). Paris : PUF (œuvre originale publiée en 1945)

FRANKL V. E. (2012). *Le dieu inconscient* (G. Ferracci, trad.). Paris : InterEditions (œuvre originale publiée en 1988)

FREUD A. (1968). *Le normal et le pathologique chez l'enfant.* Paris : Gallimard (œuvre originale publiée en 1965)

FREUD A. (1973). *Le moi et les mécanismes de défense* (A. Berman, trad.). Paris : PUF (œuvre originale publiée en 1946)

FREUD S. (1965). *Introduction à la psychanalyse* (S. Jankélévitch, trad.). Paris : Petite Bibliothèque Payot (œuvre originale publiée en 1916)

FREUD S. (1973). *Inhibition, symptôme et angoisse* (M. Tort, trad.). Paris : PUF (œuvre originale publiée en 1926)

FREUD S. (1974). *Névrose, psychose et perversion* (J. Laplanche, trad.). Paris : PUF (œuvre originale publiée en 1894)

FREUD S. (1975). *Abrégé de psychanalyse* (A. Berman, trad.). Paris : PUF (œuvre originale publiée en 1946)

FREUD S. (1975). « L'homme aux rats », in *Cinq psychanalyses* (J. Laplanche, trad.), pp. 199-261. Paris : PUF (œuvre originale publiée en 1909)

FREUD S. (1987). *Trois essais sur la théorie sexuelle* (P. Koeppel, trad.). Paris : Gallimard (œuvre originale publiée en 1905)

FREUD S. (2001). *Essais de psychanalyse* (A. Bourguignon, dir. & trad.). Paris : Petite Bibliothèque Payot (œuvre originale publiée en 1915)

FREUD S. (2006). *Lettres à Wilhelm Fliess* (F. Kahn & F. Robert, trad.). Paris : PUF (œuvre originale publiée en 1887)

FREUD S. (2010). *Malaise dans la civilisation* (A. Weill, trad.). Paris : Petite Bibliothèque Payot (œuvre originale publiée en 1930)

FREUD S. & BREUER J. (1956). *Etudes sur l'hystérie* (A. Berman, trad.). Paris : PUF (œuvre originale publiée en 1895)

GAUGUELIN P. (1967). *Le penser efficace, la problémation,* tome 2. Paris : Société d'édition d'enseignement supérieur

GINGER S. (2005). *La Gestalt, l'art du contact.* Paris : Marabout (œuvre originale publiée en 1995)

GODIN J. (1992). *La nouvelle hypnose, vocabulaire, principes et méthode*. Paris : Albin Michel

GROF S. (1984). *Psychologie transpersonnelle* (P. Couturiau & C. Rollinat, trad.). Monaco : Editions du Rocher

GROF S. (1998). *L'esprit holotropique, les trois niveaux de la conscience humaine* (Z. Bennet, trad.). Monaco : Editions du Rocher (œuvre originale publiée en 1992)

HEGEL G. W. F. (1939). *La phénoménologie de l'esprit* (J. Hyppolite, trad.). Paris : Aubier (œuvre originale publiée en 1807)

HERIGEL E. (1970). *Le zen dans l'art chevaleresque du tir à l'arc* (trad.). Paris : Dervy

IONESCU S., JACQUET M.-M. & LHOTE C. (2003). *Les mécanismes de défense, théorie et clinique,* Paris : Nathan Université

JANET P. (1903). *Les obsessions et la psychasthénie, études générales*, tome 2, volume 1, Paris : L'Harmattan, encyclopédie psychologique

JANET P. (2005). *Les obsessions et la psychasthénie, études générales*, tome 1, volume 1, Paris : L'Harmattan, encyclopédie psychologique

JANOV A. (1975). *Le cri primal* (J. Etoré & F. Daunic, trad.). Paris : Flammarion (œuvre originale publiée en 1970)

JUNG C. G. (1951). « De la synchronicité », in *Eranos-Jahr*, Buch 20

JUNG C. G. (1973). *Métamorphoses de l'âme et ses symboles* (Y. Le Lay, trad.). Genève : Georg (œuvre originale publiée en 1950)

JUNG C. G. (1981). *Synchronicité et paraselsica* (C. Maillard & C. Pflieger-Maillard, trad.). Paris : Albin Michel (œuvre originale publiée en 1932/1958)

JUNG C. G. (1987). *L'homme à la découverte de son âme* (R. Cohen, trad.). Paris : Albin Michel (œuvre originale publiée en 1944)

JUNG C. G. (2012). *Le livre rouge, Liber novus* (C. Maillard et al., trad.). Paris : L'Iconoclaste (œuvre originale publiée en 2009)

JUNG C. G. & PAULI W. (2000). *Correspondance Pauli-Jung* (F. Périgaut, trad.). Paris : Albin Michel

JUNG C.-G. & PAULI W.-E. (2012). « An acausal connecting principe », in *Interpretation of nature and the psyche*. New York et Tokyo : Ishi Press (œuvre originale publiée en 1952)

KABAT-ZINN J. (2009). *Au cœur de la tourmente, la pleine conscience* (C. Maskens, trad.). Bruxelles : Editions De Boeck (œuvre originale publiée en 1990)

KABAT-ZINN J. (2009). *L'éveil des sens* (O. Colette, trad.) Paris : Les Arènes (œuvre originale publiée en 2005)

KABAT-ZINN J. (2009). *Méditer, 108 leçons de pleine conscience* (O. Colette, trad.). Paris : Les Arènes (œuvre originale publiée en 2005)

KAMMERER P. (1919). *Das Gesetz der Serie.* Stuttgart-Berlin : Deutsche Verlag-Anstalt

KOESTLER A. (1972). *Les racines du hasard.* Paris : Calmann-Lévy

KUHN T. (1983). *La structure des révolutions scientifiques.* Paris : Flammarion

LABORIT H. (1981). *L'inhibition de l'action.* Paris : Masson

LACAN J. (1966). *Ecrits*, tome I. Paris : Le Seuil

LACAN J. (1971). *Ecrits*, tome II. Paris : Le Seuil

LAHIRE B. (1998). *L'homme pluriel, les ressorts de l'action*. Paris : Nathan

LAPLANCHE J. & PONTALIS J.-B. (1967). *Vocabulaire de la psychanalyse*. Paris : PUF

LAURENT-KAEPPELIN G. (2002). *Qu'est-ce que la méthode Vittoz ? Un art de vivre.* Paris : Editions Pierre Tequi

LECLERE M. (2008). *Les rituels de l'angoisse, comprendre les TOC et les phobies.* Paris : Larousse

LECOMTE J. (2012). *La bonté humaine, altruisme, empathie, générosité.* Paris : Odile Jacob

LEGERON P. (2001). *Le stress au travail.* Paris : Odile Jacob

LEIBNIZ W. L. (1968). *La monadologie.* Paris : Delagrave (œuvre originale publiée en 1840)

LEMOIGNE J.-L. (1990). *La modélisation des systèmes complexes.* Paris : Dunod

LEMOINE P. (2006). *Le mystère du placebo.* Paris : Odile Jacob

LENOIR F. (2012). *L'âme du monde. Paris :* NiL Editions

LEVI-STRAUSS C. (1958/1974). *Anthropologie structurale.* Paris : Plon

LIPTON B. H., Ph. D. (2006). *Biologie des croyances* (A. Ollivier, trad.). Paris : Ariane (œuvre originale publiée en 2005)

LISS J. (1978). *Débloquez vos émotions* (J. de Panafieu & A. Blaess, trad.). Paris : Tchou (œuvre originale publiée en 1974)

LOCKERT O. (2010). *Hypnose humaniste, voie de guérison et d'éveil.* Paris : Editions IFHE

LOCKERT O. (2012). *Hypnose, évolution humaine, qualité de vie, santé.* Paris : Editions IFPH

LOWEN A. (1976). *La bioénergie* (M. Fructus, trad.). Paris : Tchou (œuvre originale publiée en 1975)

LOWEN A. (1977). *Le langage du corps* (H. Ouellet, trad.). Paris : Tchou (œuvre originale publiée en 1958)

MARC E. (1993). *Le changement en psychothérapie.* Paris : Dunod

MARC E. (2000). *Le guide pratique des psychothérapies*. Paris : Retz

MARCELLI D. & BRACONNIER A. (2008). *Adolescence et psychopathologie*. Paris : Masson

MAUCO G. (1970). *L'inconscient et la psychologie de l'enfant*. Paris : PUF

MELCHIOR T. (1998). *Créer le réel, hypnose et thérapie*. Paris : Le Seuil

MEYER C. (dir.) (2005). *Le livre noir de la psychanalyse, vivre, penser et aller mieux sans la psychanalyse*. Paris : Les Arènes

MEYER V. (1966). « Modification of expectations in cases with obsessional rituals », *Behaviour Research and Therapy*, 4, pp. 273-280

MEYER V., LEVY R. & SCHNURER A. (1974). « A behavior treatment of obsessive compulsive disorders », in Beech H. R. *Obsessional states*, London : Methuen

MICHAUD Y. (1986). *La violence*. Paris : PUF

MICHAUX D. (dir.) (1995). *La transe et l'hypnose*. Paris : Editions Imago

MICHAUX D. (dir.) (2006). *Hypnose de dissociation psychique*. Paris : Editions Imago

MICHEL C. (1985). « Analyse systémique et psychothérapie de la personnalité », *Revue de l'Association Française pour la Sauvegarde de l'Enfance et de l'Adolescence*, n° 3, mai-juin, pp. 369-405

MICHEL C. (1986). « Essai de psychothérapie systémique, répétitions et changements dans les comportements », *Soins psychiatrie,* n° 73, pp. 37-44

MICHEL C. (2006). *Des hauts et des bas. Nouvelles*. Nice : Editions Bénévent

MICHEL C. (2008). « Hypnose et résonance », in « Créativité et interaction », Actes du 5e forum de la Confédération francophone d'hypnose et de thérapies brèves, revue *Hypnose et thérapies brèves*, hors-série n° 2, avril.

MIERMONT J. (dir.) (1987). *Dictionnaire des thérapies familiales, théories et pratiques.* Paris : Payot

MORENO J.-L. (1987). *Psychothérapie de groupe et psychodrame*, Paris : PUF

MORIN E. (1990). *Introduction à la pensée complexe.* Paris : ESF éditeur

MOSER G. (1987). *L'agression.* Paris : PUF

MOWRER O. H. (1960). *Learning theory and behavior.* New York : Wiley

MUCCHIELLI A. (1981). *Les motivations.* Paris : PUF

MUCCHIELLI A. (2005). *L'art d'influencer, analyse des techniques de manipulation.* Paris : Armand Colin (œuvre originale publiée en 2000)

NACHIN C. (2004). *La méthode psychanalytique, évolutions et pratiques.* Paris : Armand Colin

NASIO J.-D. (2005). *L'hystérie.* Paris : Payot

NASIO J.-D. (2012). *L'inconscient, c'est la répétition.* Paris : Payot

NATHAN T. (1995). « Manifeste pour une psychopathologie scientifique », in *Médecins et sorciers.* Paris : Institut d'édition Sanofi-Synthelabo

NIETZSCHE F. (1947). *Ainsi parlait Zarathoustra* (M. Betz, trad.). Paris : Gallimard (œuvre originale publiée en 1883-1884)

NORCROSS J. C. & GOLDFRIED M. R. (dir.) (1998). *Psychothérapie intégrative* (F. Bernier & J. D. Offroy, trad.). Paris : Desclée de Brouwer (œuvre originale publiée en 1992)

OLNESS K. & KOEN D. P. (2006). *Hypnose et hypnothérapie chez l'enfant* (C. Hache, trad.). Bruxelles : Editions Satas (œuvre originale publiée antérieurement sans date mentionnée)

ONFRAY M. (2010). *Le crépuscule d'une idole*. Paris : Fayard

ORTOLI S. & PHARABOD J.-P. (2007). *Le cantique des quantiques.* Paris : La Découverte

PAGES M. (1993). *Psychothérapie et complexité.* Marseille : Hommes et perspectives

PAHLAVAN F. (2002). *Les conduites agressives.* Paris : Armand Colin, Cursus

PEAT F. D. (1988). *Synchronicité, le pont entre l'esprit et la matière* (B. Murray, trad.). Le Mail (œuvre originale publiée en 1987)

PELT J.-M. (2003). *La loi de la jungle, l'agressivité chez les plantes, les animaux, les humains.* Paris : Fayard

PERLS F. (1978). *Le moi, la faim, l'agressivité* (F. Lourbet, trad.). Paris : Tchou éditeur (œuvre originale publiée en 1947)

PIAGET J. (1964). *Six études de psychologie.* Genève : Editions Gonthier

PIAGET J. (1972). *La représentation du monde chez l'enfant.* Paris : PUF

PLATON (1950). *Œuvres complètes*, tome 1 (L. Robin, trad.). Paris : Gallimard, Bibliothèque de la Pléiade

POLITZER G. (1968). *Critique des fondements de la psychologie, la psychologie et la psychanalyse*. Paris : PUF

POPPER K. R. (1973). *La logique de la découverte scientifique* (N. Thyssen-Rutten & P. Devaux, trad.). Paris : Payot (œuvre originale publiée en 1958)

PRIGOGINE I. & STRENGERS I. (1979). *La nouvelle alliance, métamorphose de la science*. Paris : Gallimard

QUELET J. & PERROT O. (2003). *Hypnose, techniques et applications thérapeutiques.* Paris : Editions Ellébore

RACHMAN S. (1997). « A cognitive theory of obsessions », *Behaviour Research and Therapy*, 35, pp. 793-802

RACHMAN S. (1998). « Cognitive theory of obsessions : Elaborations », *Behaviour Research and Therapy*, 36, pp. 385-402

READY R. & BURTON K. (2008). *La PNL programmation linguistique pour les nuls* (C. Billon, trad.). Paris : First Editions (œuvre originale publiée en 2004)

REEVES H. et al. (1984). *La synchronicité, l'âme et la science : existe-t-il un ordre non causal ?* Paris : Poiesis Payot

REICH W. (1971). *L'analyse caractérielle* (P. Kamnitzer, trad.). Paris : Payot (œuvre originale publiée en 1933)

RIFFLET-LEMAIRE A. (1970). *Jacques Lacan.* Bruxelles : Dessart

RINPOCHE Phakiab (2014). *La méditation m'a sauvé.* Paris : Cherche-Midi

ROGERS C. R. (1968). *Le développement de la personne* (E. L. Herbert, trad.). Paris : Dunod-Bordas (œuvre originale publiée en 1961)

ROJO SIERRA M. (1990). *Introduction à la lecture de C. G. Jung* (Dr Davrou, trad.). Paris : Georg éditeur

ROSENBERG M.-B. (2003). *La communication non violente* (S. Mouton di Giovanni, révisée par A. Bourrit & Godfrey Spencer, trad.). Saint-Julien-en-Genevois : Editions Jouvence (œuvre originale publiée en 1983/1999)

ROSSI E. L. (1994). *Psychobiologie de la guérison, influence de l'esprit sur le corps* (J.-C. Bernot & C. Meylan-Pernet, trad.). Marseille : Hommes et perspectives/Epi et Paris : Desclée de Brouwer

ROSSI E. L. (2001). *Du symptôme à la lumière. La nouvelle dynamique des systèmes auto-organisés en hypnothérapie* (C. Meylan-Pernet

& J.-C. Bernot, trad.). Bruxelles : Satas (œuvre originale publiée en 1996)

ROSSI E. L. (2005). *Cinq essais de génomique psychosociale* (L. Carrer, trad.). Encinitas (USA) : Trance-lations

ROUSTANG F. (2000). *La fin de la plainte*. Paris : Odile Jacob

ROUSTANG F. (2003). *Il suffit d'un geste*. Paris : Odile Jacob

ROUSTANG F. (2003). *Qu'est-ce que l'hypnose ?* Paris : Editions de Minuit (œuvre originale publiée en 1994)

ROUSTANG F. (2006). *Savoir attendre pour que la vie change*. Paris : Odile Jacob

SALKOVSKIS P. M. (1985). « Obsessional compulsive problems : a cognitive behavior analysis », *Behavior Research and Therapy,* 23, pp. 571-583

SALKOVSKIS P. M. (1989). « Cognitive behavioral factors and the persistence of intrusive thoughts in obsessional problems », *Behavior Research and Therapy*, 27, pp. 677-682

SALKOVSKIS P. M. (1999). « Understanding and treating obsessive-compulsive disorder », *Behavior Research and Therapy,* 37, pp. 529-552

SALKOVSKIS P. M. & WARWICK M. C. (1985). « Cognitive therapy obsessive-compulsive disorder, treating treatment failures », *Behavior Psychotherapy*, 13, pp. 243-255

SALKOVSKIS P. M. & WARWICK M. C. (1988). « Cognitive Therapy obsessional-compulsive disorder », in Perris C., Blackburn I. M. & Perris H., *Cognitive psychotherapy, theory and practice*. Berlin : Springer Verlag

SALKOVSKIS P. M. & WESTBROOK D. (1994). « Behavioral therapy and obsessional ruminations, can failure be turned into success ? », *Behavior Research and Therapy*, 22, pp. 325-330

SATPREM (1970). *Sri Aurobindo ou l'aventure de la conscience*. Paris : Editions Buchet/Chastel

SAUTERAUD A. (2002). *Laver, vérifier, compter, mieux vivre avec un TOC*. Paris : Odile Jacob

SAUTERAUD A. (2005). *Le trouble obsessionnel compulsif, le manuel du thérapeute*. Paris : Odile Jacob

SCHWARZ R. (2009). *Système familial intérieur, blessures et guérison, un nouveau modèle de psychothérapie*. (M. Vazire, L. Holdship, F. Le Doze, trad.). Paris : Elsevier/Masson (œuvre originale publiée en 1995)

SERVAN-SCHREBER D. (2003). *Guérir*. Paris : Robert Laffont/Pocket

SERVAN-SCHREBER D. & GAUTHIER U. (2012). *On peut se dire au revoir plusieurs fois*. Paris : Robert Laffont/Pocket

SHELDRAKE R. (2002). *La mémoire de l'univers* (P. Couturiau, trad.). Monaco : Editions du Rocher (œuvre originale publiée en 1988)

SHELDRAKE R. (2003). *Une nouvelle science de la vie* (P. Couturiau, trad.). Monaco : Editions du Rocher (œuvre originale publiée en 1980)

SI AHMED D. (2006). *Comment penser le paranormal, psychanalyse des champs limites de la psyché*. Paris : L'Harmattan

SIMONTON C., HENSON R. & HAMTON B. (1999). *L'aventure d'une guérison*. Paris : J'ai lu/Aventure secrète

SIMONTON C., MATTHEWS-SIMONTON & CREIGTON J. (2007). *Guérir envers et contre tout*. Paris : Desclée de Brouwer

SPINOZA B. (1954). *L'Ethique, Œuvres complètes* (R. Caillois, M. Frances & R. Mishari, trad.). Paris : Gallimard, Bibliothèque de la Pléiade

STAUNE J. (2007). *Notre existence a-t-elle un sens ? Une enquête scientifique et philosophique*. Paris : Presses de la Renaissance

STORR A. (1969). *L'agressivité nécessaire.* Paris : Robert Laffont (œuvre originale publiée en 1968)

TORDJMAN G. (1995). *Le plaisir retrouvé par l'hypnose.* Paris : Robert Laffont

TRANGOU K. (1996). *La méditation bouddhique tibétaine. Pratique du calme mental et de la vision pénétrante* (S. Corteron, trad.). Saint-Jean-de-Braye : Dangles, Horizons spirituels

VARELA F. J. (1989). *Autonomie et connaissance. Essai sur le vivant* (P. Bourgine & P. Dumouchel, trad.). Paris : Le Seuil (œuvre originale publiée en 1980)

VASSILIEV L. L. (1963). *La suggestion à distance* (C. & B. De Neubourg, trad.). Paris : Vigot Frères, éditeurs (œuvre originale publiée en 1960)

VERNE D.-L. (2003), *Lève-toi et chante ! Vers une pédagogie de la résonance.* Paris : Dervy

VITTOZ R. (1991). *Traitement des psychonévroses par la rééducation du contrôle cérébral.* Paris : Editions Pierre Tequi

WATZLAWICK P. (1984). *La réalité de la réalité : confusion, désinformation, communication* (E. Roskis, trad.). Paris : Le Seuil (œuvre originale publiée en 1976)

WATZLAWICK P., HELMICK J. & D. J. Jackson (1972). *Une logique de la communication* (J. Morche, trad.). Paris : Le Seuil (œuvre originale publiée en 1967)

WATZLAWICK P. & NARDONE G. (dir.) (2000). *Stratégie de la thérapie brève* (L. Aubert, trad.). Paris : Le Seuil (œuvre originale publiée en 1997)

WINNICOTT D. W. (2004). *Agressivité, culpabilité et réparation* (M. Michelin & L. Rosaz, trad.). Paris : Payot (œuvre originale publiée en 1984)

ZARADER J.-P. (2005). *Le vocabulaire de Gustave Jung.* Paris : Ellipses

RUBRIQUE COMMUNICATION

MICHEL C. (2004). *De l'usage de l'hypnothérapie dans le traitement des TOC,* communication, XIIe Congrès Ericksonien, Paris (site internet : claude-michel-psy.com)

MICHEL C. (2006). *Contributions à l'hypnothérapie des TOC,* communication, XIIIe Congrès Ericksonien, Paris (site internet : claude-michel-psy.com)

vulgaris-medical.com/phytotherapie/encyclopedie-phyto/griffonia-239

poupety.com/sante/medecine/medicaments/la-plante-medicinale-griffonia

TABLE DES DOCUMENTS

PREMIERE PARTIE

DEUXIEME PARTIE

LISTE DES 13 CAS PRESENTES

ILLUSTRATION DE LA DEMARCHE GENERALE

ILLUSTRATION DU TRAVAIL DES RITUELS

ILLUSTRATION DU TRAVAIL DES EVITEMENTS

ILLUSTRATION DU TRAVAIL DES PENSEES OBSESSIONNELLES

ILLUSTRATION DU TRAVAIL DES SYMPTOMES CORPORELS

ILLUSTRATION DU TRAVAIL DES PROBLEMES DE FOND

TABLE DES MATIERES

REMERCIEMENTS

Je remercie

D'abord les Editions L'Harmattan, qui m'ont accordé leur confiance en acceptant de publier mon livre et en me faisant bénéficier de leur plateau technique,

Olivier Perrot, dont j'ai toujours apprécié la liberté d'esprit, qui a stimulé ma recherche en me confiant des formations et m'a honoré en acceptant d'écrire une préface,

Les 70 patients qui ont inspiré cet essai. Sans la justesse de leur intuition, sans leur disponibilité à l'expérience, cet essai n'aurait jamais pu voir le jour. Je n'ai rien écrit qu'ils ne m'aient appris,

Mes correcteurs : Olivier, Amélie qui toujours avec délicatesse ont pointé les failles de ma rédaction ; Catherine L. qui, mettant à ma disposition son professionnalisme, a parachevé ce travail,

Bertrand et Renaud, qui m'ont souvent prodigué de judicieux conseils pour la poursuite de ma recherche,

Pascal Bazin, qui, d'une façon étonnante, et toujours au bon moment, m'a transmis des livres essentiels,

Frank Letellier et Fabien Alavoine pour leur travail d'infographie,

L'équipe des psychologues libéraux de Flers qui m'ont apporté leur soutien moral,

Enfin, Martine, pour sa longue patience et son constant soutien…

Santé et Médecine aux éditions L'Harmattan

Dernières parutions

RAISON PERDUE...?
L'Illusion psychiatrique
Avec la collaboration de Jean-Jacques Ritz
Le système psychiatrique se détériore au point, qu'après les psychologues et les philosophes, ce sont les praticiens qui s'inquiètent. Établir un bilan et amorcer une reconsidération de l'ensemble du problème s'impose aux auteurs afin d'annoncer un débat nécessaire, qui n'a guère progressé ces dernières années.
(17.50 euros, 162 p.)
ISBN : 978-2-343-13276-1, ISBN EBOOK : 978-2-14-005229-3

CHIRURGIE DE L'OBÉSITÉ ET DIÉTÉTIQUE
Une spécialiste répond à vos questions
Bonnemaison Julia
Ce guide nutritionnel simple et concret permet de tout savoir sur la diététique avant et après une opération de chirurgie de l'obésité. Ce livre propose des recettes simples, des témoignages de patients et l'expérience indispensable d'une spécialiste.
(Coll. Ethique et pratique médicale, 12.00 euros, 88 p.)
ISBN : 978-2-343-13390-4, ISBN EBOOK : 978-2-14-005155-5

LA MÉDECINE FORMATÉE
Médecins et malades face aux nouvelles technologies
Lacroix Jacques-Michel - Préface d'Alain de Benoist
Les nouvelles technologies vont profondément modifier la manière de soigner et d'envisager la santé. Le transhumanisme, l'uberisation de la médecine, la GPA, autant de mutations importantes qui viennent modifier les pratiques médicales. L'auteur s'interroge sur les réponses des médecins face à ces changements pour préserver leurs intérêts et ceux de leurs patients, sur la possibilité de conserver une relation médecin-malade harmonieuse sans être contraint de suivre les normes de ceux qui veulent profiter du marché de la santé.
(Coll. Ethique et pratique médicale, 16.50 euros, 150 p.)
ISBN : 978-2-343-13220-4, ISBN EBOOK : 978-2-14-004993-4

NUMERUS CLAUSUS
De la maltraitance des carabins au naufrage de la médecine générale
Sèle Bernard – Préface du professeur Didier Sicard
Cet ouvrage dénonce l'existence du «numerus clausus» qui clôture la première année de médecine et de la maltraitance de milliers d'étudiants qui en découle. Gigantesque bizutage institutionnel, l'auteur le perçoit comme une machine à produire de l'échec et le rend responsable de l'apparition de déserts médicaux. Il propose un changement radical du cursus de formation des professionnels de santé en abrogeant cette méthode de sélection et apporte de nombreuses pistes de réflexion.
(Coll. Ethique et pratique médicale, 11.50 euros, 80 p.)
ISBN : 978-2-343-13066-8, ISBN EBOOK : 978-2-14-004944-6

GROSSESSE ET ALCOOL
Représentations et appropriations d'une priorité de santé
Sous la direction de Florence Douguet et Thierry Fillaut
L'intérêt porté depuis le début des années 2000 à la question de la consommation d'alcool des femmes enceintes, ou souhaitant le devenir, mérite qu'on s'y arrête. Ces textes interrogent le processus par lequel un problème de santé scientifiquement démontré (rôle tératogène de l'alcool pour le fœtus) devient une priorité de santé pour les politiques et les soignants de premiers recours.
(Coll. Logiques sociales, 27.00 euros, 274 p.)
ISBN : 978-2-343-13287-7, ISBN EBOOK : 978-2-14-005017-6

JÉRÔME FRACASTOR (1478-1553)
De la nature des choses à la nature des germes
Teyssou Roger
Pour le médecin et humaniste Jérôme Fracastor, la maladie infectieuse naissait et se propageait d'organisme en organisme par l'intermédiaire de minuscules semences vivantes, vecteurs spécifiques des maladies épidémiques. Son message novateur ne fut pas entendu. Il fallut plus de trois siècles pour que les médecins le comprennent...
(Coll. Acteurs de la Science, 15.00 euros, 136 p.)
ISBN : 978-2-343-13451-2, ISBN EBOOK : 978-2-14-005150-0

LA THÉRAPEUTIQUE DE FRACASTOR
Lexique des médicaments
Teyssou Roger
Voici l'armoire à pharmacie de Jérôme Fracastor. Sous forme d'un index, toutes les substances médicamenteuses utilisées par le médecin et leur usage thérapeutique sont répertoriés dans cet ouvrage. Ce lexique est le complément de l'ouvrage *Jérôme Fracastor (1478-1553) – De la nature des choses* à la nature des germes.
(Coll. Acteurs de la Science, 20.50 euros, 206 p.)
ISBN : 978-2-343-13452-9, ISBN EBOOK : 978-2-14-005151-7

CARTOGRAPHIES CORPORELLES, CONFLITS DE TEMPORALITÉ ET CONTINUUM DE VIOLENCES
Femmes meurtries et médicaments nocifs
Fines Louise
En raison des cycles spécifiques qui marquent leurs existences, les femmes sont plus susceptibles de subir des complications graves sur leur santé. Moyens de contraception, médicaments pris durant la grossesse, et autres prothèses mammaires sont autant de dangers auxquels s'exposent les femmes et leurs enfants. À travers les préjudices causés par les crimes en col blanc, cet ouvrage retrace les tactiques des organisations qui tentent de maintenir à tout prix leurs produits nocifs sur le marché.
(Coll. Questions contemporaines, 23.50 euros, 230 p.)
ISBN : 978-2-343-13380-5, ISBN EBOOK : 978-2-14-005134-0

LES MUSICIENS, LA MALADIE ET LA MÉDECINE
De Guillaume de Machaut à Béla Bartok
Pinet Patrice
Cet ouvrage explore les vies médicales de onze compositeurs célèbres et, à travers elles, les maladies qui ont traversé les siècles. L'auteur rend compte également des thérapeutiques utilisées au fil des siècles et observe l'impact de la vie sexuelle des musiciens et les effets psychiques de leurs passions amoureuses sur leur morbidité. Outre le souci éternel que procure l'amour, l'évolution du mode de vie des musiciens révèle une tendance aux conduites addictives, source de risques accrus pour la santé.
(Coll. Médecine à travers les siècles, 39.00 euros, 416 p.)
ISBN : 978-2-343-13073-6, ISBN EBOOK : 978-2-14-005016-9

MÉDECINE PERSONNALISÉE ET BIOÉTHIQUE
Enjeux éthiques dans l'échange et le partage des données génétiques
Stoekle Henri Corto – Préface de Christian Hervé, Pierre Tambourin et Francis Quétier
La médecine personnalisée devrait être renommée «médecine des données». Elle tente, à partir d'une quantité importante de données, d'induire ou de déduire des informations valorisables au niveau du soin, de la recherche et de l'industrie. L'ensemble de ces données génétiques et informationnelles transitent par un réseau de communication dématérialisé centralisant le stockage, une partie du traitement et de l'analyse. L'accessibilité de cette plateforme et son usage soulèvent alors de nombreuses inquiétudes éthiques auxquelles cet ouvrage tente d'apporter des solutions.
(Coll. L'Ethique en mouvement, 19.50 euros, 186 p.)
ISBN : 978-2-343-12904-4, ISBN EBOOK : 978-2-14-004910-1

MANUEL D'HÉMATOLOGIE
Physiologie
Thiam Doudou
Ce tome porte sur la physiologie hématologique classique axée sur les modules de cytologie, d'immunohématologie et d'hémostase, enrichie et actualisée comme l'attestent les chapitres portant sur la transfusion sanguine avec ses différentes modalités et alternatives et sur les traitements en hémostase et leurs contrôles biologiques. La bonne compréhension de la physiologie permet une meilleure maîtrise de la pathologie hématologique qui fera l'objet d'un deuxième tome.
(27.50 euros, 246 p.)
ISBN : 978-2-343-11625-9, ISBN EBOOK : 978-2-14-004901-9

CORPS ET ÂMES
Les hommes et la médecine au XVIIIème siècle
Boyer-Labrouche Annie
Quelle était la place de la santé sous l'Ancien Régime où le poids du christianisme était si lourd et les clivages sociaux puissants ? Afin d'expliquer la vie quotidienne dans les hôpitaux, Annie Boyer-Labrouche a puisé ses sources dans des archives uniques, réalisant ainsi une étude remarquable de démographie historique, où l'homme est en plein cœur. Cet ouvrage ouvre une réflexion indéniable faisant écho aux problématiques de santé actuelles.
(Coll. Médecine à travers les siècles, 26.00 euros, 246 p.)
ISBN : 978-2-343-12170-3, ISBN EBOOK : 978-2-14-004750-3

LE DROIT À LA SANTÉ ET LA PRISON
Quelle protection, quels enjeux ?
Sous la direction de Jean-Paul Céré
Le respect du droit à la santé des personnes détenues est aujourd'hui une préoccupation majeure et un sujet sensible tant pour l'administration pénitentiaire que pour les personnels de santé. Le contexte de surpopulation carcérale prégnant, tant en France qu'au Brésil, ne facilite pas la tâche. La concentration de personnes précarisées sur le plan sanitaire et les effets de la détention sur la santé compliquent la recherche d'une adéquation des soins à l'état de santé des personnes détenues.
(Coll. Comité international des pénalistes francophones, 17.50 euros, 160 p.)
ISBN : 978-2-343-12464-3, ISBN EBOOK : 978-2-14-004440-3

L'ANALYSE DE PRATIQUES PROFESSIONNELLES EN INSTITUT DE FORMATION EN SOINS INFIRMIERS
Expression de la singularité des cadres de santé formateurs
Rivier Delphine – Préface de Jean-Louis Boutte et Claudine Dos Santos
La mise en place des séquences d'analyse de situations et/ou d'activités professionnelles par les cadres de santé formateurs semble complexe, de par des approches différentes, ce qui entraîne des difficultés d'harmonisation dans les pratiques des formateurs au sein des Instituts de Formation en Soins Infirmiers. Cet ouvrage vise à mieux comprendre ce qui se joue actuellement lors de ces séquences pour les étudiants infirmiers et les cadres de santé formateurs.
(Coll. Logiques sociales, 19.50 euros, 188 p.)
ISBN : 978-2-343-12553-4, ISBN EBOOK : 978-2-14-004570-7

APPRENDRE DE SES GESTES
De la santé motrice au bien-être
Sous la direction de Bernard Andrieu et Luc Collard
Apprendre de sa santé motrice nécessite, en première partie, d'analyser les gestes à partir des techniques du corps et des effets sur la perception du corps vécu. Apprendre du bien-être de son corps vivant, en deuxième partie, explore l'estime de soi et l'approfondissement par des gestes sensoriels. Apprendre par des gestes ludo-coopératifs ouvre, en troisième partie, à une socialisation heureuse et partagée dans une santé durable.
(Coll. Mouvements des Savoirs, 34.00 euros, 328 p.)
ISBN : 978-2-343-12666-1, ISBN EBOOK : 978-2-14-004636-0

ALLO DOCTEUR, ICI LA MAMAN DE JULIEN
L'expérience d'un médecin des nourrissons et des enfants
Gardea Alexandre
Ce livre est né d'un désir et d'une question : le désir était d'être utile, la question était : comment faire ? Le pédiatre est confronté au défi d'un assemblage parfois complexe entre les désirs des parents et l'expression de l'enfant. La période ici choisie va de 0 à 3 ans, l'entrée en maternelle, qui marque la fin de l'exclusivité parentale. C'est donc l'expérience de ce métier, construite par la confrontation à des questions, des soucis, des peurs, qui a construit la trame de cet ouvrage.
(15.00 euros, 136 p.)
ISBN : 978-2-343-12516-9, ISBN EBOOK : 978-2-14-004189-1

MÉDECINE DU CORPS, MÉDECINE DE L'ÂME
Boudon-Millot Véronique, Bourgeois Bernard, de Ladoucette Olivier, Reber Bernard, Sarfati Georges-Elia
De Galien de Pergame, héritier d'Hippocrate, à Victor Frankl, père de la « logothérapie », en passant par Freud ou Ostad Elahi, une question court à travers les âges : celle d'une santé, et donc d'une médecine et d'une thérapie, qui prendraient en vue l'homme tout entier, « corps et âme ». Ainsi, quels sont les facteurs psychologiques et spirituels du bien être et de la longévité ? Qu'est-ce qu'une « maladie de l'âme » ? Telles sont quelques-unes des questions sur lesquelles se penchent ensemble les intervenants de cette journée.
(Coll. Journées de la solidarité humaine, 18.00 euros, 168 p.)
ISBN : 978-2-343-12693-7, ISBN EBOOK : 978-2-14-004335-2

ESTHÉTIQUE & PSYCHIATRIE
Godefroy Michel
Cet ouvrage établit l'hypothèse selon laquelle l'esthétique et son conflit primaire, considérés comme un choc fondateur de l'appareil psychique, pouvaient jouer un rôle dans la psychopathologie des troubles mentaux. Après une première partie établissant les bases de l'hypothèse, celle-ci voit son illustration dans la seconde partie qui étudie les principaux syndromes de la clinique psychiatrique. Une nouvelle approche de l'esthétique et de la psychiatrie est alors ouverte.
(Coll. Eidos série Retina, 21.50 euros, 208 p.)
ISBN : 978-2-343-12739-2, ISBN EBOOK : 978-2-14-004308-6

LA PSYCHANALYSE ET LES RÉANIMÉS
Les vêtir de paroles
Gazengel Joseph
La réanimation naissante a rencontré l'auteur, médecin, dès le début de sa pratique de l'hôpital, puis ils ne se sont guère quittés. Même la retraite ne les a pas tenus longtemps séparés, puisqu'elle l'a bientôt rattrapé dans l'expérience personnelle de la maladie. Cet ouvrage offre une lecture ciselée au scalpel du monde de la maladie et de l'hôpital, tant du point de vue du malade que de celui du médecin.
(Coll. Clinique psychanalytique et Institution, 16.00 euros, 146 p.)
ISBN : 978-2-343-12496-4, ISBN EBOOK : 978-2-14-004161-7

Structures éditoriales du groupe L'Harmattan

L'Harmattan Italie
Via degli Artisti, 15
10124 Torino
harmattan.italia@gmail.com

L'Harmattan Hongrie
Kossuth l. u. 14-16.
1053 Budapest
harmattan@harmattan.hu

L'Harmattan Sénégal
10 VDN en face Mermoz
BP 45034 Dakar-Fann
senharmattan@gmail.com

L'Harmattan Cameroun
TSINGA/FECAFOOT
BP 11486 Yaoundé
inkoukam@gmail.com

L'Harmattan Burkina Faso
Achille Somé – tengnule@hotmail.fr

L'Harmattan Guinée
Almamya, rue KA 028 OKB Agency
BP 3470 Conakry
harmattanguinee@yahoo.fr

L'Harmattan RDC
185, avenue Nyangwe
Commune de Lingwala – Kinshasa
matangilamusadila@yahoo.fr

L'Harmattan Congo
67, boulevard Denis-Sassou-N'Guesso
BP 2874 Brazzaville
harmattan.congo@yahoo.fr

L'Harmattan Mali
Sirakoro-Meguetana V31
Bamako
syllaka@yahoo.fr

L'Harmattan Togo
Djidjole – Lomé
Maison Amela
face EPP BATOME
ddamela@aol.com

L'Harmattan Côte d'Ivoire
Résidence Karl – Cité des Arts
Abidjan-Cocody
03 BP 1588 Abidjan
espace_harmattan.ci@hotmail.fr

L'Harmattan Algérie
22, rue Moulay-Mohamed
31000 Oran
info2@harmattan-algerie.com

L'Harmattan Maroc
5, rue Ferrane-Kouicha, Talaâ-Elkbira
Chrableyine, Fès-Médine
30000 Fès
harmattan.maroc@gmail.com

Nos librairies en France

Librairie internationale
16, rue des Écoles – 75005 Paris
librairie.internationale@harmattan.fr
01 40 46 79 11
www.librairieharmattan.com

Librairie l'Espace Harmattan
21 bis, rue des Écoles – 75005 Paris
librairie.espace@harmattan.fr
01 43 29 49 42

Lib. sciences humaines & histoire
21, rue des Écoles – 75005 Paris
librairie.sh@harmattan.fr
01 46 34 13 71
www.librairieharmattansh.com

Lib. Méditerranée & Moyen-Orient
7, rue des Carmes – 75005 Paris
librairie.mediterranee@harmattan.fr
01 43 29 71 15

Librairie Le Lucernaire
53, rue Notre-Dame-des-Champs – 75006 Paris
librairie@lucernaire.fr
01 42 22 67 13

www.ingramcontent.com/pod-product-compliance
Lightning Source LLC
LaVergne TN
LVHW011219061026
849535LV00001BA/101
* 9 7 8 2 3 4 3 0 9 4 5 3 3 *